基层医疗卫生机构基本药物应用丛书

常见疾病临床药物应用指南（西药）

阚全程　张晓坚　主编

河南科学技术出版社
·郑州·

图书在版编目(CIP)数据

常见疾病临床药物应用指南(西药)/阚全程,张晓坚
主编.—郑州:河南科学技术出版社,2017.1
ISBN 978-7-5349-6901-0

Ⅰ.①常… Ⅱ.①阚… ②张… Ⅲ.①药物-指南
Ⅳ.①R97-62

中国版本图书馆 CIP 数据核字(2016)第 291102 号

出版发行:河南科学技术出版社
　　　　　地址:郑州市经五路 66 号　　邮编:450002
　　　　　电话:(0371)65737028　65788625
　　　　　网址:www.hnstp.cn
策划编辑:范广红　邓　为
责任编辑:任燕利
责任校对:柯　姣
封面设计:张　伟
责任印制:朱　飞
印　　刷:河南新华印刷集团有限公司
经　　销:全国新华书店
幅面尺寸:170 mm×240 mm　　印张:27　　　字数:460 千字
版　　次:2017 年 1 月第 1 版　　　2017 年 1 月第 1 次印刷
定　　价:59.00 元

如发现印、装质量问题,影响阅读,请与出版社联系并调换。

基层医疗卫生机构基本药物应用丛书

编 委 会

主 任 委 员　李广胜

副主任委员　黄红霞　黄　玮

委　　　员　孙　威　周　勇　田常俊　王耀平
　　　　　　阚全程

编委会办公室

主　任　孙　威

副主任　田常俊　王耀平

成　员　张红涛　董　薇　戴能光　高　远
　　　　龚　岩　霍　岩

《常见疾病临床药物应用指南(西药)》

编写人员名单

主　编	阚全程　张晓坚		
副主编	康　建　鲁憬莉　张红涛		

编　者　（以姓氏拼音为序）

包晓悦	关克磊	韩　超	郝　洁
侯　蕾	贾萌萌	贾雪冬	梁　艳
梁淑红	刘　楠	刘帅兵	刘学辉
娄小飞	鲁憬莉	卢晓静	马柔柔
孟海阳	聂春杰	司方莹	宋　雨
苏　冉	王肖雲	王彦芳	席　晨
杨　杰	杨　婷	杨　晰	杨彦涛
尹　钊	张　静	张　俊	张爱玲
张海朋	张旭锋	赵　杰	赵晓玉

　　我国深化医药卫生体制改革以来，按照"保基本、强基层、建机制"的要求，以实施国家基本药物制度为切入点，全面展开基层医疗卫生机构综合改革。通过实施国家基本药物制度，改革基层医疗卫生机构"以药补医"机制，减轻了群众的医药费用负担，提高了基层医疗服务效率，促进了基本药物的合理使用，基层医疗卫生机构的就医条件和医疗服务能力也得到了大幅度提高。

　　合理使用基本药物作为国家基本药物制度的主要环节，在引导医务人员规范、准确地选用药物方面将发挥重要作用。在实施国家基本药物制度过程中，河南省卫生和计划生育委员会高度重视基层合理用药工作，下发了《河南省基层医疗卫生机构处方点评工作实施方案》《河南省基层医疗卫生机构药事管理办法（试行）》等文件，对基层医疗卫生机构临床合理用药提出了明确要求。同时，从2010年以来持续开展"基本药物制度宣传月"活动，宣传国家基本药物制度，普及公众合理用药知识，组织医务人员进行合理用药培训，不断提高医疗卫生机构医疗质量和用药水平。为促进双向转诊，建立分级诊疗，适应基层医疗卫生机构基本医疗服务新要求、新特点，鼓励二级以上医疗卫生机构优先配备使用基本药物，突出基本药物的主体地位，规范医疗卫生机构用药行为，我们委托有关专家编写了这套"基层医疗卫生机构基本药物应用丛书"。该丛书所涉及的药品包括化学药、中成药和中药饮片，涵盖了《国家基本药物目录》(2012年版)《河南省基本药物增补目录》(2010年版)中的全部药物和其他一些常用药品，基本满足了基层常见病、多发病临床治疗的需要。在编写上，采取"以病带药"的模式，以优先使用基本药物为原则，力求深入浅出、简明扼要，充分结合各专业的临床特点，对基层常见疾病用药提出了用药原则和具体药物治疗方案。涉及基本药物使用时，努力与《国家基本药物处方集》和《国家基本药物临床应用指南》保持一致。这为规范医疗行为、落实临床路径工作奠定了基础，对构建和谐医患关系也有重要意义。

　　编写"基层医疗卫生机构基本药物应用丛书"是一项开创性的工作，也是

1

一项系统工程。河南省人口众多，城乡、区域、医疗机构之间的诊疗和用药习惯各不相同，需要在实践的过程对该丛书的内容不断完善。我相信，在广大医务人员的共同努力下，该丛书必将在医疗实践过程中为促进医疗卫生机构合理用药发挥巨大作用。

二〇一六年十一月

　　"基本药物"是世界卫生组织于 20 世纪 70 年代提出的概念,是最重要的、基本的、不可缺少的、满足人们所必需的药品。目前全球已有 160 多个国家制定了本国的《基本药物目录》,其中 105 个国家制定和颁布了国家基本药物政策。

　　建立国家基本药物制度是医药卫生体制改革要抓好的重点工作之一。在我国,基本药物是指适应基本医疗卫生需求,剂型适宜,价格合理,能够保障供应,公众可公平获得的药品。政府举办的基层医疗卫生机构全部配备和使用基本药物,其他各类医疗机构也都必须按规定使用基本药物。

　　建立国家基本药物制度是党中央、国务院为维护人民健康、保障公众基本用药权益实施的一项惠民工程,是医药卫生领域重大的体制机制改革,对于保证基本药物的足额供应和合理使用,改革医疗机构"以药补医"机制,减轻群众基本用药负担具有重要意义。

　　《国家基本药物目录》(2012 年版)(以下简称 2012 年版目录)是对 2009年版目录的调整和完善。例如,增加了品种数量,优化了目录结构,增加了特殊人群适宜品种和剂型等。这是全面贯彻党的十八大精神的具体实践,将有利于进一步深化医改,巩固基本药物制度;有利于深化公立医院改革,促进医保、医药、医疗"三医"互联互动;有利于保基本、强基层、建机制;有利于常见病、多发病、慢性病特别是重大疾病防治;有利于减轻群众用药负担,满足基本用药;有利于树立正确的导向,促进药品企业优化升级;有利于推动医药科技创新。

　　为了更好地贯彻实施 2012 年版《国家基本药物目录》《国家基本药物处方集》《国家基本药物临床应用指南》,根据河南省基层用药实际,编写了《常见疾病临床药物应用指南(西药)》。

　　本书主要用于指导和规范基层医务人员对临床常见病、多发病的西药的选择使用,也可以作为各地开展基本药物培训工作的辅助教材,能够帮助基层医务人员了解和形成科学使用药物的理念,有效提高服务质量,更好地为基层群众服务。

由于各地用药习惯和用药水平可能有一定的差异,在临床使用过程中,应依法依规,结合实际,最大限度地发挥本书的作用,促进安全、合理用药。

本书的编写和出版得到了国家卫生和计划生育委员会药政司、河南省卫生和计划生育委员会、河南科学技术出版社的大力支持,国内相关权威专家给予了宝贵的意见和建议,在此表示衷心感谢。

由于时间有限,参与编写人员较多,书中可能有信息不准确之处,敬请广大读者批评指正,以便于我们将来再版时一并改正。

《常见疾病临床药物应用指南（西药）》编委会

二〇一六年十一月

　　《常见疾病临床药物应用指南(西药)》是根据我省常见疾病谱、医疗机构西药用药实际和群众用药基本需求而编写。本书以科学、严谨、简明、实用为原则,力求概念准确清楚、内容通俗易懂、结构严谨明晰、重点突出,便于全省医疗卫生工作者学习参考,特别是基层医疗卫生工作者合理用药参考。

　　本书主要参照国家卫生和计划生育委员会发布的 2012 年版《国家基本药物临床应用指南(化学药品和生物制品)》《国家基本药物处方集(化学药品和生物制品)》《中国国家处方集(化学药品与生物制品)》以及相关医药学教材等编写而成。医疗机构在配备使用本书时还应遵循《处方管理办法》《抗菌药物临床应用管理办法》等相关规定,临床医生应结合患者具体情况,制订个体化给药方案。

　　本书在编写过程中广泛调研我省临床医生、药学及基层医疗工作者的实际需求,认真听取专家意见,收集、整理和参考大量的文献资料、教材及临床数据。资料选用遵循权威、全面、实用原则,经专家充分论证后确定本书的编写内容和形式,并经多次审议定稿。本书在编写过程中制定了一系列统一编写规范,从资料收集、整理,各项目的编写规范,编写过程的质量控制,到编辑排版,都经过严格的要求和审查,以确保本书内容可靠、权威。本书在内容与形式上具有如下特点:

　　1. 本书所列疾病内容是在明确诊断及用药原则的前提下,介绍该病常用治疗药物和详细的用药信息。本书内容力求与现有各学科诊疗指南、临床路径、重大公共卫生疾病诊疗方案、药品标准和说明书保持一致。全书内容简洁、重点突出、查阅方便、实用性强,是指导临床实践的理想工具书和参考书。

　　2. 临床医生在实际工作中,除参考本书外,还应进一步参考《国家基本药物临床应用指南》《国家基本药物处方集》《抗菌药物临床应用指导原则》、各学科诊疗指南等资料,并结合患者实际情况,安全、合理用药。对于基层工作者,如超出基层诊疗能力和范围的情况,应及时转诊。

3. 本书包含 16 章 236 节 262 个疾病,涵盖了临床常见病、多发病、慢性病,囊括了《国家基本药物临床应用指南》中所涉及的疾病,并结合我省常见疾病谱实际情况。对于跨专业疾病如感染性疾病、肿瘤科疾病、特殊患者疾病等内容融入相关系统分类部分。

4. 本书所涉及药物主要为《国家基本药物(西药部分)》(2012 年版)、《河南省基本药物增补目录(西药部分)》(2010 版)、《河南省基本医疗保险和工伤保险药品目录(西药部分)》(2010 年版),共计西药 1 119 个。本书收录了药物的中文通用名称,未收录商品名和化学名。药品通用名右上角标※,表示该药为国家基本药物;药品通用名右上角标#,表示该药为河南省增补基本药物;药品通用名右上角无标注,表示该药为河南省基本医疗保险和工伤保险药品,考虑到临床实际需要,还采纳了部分非医保新药品种。对同种药物相同途径的不同品规、复方制剂有多种配比时,只列出常用品规或配比。治疗过程中如需详细的药物信息,还请参考《国家基本药物处方集》及最新的药品说明书。

5. 本书按疾病类别分章节编写,主要内容包括疾病概述、用药原则、治疗药物和注意事项等四个部分,具体说明如下。

【疾病概述】对疾病概念以及概念以外的必要知识等内容进行简要概述。

【用药原则】依据疾病治疗指南以及内科学、外科学、药理学、药物治疗学等教材,简要介绍疾病药物治疗原则或依据。

【治疗药物】依次分类介绍疾病治疗可选药物,以及每个药物简单的用法用量及疗程等内容。

【注意事项】介绍疾病药物治疗中可能需要特别注意的事项,便于提醒临床医师或药师在用药过程中加以注意。包括:药物的特殊用法、个体化用药的建议、特殊人群注意事项、安全用药信息、药物相互作用、正确使用药品的操作方法等内容。

尽管在编写过程中,各高校、医疗机构的临床和药学专家、学者经过多次研讨、反复推敲、审校,力求群策群力、集思广益、扬长避短,为高标准、高质量地完成本书编写工作倾注了大量的心血,但碍于时间紧任务重,仍可能有不足和错误之处。望广大医务工作者在日常临床实践中科学、灵活运用本书,并希望得到广大专业人士的批评指正。

《常见疾病临床药物应用指南(西药)》编委会

二〇一六年十一月

目 录

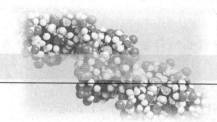

第一章

呼吸系统疾病

支气管哮喘

【疾病概述】

支气管哮喘,简称哮喘,是由多种炎症细胞和细胞组分参与的慢性气道炎症性疾病。这种慢性炎症会导致气道高反应性,常出现广泛多变的可逆性气流受限,可引起反复发作性的喘息、气急、胸闷或咳嗽等症状,这些症状可自行缓解或经治疗缓解。哮喘可分为急性发作期、非急性发作期(亦称慢性持续期),急性发作时严重程度可分为轻度、中度、重度和危重四级,慢性持续期哮喘病情严重程度分为间歇性、轻度持续、中度持续和重度持续四级。

【用药原则】

确定并减少哮喘发作的变应原或其他非特异刺激因素接触,根据病情的严重程度选择相应的治疗药物,尽可能使用最小量药物获得对哮喘症状的完全控制,从而减少药物副作用。对于哮喘急性发作,应尽快控制患者症状,然后转至三级综合医院或专科医院进一步诊治,以免引起致命性后果。

哮喘目前无法根治,但可通过长期规范化治疗控制临床症状,预防未来风险的发生。

哮喘治疗需要长期使用抗炎药,治疗气道慢性炎症,使哮喘维持临床控制,按需使用解痉平喘药,迅速解除支气管痉挛,从而缓解哮喘症状。

急性发作期尽快缓解气道痉挛,纠正低氧血症,恢复肺功能,预防病情进一步恶化或再次发作,防治并发症。慢性持续期应在评估和监测患者哮喘控制水平的基础上,定期根据长期治疗分级方案做出调整,以维持哮喘控制水平。

【治疗药物】

一、糖皮质激素类药

1. 泼尼松[※]　片剂,口服,起始 30 ~ 60mg/d,症状缓解后逐渐减量至≤10mg/d,然后停用或改用吸入剂。

2．丙酸倍氯米松[※]　气雾剂,根据患者病情轻重选择 $100 \sim 300\mu g$ 吸入,一日 $3 \sim 4$ 次。

3．氢化可的松[※]　静脉滴注,一次 $50 \sim 100mg$,一日 $3 \sim 4$ 次。

4．甲泼尼龙[#]　注射用无菌粉末,静脉注射,常用量 $40 \sim 120mg/d$。

5．布地奈德[#]　吸入剂,一日维持剂量 $100 \sim 1\ 600\mu g$,分为 $1 \sim 2$ 次给药。

6．氟替卡松[#]　吸入剂,应根据病情严重程度确定起始剂量,一次 $100 \sim 1\ 000\mu g$,一日 2 次。

二、β₂受体激动药

1．沙丁胺醇

(1)气雾剂[※],吸入,一次 $100 \sim 200\mu g$,成人一日 $3 \sim 4$ 次。

(2)溶液[※],$2.5 \sim 5mg$,用生理盐水稀释至 $2 \sim 2.5mL$,雾化吸入。

(3)片剂[#],口服,一次 $2 \sim 4mg$,一日 3 次。

(4)缓、控释剂[#],口服,一次 $8mg$,一日 2 次。

2．特布他林[#]

(1)片剂,口服,一次 $2.5mg$,一日 3 次。

(2)溶液,雾化吸入,一次 $2mL$,一日 3 次。

三、胆碱受体阻断药

异丙托溴铵[※]　气雾剂,吸入,一次 $40 \sim 80\mu g$,一日 $2 \sim 4$ 次。

四、茶碱类药

1．茶碱[※]　缓释片,口服,一次 $0.1 \sim 0.2g$,一日 2 次。

2．氨茶碱[※]

(1)片剂,口服,一次 $100 \sim 200mg$,一日 $300 \sim 600mg$。极量为一次 $500mg$,一日 $1\ 000mg$。

(2)缓释片,口服,一次 $100 \sim 300mg$,一日 2 次。

(3)注射液,静脉滴注,一次 $250 \sim 500mg$,一日 2 次。

3．多索茶碱[#]

(1)片剂,口服,一次 $200 \sim 400mg$,一日 2 次。

(2)注射液,静脉滴注,一次 $200mg$,一日 2 次。

五、其他药

1．氯雷他定[※]　口服,一次 $10mg$,一日 1 次。

2．酮替芬[#]　口服,一次 $1mg$,一日 2 次。

3．孟鲁司特[#]　口服,一次 $10mg$,一日 1 次,睡前服用。

【注意事项】

（1）使用 β_2 受体激动药时可能会出现骨骼肌震颤、心悸、低血钾、心律失常等不良反应。

（2）使用抗胆碱药可能会出现头痛、恶心、口干、尿潴留等不良反应。

（3）患者应掌握吸入装置的使用方法，不宜自行增减药量或用药疗程，以免引起病情加重。吸入糖皮质激素后应漱口，以免口腔真菌感染。

（4）茶碱的不良反应包括恶心、呕吐、心律失常，偶见呼吸中枢兴奋，严重者可见抽搐乃至死亡。使用时应注意静脉滴注速度，有条件者应监测血药浓度。西咪替丁、大环内酯类、喹诺酮类可使茶碱排泄减慢，合用时应减少茶碱用量。一日最大用量一般不超过 1.0g。

慢性阻塞性肺疾病

【疾病概述】

慢性阻塞性肺疾病（COPD）简称慢阻肺，是以持续气流受限为特征的可以预防和治疗的疾病，其气流受限呈进行性发展，与气道和肺组织对烟草烟雾等有害气体或有害颗粒的异常慢性炎症反应有关。根据疾病进展和发病程度，可把疾病过程分为稳定期和急性加重期。

【用药原则】

稳定期可根据患者肺功能进行严重程度分级，选用支气管扩张药和吸入性糖皮质激素，对痰不易咳出者可应用祛痰药。急性加重期有严重喘息症状者可给予较大剂量支气管扩张药雾化吸入治疗，住院患者可考虑口服或静脉使用糖皮质激素，必要时使用抗菌药进行抗感染治疗。

【治疗药物】

一、支气管扩张药

（一）β_2 受体激动药

1. 沙丁胺醇[※]

（1）气雾剂，吸入，一次 100～200μg，按需使用。

（2）溶液，2.5～5mg，用生理盐水稀释至 2～2.5mL，雾化吸入。

2. 特布他林[#]　溶液，雾化吸入，一次 2mL，一日 3 次。

（二）胆碱受体阻断药

异丙托溴铵[※]　气雾剂，吸入，一次 40～80μg，一日 3～4 次。

(三)茶碱类药

1. 茶碱[※]　缓释片,口服,一次 0.1~0.2g,一日 2 次。

2. 氨茶碱[※]

(1)片剂,口服,一次 100~200mg,一日 3 次。极量为一次 500mg,一日 1 000mg。

(2)缓释片,口服,一次 100~300mg,一日 2 次。

(3)注射液,静脉滴注,一次 250~500mg,一日 2 次。

3. 多索茶碱[#]

(1)片剂,口服,一次 200~400mg,一日 2 次。

(2)注射液,静脉滴注,一次 200mg,一日 2 次。

二、糖皮质激素类药

1. 丙酸倍氯米松[※]　气雾剂,根据患者病情轻重选择 100~300μg 吸入,一日 3~4 次。

2. 泼尼松[※]　片剂,口服,20mg/d,一日 2 次,用 5~7d 后逐渐减量。

3. 甲泼尼龙[#]　注射用无菌粉末,静脉注射,常用量 40mg/d,使用 3~5d 有效后可改为口服并逐渐减量。

三、抗菌药

(一)青霉素类

阿莫西林/克拉维酸钾　颗粒剂[※],口服,一次 0.625g,一日 2 次。

(二)头孢菌素类

1. 头孢呋辛[※]　注射用无菌粉末,静脉滴注,一次 0.5g,一日 2 次。

2. 头孢曲松[※]　静脉注射,一次 2g,一日 1 次。

3. 头孢他啶[※]　注射用无菌粉末,静脉滴注,一次 1.0~2.0g,一日 2~3 次。

(三)氟喹诺酮类

左氧氟沙星[※]　注射液,一次 0.5g,一日 1 次。

四、祛痰药

1. 溴己新[※]　片剂,口服,一次 8~16mg,一日 3 次。

2. 氨溴索[※]

(1)片剂,口服,一次 30~60mg,一日 3 次。

(2)口服液,口服,一次 10mL,一日 2 次。

【注意事项】

（1）大剂量使用糖皮质激素容易出现高血糖、骨质疏松、高血压等不良反应，口服剂量过大或疗程过长，停药易出现反跳现象，应逐渐减少剂量。急性加重期静脉使用糖皮质激素的疗程一般为 5~7d。

（2）静脉使用茶碱时应注意控制给药剂量和速度，有条件者可监测血药浓度。

慢性肺源性心脏病

【疾病概述】

慢性肺源性心脏病简称慢性肺心病，是由慢性肺组织、胸廓或肺血管系统病变引起肺血管阻力增加，产生肺动脉高压，伴或不伴右心功能衰竭的一类疾病。发展缓慢，临床上除原有支气管、肺和胸廓疾病的各种症状和体征外，主要是逐步出现肺、心功能障碍以及其他脏器功能损害的征象，可分为肺心功能代偿期（缓解期）与肺心功能失代偿期（急性发作期）。

【用药原则】

缓解期主要考虑原发病的治疗，可采用中西医结合的综合治疗措施，延缓支气管、肺基础疾病的进展，增强患者的免疫功能，预防感染，减少或避免病情急性加重。急性发作期应积极控制感染，通畅呼吸道，改善呼吸功能，纠正缺氧和二氧化碳潴留，控制呼吸衰竭和心力衰竭，防治并发症。

根据患者病情判断可能的致病菌，结合痰培养及药物敏感试验（简称药敏试验）结果，合理选择抗菌药控制感染。

【治疗药物】

一、支气管扩张药

（一）β_2受体激动药

1. 沙丁胺醇※

（1）气雾剂，一次 100~200μg 吸入，按需使用。

（2）溶液，2.5~5mg，用生理盐水稀释至 2~2.5mL，雾化吸入。

2. 特布他林# 溶液，雾化吸入，一次 2mL，一日 3 次。

（二）胆碱受体阻断药

异丙托溴铵※ 气雾剂，吸入，一次 40~80μg，一日 3~4 次。

（三）茶碱类药

1. 茶碱※ 缓释片，口服，一次 0.1~0.2g，一日 2 次。

2. 氨茶碱[※]

（1）片剂，口服，一次 100～200mg，一日 3 次。极量为一次 500mg，一日 2 次。

（2）缓释片，口服，一次 100～300mg，一日 2 次。

（3）注射液，静脉滴注，一次 250～500mg，一日 2 次。

3. 多索茶碱[#]

（1）片剂，口服，一次 200～400mg，一日 2 次。

（2）注射液，静脉滴注，一次 200mg，一日 2 次。

二、糖皮质激素类药

1. 泼尼松[※]　片剂，口服，20mg/d，一日 2 次，用 5～7d 后逐渐减量。

2. 甲泼尼龙[#]　注射用无菌粉末，静脉注射，常用量 40mg/d，使用 3～5d 有效后可改为口服并逐渐减量。

三、祛痰药

1. 溴己新[※]　片剂，口服，一次 8～16mg，一日 3 次。

2. 氨溴索[※]　片剂，口服，一次 30mg，一日 3 次。

四、利尿药

1. 氢氯噻嗪[※]　片剂，口服，一次 25mg，一日 1～3 次，联合螺内酯 40mg，一日 1～2 次。

2. 呋塞米[※]

（1）片剂，口服，一次 20mg。

（2）注射剂，静脉注射，一次 20mg。

五、正性肌力药

1. 去乙酰毛花苷[※]　注射液，静脉注射，一次 0.2～0.4mg。

2. 毒毛花苷 K[※]　注射液，静脉注射，一次 0.125～0.25mg。

六、血管扩张药

1. 尼群地平[※]　片剂，口服，一次 10mg，一日 3 次。

2. 酚妥拉明[※]　注射液，10～20mg 加入 5% 葡萄糖注射液 500mL 静脉滴注，每分钟 1～2mL。

七、抗菌药

（一）青霉素类

青霉素[※]　注射用无菌粉末，静脉滴注，一次 400 万 U，8h 一次。

（二）头孢菌素类

1. 头孢呋辛[※]　注射用无菌粉末，静脉滴注，一次 2.25g，一日 2 次。

2. 头孢曲松[※]　静脉注射，一次 2g，一日 2 次。

3. 头孢他啶[※]　注射用无菌粉末，静脉滴注，一次 1.0～2.0g，一日 2～3 次。

（三）氨基糖苷类

阿米卡星　注射液，静脉滴注，一次 0.4g，一日 1 次。

（四）氟喹诺酮类

左氧氟沙星[※]　口服或静脉注射，每日剂量 1.5mg/kg，成人一日量不超过 1.5g。

【注意事项】

（1）大量利尿后可以使痰液变黏稠，不易咳出；可导致低钾、低钠、低氯等电解质紊乱；可使血液黏滞性进一步升高，用药期间须监测电解质水平。

（2）使用洋地黄时不应将心率快慢作为观察疗效的指标。

支气管扩张症

【疾病概述】

支气管扩张症大多继发于急、慢性呼吸道感染和支气管阻塞后，反复发生支气管炎症，致使支气管壁结构破坏，引起支气管异常和持久性扩张。临床常见表现有慢性咳嗽、脓痰、反复咯血。

【用药原则】

治疗基础疾病，如对活动性肺结核伴支气管扩张应积极进行抗结核治疗，低免疫球蛋白血症可用免疫球蛋白替代治疗。出现痰量及其脓性成分增加等急性感染征象时需应用抗生素。使用支气管舒张剂改善气流受限并帮助清除支气管分泌物，特别是伴有气道高反应及可逆性气流受限的患者。使用化痰药物清除气道分泌物。对反复咯血的患者，如果咯血量少，可以对症治疗；若出血量中等，可静脉给予垂体后叶素或酚妥拉明；若出血量大，经内科治疗无效，可考虑介入栓塞治疗或手术治疗。

【治疗药物】

一、抗菌药

（一）青霉素类

阿莫西林[※]　片剂，口服，一次 0.5g，一日 4 次。

（二）头孢菌素类

1. 头孢呋辛[※]

（1）片剂，口服，一次 0.25～0.5g，一日 2 次。

（2）注射剂，静脉注射，一次 0.75 ~ 1.5g，一日 3 次。

2.头孢曲松[※]　静脉注射，一次 2g，一日 2 次。

3.头孢他啶[※]　注射剂，静脉注射，一次 2g，一日 3 次。

（三）氨基糖苷类

阿米卡星[※]　注射剂，静脉注射，成人每日剂量 15mg/kg，一日不超过 1.5g。

（四）氟喹诺酮类

1.左氧氟沙星[※]

（1）片剂，口服，一次 0.5g，一日 1 次。

（2）注射剂，静脉注射，一次 0.5g，一日 1 次。

2.环丙沙星[※]　注射剂，静脉注射，一次 0.4g，一日 1 次。

二、支气管扩张药

1.沙丁胺醇

（1）气雾剂[※]，吸入，一次 100 ~ 200μg，成人一日 3 ~ 4 次。

（2）溶液[※]，2.5 ~ 5mg，用生理盐水稀释至 2 ~ 2.5mL，雾化吸入。

（3）常释剂[#]，口服，一次 2 ~ 4mg，一日 3 次。

（4）缓、控释剂[#]，口服，一次 8mg，一日 2 次。

2.异丙托溴铵[※]　气雾剂，吸入，一次 40 ~ 80μg，一日 2 ~ 4 次。

三、祛痰药

1.溴己新[※]　片剂，口服，一次 8 ~ 16mg，一日 3 次。

2.氨溴索[※]

（1）片剂，口服，一次 30 ~ 60mg，一日 3 次。

（2）口服液，口服，一次 10mL，一日 2 次。

四、止血药

1.垂体后叶素[※]　注射液，静脉注射，将 5 ~ 10U 垂体后叶素溶于 20 ~ 40mL 葡萄糖注射液中缓慢静脉注射，然后将 10 ~ 20U 垂体后叶素溶于 250 ~ 500mL 葡萄糖注射液中静脉滴注维持 0.1U/（kg·h）。

2.氨甲苯酸[※]　注射液，静脉注射，一次 0.1 ~ 0.3g，一日不超过 0.6g。

3.维生素 K_1　注射液，静脉注射，一次 10mg，一日 2 次。

【注意事项】

（1）肾功能减退者、孕妇和老年人慎用氨基糖苷类药物。

（2）对于反复感染的支气管扩张患者，很难将细菌完全清除，治疗目标应为预防急性加重。避免长期使用抗菌药物，以免加速细菌耐药。

（3）因病情需要而长期使用抗菌药物者应警惕继发真菌感染。

咯　血

【疾病概述】

咯血是指气管、支气管和肺组织出血,经口腔咳出。支气管疾病、肺疾病及凝血功能障碍等全身性疾病均可导致咯血。一次咯血量大于 50mL 或 24h 内咯血量大于 500mL 为大咯血。大咯血患者需要及时抢救,否则可能出现窒息和休克。

【用药原则】

治疗原发病,对症支持治疗,维持患者生命功能,根据病情选用药物止血。

【治疗药物】

一、止血药

1. 垂体后叶素[※]　注射液,静脉注射,将 5～10U 垂体后叶素溶于 20～40mL 葡萄糖注射液中缓慢静脉注射,然后将 10～20U 垂体后叶素溶于 250～500mL 葡萄糖注射液中静脉滴注,维持 0.1U/(kg·h)。

2. 维生素 K$_1$[#]　注射剂,肌内注射或缓慢静脉注射,一次 10mg,一日 2 次。

3. 酚磺乙胺[#]　注射剂,肌内注射或静脉注射,一次 0.25～0.75g,一日 2 次。

4. 6－氨基己酸[#]　注射剂,静脉注射,一次 4～6g,一日 1 次。

5. 氨甲苯酸

(1)片剂[#],口服,一次 0.25～0.5g,一日 3 次。

(2)注射液[※],静脉注射,一次 0.1～0.3g,一日不超过 0.6g。

二、镇静药

地西泮[※]

(1)片剂,口服,一次 2.5mg,一日 3 次。

(2)注射液,肌内注射,一次 10mg。

三、镇咳药

1. 复方甘草制剂

(1)片剂,口服或含化,成人一次 3～4 片,一日 3 次。

(2)溶液,口服,成人一次 5～10mL,一日 3 次。

2. 喷托维林[#]　片剂,口服,一次 25mg,一日 3～4 次。

【注意事项】

(1)高血压、冠心病、心力衰竭患者和孕妇禁用垂体后叶素。用药后如出现面色苍白、出汗、心悸、胸闷、腹痛、过敏性休克等,应立即停药。

(2)对垂体后叶素禁忌者可选用酚妥拉明,用药过程中注意监测血压。

肺血栓栓塞症

【疾病概述】

肺血栓栓塞症(PTE)简称肺栓塞,为来自静脉系统或右心的血栓阻塞肺动脉或其分支所导致的以肺循环和呼吸功能障碍为主要临床和病理生理特征的疾病。引起肺血栓栓塞症的血栓主要来源于深静脉血栓形成。根据病情,PTE可分为急性肺血栓栓塞症和慢性血栓栓塞性肺动脉高压两种症型,其中急性肺血栓栓塞症又可分高危(大面积)、中危(次大面积)、低危(非大面积)三个级别。

【用药原则】

急性肺栓塞的处理原则是早期诊断、早期干预,根据患者的危险度分层选择合适的治疗方案和治疗疗程。

本病主要采用对症支持治疗、抗凝治疗和溶栓治疗。

抗凝可选用肝素、低分子量肝素和华法林。溶栓主要适用于高危、伴有血流动力学改变的PTE病例(有明显呼吸困难、胸痛、低氧血症等),可选用尿激酶、链激酶和阿替普酶。对出现右心功能不全甚至血压下降的患者可选用多巴酚丁胺、多巴胺或去甲肾上腺素进行对症支持治疗。

【治疗药物】

一、抗凝药

1.肝素※　注射剂,静脉注射,负荷剂量80IU/kg,然后18IU/(kg·h)持续静脉滴注。在治疗最初24h内每4~6h测定活化部分凝血活酶时间(APTT),尽快使APTT达到并维持于正常值的1.5~2.5倍;达稳定治疗水平后,改为一日测定APTT一次。

2.低分子量肝素※　注射剂,皮下注射,一般一次0.01mL/kg,每12h一次,不需监测APTT和调整剂量。

3.华法林※　在肝素开始应用后第1~3天加用华法林,初始剂量3~5mg,与肝素至少重叠4~5d,连续2d监测国际标准化比值(INR),当INR在2~3时可停用肝素,然后继续使用华法林治疗。

二、溶栓药

1.尿激酶※　注射剂,负荷量4 400IU/kg,静脉滴注10min,然后以2 200IU/(kg·h)持续静脉滴注12h;也可考虑2h溶栓方案,以2万IU/kg持续静脉滴注 2h。

2. 链激酶 注射剂,静脉注射,负荷量 25 万 IU,静脉滴注 30min,随后以 10 万 IU/h 持续静脉滴注 24h。

【注意事项】

（1）抗凝治疗前应排除是否存在抗凝的禁忌证,如活动性出血、凝血功能障碍、未控制的高血压等。

（2）应用肝素前,应测定基础 APTT、凝血酶原时间（PT）及血常规,注意是否存在抗凝的禁忌证,如活动性出血、凝血功能障碍、血小板减少、未予控制的严重高血压等。

（3）肝素可能会引起血小板减少症,使用过程中应监测血小板变化情况。

（4）由于低分子量肝素经肾脏清除,肾功能不全的患者应慎用,使用时需减量并监测血浆抗 Xa 因子活性。

（5）妊娠期头 3 个月和最后 6 周禁用华法林,华法林的主要并发症为出血,使用过程中应根据 INR 调整剂量,用药期间应尽量避免大量食用含有维生素 K 的食物。

急性呼吸衰竭

【疾病概述】

呼吸衰竭是指各种原因引起肺通气和（或）换气功能严重障碍,使肺在静息状态下亦不能维持足够的气体交换,导致低氧血症伴（或不伴）高碳酸血症,进而引起一系列病理生理改变和相应临床表现的综合征。急性呼吸衰竭是指患者原呼吸功能正常,由于某种突发原因导致患者在短时间（数秒或数小时内）发生的呼吸衰竭。

【用药原则】

对不同病因做出相应处理,保持气道通畅,增加肺泡通气量,改善二氧化碳潴留,纠正酸碱平衡失调和电解质紊乱,针对病因进行相应治疗。

【治疗药物】

一、中枢兴奋药

1. 尼可刹米※ 注射剂,静脉注射,一次 0.25～0.5g,极量一次 1.25g。

2. 洛贝林※ 注射剂,静脉注射,一次 3mg。极量一次 6mg,一日 20mg。

二、其他药

1. 5% 碳酸氢钠# 注射液,静脉滴注,严重代谢性酸中毒者可根据病情适当补充。

2. 10%氯化钾　注射液,静脉滴注,低血钾者可按每5%葡萄糖注射液500mL加入15mL 10%氯化钾的比例根据输液量补钾。

【注意事项】

(1)对于以气道阻塞和肺换气功能障碍为主的呼吸衰竭者不宜使用中枢兴奋药。

(2)急性呼吸衰竭多突然发生,应在现场及时采取抢救措施,缓解缺氧及二氧化碳潴留症状,并及时转运到三级综合医院或专科医院救治。

上呼吸道病毒感染

【疾病概述】

上呼吸道病毒感染即病毒性感冒,是由一组病毒引起的外鼻孔至环状软骨下缘包括鼻腔、咽或咽喉部急性炎症的概称,主要病毒为鼻病毒,还包括腺病毒、呼吸道合胞病毒、肠道病毒等。上呼吸道病毒感染发生率高,起病急,病程大多具有自限性,多在一周内好转。

【用药原则】

缺乏特异治疗药物,多能自行缓解,以对症治疗为主,防治继发性细菌感染。注意休息,忌烟酒,多饮水,保持室内空气流通,症状明显者可给予含有解热镇痛、减少鼻咽充血及镇咳成分的解热镇痛药。

【治疗药物】

一、解热镇痛药

1. 对乙酰氨基酚[※]　片剂/干混悬剂/颗粒剂,口服,一次0.5g,每6~8h一次。

2. 布洛芬[※]

(1)片剂/胶囊/颗粒剂,口服,一次0.2g,一日2~3次。

(2)缓释胶囊,口服,一次0.3g,一日2次。

二、其他药

维生素C[※]　片剂,口服,一次0.1g,一日2~3次。

【注意事项】

(1)抗菌药物仅限于合并细菌感染患者使用。

(2)使用解热镇痛药退热疗程一般不超过3d,儿童应避免使用阿司匹林等水杨酸类制剂,以免出现瑞夷综合征。

流行性感冒

【疾病概述】

流行性感冒简称流感,是由流感病毒引起,经飞沫或密切接触传播的呼吸道传染病。根据病毒蛋白结构差异,流感病毒可分为甲、乙、丙三型,临床上流行性感冒大多由甲型流感病毒所致。

【用药原则】

早期(发病48h内)应用抗病毒药物。纠正水、电解质紊乱。应用解热镇痛药、缓解鼻黏膜充血药、止咳祛痰药等对症支持治疗。注意休息,忌烟酒,多饮水,保持室内空气流通,防治继发性细菌感染。

【治疗药物】

一、解热镇痛药

1. 对乙酰氨基酚[※]　片剂/颗粒剂/口服溶液剂/干混悬剂/混悬液,口服,成人一次 $0.3\sim0.6g$,一日 $3\sim4$ 次,一日用量不宜超过 $2g$。用于退热时疗程通常不超过 $3d$,用于镇痛治疗时疗程不宜超过 $10d$。儿童按体重一次 $10\sim15mg/kg$,每 $4\sim6h$ 一次;12 岁以下儿童每 $24h$ 不超过 5 次剂量,退热疗程不超过 $3d$。

2. 阿司匹林[※]　片剂/肠溶片,口服,成人一次 $0.3\sim0.6g$,一日 3 次,必要时每 $4h$ 一次。儿童按体表面积一日 $1.5g/m^2$,分 $4\sim6$ 次口服;或一次按体重 $5\sim10mg/kg$,必要时 $4\sim6h$ 一次。

3. 布洛芬[※]

(1)片剂/胶囊/颗粒剂,口服,成人一次 $0.2\sim0.4g$,一日 $3\sim4$ 次。$1\sim12$ 岁儿童一日 $5\sim10mg/kg$,分 3 次服用。儿童日最大剂量为每 $6h$ 一次,一次 $10mg/kg$,一日最多 4 次。

(2)缓释片/缓释胶囊,口服,成人一次 $0.3g$,一日 2 次。

(3)儿童混悬滴剂,口服,需要时每 $6\sim8h$ 可重复使用,每 $24h$ 不超过 4 次,一次 $5\sim10mg/kg$。

二、抗流感病毒药

(一)离子通道 M_2 阻滞剂

1. 金刚烷胺[※]　口服,12 岁以下儿童,一日 $5mg/kg$,分 2 次服用;成人一次 $100mg$,一日 2 次。

2. 金刚乙胺[#]　口服,12 岁以下儿童不推荐使用,成人一次 $100mg$,一日

2次。

（二）神经氨酸酶抑制剂

奥司他韦# 口服，成人一次75mg，一日2次，连服5d，应在症状出现2d内开始用药。儿童按体重给药，1岁以内不推荐使用。

【注意事项】

（1）儿童忌用阿司匹林或含阿司匹林的药物以及其他水杨酸制剂，因为此类药物与流感的肝脏和神经系统并发症（瑞夷综合征）相关，偶可致死。

（2）离子通道 M_2 阻滞剂只对甲型流感病毒有效，神经氨酸酶抑制剂对甲、乙型流感病毒均有很好作用。

（3）密切观察和监测并发症，抗菌药物仅在明确或有充分证据提示继发细菌感染时有应用指征。

急性化脓性扁桃体炎

【疾病概述】

急性化脓性扁桃体炎是腭扁桃体的急性非特异性炎症，属于上呼吸道常见细菌性感染，儿童、青少年多见，往往伴有程度不一的急性咽炎。病原体多为口腔及扁桃体内正常菌群，乙型或甲型溶血性链球菌为主要致病菌，非溶血性链球菌、葡萄球菌、肺炎链球菌、流感嗜血杆菌、大肠埃希菌、变形杆菌、厌氧菌、腺病毒等也可引起本病。

【用药原则】

对症支持治疗，适当休息，多饮水，食用易消化、营养丰富的半流质食物或软食。咽痛较剧、高热、头痛及四肢酸痛者可口服解热镇痛药。抗感染治疗优先选用青霉素类或头孢菌素类抗菌药，对以上两类抗菌药过敏者可以使用大环内酯类抗菌药。

【治疗药物】

一、解热镇痛药

1. 对乙酰氨基酚※ 片剂/颗粒剂/口服溶液剂/干混悬剂/混悬液，口服，成人一次0.3~0.6g，根据需要一日3~4次，一日用量不宜超过2g。用于退热时疗程通常不超过3d，用于镇痛治疗时疗程不宜超过10d。儿童按体重一次10~15mg/kg，每4~6h一次，退热疗程不超过3d。

2. 阿司匹林※ 片剂/肠溶片，口服，成人一次0.3~0.6g，一日3次，必要时每4h一次。儿童按体表面积一日 $1.5g/m^2$，分4~6次口服；或一次按体重

5 ~ 10mg/kg；或每岁 60mg，必要时 4 ~ 6h 一次。

二、抗菌药

(一)青霉素类

1. 青霉素[※]　注射用无菌粉末：①肌内注射，成人一日 80 万 ~ 200 万 U，分 3 ~ 4 次给药；小儿 2.5 万 U/kg，每 12h 给药一次。②静脉注射，适用于重症感染，成人一日 200 万 ~ 2 000 万 U，儿童一日 5 万 ~ 20 万 U/kg，分 2 ~ 4 次静脉滴注。

2. 阿莫西林[※]　片剂/胶囊/颗粒剂/干混悬剂，口服，成人一次 0.5g，每 6 ~ 8h 一次，一日剂量不超过 4g；儿童一日 25 ~ 50mg/kg，每 8h 一次。

(二)头孢菌素类

1. 头孢氨苄[※]　片剂/胶囊/颗粒剂，口服，成人一次 0.25 ~ 0.5g，一日 4 次，最大剂量一日 4g，空腹服用。儿童一日 25 ~ 50mg/kg，分 4 次服用。

2. 头孢呋辛[※]　片剂/胶囊/分散片，口服，成人一次 0.25g，一日 2 次，重症可增至一次 0.5g。

(三)大环内酯类

1. 红霉素[※]　肠溶片(胶囊)，口服，成人一日 1 ~ 2g，儿童一日 30 ~ 50mg/kg，分 3 ~ 4 次服用。

2. 地红霉素[※]　肠溶片(胶囊)，口服，轻中度感染，一次 0.5g，一日 1 次。

3. 克拉霉素[※]　片剂/胶囊/颗粒剂 口服，成人轻度感染，一次 0.25g，重症一次 0.5g，均为 12h 一次。6 个月至 12 岁以下儿童，一日 15mg/kg，分为 2 次。

4. 阿奇霉素[※]　片剂/胶囊/肠溶片(胶囊)/颗粒剂，口服，成人第 1 日，0.5g 顿服，第 2 ~ 5 日，一日 0.25g 顿服；或一日 0.5g 顿服，连服 3d。儿童一日按体重 12mg/kg 顿服(一日最大量不超过 0.5g)，连服 5d。

(四)氟喹诺酮类

左氧氟沙星[※]　片剂/胶囊，口服，成人一次 0.5g，一日 1 次。

【注意事项】

(1)对青霉素有超敏反应患者禁用头孢菌素。

(2)18 岁以下未成年人忌用氟喹诺酮类药物。

(3)肾功能不全者应慎用左氧氟沙星。

(4)所有抗菌药物疗程均为 10 ~ 14d，以彻底杀灭病原菌，避免链球菌可能导致的变态反应性并发症。

急性气管支气管炎

【疾病概述】

急性气管支气管炎是病毒或细菌感染、理化刺激或过敏因素等对气管支气管黏膜所造成的急性炎症。病毒感染包括腺病毒、流感病毒感染等,在病毒感染的基础上可并发支原体、衣原体及细菌感染。该病也可由急性上呼吸道感染迁延不愈所致。

【用药原则】

适当休息,注意保温,多饮水,避免吸入粉尘和刺激性气体。应用镇咳、祛痰、解痉平喘、抗过敏药物等对症治疗。及时应用抗菌药控制感染。

【治疗药物】

一、祛痰药

1. 溴己新※　片剂,口服,成人一次 8～16mg,一日 3 次;6 岁以上儿童,一次 4～8mg,一日 3 次。

2. 氨溴索※

(1)片剂/胶囊/分散片,口服,成人及 12 岁以上儿童一次 30～60mg,一日 3 次,长期服用者可减为一日 2 次;6～12 岁儿童,一次 15mg,一日 3 次;2～5 岁儿童,一次 7.5mg,一日 3 次,长期服用者可减为一日 2 次;2 岁以下儿童,一次 7.5mg,一日 2 次。

(2)口服溶液剂,最好在进餐时间服用,成人及 12 岁以上儿童,一次 10mL,一日 2 次;6～12 岁儿童,一次 5mL,一日 2～3 次;2～5 岁儿童,一次 2.5mL,一日 3 次;2 岁以下儿童,一次 2.5mL,一日 2 次。

二、镇咳药

1. 喷托维林※　片剂,口服,成人一次 25mg,一日 3～4 次;5 岁以上儿童,一次 6.25～12.5mg,一日 2～3 次。

2. 可待因※　片剂,口服,成人常用量,一次 15～30mg,一日 2～3 次;成人极量,一次 100mg,一日 250mg。小儿常用量,一次按体重 0.2～0.5mg/kg,一日 3 次。

三、平喘药

(一)β₂ 受体激动药

沙丁胺醇

(1)气雾剂※,吸入,一次 100～200μg,成人一日 3～4 次。

(2)溶液※,2.5～5mg,用生理盐水稀释至 2～2.5mL,雾化吸入。

（3）片剂[#]，口服，一次 2～4mg，一日 3 次。

（4）缓、控释剂[#]，口服，一次 8mg，一日 2 次。

（二）胆碱受体阻断药

异丙托溴铵[※]　气雾剂，吸入，成人及 14 岁以上青少年，一次 40～80μg，一日 2～4 次。

（三）茶碱类药

1. 茶碱

（1）缓释片[※]，口服，一次 0.1～0.2g，一日 2 次。

（2）注射液，静脉滴注，首次剂量 4～6mg/kg，注射速度不超过 0.25mg/（kg·min），静脉滴注维持量为 0.6～0.8mg/（kg·h）。

2. 氨茶碱[※]

（1）片剂，口服，一次 100～200mg，一日 3 次。极量为一次 500mg，一日 2 次。

（2）缓释片，口服，一次 100～300mg，一日 2 次。

（3）注射液，静脉滴注，一次 250～500mg，一日 2 次。

（四）糖皮质激素类药

丙酸倍氯米松[※]　气雾剂，吸入，根据患者病情轻重选择，一次 100～300μg，一日 3～4 次。

四、抗菌药

（一）青霉素类

阿莫西林[※]　片剂/胶囊，口服，成人一次 0.5g，每 6～8h 一次，一日剂量不超过 4g。

（二）头孢菌素类

1. 头孢氨苄[※]　片剂/胶囊，口服，成人一次 0.25～0.5g，一日 4 次，最大剂量为一日 4g。

2. 头孢拉定[※]　片剂/胶囊，口服，成人常用量一次 0.25～0.5g（1～2 粒），每 6h 一次，感染较严重者一次可增至 1g（4 粒），但一日总量不超过 4g（16 粒）。

（三）大环内酯类

阿奇霉素[※]　片剂/胶囊，口服，成人第 1 日 0.5g 顿服，第 2～5 日，一日 0.25g 顿服；或一日 0.5g 顿服，连服 3d。

【注意事项】

（1）溴己新对胃肠道黏膜有刺激性，胃炎或胃溃疡患者慎用。

（2）对于有痰的患者不宜给予可待因等强力镇咳药，以免影响痰液排出。

(3)平时注重锻炼身体,增强体质,预防感冒,是预防本病的有效措施。亦应注意避免粉尘、刺激性气体、环境刺激物等有害刺激物的刺激以及花粉等过敏原的吸入。

(4)本病不宜常规使用抗生素,特别是对病因未明者不应盲目使用抗生素。如有细菌感染的依据或合并有严重的基础疾病,注意合理使用抗菌药物,常用的抗菌药物为β-内酰胺类、喹诺酮类,亦可根据痰培养及药敏试验结果选择抗菌药物。

慢性支气管炎急性加重

【疾病概述】

慢性支气管炎是由感染或非感染因素引起的气管、支气管黏膜及其周围组织的慢性非特异性炎症,是一种常见病、多发病,在老年人中发病率更高。慢性支气管炎除了常年咳嗽咳痰外,在气候变化、理化因素刺激、感染等情况下,病情可以急性加重,即所谓慢性支气管炎急性加重。

【用药原则】

对症支持治疗,镇咳、祛痰、平喘。合并细菌感染者适当应用抗菌药物控制感染。对有明显诱因者,需要加以去除诱因,如进行粉尘、有害气体防护。

【治疗药物】

一、祛痰药

1.溴己新※　片剂,口服,一次 8～16mg,一日 3 次。

2.氨溴索※　片剂,口服,一次 30mg,一日 3 次。

二、镇咳药

1.喷托维林※　片剂,口服,一次 25mg,一日 3～4 次。

2.可待因※　片剂,口服。成人常用量一次 15～30mg,一日 30～90mg。

三、平喘药

(一)β$_2$受体激动药

1.沙丁胺醇

(1)气雾剂※,成人吸入,一次 100～200μg,一日 3～4 次。

(2)溶液※,2.5～5mg,用生理盐水稀释至 2～2.5mL,雾化吸入。

(3)片剂#,口服,一次 2～4mg,一日 3 次。

(4)缓、控释剂#,口服,一次 8mg,一日 2 次。

2.特布他林#　吸入剂,成人单次剂量 250～500mg,4～6h 一次;5～12 岁儿童用量遵医嘱。

（二）胆碱受体阻断药

1.异丙托溴铵[※] 气雾剂，吸入。成人及14岁以上青少年，一次40~80μg，一日2~4次。

2.噻托溴铵[#] 吸入剂，一日1次，一次吸入1粒胶囊。18岁以下患者不推荐使用。

（三）茶碱类药

1.茶碱

（1）缓释片[※]，口服，一次0.1~0.2g，一日2次。

（2）注射液，静脉滴注，首次剂量4~6mg/kg，滴注速度不超过0.25mg/（kg·min），静脉滴注维持量为0.6~0.8mg/（kg·h）。

2.氨茶碱[※]

（1）片剂，口服，一次100~200mg，一日3次。极量为一次500mg，一日2次。

（2）缓释片，口服，一次100~300mg，一日2次。

（3）注射液，静脉滴注，一次250~500mg，一日2次。

（四）糖皮质激素类药

1.丙酸倍氯米松[※] 气雾剂，吸入，根据患者病情轻重选择，一次100~300μg，一日3~4次。

2.泼尼松[※] 片剂，口服，20mg/d，一日2次，使用5~7d后逐渐减量。

3.甲泼尼龙[#] 注射用无菌粉末，静脉注射，常用量40mg/d，使用3~5d有效后可改为口服并逐渐减量。

4.布地奈德[#] 吸入剂，本品应个体化给药。

5.氟替卡松[#] 吸入剂，成人及16岁以上青少年，一日100~1 000 μg，每日2次。

四、抗菌药

（一）青霉素类

1.阿莫西林[※] 片剂/胶囊/颗粒剂/干混悬剂，口服，成人一次0.5g，每6~8h一次。一日剂量不超过4g。

2.阿莫西林克拉维酸钾[※]

（1）片剂/颗粒剂/干混悬剂，口服，成人及体重在40kg以上儿童，一次500mg（剂量按阿莫西林计算，下同），每12h一次。

（2）注射用无菌粉末，静脉滴注，成人及12岁以上青少年，一次1 200mg，每8h一次，严重感染可加至每6h一次。

（二）头孢菌素类

1.头孢拉定※　片剂/胶囊,口服,成人轻度感染,一次0.25～0.5g,一日3～4次;中度感染,一次0.5～1g,一日3～4次。

2.头孢氨苄※　片剂/胶囊/颗粒剂,口服,成人一次0.25～0.5g,一日4次,最大剂量一日4g,空腹服用。

3.头孢呋辛※

（1）片剂/胶囊/分散片,口服,成人一次0.25g,一日2次,重症患者可增至一次0.5g。

（2）注射用无菌粉末,肌内注射或静脉注射,成人一次0.75～1.5g,一日3次,严重感染者,一次1.5g,一日4次。

4.头孢曲松※　注射用无菌粉末,肌内注射、静脉注射或静脉滴注,成人一日1～2g,或每12h 0.5～1g,最大剂量一日4g。

（三）氟喹诺酮类

左氧氟沙星※

（1）片剂/胶囊,口服,成人一次0.5g,一日1次。

（2）注射液,静脉滴注,常用剂量为一次0.5g,每日滴注1次。

【注意事项】

（1）细菌感染只是慢性支气管炎急性加重的原因之一,不能单纯依赖抗菌药物治疗。

（2）病情重,如伴有呼吸功能衰竭,需转至三级综合医院或专科医院治疗。

（3）针对急性加重原因采取相应预防措施,如体育锻炼、呼吸和耐寒能力锻炼等。

社区获得性肺炎

【疾病概述】

社区获得性肺炎（CAP）是指在医院外环境中人体受到各种病原微生物感染而发生的肺炎,包括在社区受感染而处于潜伏期,因其他原因住院后发病者。病毒、细菌、支原体、衣原体、真菌等病原体都可以引起CAP,临床最常见的病原菌是肺炎链球菌,地域不同引起CAP的病原菌也会有所不同。

【用药原则】

针对咳嗽、咳痰、发热等症状进行对症治疗,根据患者年龄、有无基础疾病、病情严重程度等选择抗菌药物,由病毒引起的肺炎应早期抗病毒治疗。初始经验性治疗要求覆盖 CAP 最常见病原体,轻中度 CAP 提倡门诊治疗,某些需要住院者应在临床病情改善后将静脉抗生素治疗转为口服抗生素治疗,并早期出院。重视病情评估和病原学检查,抗菌治疗疗程视病原体决定。重症 CAP 时维持正常的呼吸循环以及营养支持均十分重要。

【治疗药物】

一、抗菌药

(一)青霉素类

1. 阿莫西林※ 片剂/胶囊/颗粒剂/干混悬剂,口服,成人一次 0.5g,每 6 ~ 8h 一次,一日剂量不超过 4g。3 个月以上小儿,一日 25 ~ 50mg/kg,每 8h 一次;3 个月以下婴儿,一日 30mg/kg,每 12h 一次。

2. 阿莫西林克拉维酸钾※

(1)片剂/颗粒剂/干混悬剂,口服,成人及体重在 40kg 以上儿童,一次 500mg(剂量按阿莫西林计算,下同),每 12h 一次。

(2)注射用无菌粉末,静脉滴注。成人及 12 岁以上儿童,一次 1.2g,每 8h 一次,严重感染可加至每 6h 一次。

3. 哌拉西林※ 注射用无菌粉末,静脉滴注或静脉注射,成人中度感染,一日 8g,分 2 ~ 4 次静脉滴注;严重感染,一次 3 ~ 4g,每 4 ~ 6h 一次。一日总剂量不超过 24g。婴幼儿和 12 岁以下儿童,一日按体重 80 ~ 100mg/kg,分 2 ~ 4 次(严重感染,一日 100 ~ 200mg)。

(二)头孢菌素类

1. 头孢呋辛※

(1)片剂/胶囊/分散片,口服,成人一次 0.25g,一日 2 次,重症患者可增至一次 0.5g。

(2)注射用无菌粉末,肌内注射或静脉注射,成人一次 0.75 ~ 1.5g,一日 3 次,严重感染者,一次 1.5g,一日 4 次;3 个月以上小儿,一日 50 ~ 100mg/kg,每 6 ~ 8h 一次。

2. 头孢曲松※ 注射用无菌粉末,肌内注射、静脉注射或静脉滴注,成人每日 1 ~ 2g,或每 12h 0.5 ~ 1g,最大剂量一日 4g,疗程 7 ~ 14d。12 岁以下儿童建议一日 1 次,按体重 20 ~ 80mg/kg。

(三)大环内酯类

1. 红霉素※

(1)肠溶片/胶囊,口服,成人一日 1 ~ 2g,分 3 ~ 4 次服用,整片吞服。儿童一日 30 ~ 50mg/kg,分 3 ~ 4 次服用。

(2)片剂/胶囊,口服,成人一日1.6g,分2~4次服用。小儿按体重一次7.5~12.5mg/kg,一日4次;或一次15~25mg/kg,一日2次。严重感染者一日量可加倍,分4次服用。

(3)注射用无菌粉末,静脉滴注,成人,一日1~2g,分3~4次滴注;儿童,一日30~50mg/kg,分3~4次滴注。

2.克拉霉素※　片剂/胶囊/颗粒剂,口服,成人轻度感染,一次0.25g,重症一次0.5g,均为每12h一次,疗程7~14d。6个月至12岁儿童,一日15mg/kg,分2次服用。

3.阿奇霉素※　片剂/胶囊/肠溶片/肠溶胶囊/颗粒剂,口服,成人第1日,0.5g顿服,第2~5日,一日0.25g顿服;或一日0.5g顿服,连服3d。儿童第1日,按体重10mg/kg顿服(一日最大量不超过0.5g),第2~5日,一日按体重5mg/kg顿服(一日最大量不超过0.25g)。

(四)四环素类

多西环素※　片剂,口服,成人第1日100mg,每12h一次,继以100~200mg,一日1次,或50~100mg,每12h一次。儿童体重小于45kg者,第1日2.2mg/kg,每12h一次,继以2.2~4.4mg/kg,一日1次,或一次2.2mg/kg,每12h一次。体重超过45kg的儿童用量同成人。8岁以下儿童不宜使用本品。

(五)氟喹诺酮类

1.左氧氟沙星※

(1)片剂/胶囊,口服,成人一次0.5g,一日1次,疗程7~14d。

(2)注射液,静脉滴注,常用剂量0.5g,一日1次。

2.莫西沙星#　片剂,口服,成人一次0.4g,一日1次。

二、镇咳药

喷托维林※,片剂,口服,一次25mg,一日3~4次。

三、祛痰药

1.溴己新※　片剂,口服,一次8~16mg,一日3次。

2.氨溴索※　片剂,口服,一次30mg,一日3次。

【注意事项】

(1)青霉素、头孢曲松用药前必须做皮肤过敏试验(简称皮试),18岁以下患者禁用喹诺酮类抗生素。

(2)体温和呼吸道症状改善后可改静脉抗生素治疗为口服用药序贯治疗。

(3)抗感染治疗疗程:一般可于热退和呼吸道症状明显改善后3~5d停药。

急性化脓性胸膜炎

【疾病概述】

急性化脓性胸膜炎又称为急性脓胸,是指急性发作胸腔内致病菌感染,引起炎症性渗出,脓性分泌物积聚,多源于周围邻近部位(如肺、食管、腹腔)感染蔓延或由感染血行播散而致。

【用药原则】

抗菌治疗,引流,促进肺复张。依据继发急性脓胸的病因及致病菌,合理选择抗菌药物进行抗感染治疗。

【治疗药物】

一、头孢菌素类

1. 头孢唑林※　注射用无菌粉末,静脉滴注,成人一次 2g,每 8h 一次。

2. 头孢曲松※　注射用无菌粉末,静脉滴注,成人一次 2g,一日 1 次。

二、克林霉素类

克林霉素※　注射液/注射用无菌粉末,静脉滴注,成人一次 0.6g,每 8h 一次。

三、氨基糖苷类

阿米卡星※　注射液,肌内注射,成人一次 0.4g,一日 1 次。

四、硝基咪唑类

甲硝唑※　氯化钠注射液,静脉滴注,成人一次 0.5g,一日 2~3 次。

五、氟喹诺酮类

左氧氟沙星※　注射液,静脉滴注,成人一次 0.5g,一日 1 次。

【注意事项】

(1)急性化脓性胸膜炎是严重感染,需要积极治疗,以免迁延为慢性。

(2)穿刺引流的脓液应进行微生物检查,包括细菌培养与细菌涂片检查;抗菌药物治疗需要根据细菌培养结果进行调整。

(3)静脉用药至体温正常后再持续用药 2 周以上以预防复发。

(4)阿米卡星连续用药不超过 1 周,肾功能不全者禁用。

(5)合并支气管胸膜瘘时禁止胸腔内冲洗,避免病原菌在肺内播散,加重病情。

肺 脓 肿

【疾病概述】

肺脓肿是由多种致病菌所引起的肺组织化脓性感染。临床上根据感染的途径可将肺脓肿分为吸入性肺脓肿、继发性肺脓肿和血源性肺脓肿。肺脓肿感染来源主要为内源性吸入和血流感染。吸入性感染者多因口咽部疾病、昏迷、麻醉等导致口、鼻、咽部寄生菌吸入肺内,造成细小呼吸道阻塞感染,细菌以厌氧菌为主,也可混合金黄色葡萄球菌、链球菌、大肠埃希菌等感染;血源性肺脓肿多源自身体其他部位感染,细菌经血流播散而致,病原菌以金黄色葡萄球菌最为常见。

【用药原则】

抗感染治疗,脓液引流,对症支持治疗。经验用药依据感染来源选择抗菌药物,待细菌培养结果明确后,根据临床表现和药敏试验结果调整抗菌药物。

【治疗药物】

一、青霉素类

1. 青霉素 G[※]　注射用无菌粉末,静脉注射,成人可用至 1 000 万 U/d,分 4 ~6 次给予。

2. 哌拉西林[※]　成人中度感染,一日 8g,分 2 次静脉滴注;严重感染,一次 3 ~4g,每 4 ~6h 静脉滴注或静脉注射。一日总剂量不超过 24g。

二、头孢菌素类

头孢噻肟[#]　注射剂,静脉注射或静脉滴注,成人一日 2 ~6g,分 2 ~3 次给予。

三、克林霉素类

克林霉素[※]　注射液/注射用无菌粉末,静脉注射,成人 1.8 ~3.6g/d,与青霉素联用覆盖脆弱类杆菌。

四、氨基糖苷类

阿米卡星[※]　注射液,静脉滴注,成人每 12h 7.5mg/kg,或每 24h 15mg/kg,一日不超过 1.5g,疗程不超过 10d。

五、硝基咪唑类

甲硝唑[※]　氯化钠注射液,静脉注射,成人 1 ~2g/d,与青霉素联合覆盖脆弱类杆菌。

【注意事项】

（1）出院时继续口服抗生素序贯治疗,总的抗生素疗程为 8 ~ 12 周。

（2）青霉素用前必须皮试,18 岁以下患者禁用喹诺酮类抗生素。

猩 红 热

【疾病概述】

猩红热是由 A 组溶血性链球菌引起的呼吸道传染病,凡能产生红疹毒素的链球菌均可引起猩红热。本病多发于儿童,本病患者为主要传染源,通过呼吸道飞沫传播。

【用药原则】

根据患者病情,在呼吸道隔离、卧床休息、供给充分水分和营养等非药物治疗措施的基础上,合理选择和使用药物进行抗菌治疗。首选青霉素,对青霉素过敏者可选择大环内酯类,对大环内酯类耐药者可选择头孢菌素类。

【治疗药物】

一、青霉素类

1. 青霉素[※] 注射用无菌粉末,静脉滴注,成人一日 400 万 ~ 800 万 U,儿童 10 万 ~ 20 万 U/kg,分次静脉滴注,每 6h 一次。

2. 氨苄西林[※] 注射用无菌粉末:①肌内注射,成人一次 0.5 ~ 1g,一日 4 次;儿童一日 50 ~ 100mg/kg,分 4 次给药。②静脉滴注,成人一日 4 ~ 12g,分 2 ~ 4 次给药,一日最大剂量为 14g;儿童一日按体重 100 ~ 200mg/kg,分 2 ~ 4 次给药,一日最大剂量为按体重 300mg/kg。

二、头孢菌素类

1. 头孢唑林[※] 注射用无菌粉末,肌内注射或静脉滴注,成人一次 0.5 ~ 1g,一日 2 ~ 4 次,严重者可一日 6g;儿童一日 25 ~ 50mg/kg,分 3 ~ 4 次给予,重症患者可用到一日 100mg/kg。

2. 头孢拉定

（1）片剂[※]/胶囊[※],口服,成人轻度感染,一次 0.25 ~ 0.5g,一日 3 ~ 4 次;中度感染,一次 0.5 ~ 1g,一日 3 ~ 4 次,一日总量不超过 4g;儿童一次 6.25 ~ 12.5mg/kg,每 6 ~ 8h 一次。

（2）注射剂[#],肌内注射或静脉滴注,一次 0.5 ~ 1g,一日 4 次。

3. 头孢氨苄[※] 片剂/胶囊剂/颗粒剂,口服,成人一次 0.25 ~ 0.5g,一日 4 次,最大剂量一日 4g,空腹服用;儿童一日 25 ~ 50mg/kg,分 4 次服用。

4.头孢呋辛※

(1)片剂/胶囊,口服,成人一次 0.25g,一日 2 次,重症患者可增至一次 0.5g。口服制剂不可压碎给药,应餐后整片吞服,故幼儿不宜用。

(2)注射用无菌粉末,肌内注射或静脉注射,成人一次 0.75~1.5g,一日 3 次,严重感染者,一次 1.5g,一日 4 次;3 个月以上儿童,一日 50~100mg/kg,每 6~8h 一次。

三、大环内酯类

1.红霉素※

(1)肠溶片※/胶囊※,口服,成人一日 1~2g,分 3~4 次服用,整片或整个吞服;儿童一日 30~50mg/kg,分 3~4 次服用。

(2)注射用无菌粉末,静脉滴注,成人一日 1~2g,分 3~4 次滴注;儿童,一日 30~50mg/kg,分 3~4 次滴注。

2.克拉霉素※ 片剂※/胶囊剂※/颗粒剂※/缓释片#/缓释胶囊#,口服,一次 0.25~0.5g,一日 2 次。

3.阿奇霉素

(1)片剂※/胶囊※/肠溶片※/肠溶胶囊※/颗粒剂※/糖浆剂#,口服,成人,第 1 日 0.5g 顿服,第 2~5 日,一日 0.25g 顿服;或一日 0.5g 顿服,连服 3d。肠溶片或肠溶胶囊,应整片或整个吞服。

(2)注射剂#,静脉滴注,一次 0.5g,一日 1 次。

四、林可霉素类

克林霉素※

(1)片剂/胶囊剂,口服,成人一日 1~2g,儿童 40mg/kg,分 4 次服用,疗程 7~10d。

(2)注射液/注射用无菌粉末,肌内注射或静脉滴注,一日 0.6~1.2g,分 2~4 次给药;极严重感染一日可用到 4.8g。儿童,1 月龄以上,重症感染,一日量 15~25mg/kg,极严重者可按 25~40mg/kg,分 3~4 次给药。肌内注射量一次不超过 600mg,超过此量则应静脉给予。

【注意事项】

(1)抗菌药物的合理使用已成为当前临床治疗中的重要环节,医务人员在诊疗中须参照《抗菌药物临床应用指导原则》,合理使用抗菌药物。

(2)β-内酰胺类药物与大环内酯类药物联合应用,一般认为可发生降效作用。

(3)β-内酰胺类药物与磺胺类药物不可联合应用。

（4）克林霉素与红霉素有拮抗作用，不可联合应用。

（5）成人还可选用左氧氟沙星治疗。左氧氟沙星属于氟喹诺酮类，不宜常规用于儿童，因为临床研究发现儿童用药后可出现关节痛和关节水肿。

（6）猩红热可并发变态反应性疾病，如急性肾炎、风湿热。为彻底清除细菌，儿童抗菌治疗时间应在 10 ~ 14d。

肺　结　核

【疾病概述】

结核病是由结核分枝杆菌引起的慢性传染病，世界卫生组织（WHO）已将其列为重点控制的传染病之一。结核病可侵及全身各器官，其中肺结核为最常见类型，约占结核病的 85%，痰涂片阳性的肺结核患者是主要传染源，是防治的主要对象。

【用药原则】

抗结核化学药物治疗是治疗结核病的主要手段。合理应用化学治疗（简称化疗）药物，能提高疗效，降低不良反应。合理化疗是指早期、适量、联合、规律及全程用药。根据患者病情，在合理营养、适当休息、手术治疗和对症处理等非药物治疗措施的基础上，选择使用抗结核药物，以达到消灭结核菌、治愈疾病、防止耐药菌产生、减少复发的目的。

肺结核患者以不住院化疗为主。对少数危急、重症肺结核患者，伴有严重合并症或并发症的肺结核患者，以及对抗结核药物过敏或有严重不良反应的患者，可采取住院治疗。患者出院后，应转至结核病防治机构继续实施严格的治疗管理，直至疗程结束。

【治疗药物】

1. 异烟肼※

（1）片剂，口服，成人一次 5mg/kg，最高 300mg，一日 1 次，或一次 8 ~ 12mg/kg，最高 900mg，每周 2 ~ 3 次；儿童一次 10 ~ 20mg/kg，一日不超过 300mg，一日 1 次。

（2）注射液：①肌内注射，成人一次 5mg/kg，最高至 300mg，一日 1 次，或一次 15mg/kg，最高至 900mg，每周 2 ~ 3 次；儿童一次 10 ~ 20mg/kg，一日不超过 300mg，一日 1 次。②静脉滴注，一次 300 ~ 600mg。

2. 利福平

（1）片剂※/胶囊※/胶丸#，口服，成人一次 0.45 ~ 0.6g，儿童一次 10 ~

20mg/kg，一日 1 次。

（2）注射液#/注射用无菌粉末#，静脉滴注，成人一次 0.6g（10mg/kg），一日 1 次，一日剂量不超过 0.6g；儿童一次 10 ~ 20mg/kg，一日 1 次，一日剂量不超过 0.6g。

3. 利福喷丁　片剂/胶囊，口服，成人 < 50kg，一次 0.45 ~ 0.6g；成人 ≥ 50kg，一次 0.6g，每周 1 次。

4. 吡嗪酰胺※　片剂/胶囊，口服，一次 15 ~ 30mg/kg，一日 1 次；或一次 50 ~ 70mg/kg，每周 2 ~ 3 次。一日服用者，最大剂量为 2g。

5. 乙胺丁醇※　片剂/胶囊，口服，一次 15mg/kg，一日 1 次；或一次 25 ~ 30mg/kg，最大剂量 2.5g，一周 3 次；或一次 50mg/kg，最大剂量 2.5g，一周 2 次。

6. 链霉素※　注射用无菌粉末，肌内注射，成人一次 0.75g，一日 1 次；儿童一次 20mg/kg，一日 1 次。一日最大剂量不超过 1g。

7. 对氨基水杨酸钠

（1）肠溶片※/片剂#，口服，成人一日 8 ~ 12g，最高 20g，分 3 ~ 4 次服用；儿童一日 0.2 ~ 0.3g/kg，分 3 ~ 4 次服用，一日剂量不超过 10g。

（2）注射用无菌粉末※，静脉滴注，成人一日 4 ~ 12g，儿童一日 0.2 ~ 0.3g/kg。

8. 氧氟沙星#

（1）片剂/胶囊/颗粒剂，口服，成人一次 0.6g，一日 1 次。

（2）注射液/注射用无菌粉末，静脉滴注，一次 200mg，一日 2 ~ 3 次。

【注意事项】

（1）加强化疗的管理，实施直接观察下的督导化疗（至少在强化期），也就是患者在医务人员或卫生保健人员的直接观察下服药，这是确保患者按规定疗程、按时接受合理治疗的有效措施。

（2）应根据病情（病变的严重程度及范围、排菌情况、有无并发症等）、既往治疗史（初治、复治或耐药）等情况选择和制订化疗方案。化疗方案一般包括强化期与巩固期（持续期）两个阶段：

1）强化期（2 ~ 3 个月）：联合采用 3 ~ 4 种抗结核药物，以期尽快杀灭不同代谢状态的结核菌，减少传染性，促进病变尽早吸收。

2）巩固期（4 ~ 7 个月）：联合采用 2 ~ 3 种或 4 种药物以达到继续杀灭残留菌群、巩固疗效、防止复发的目的。

（3）治疗期间还需观察各种抗结核药物可能发生的毒副反应、过敏反应等。

1）异烟肼：

a. 口服维生素 B_6 可防止和减轻异烟肼引起的周围神经炎及维生素 B_6 缺

乏症状,一日用量 50～100mg,分 1～2 次服用,但不应作为一种常规药物普遍应用。遇到异烟肼急性中毒时,可用大剂量维生素 B$_6$ 对抗,并需进行其他对症治疗。

b. 与利福平合用,有协同抗结核分枝杆菌作用,肝毒性可能增强。定期检查肝功能。

c. 药物相互作用:①异烟肼可加强香豆素类抗凝药、某些抗癫痫药、降压药、抗胆碱药、三环类抗抑郁药等药物的作用,合用时须注意。②异烟肼在体内主要通过乙酰化和水解而代谢,阿司匹林乙酰化作用较强,可使异烟肼部分乙酰化,使异烟肼的疗效降低。③抗酸药尤其是氢氧化铝可抑制异烟肼的吸收,故二者不宜同服。

2)利福平:

a. 对本品过敏者、严重肝功能不全者、胆道阻塞者、妊娠早期妇女禁用。肝功能不全者、婴儿、妊娠 3 个月以上妇女慎用。

b. 服药期间应检查肝功能。

c. 食物可阻碍本品吸收,宜空腹服药。服药后尿、唾液、汗液等排泄物均可显橘红色。

d. 药物相互作用:①利福平有酶促作用,可使双香豆素类抗凝血药、口服降糖药、洋地黄类、皮质激素、氨苯砜等药物加速代谢而降效。②与乙胺丁醇合用有加强视力损害的可能。③长期服用本品,可降低口服避孕药的作用而导致避孕失败。

3)吡嗪酰胺:

a. 对本品过敏者、孕妇和 12 岁以下儿童禁用。糖尿病、痛风患者及严重肝功能减退者慎用。如发生过敏反应如发热和皮疹,亦需停药进行抗过敏治疗。

b. 本品可引起食欲减退、发热、异常乏力、眼或皮肤黄染(肝毒性)。用药期间定期检查肝功能。

c. 用药期间血尿酸增高,可引起急性痛风发作,须进行血清尿酸测定。

d. 药物相互作用:吡嗪酰胺与别嘌醇、秋水仙碱、丙磺舒合用,吡嗪酰胺可增加血尿酸浓度,从而降低上述药物对痛风的疗效。合用时应调整剂量,以便控制高尿酸血症和痛风。

e. 本品可干扰诊断,如可使丙氨酸转氨酶(ALT)、天冬氨酸转氨酶(AST)测定值增高。

4)乙胺丁醇:

a. 对本品过敏者、酒精中毒者、糖尿病患者已发生眼底病变者、婴幼儿禁用。

b. 不良反应多见视力模糊、眼痛、红绿色盲或视力减退、视野缩小（视神经炎患者一日剂量按体重 25mg/kg 以上时易发生）。治疗期间应做眼部检查，如视野、视力、红绿鉴别力等。

c. 服用本品可使血尿酸浓度测定值增高，干扰检测结果，易引起痛风发作。

d. 肾功能减退的患者应用时须减量。

e. 单用本品时细菌可迅速产生耐药性，因此，必须与其他抗结核药联合应用。

5) 链霉素：

a. 对链霉素或其他氨基糖苷类过敏的患者禁用。

b. 不良反应包括第Ⅷ对脑神经损害、肾脏损害等。

c. 用药期间应定期检查肾功能和听力。

6) 氧氟沙星在婴幼儿及 18 岁以下青少年的安全性尚未确定，但该品用于数种幼龄动物时，可致关节病变，因此不宜用于 18 岁以下的患者。

原发性支气管肺癌

【疾病概述】

原发性支气管肺癌又称支气管肺癌，简称肺癌，为起源于支气管黏膜或腺体的恶性肿瘤，是呼吸系统最为常见的恶性肿瘤。恶性程度高，易复发转移，早期发病隐匿，不易被发觉，有症状时大多已到中晚期。按组织病理学，目前将肺癌分为两大类，即小细胞肺癌和非小细胞肺癌。

【用药原则】

肺癌主要有手术、放射治疗（简称放疗）、化疗及靶向治疗等四大基本治疗手段，辅以中医中药、止痛、心理等治疗手段。对于不同分期、不同病理类型的肺癌，最佳的治疗手段完全不同。规范化、综合化、个体化治疗是关键。药物治疗包括化疗药物治疗和分子靶向药物治疗等。化疗仍是肺癌最常用的治疗方式。小细胞肺癌化疗常用的方案有：EP 方案（顺铂 + 依托泊苷）、CE 方案（卡铂 + 依托泊苷）、CAV 方案（环磷酰胺 + 多柔比星 + 长春新碱）。非小细胞肺癌化疗常用的方案有：TP 方案（紫杉醇 + 顺铂）、PC 方案（紫杉醇 + 卡铂）、新辅助化疗 CEP 方案（环磷酰胺 + 依托泊苷 + 顺铂）。

【治疗药物】

一、影响 DNA 结构与功能药

（一）烷化剂

环磷酰胺[※]　注射用无菌粉末，800mg/m^2，第 1 日静脉注射，每 3 周为一个周期(在 CAV 方案中);注射用无菌粉末,500mg/m²,第 1 日静脉注射,每 4 周为一个周期(在 CEP 方案中)。

（二）破坏 DNA 的铂类配合物

1.顺铂※　注射液/注射用无菌粉末,80mg/m²,第 1 日静脉注射,每 3 周为一个周期(在 EP 方案中);注射液/注射用无菌粉末,100mg/m²,第 1 日静脉注射,每 4 周为一个周期(在 CEP 方案中);注射液/注射用无菌粉末,75mg/m²,第 1 日静脉注射,每 3 周为一个周期(在 TP 方案中)。

2.卡铂　注射用无菌粉末※/注射液#,300mg/m²,第 1 日静脉注射,每 3 周为一个周期(在 CE 方案中);注射用无菌粉末,药 – 时曲线下面积(AUC) 6.0mg/(mL·min),第 1 日静脉注射,每 3 周为一个周期(在 PC 方案中)。

（三）拓扑异构酶抑制剂

依托泊苷※　注射液,80mg/(m²·d),第 1~5 日静脉注射,每 3 周为一个周期(在 EP 方案中);注射液,100mg/(m²·d),第 1~3 日静脉注射,每 3 周为一个周期(在 CE 方案中);注射液,100mg/(m²·d),第 1~3 日静脉注射,每 4 周为一个周期(在 CEP 方案中)。

二、干扰转录过程和阻止 RNA 合成药

多柔比星※　注射用无菌粉末,40~50mg/m²,第 1 日静脉注射,每 3 周为一个周期。

三、抑制蛋白质合成与功能药

1.长春新碱※　注射用无菌粉末,2mg,第 1 日静脉注射,每 3 周为一个周期。

2.紫杉醇※　注射液※/注射用脂质体#,135~175mg/m²,第 1 日静脉注射,每 3 周为一个周期。

【注意事项】

（1）肺癌的化疗应当充分考虑到患者病期、体力状况、不良反应、生活质量及患者意愿等方面,避免治疗过度或治疗不足。应当及时评估化疗疗效,密切监测及防治不良反应,并酌情调整药物和(或)剂量。

（2）肿瘤的分子靶向治疗,以肿瘤组织或细胞中所具有的特异性分子为靶点,利用分子靶向药物来特异性阻断该靶点的生物学功能,选择性地从分子水平逆转肿瘤细胞的恶性生物学行为,以达到抑制肿瘤生长甚至使肿瘤消退的目的。靶向治疗成功的关键是选择特异性的标靶人群。

（3）化疗期间,患者须定期检查血常规和肝肾功能等,进行影像学等项目复查。

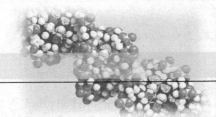

第二章

消化系统疾病

急性胃炎

【疾病概述】

急性胃炎也称糜烂性胃炎、出血性胃炎、急性胃黏膜病变,是指各种病因引起的胃黏膜的急性炎症和损伤。常见病因包括乙醇、药物[如非甾体抗炎药(NSAIDs)]、感染[幽门螺杆菌(Hp)]、应激、胃缺血等。

【用药原则】

祛除病因如药物、感染等因素,治疗原发病。轻症患者常规进行抑酸、保护胃黏膜等治疗;重症出血患者需止血,并根据失血量补液,必要时输血。

【治疗药物】

一、抑制胃酸分泌药

(一)H₂受体阻断药

1.雷尼替丁※

(1)片剂/胶囊,口服,一次150mg,一日1~2次。

(2)注射液,稀释后静脉滴注或缓慢静脉注射,一次50mg,一日2次或每6~8h给药一次。

2.法莫替丁※

(1)片剂/胶囊,口服,一次20mg,一日2次,早、晚餐后或睡前服。

(2)注射液,稀释后静脉滴注或缓慢静脉注射,一次20mg,一日2次。

(3)注射用无菌粉末,静脉滴注或缓慢静脉注射,也可用注射用水稀释后肌内注射,一次20mg,一日2次。

(二)质子泵抑制药

1.奥美拉唑※

(1)肠溶片/肠溶胶囊,口服,一次20~40mg,一日1~2次。

（2）注射用无菌粉末，静脉滴注或缓慢静脉注射，一次 40mg，一日 1～2 次。

2. 兰索拉唑[#]

（1）片剂，口服，一次 30mg，一日 1 次。

（2）口崩片，置药片于舌上，用唾液湿润并以舌轻压，崩解后吞服或以水送服，一次 15～30mg，一日 1 次。

（3）注射液，稀释后静脉滴注，一次 30mg，一日 1～2 次。

3. 泮托拉唑[#]

（1）肠溶片/肠溶胶囊，口服，一次 40mg，一日 1～2 次。

（2）注射用无菌粉末，静脉滴注，一次 40mg，一日 1～2 次。

4. 埃索美拉唑　肠溶片，口服，一次 20～40mg，一日 1～2 次。

5. 雷贝拉唑　肠溶片/肠溶胶囊，口服，一次 10～20mg，一日 1 次。

二、胃黏膜保护药及抗酸药

（一）胃黏膜保护药

1. 枸橼酸铋钾[※]　片剂/胶囊/颗粒剂，口服，一次 110mg（以铋计），一日 4 次，前 3 次于三餐前半小时、第 4 次于晚餐后 2h 服用；或一日 2 次，早、晚各服 220mg（以铋计）。

2. 胶体果胶铋　胶囊[※]/干混悬剂[#]，口服，干混悬剂服用前须加入100mL 温水中混悬均匀，一次 150mg（以铋计），一日 4 次，餐前 1h 及睡前服用。

3. 硫糖铝[#]

（1）片剂/咀嚼片，餐前 1h 及睡前嚼碎后服用，一次 1g，一日 4 次。

（2）分散片，餐前 1h 及睡前将药片置少许温水中，摇匀后饮用，一次 1g，一日 3～4 次。

（3）混悬液，口服，一次 5～10mL（1～2g），一日 2～4 次。

（二）抗酸药

铝碳酸镁[※]

（1）片剂/咀嚼片，口服（咀嚼后服用），一次 0.5～1g，一日 3 次。餐后1～2h、睡前或胃部不适时服用。

（2）颗粒剂，直接口服或温水冲服，一次 0.5～1g，一日 3～4 次。除非另有医嘱，一般成人在餐后 1～2h、睡前或胃不适时服用。病情严重者遵医嘱增加剂量。儿童遵医嘱服用。

三、胃肠解痉药及增强胃肠动力药

（一）胃肠解痉药

1. 颠茄片[※]　片剂,口服,一次 10～30mg,疼痛时服用,必要时 4h 后重复服用 1 次。

2. 山莨菪碱[※]

（1）片剂（含消旋）,口服,一次 5～10mg,一日 3 次。

（2）注射液（含消旋）,肌内注射,成人一次 5～10mg,小儿一次 0.1～0.2mg/kg,一日 1～2 次。

（二）增强胃肠动力药

1. 多潘立酮[※]　片剂,口服,一次 10mg,一日 3～4 次,餐前 15～30min 服用。

2. 甲氧氯普胺[※]

（1）片剂,口服,一次 5～10mg,一日 3～4 次,餐前 30min 或睡前服用。

（2）注射液,肌内或静脉注射,一次 10～20mg,一日剂量不超过0.5mg/kg。

3. 莫沙必利[#]　片剂/分散片/胶囊,口服,一次 5mg,一日 3 次。

四、其他药

细菌感染者可根据病情选用抗感染药物,常用如环丙沙星[※]、诺氟沙星[※]等。应激性急性胃炎常出现上消化道出血,处置见"上消化道出血"章节。

【注意事项】

（1）长期口服雷尼替丁,少数患者可出现白细胞减少、阳痿,停药后可逐渐恢复。

（2）肾功能受损患者和老年患者,泮托拉唑一日剂量一般不应超过40mg,应用甲氧氯普胺亦须减量。

（3）服用含铋制剂期间舌苔及粪便着色,停药后自行消失。严重肾功能不全者及孕妇禁用。牛奶和抗酸药可干扰此类药物的作用,不能同时服用。另外,含铋制剂不宜长期服用。

（4）多潘立酮可引起惊厥、肌肉震颤和眩晕等锥体外系症状,还可使血清泌乳素水平升高,但停药后即可恢复正常。

（5）山莨菪碱可引起口干、视力模糊和尿潴留,老年人、前列腺增生患者慎用。

慢性浅表性胃炎

【疾病概述】

慢性浅表性胃炎是指各种原因引起的胃黏膜的慢性炎性病变,是慢性胃炎发展的最初阶段。主要病因为刺激性食物和药物、细菌或病毒及其毒素、胆汁反流、幽门螺杆菌感染及精神因素等。幽门螺杆菌感染是最常见的病因。

【用药原则】

去除病因,停止或削弱攻击因子。使用药物适度抑制或中和胃酸,缓解症状,保护胃黏膜。

【治疗药物】

一、抑制胃酸分泌药

（一）H_2 受体阻断药

1. 雷尼替丁※

（1）片剂/胶囊,口服,一次 150mg,一日 1～2 次。

（2）注射液,稀释后静脉滴注或缓慢静脉注射,一次 50mg,一日 2 次或每 6～8h 给药一次。

2. 法莫替丁※

（1）片剂/胶囊,口服,一次 20mg,一日 2 次,早、晚餐后或睡前服。

（2）注射液,稀释后静脉滴注或缓慢静脉注射,一次 20mg,一日 2 次。

（3）注射用无菌粉末,静脉滴注或缓慢静脉注射,也可用注射用水稀释后肌内注射,一次 20mg,一日 2 次。

（二）质子泵抑制药

1. 奥美拉唑※

（1）肠溶片/肠溶胶囊,口服,一次 20～40mg,一日 1～2 次。

（2）注射用无菌粉末,静脉滴注或缓慢静脉注射,一次 40mg,一日 1～2 次。

2. 兰索拉唑#

（1）片剂,口服,一次 30mg,一日 1 次。

（2）口崩片,置药片于舌上,用唾液湿润并以舌轻压,崩解后吞服或以水送服,一次 15～30mg,一日 1 次。

（3）注射液,稀释后静脉滴注,一次 30mg,一日 1～2 次。

3. 泮托拉唑#

（1）肠溶片/肠溶胶囊,口服,一次 40mg,一日 1～2 次。

(2)注射用无菌粉末,静脉滴注,一次40mg,一日1~2次。

4. 埃索美拉唑　肠溶片,口服,一次20~40mg,一日1~2次。

5. 雷贝拉唑　肠溶片/肠溶胶囊,口服,一次10~20mg,一日1次。

二、胃黏膜保护药及抗酸药

(一)胃黏膜保护药

1. 枸橼酸铋钾※　片剂/胶囊/颗粒剂,口服,一次110mg(以铋计),一日4次,前3次于三餐前半小时、第4次于晚餐后2h服用;或一日2次,早、晚各服220mg(以铋计)。

2. 胶体果胶铋　胶囊※/干混悬剂#,口服,干混悬剂服用前须加入100mL温水中混悬均匀,一次150mg(以铋计),一日4次,餐前1h及睡前服用。

3. 硫糖铝#

(1)片剂/咀嚼片,餐前1h及睡前嚼碎后服用,一次1g,一日4次。

(2)分散片,餐前1h及睡前将药片置少许温水中,摇匀后饮用,一次1g,一日3~4次。

(3)混悬液,口服,一次5~10mL(1~2g),一日2~4次。

(二)抗酸药

1. 复方氢氧化铝※　片剂,口服,成人一次2~4片,一日3次。饭前半小时或胃痛发作时嚼碎后服。

2. 铝碳酸镁

(1)片剂/咀嚼片,口服(咀嚼后服用),一次0.5~1g,一日3次。餐后1~2h、睡前或胃部不适时服用。

(2)颗粒剂,直接口服或温水冲服,一次0.5~1g,一日3~4次。除非另有医嘱,一般成人在餐后1~2h、睡前或胃不适时服用。病情严重者遵医嘱增加剂量。儿童遵医嘱服用。

三、胃肠解痉药及增强胃肠动力药

(一)胃肠解痉药

1. 颠茄片※　片剂,口服,一次10~30mg,疼痛时服用,必要时4h后重复服用1次。

2. 山莨菪碱※

(1)片剂(含消旋),口服,一次5~10mg,一日3次。

(2)注射液(含消旋),肌内注射,成人一次5~10mg,小儿0.1~0.2mg/kg,一日1~2次。

（二）增强胃肠动力药

1.多潘立酮[※]　片剂，口服，一次 10mg，一日 3 ~ 4 次，餐前 15 ~ 30min 服用。

2.甲氧氯普胺[※]

（1）片剂，口服，一次 5 ~ 10mg，一日 3 ~ 4 次，餐前 30min 或睡前服用。

（2）注射液，肌内或静脉注射，一次 10 ~ 20mg，一日剂量不超过0.5mg/kg。

3. 莫沙必利[#]　片剂/分散片/胶囊，口服，一次 5mg，一日 3 次。

四、助消化药

乳酶生[※]　片剂，口服，成人一次 0.3 ~ 0.9g，一日 3 次，餐前服用。

五、其他药

幽门螺杆菌感染者，治疗药物见"幽门螺杆菌感染"章节。

【注意事项】

（1）复方氢氧化铝长期服用可出现便秘、骨质疏松等，连续服用不超过 7d。

（2）胶体果胶铋慎用于痛风患者、肝肾功能不全者，以及服用抗凝药、丙磺舒、甲氨蝶呤、阿司匹林的患者，严重肾功能不全者及孕妇禁用。

（3）复方颠茄片、山莨菪碱禁用于前列腺肥大患者和青光眼患者。

慢性萎缩性胃炎

【疾病概述】

慢性萎缩性胃炎是胃黏膜在炎性基础上出现胃腺体数目绝对或相对减少等组织病理学改变的一类慢性胃炎，可伴有炎性改变、胃腺体形态学改变（肠化生）以及异型增生。

【用药原则】

常规给予药物进行抑酸或抗酸、保护胃黏膜等治疗。符合幽门螺杆菌根除指征者，行根除幽门螺杆菌治疗。

【治疗药物】

一、抑制胃酸分泌药

（一）H_2受体阻断药

1.雷尼替丁[※]

（1）片剂/胶囊，口服，一次 150mg，一日 1 ~ 2 次。

（2）注射液，稀释后静脉滴注或缓慢静脉注射，一次 50mg，一日 2 次或每 6 ~ 8h 给药一次。

2. 法莫替丁[※]

(1)片剂/胶囊,口服,一次 20mg,一日 2 次,早、晚餐后或睡前服。

(2)注射液,稀释后静脉滴注或缓慢静脉注射,一次 20mg,一日 2 次。

(3)注射用无菌粉末,静脉滴注或缓慢静脉注射,也可用注射用水稀释后肌内注射,一次 20mg,一日 2 次。

(二)质子泵抑制药

1. 奥美拉唑[※]

(1)肠溶片/肠溶胶囊,口服,一次 20 ~ 40mg,一日 1 ~ 2 次。

(2)注射用无菌粉末,静脉滴注或缓慢静脉注射,一次 40mg,一日 1 ~ 2 次。

2. 兰索拉唑[#]

(1)片剂,口服,一次 30mg,一日 1 次。

(2)口崩片,置药片于舌上,用唾液湿润并以舌轻压,崩解后吞服或以水送服,一次 15 ~ 30mg,一日 1 次。

(3)注射液,稀释后静脉滴注,一次 30mg,一日 1 ~ 2 次。

3. 泮托拉唑[#]

(1)肠溶片/肠溶胶囊,口服,一次 40mg,一日 1 ~ 2 次。

(2)注射用无菌粉末,静脉滴注,一次 40mg,一日 1 ~ 2 次。

4. 埃索美拉唑 肠溶片,口服,一次 20 ~ 40mg,一日 1 ~ 2 次。

5. 雷贝拉唑 肠溶片/肠溶胶囊,口服,一次 10 ~ 20mg,一日 1 次。

二、胃黏膜保护药及抗酸药

(一)胃黏膜保护药

1. 枸橼酸铋钾[※] 片剂/胶囊/颗粒剂,口服,一次 110mg(以铋计),一日 4 次,前 3 次于三餐前半小时、第 4 次于晚餐后 2h 服用;或一日 2 次,早、晚各服 220mg(以铋计)。

2. 胶体果胶铋 胶囊[※]/干混悬剂[#],口服,干混悬剂服用前须加入 100mL 温水中混悬均匀,一次 150mg(以铋计),一日 4 次,餐前 1h 及睡前服用。

3. 硫糖铝[#]

(1)片剂/咀嚼片,餐前 1h 及睡前嚼碎后服用,一次 1g,一日 4 次。

(2)分散片,餐前 1h 及睡前将药片置少许温水中,摇匀后饮用,一次 1g,一日 3 ~ 4 次。

(3)混悬液,口服,一次 5 ~ 10mL(1 ~ 2g),一日 2 ~ 4 次。

（二）抗酸药

铝碳酸镁[※]

（1）片剂/咀嚼片，口服（咀嚼后服用），一次0.5～1g，一日3次。餐后1～2h、睡前或胃部不适时服用。

（2）颗粒剂，直接口服或温水冲服，一次0.5～1g，一日3～4次。除非另有医嘱，一般成人在餐后1～2h、睡前或胃不适时服用。病情严重者遵医嘱增加剂量。儿童遵医嘱服用。

三、增强胃肠动力药

1. 多潘立酮[※]　片剂，口服，一次10mg，一日3～4次，餐前15～30min服用。

2. 甲氧氯普胺[※]

（1）片剂，口服，一次5～10mg，一日3～4次，餐前30min或睡前服用。

（2）注射液，肌内注射或静脉注射，一次10～20mg，一日剂量不超过0.5mg/kg。

3. 莫沙必利[#]　片剂/分散片/胶囊，口服，一次5mg，一日3次。

四、助消化药

乳酶生[※]　片剂，口服，成人一次0.3～0.9g，一日3次，餐前服用。

五、其他药

幽门螺杆菌感染者，治疗药物见"幽门螺杆菌感染"章节。

【注意事项】

（1）长期口服雷尼替丁，少数患者可出现白细胞减少、阳痿，停药后可逐渐恢复。

（2）服用含铋制剂期间舌苔及粪便着色，停药后自行消失。严重肾功能不全者及孕妇禁用。牛奶和抗酸药可干扰此类药物的作用，不能同时服用。另外，含铋制剂不宜长期服用。

（3）多潘立酮可引起惊厥、肌肉震颤和眩晕等锥体外系症状，还可使血清泌乳素水平升高，但停药后即可恢复正常。

胆汁反流性胃炎

【疾病概述】

胆汁反流性胃炎又称胆汁性胃炎、碱反流性胃炎、胃肠反流病或十二指肠胃反流病，是指肠内碱性内容物及胆汁反流至胃造成胃黏膜损伤，出现的上腹痛、胃灼热(俗称烧心)、恶心、呕吐、反食、口苦等一系列临床症状。分为原发性胆汁反流和继发性胆汁反流,后者主要由外科手术切除或幽门旷置,使幽门功能丧失所致。主要病因为病理性胃十二指肠反流、胃肠功能障碍、反流物的损伤作用、胃肠激素的作用、幽门螺杆菌感染及胃黏膜防御功能减弱等。

【用药原则】

原发性胆汁反流性胃炎的药物治疗包括抑酸、保护胃黏膜及增强胃肠动力等,单纯用抗酸药治疗多无效;继发性胆汁反流性胃炎还需消除如食物、药物、幽门螺杆菌感染等因素。

【治疗药物】

一、抑制胃酸分泌药

(一)H_2受体阻断药

1. 雷尼替丁[※]

(1)片剂/胶囊,口服,一次 150mg,一日 1 ~ 2 次。

(2)注射液,稀释后静脉滴注或缓慢静脉注射,一次 50mg,一日 2 次或每 6 ~ 8h 给药一次。

2. 法莫替丁[※]

(1)片剂/胶囊,口服,一次 20mg,一日 2 次,早、晚餐后或睡前服。

(2)注射液,稀释后静脉滴注或缓慢静脉注射,一次 20mg,一日 2 次。

(3)注射用无菌粉末,静脉滴注或缓慢静脉注射,也可用注射用水稀释后肌内注射,一次 20mg,一日 2 次。

(二)质子泵抑制药

1. 奥美拉唑[※]

(1)肠溶片/肠溶胶囊,口服,一次 20 ~ 40mg,一日 1 ~ 2 次。

(2)注射用无菌粉末,静脉滴注或缓慢静脉注射,一次 40mg,一日 1 ~ 2 次。

2. 兰索拉唑[#]

(1)片剂,口服,一次 30mg,一日 1 次。

(2)口崩片,置药片于舌上,用唾液湿润并以舌轻压,崩解后吞服或以水送服,一次 15 ~ 30mg,一日 1 次。

(3)注射液,稀释后静脉滴注,一次 30mg,一日 1 ~ 2 次。

3. 泮托拉唑[#]

(1)肠溶片/肠溶胶囊,口服,一次 40mg,一日 1 ~ 2 次。

(2)注射用无菌粉末,静脉滴注,一次 40mg,一日 1 ~ 2 次。

4. 埃索美拉唑 肠溶片,口服,一次 20 ~ 40mg,一日 1 ~ 2 次。

5. 雷贝拉唑 肠溶片/肠溶胶囊,口服,一次 10 ~ 20mg,一日 1 次。

二、胃黏膜保护药及抗酸药

（一）胃黏膜保护药

1. 枸橼酸铋钾※ 片剂/胶囊/颗粒剂,口服,一次 110mg(以铋计),一日 4次,前 3 次于三餐前半小时、第 4 次于晚餐后 2h 服用;或一日 2 次,早、晚各服220mg(以铋计)。

2. 胶体果胶铋 胶囊※/干混悬剂#,口服,干混悬剂服用前须加入 100mL温水中混悬均匀,一次 150mg(以铋计),一日 4 次,餐前 1h 及睡前服用。

3. 硫糖铝#

（1）片剂/咀嚼片,餐前 1h 及睡前嚼碎后服用,一次 1g,一日 4 次。

（2）分散片,餐前 1h 及睡前将药片置少许温水中,摇匀后饮用,一次 1g,一日 3 ~ 4 次。

（3）混悬液,口服,一次 5 ~ 10mL(1 ~ 2g),一日 2 ~ 4 次。

（二）抗酸药

铝碳酸镁※

（1）片剂/咀嚼片,口服(咀嚼后服用),一次 0.5 ~ 1g,一日 3 次。餐后1 ~2h、睡前或胃部不适时服用。

（2）颗粒剂,直接口服或温水冲服,一次 0.5 ~ 1g,一日 3 ~ 4 次。除非另有医嘱,一般成人在餐后 1 ~ 2h、睡前或胃不适时服用。病情严重者遵医嘱增加剂量。儿童遵医嘱服用。

三、增强胃肠动力药

1. 多潘立酮※ 片剂,口服,一次 10mg,一日 3 ~ 4 次,餐前 15 ~ 30min服用。

2. 甲氧氯普胺※

（1）片剂,口服,一次 5 ~ 10mg,一日 3 ~ 4 次,餐前 30min 或睡前服用。

（2）注射液,肌内或静脉注射,一次 10 ~ 20mg,一日剂量不超过0.5mg/kg。

3. 莫沙必利# 片剂/分散片/胶囊,口服,一次 5mg,一日 3 次。

四、利胆药

熊去氧胆酸※ 片剂/胶囊,口服,一次 8 ~ 10mg/kg,一日 1 次或早晚进餐时分次给予。

五、其他

幽门螺杆菌感染者,治疗药物见"幽门螺杆菌感染"章节。

【注意事项】

(1)长期口服雷尼替丁,少数患者可出现白细胞减少、阳痿,停药后可逐渐恢复。法莫替丁偶有轻度一过性转氨酶增高等,严重肾功能不全者禁用。

(2)含铋制剂不宜长期服用,服用期间舌苔及粪便着色,停药后自行消失。严重肾功能不全者及孕妇禁用。牛奶和抗酸药可干扰此类药物的作用,不能同时服用。

(3)通常胃肠动力药使用1~2周仍未见消化系统症状改善,不应再盲目长期服用。多潘立酮可引起惊厥、肌肉震颤和眩晕等锥体外系症状,还可使血清泌乳素水平升高,但停药后即可恢复正常。

(4)考来烯胺、考来替泊和含铝制酸剂都能与熊去氧胆酸结合,减少其吸收,不宜合用。

食管贲门黏膜撕裂综合征

【疾病概述】

食管贲门黏膜撕裂综合征是指因频繁的剧烈呕吐,或因使腹内压骤然增加的其他情况(如剧烈咳嗽、举重、用力排便等),导致食管下部和(或)食管胃贲门连接处的胃黏膜撕裂而引起的以上消化道出血为主的综合征。

【用药原则】

对剧烈呕吐者给予止吐药,同时静脉滴注抑酸药。针对消化道出血给予抑酸、止血治疗。

【治疗药物】

一、增强胃肠动力药

甲氧氯普胺※　注射液,肌内或静脉注射,一次 10~20mg,一日剂量不超过 0.5mg/kg。

二、抑制胃酸分泌药

(一)H_2受体阻断药

1.雷尼替丁※　注射液,稀释后静脉滴注或缓慢静脉注射,一次 50mg,一日 2 次或每 6~8h 给药一次。

2.法莫替丁※

(1)注射液,稀释后静脉滴注或缓慢静脉注射,一次 20mg,一日 2 次。

(2)注射用无菌粉末,静脉滴注或缓慢静脉注射,也可用注射用水稀释后肌内注射,一次 20mg,一日 2 次。

（二）质子泵抑制药

奥美拉唑[※]　注射用无菌粉末,静脉滴注或缓慢静脉注射,一次40mg,一日1~2次。出血时首剂可给予80mg,之后以每小时8mg维持,直至出血停止。

三、其他

对于发生大出血的患者,首要应迅速补充血容量,以稳定患者生命体征,止血药物见"消化道出血"章节。

【注意事项】

（1）对食管贲门黏膜撕裂综合征患者采用内镜下药物喷洒、注射及血管夹等治疗效果显著,尤其适用于有活动性出血的患者。

（2）甲氧氯普胺大剂量长期使用引起锥体外系反应,可用苯海索等抗胆碱药物治疗。有活动性出血、肠梗阻或穿孔的患者禁用促动力药。

（3）严重肾功能障碍的患者服用法莫替丁可能出现药物蓄积,应注意调整剂量。孕妇及哺乳期妇女禁用。

胃食管反流病

【疾病概述】

胃食管反流病是指胃和（或）十二指肠内容物反流入食管,引起胃灼热、反流、胸痛等不适和（或）并发症的一种疾病,包括食管综合征和食管外综合征,根据内镜下表现又可分为非糜烂性反流病、糜烂性食管炎和Barrett食管三种类型。

【用药原则】

选用抑制胃酸分泌药、抗酸药及增强胃动力药,控制症状,治愈食管炎,减少复发和防治并发症。

【治疗药物】

一、抑制胃酸分泌药

（一）H_2受体阻断药

1.雷尼替丁[※]

（1）片剂/胶囊,口服,一次150mg,一日1~2次。

（2）注射液,稀释后静脉滴注或缓慢静脉注射,一次50mg,一日2次或每6~8h给药一次。

2.法莫替丁[※]

（1）片剂/胶囊，口服，一次20mg，一日2次，早、晚餐后或睡前服。

（2）注射液，稀释后静脉滴注或缓慢静脉注射，一次20mg，一日2次。

（3）注射用无菌粉末，静脉滴注或缓慢静脉注射，也可用注射用水稀释后肌内注射，一次20mg，一日2次。

（二）质子泵抑制药

1.奥美拉唑[※]

（1）肠溶片/肠溶胶囊，口服，一次20～40mg，一日1～2次。

（2）注射用无菌粉末，静脉滴注或缓慢静脉注射，一次40mg，一日1～2次。

2.兰索拉唑[#]

（1）片剂，口服，一次30mg，一日1次。

（2）口崩片，置药片于舌上，用唾液湿润并以舌轻压，崩解后吞服或以水送服，一次15～30mg，一日1次。

（3）注射液，稀释后静脉滴注，一次30mg，一日1～2次。

3.泮托拉唑[#]

（1）肠溶片/肠溶胶囊，口服，一次40mg，一日1～2次。

（2）注射用无菌粉末，静脉滴注，一次40mg，一日1～2次。

4.埃索美拉唑　肠溶片，口服，一次20～40mg，一日1～2次。

5.雷贝拉唑　肠溶片/肠溶胶囊，口服，一次10～20mg，一日1次。

二、胃黏膜保护药及抗酸药

（一）胃黏膜保护药

1.枸橼酸铋钾[※]　片剂/胶囊/颗粒剂，口服，一次110mg（以铋计），一日4次，前3次于三餐前半小时、第4次于晚餐后2h服用；或一日2次，早、晚各服220mg（以铋计）。

2.胶体果胶铋　胶囊[※]/干混悬剂[#]，口服，干混悬剂服用前须加入100mL温水中混悬均匀，一次150mg（以铋计），一日4次，餐前1h及睡前服用。

（二）抗酸药

1.硫糖铝[#]

（1）片剂/咀嚼片，餐前1h及睡前嚼碎后服用，一次1g，一日4次。

（2）分散片，餐前1h及睡前将药片置少许温水中，摇匀后饮用，一次1g，一日3～4次。

（3）混悬液，口服，一次5～10mL（1～2g），一日2～4次。

2. 铝碳酸镁[※]

（1）片剂/咀嚼片,睡前或胃部不适时嚼服,一次 0.5~1g,一日 3~4 次。

（2）颗粒剂,口服或温水冲服,一次 2~4g,一日 3~4 次。

三、增强胃肠动力药

1. 多潘立酮[※]　片剂,口服,一次 10mg,一日 3~4 次,餐前 15~30min 服用。

2. 莫沙必利[#]　片剂/分散片/胶囊,口服,一次 5mg,一日 3 次。

【注意事项】

（1）反酸及胃灼热不是胃食管反流的特异症状,因此需注意,诊断前药物的使用可能掩盖病情或延误诊治。

（2）服用含铋制剂期间舌苔及粪便着色,停药后自行消失。严重肾功能不全者及孕妇禁用。牛奶和抗酸药可干扰此类药物的作用,不能同时服用。另外含铋制剂不宜长期服用。

（3）多潘立酮可引起惊厥、肌肉震颤和眩晕等锥体外系症状,还可使血清泌乳素水平升高,但停药后即可恢复正常。

消化性溃疡

【疾病概述】

消化性溃疡是指胃肠黏膜被胃酸、胃蛋白酶等自身分泌物消化而形成的慢性溃疡,多见于胃、十二指肠,也可发生于食管下段、小肠、空肠吻合口附近及含有胃黏膜的 Meckel 憩室。以胃、十二指肠球部溃疡最为常见。

【用药原则】

消除胃肠黏膜损害因素,控制症状,促进溃疡愈合,预防复发和避免并发症。

【治疗药物】

一、抑制胃酸分泌药

（一）H₂受体阻断药

1. 雷尼替丁[※]

（1）片剂/胶囊,口服,一次 150mg,一日 1~2 次。

（2）注射液,稀释后静脉滴注或缓慢静脉注射,一次 50mg,一日 2 次或每 6~8h 给药一次。

2. 法莫替丁[※]

（1）片剂/胶囊,口服,一次 20mg,一日 2 次,早晚餐后或睡前服。

(2)注射液,稀释后静脉滴注或缓慢静脉注射,一次20mg,一日2次。

(3)注射用无菌粉末,静脉滴注或缓慢静脉注射,也可用注射用水稀释后肌内注射,一次20mg,一日2次。

(二)质子泵抑制药

1.奥美拉唑※

(1)肠溶片/肠溶胶囊,口服,一次20~40mg,一日1~2次。

(2)注射用无菌粉末,静脉滴注或缓慢静脉注射,一次40mg,一日1~2次。

2.兰索拉唑#

(1)片剂,口服,一次30mg,一日1次。

(2)口崩片,置药片于舌上,用唾液湿润并以舌轻压,崩解后吞服或以水送服,一次15~30mg,一日1次。

(3)注射液,稀释后静脉滴注,一次30mg,一日1~2次。

3.泮托拉唑#

(1)肠溶片/肠溶胶囊,口服,一次40mg,一日1~2次。

(2)注射用无菌粉末,静脉滴注,一次40mg,一日1~2次。

4.埃索美拉唑　肠溶片,口服,一次20~40mg,一日1~2次。

5.雷贝拉唑　肠溶片/肠溶胶囊,口服,一次10~20mg,一日1次。

二、胃黏膜保护药及抗酸药

(一)胃黏膜保护药

1.枸橼酸铋钾※　片剂/胶囊/颗粒剂,口服,一次110mg(以铋计),一日4次,前3次于三餐前半小时、第4次于晚餐后2h服用;或一日2次,早、晚各服220mg(以铋计)。

2.胶体果胶铋　胶囊※/干混悬剂#,口服,干混悬剂服用前须加入100mL温水中混悬均匀,一次150mg(以铋计),一日4次,餐前1h及睡前服用。

3.硫糖铝#

(1)片剂/咀嚼片,餐前1h及睡前嚼碎后服用,一次1g,一日4次。

(2)分散片,餐前1h及睡前将药片置少许温水中,摇匀后饮用,一次1g,一日3~4次。

(3)混悬液,口服,一次5~10mL(1~2g),一日2~4次。

(二)抗酸药

1.复方氢氧化铝※　片剂,口服,成人一次2~4片,一日3次。饭前半小时或胃痛发作时嚼碎后服。

2. 铝碳酸镁[※]

（1）片剂/咀嚼片，口服（咀嚼后服用），一次 0.5～1g，一日 3 次。餐后1～2h、睡前或胃部不适时服用。

（2）颗粒剂，直接口服或温水冲服，0.5～1g，一日 3～4 次。除非另有医嘱，一般成人在餐后 1～2h、睡前或胃不适时服用。病情严重者遵医嘱增加剂量。儿童遵医嘱服用。

三、其他药

幽门螺杆菌感染是消化性溃疡病重要的致病因素及复发因素，治疗药物见"幽门螺杆菌感染"章节；溃疡引起消化道出血的处置见"消化道出血"章节。

【注意事项】

（1）阿司匹林等非甾体抗炎药是消化性溃疡的主要病因之一，此外，如糖皮质激素、抗肿瘤药物和抗凝药等亦可诱发消化性溃疡，确诊后应尽可能停用或换用可替代药物。

（2）雷尼替丁和法莫替丁，孕妇及哺乳期妇女禁用，老年患者及肝肾功能不全患者慎用。长期口服雷尼替丁，少数患者可出现白细胞减少、阳痿，停药后可逐渐恢复。

（3）肾功能受损患者和老年患者，泮托拉唑一日剂量一般不应超过40mg。孕妇及哺乳期妇女慎用奥美拉唑。

（4）含氢氧化铝制剂连续使用不超过 7d，低磷血症患者慎用。服用含铋制剂期间舌苔及粪便着色，停药后自行消失。严重肾功能不全者及孕妇禁用。牛奶和抗酸药可干扰此类药物的作用，不能同时服用。另外，含铋制剂不宜长期服用。

应激性溃疡

【疾病概述】

应激性溃疡是指机体在烧伤、严重创伤、心脑血管意外、休克、手术、严重感染等应激状态下发生的急性胃肠道黏膜糜烂、溃疡等病变，是上消化道出血的常见原因之一。

【用药原则】

对合并有危险因素的危重患者应积极预防本病，处理基础疾病及危险因素，消除应激源，抑酸及保护胃肠黏膜，同时加强胃肠道监护，尽早给予肠内营养支持等。

【治疗药物】

一、抑制胃酸分泌药

（一）H_2受体阻断药

1. 雷尼替丁[※]　注射液，稀释后静脉滴注或缓慢静脉注射，一次50mg，一日2次或每6~8h给药一次。

2. 法莫替丁[※]

（1）注射液，稀释后静脉滴注或缓慢静脉注射，一次20mg，一日2次。

（2）注射用无菌粉末，静脉滴注或缓慢静脉注射，也可用注射用水稀释后肌内注射，一次20mg，一日2次。

（二）质子泵抑制药

1. 奥美拉唑[※]　注射用无菌粉末，静脉滴注或缓慢静脉注射，一次40mg，一日1~2次。

2. 兰索拉唑[#]　注射液，稀释后静脉滴注，一次30mg，一日1~2次。

3. 泮托拉唑[#]　注射用无菌粉末，静脉滴注，一次40mg，一日1~2次。

二、其他

若出现呕血及黑便等消化道出血症状及体征，还须采取各种止血措施，详见"消化道出血"章节。

【注意事项】

（1）严重肾功能不全者、孕妇及哺乳期妇女禁用抑酸药物；8岁以下儿童禁用雷尼替丁。

（2）出血急性期应选择静脉给药，出血停止后开始进食的患者如继续口服抑酸药物，首选奥美拉唑。

幽门梗阻

【疾病概述】

幽门梗阻是指胃的幽门部位由于溃疡或癌瘤等病变所致的食物和胃液通过障碍，是胃、十二指肠溃疡的常见并发症之一，可分为不完全性梗阻和完全性梗阻两类。

【用药原则】

一般及对症支持治疗，禁食，胃肠减压，有水、电解质及酸碱平衡紊乱的患者应首要予以纠正。由消化性溃疡所致梗阻者，应采用抗酸药或抗溃疡病药。

【治疗药物】

一、H$_2$受体阻断药

1.雷尼替丁$^※$ 注射液,稀释后静脉滴注或缓慢静脉注射,一次50mg,一日2~4次。

2.法莫替丁$^※$ 注射液,稀释后静脉滴注或缓慢静脉注射,一次20mg,一日2次。

3.西咪替丁$^#$ 注射液,稀释后静脉滴注或缓慢静脉注射,一次20mg,一日2次。

二、质子泵抑制药

1奥美拉唑$^※$ 注射用冻干粉,稀释后静脉滴注或缓慢静脉注射,一次40mg,一日1~2次。

2.兰索拉唑$^#$ 注射液,稀释后静脉滴注,一次30mg,一日1~2次。

3.泮托拉唑$^#$ 注射用无菌粉末,稀释后静脉滴注,一次40mg,一日1~2次。

【注意事项】

(1)严重肾功能不全者、孕妇及哺乳期妇女禁用抗酸药或抗溃疡病药;8岁以下儿童禁用雷尼替丁。

(2)孕妇及哺乳期妇女禁用雷尼替丁和法莫替丁,慎用奥美拉唑。

急性胰腺炎

【疾病概述】

急性胰腺炎是指多种原因导致胰酶在胰腺内被激活,引起胰腺组织自身消化、水肿、出血甚至坏死的炎症反应。病情程度轻重不等,轻者以胰腺水肿为主,预后良好,称为轻型急性胰腺炎;重症患者胰腺出血坏死,常继发感染、腹膜炎、休克等,病死率高,称为重症急性胰腺炎。

【用药原则】

寻找并去除病因,禁食,胃肠减压,应用药物控制炎症及对症支持治疗,有感染证据的应用抗菌药物。

【治疗药物】

一、抗菌药

(一)喹诺酮类

1.左氧氟沙星$^※$ 注射液,缓慢静脉滴注,视感染程度剂量为一次250mg、500mg或750mg,一日1次。

2. 环丙沙星※　注射液,静脉滴注,常用剂量为一次 0.1g,一日 2 次;严重感染或铜绿假单胞菌感染可加大剂量至一次 0.4g,一日 2 次。

（二）硝基咪唑类

甲硝唑※　注射液,静脉滴注,常用量首次按体重 15mg/kg(70kg 成人为 1g),维持量按体重 7.5mg/kg,一次最大剂量不超过 1g,一日 3 ~ 4 次,疗程不短于 7d。

二、抑制胃酸分泌药

1. 法莫替丁※　注射用无菌粉末,稀释后静脉滴注或缓慢静脉注射,一次 20mg,一日 2 次。

2. 雷尼替丁※　注射液,稀释后静脉滴注或缓慢静脉注射(超过 10min),一次 50mg,一日 2 ~ 4 次。

三、增强胃肠动力药

甲氧氯普胺※　注射液,肌内或静脉注射,一次 10 ~ 20mg,一日剂量不超过 0.5mg/kg。

四、肠外营养药

复方氨基酸注射液(18AA)　注射液,一般以全合一的形式,500 ~ 750mL,缓慢静脉滴注。

【注意事项】

（1）使用左氧氟沙星时,应注意患者是否有过敏现象,一旦出现过敏,立即停止滴注,并根据过敏轻重采取相应的处理措施,如观察、给予抗过敏药、抢救等。少数患者会出现消化道不适(如恶心、呕吐、腹泻等)和精神神经症状(如失眠、头晕等)。肝肾功能严重障碍者应减量或延长给药间隔时间。18 岁以下患者禁用左氧氟沙星,以免影响骨质发育。

（2）甲氧氯普胺多为临时或短期使用,不能长期连续使用,因容易引起锥体外系症状,如震颤、共济失调等。法莫替丁的不良反应较少,偶见消化道不适症状、白细胞减少及头痛等,肾功能减退患者应酌情减量。

慢性胰腺炎

【疾病概述】

慢性胰腺炎是指由于各种原因所致的胰腺局部、节段性或弥漫性的慢性进展性炎症,导致胰腺组织和(或)胰腺功能不可逆的损害。

【用药原则】

药物治疗应建立在病因治疗和基本治疗基础之上,包括戒酒、积极治疗胆道疾病、低脂肪和高蛋白饮食、避免饱食等。

【治疗药物】

一、抑制胃酸分泌药

1.法莫替丁※　注射用无菌粉末,稀释后静脉滴注或缓慢静脉注射,一次20mg,一日2次。

2.雷尼替丁※　注射液,稀释后静脉滴注或缓慢静脉注射(超过10min),一次50mg,一日2~4次。

二、营养支持和补充治疗

营养不良者应注意补充营养、脂溶性维生素(如维生素K_1)以及维生素B_{12}、叶酸等,严重营养不良者可考虑要素饮食或全胃肠外营养。合并糖尿病时可给予胰岛素治疗。

【注意事项】

(1)营养支持和补充治疗时应注意胰岛素的使用剂量,避免剂量过大。

(2)法莫替丁的不良反应较少,偶见消化道不适症状、白细胞减少、头痛等反应,肾功能减退患者应酌情减量。

溃疡性结肠炎

【疾病概述】

溃疡性结肠炎是一种病因尚不十分清楚的慢性非特异性结肠炎症性疾病。发病可能与感染、免疫和遗传因素有关,病变可累及直肠、结肠的一段或全结肠,通常发病缓慢,反复发作,迁延不愈。

【用药原则】

控制急性发作,促进黏膜愈合,维持缓解,减少复发,防治并发症。纠正水、电解质紊乱,贫血及低蛋白血症,补充维生素及微量元素。

【治疗药物】

一、氨基水杨酸类药

1.柳氮磺吡啶※

(1)肠溶片,口服,初始剂量一日2~3g,分3~4次口服,渐增至一日4~6g,缓解期一日1.5~2g。

(2)栓剂,直肠给药,重症患者一次0.5g,早、中、晚排便后各用1次;中或轻症患者早、晚排便后各用 1 次。症状明显改善后,改用维持量,每晚或隔日晚用 1 次,晚间给药时间最好在睡前。

2. 美沙拉秦

(1)肠溶片/颗粒剂,口服,初始剂量一日 2～3g,分 3～4 次口服,渐增至一日 4～6g,缓解期一日 1.5～2g。

(2)栓剂,直肠给药,一次 250～500mg,一日 2～3 次;或一次 1g,一日 1～2 次。

(3)灌肠剂,一次 4g,一日 1 次,睡前用药,从肛门灌进大肠。

二、抗菌药

(一)硝基咪唑类

甲硝唑※　片剂/胶囊,口服,一次 0.2～0.4g,一日 3 次,疗程 7～10d。

(二)喹诺酮类

1. 诺氟沙星※　片剂/胶囊,口服,一次 0.3～0.4g,一日 2 次。

2. 环丙沙星※　片剂/胶囊,口服,一次 0.5g,一日 2 次。

3. 左氧氟沙星※　片剂/胶囊,口服,一次 0.2g,一日 2 次,疗程 5～7d。

三、止泻药

1. 蒙脱石散※　散剂,口服,成人一次 3g,倒入 50mL 温水中,摇匀服用,一日 3 次。1 岁以下幼儿一日 3g,分 3 次服用;1～2 岁幼儿一日 3～6g,分 3 次服用;2 岁以上幼儿一日 6～9g,分 3 次服用。急性腹泻者首剂加倍。可根据大便次数调整用量。

2. 复方地芬诺酯※　片剂,口服,成人一次 2.5～5.0mg,一日 2～3 次,首剂加倍,饭后服。腹泻缓解后,应立即减少剂量。

四、糖皮质激素类药

1. 泼尼松※　片剂,口服,一日 40～60mg,单次或分 2 次服用,直到病情明显缓解后逐渐减量。

2. 氢化可的松※

(1)片剂,口服,一日 2.5～10mg/kg,分 3～4 次给药。

(2)注射液,静脉滴注,一次 100～200mg,连续应用不宜超过 3～5d。

3. 地塞米松※　注射液:①静脉滴注,一次 10mg,以 5% 葡萄糖注射液稀释,一日 1 次。②灌肠,地塞米松 5mg 加生理盐水 100mL 灌肠,一日 1～2 次,病情好转后改为每周 2～3 次,疗程 1～3 个月。

4. 甲泼尼龙#　注射液,静脉滴注,一日 40～60mg。

五、免疫抑制药

1.硫唑嘌呤※　片剂,口服,按体重一日 1.5～2.5mg/kg,一日 1 次或分 2 次服用,起效时间平均为 3 个月,维持用药至少 1～2 年(其他见风湿免疫疾病用药)。

2.环孢素※　片剂,口服,按体重一日 2～4mg/kg(其他见泌尿系统疾病用药)。

【注意事项】

1.柳氮磺吡啶　对磺胺类药物过敏者、孕妇、哺乳期妇女禁用。用药期间多饮水,夜间停药间隔少于 8h。偶发生艰难梭菌肠炎时须停药。出现中枢神经系统毒性反应时须立即停药。

2.甲硝唑　肝脏疾病患者减量。出现中枢神经系统症状时应停药。肾功能衰竭者,给药间隔应延长至 12h。活动性中枢神经系统疾病和血液病患者禁用。用药期间应戒酒。孕妇及哺乳期妇女禁用。

3.喹诺酮类广谱抗菌药物　中枢神经系统疾病患者避免应用。对氟喹诺酮类药过敏者禁用。不宜用于孕妇、哺乳期妇女及 18 岁以下人群。

4.糖皮质激素　感染患者应用时,必须给予适当的抗感染治疗。长期服药后,停药前应逐渐减量。肝硬化、肾功能不良、甲状腺功能低下患者慎用。对本品过敏者禁用。

5.免疫抑制剂　服用后可致骨髓抑制、肝功能损害、畸胎,亦可发生皮疹,偶见肌萎缩。肝功能差者忌用,孕妇忌用。

消化道出血

【疾病概述】

消化道出血是指从食管到肛门之间的消化道的出血,是消化系统常见的病症。轻者可无症状,临床表现多为呕血、黑粪或血便等,伴有贫血及血容量减少,甚至休克,严重者危及生命。

【用药原则】

消化道大量出血病情急、变化快,抗休克、迅速补充血容量治疗应放在一切医疗措施的首位。根据消化道出血部位及病情严重程度,可选择合适的药物止血。食管胃底静脉曲张破裂出血,应尽早给予血管活性药物如生长抑素、奥曲肽、特利加压素及垂体后叶素等减少肝门静脉血流量,降低肝门静脉压,进而止血;消化性溃疡所致出血等非食管胃底静脉曲张破裂出血,给予抑制胃酸分泌药,可提高胃内 pH 值,有止血作用;如重型溃疡性结肠炎、克罗恩病、过敏性紫癜等中下消化道出血,应通过抗炎达到止血的目的。

【治疗药物】

一、抑制胃酸分泌药

(一)H$_2$ 受体阻断药

1. 雷尼替丁※ 注射液※,稀释后静脉滴注或缓慢静脉注射(超过 10min),一次 50mg,一日 2 次或每 6～8h 给药一次。

2. 法莫替丁※

(1)注射液,稀释后静脉滴注或缓慢静脉注射,一次 20mg,一日 2 次。

(2)注射用无菌粉末,稀释后滴注或缓慢静脉注射,也可肌内注射,一次 20mg,一日 2 次。

3. 西咪替丁# 注射液,稀释后静脉滴注或缓慢静脉注射,一次 20mg,一日 2 次。

(二)质子泵抑制药

1 奥美拉唑※ 注射用无菌粉末,溶解稀释后静脉滴注或缓慢静脉注射(专用溶媒),一次 40mg,一日 1～2 次。

2. 兰索拉唑# 注射液,稀释后静脉滴注,一次 30mg,一日 1～2 次。

3. 泮托拉唑# 注射用无菌粉末,溶解稀释后静脉滴注,一次 40mg,一日 1～2 次。

二、其他药

1. 凝血酶※ 冻干粉,口服或灌注,用生理盐水或温开水(不超过 37℃)溶解成 10～100U/mL 的溶液,口服或局部灌注,也可根据出血部位及程度增减浓度和给药次数。

2. 去甲肾上腺素※ 注射液,口服,20～40mg,加冰生理盐水 100～250mL,分次口服。

3. 生长抑素 冻干粉,静脉给药(静脉注射或静脉滴注)。通过慢速冲击注射(3～5min)0.25mg 或以每小时 0.25mg 的速度连续滴注给药(一般是每小时每千克体重用药量为 0.003 5mg)。临使用前,每支冻干剂用 1mL 生理盐水溶液溶解。对于连续滴注给药,须用本品 3mg 配备够使用 12h 的药液(溶剂可为生理盐水或 5% 葡萄糖注射液),输液速度调节在每小时 0.25mg。

4. 奥曲肽 冻干粉,连续静脉滴注 0.025mg/h,最多治疗 5d。本品可用生理盐水稀释。

【注意事项】

（1）严重肾功能不全者、孕妇及哺乳期妇女禁用抑酸药物;8 岁以下儿童禁用雷尼替丁。

（2）上消化道出血时,在抑酸药物的选择上质子泵抑制药要优于 H_2 受体拮抗药。出血急性期应选择静脉给药,对于出血停止后开始进食的患者如需继续口服抑酸药物治疗(尤其是消化性溃疡者),可首选奥美拉唑。

（3）凝血酶严禁注射,误入血管可导致血栓形成、局部坏死而危及生命。必须直接与创面接触才能起止血作用,应新鲜配制使用。

便　秘

【疾病概述】

便秘是指排便困难或费力、排便不畅、排便次数减少(一般每周少于 3 次)、粪便干结量少。便秘按有无器质性病变可分为器质性便秘和功能性便秘,按病程或起病方式可分为急性便秘和慢性便秘,一般认为便秘时间大于 12 周为慢性便秘。

【用药原则】

根据不同类型的便秘选择不同的治疗方法。器质性便秘,主要针对病因治疗,也可临时选用泻药以缓解便秘症状。功能性便秘,增加膳食纤维,多饮水,养成定时排便习惯,增加体能运动等,经上述处理无效者,可酌情选用增强胃肠动力药、泻药治疗。

【治疗药物】

一、增强胃肠动力药

1. 多潘立酮※　片剂,口服,一次 10mg,一日 3 ~ 4 次。

2. 莫沙必利#　片剂/分散片/胶囊,口服,一次 5mg,一日 3 次。

3. 甲氧氯普胺※

（1）片剂,口服,一次 5 ~ 10mg,一日 3 ~ 4 次。

（2）注射液,肌内注射或静脉注射,一次 10 ~ 20mg,一日剂量不超过 0.5mg/kg。

二、泻药

（一）渗透性泻药

1. 开塞露※　灌肠剂,灌肠,成人剂量一次 20mL,儿童一次 10mL。

2. 硫酸镁#　口服散剂/口服溶液剂,口服,一次 5 ~ 20g,散剂用水 100 ~

400mL 溶解后服用，一日 1 次。

3. 聚乙二醇 散剂，将每袋本品溶解在一杯水中服用，成人和 8 岁以上儿童一次 10g，一日 1～2 次；或一日 20g，顿服。

（二）刺激性泻药

1. 酚酞片※ 片剂，口服，成人一次 50～200mg；2～5 岁儿童，一次 15～20mg；6 岁以上儿童，一日 20～50mg。用量根据患者情况而增减，睡前服。

2. 蓖麻油# 口服液体剂，口服，成人一次 10～20mL，总量不超过 60mL；2 岁以上儿童一次 5～15mL；小于 2 岁的婴幼儿，一次 1～5mL。

（三）润滑性泻药

1. 甘油#

（1）栓剂，直肠塞入，成人用 3g，儿童用 1.5g。

（2）灌肠剂，灌肠，用本品 50% 溶液灌肠，成人用 3g，儿童用 1.5g。

2. 液状石蜡# 口服溶液剂，口服，成人一次 15～45mL，一日 2 次；6 岁以上儿童一次 10～15mL，睡前服用。

【注意事项】

1. 多潘立酮和甲氧氯普胺 孕妇一般不宜使用。抗胆碱药可能减弱本品的作用。本品可能加重心律失常。患有嗜铬细胞瘤、乳腺癌、机械性肠梗阻、胃肠出血等疾病时禁用。本品可加快对乙酰氨基酚、氨苄西林、左旋多巴、四环素等的吸收速率，可使地高辛的吸收减少。吩噻嗪类药物能增强本品的锥体外系副作用，不宜合用。抗胆碱药（阿托品、溴丙胺太林、颠茄片等）能减弱本品的止吐效应，两药合用时应予注意。本品可降低西咪替丁的口服生物利用度。甲氧氯普胺遇光变成黄色或黄棕色后，毒性增高。

2. 酚酞片 长期应用可使血糖升高、血钾降低，且可产生依赖。阑尾炎、直肠出血未明确诊断、充血性心力衰竭、高血压、粪块阻塞、肠梗阻患者禁用。孕妇慎用，哺乳期妇女禁用。本品如与碳酸氢钠及氧化镁等碱性药并用，能引起粪便变色。过量或长期滥用时可造成电解质紊乱，诱发心律失常、神志不清、肌痉挛以及倦怠无力等症状。

慢性腹泻

【疾病概述】

慢性腹泻是指排便次数增多（一日 3 次以上）、粪便量增加（一日 200g 以上）、粪质稀薄（含水量 >85%）、病程超过 3 周或长期反复发作的腹泻，是临床上多种疾病的常见症状。腹泻病史短于3周者为急性腹泻。慢性腹泻的病因较多,消化系统疾病、全身性疾病以及滥用药物等都可能导致慢性腹泻。

【用药原则】

腹泻是症状,治疗应针对病因进行相应的治疗,详见各相关疾病各论。但相当部分的腹泻要根据其病理生理特点给予对症和支持治疗,常给予微生态制剂及止泻药对症治疗。

【治疗药物】

一、微生态制剂

1. 乳酶生※ 片剂,口服,成人一次0.3~0.9g,一日3次,饭前服。

2. 地衣芽孢杆菌活菌※ 胶囊/颗粒剂,口服,成人一次0.5g,一日3次,首剂加倍。

3. 双歧杆菌三联活菌※ 胶囊,口服,成人一次0.42~0.63mg,一日2~3次。

4. 双歧杆菌活菌制剂# 口服常释剂型,口服,成人一次0.35~0.70g,一日2次。

5. 乳酸菌素# 口服常释剂型,口服,成人一次1.2~2.4g,一日3次;小儿一次0.4~0.8g,一日3次。

二、止泻药

1. 蒙脱石散※ 散剂,口服,成人一次3g,倒入50mL温水中,摇匀服用,一日3次。1岁以下幼儿一日3g,分3次服用;1~2岁幼儿,一日3~6g,分3次服用;2岁以上幼儿一日6~9g,分3次服用。急性腹泻者首剂加倍。可根据大便次数调整用量。

2. 复方地芬诺酯片※ 片剂,口服,成人一次2.5~5.0mg,一日2~3次,首剂加倍,饭后服。腹泻控制后,应减少剂量。儿童9~12岁,一次2.5mg,一日4次;6~8岁,一次2.5mg,一日3次;2~5岁,一次2.5mg,一日2次。

【注意事项】

(1)乳酶生等微生态制剂与抗酸药、磺胺类或抗菌药物合用时,可减弱自身疗效,应分开服用(间隔3h);铋剂、鞣酸、活性炭、酊剂等能抑制、吸附或杀灭活肠球菌,故不能与含此类菌的微生态制剂合用。

(2)应用蒙脱石散等止泻药物时,少数人可能产生轻度便秘,如出现便秘,可减少剂量继续服用或停药。

(3)复方地芬诺酯禁用于黄疸、肠梗阻、抗生素相关性腹泻以及肠毒素引起的腹泻。慎用于炎症性肠病、肝病患者。

肠易激综合征

【疾病概述】

肠易激综合征是一种以腹痛或腹部不适伴排便习惯改变为特征而无器质性病变的常见功能性肠病。患者以中青年居多,根据排便特点和粪便的性状可分为腹泻型、便秘型和混合型。我国患者以腹泻型为主。

【用药原则】

根据不同的症状类型,可分别给予对应的药物治疗,可用胃肠解痉药、泻药或止泻药缓解腹痛、便秘、腹泻等症状,再做对因治疗。

【治疗药物】

一、胃肠解痉药

1. 颠茄片※　片剂,口服,一次 10～30mg,疼痛时服用,必要时 4h 后重复服用 1 次。

2. 山莨菪碱※

(1)片剂(含消旋),口服,一次 5～10mg,一日 3 次。

(2)注射液(含消旋),肌内注射,成人一次 5～10mg,小儿 0.1～0.2mg/kg,一日 1～2 次。

二、泻药

(一)渗透性泻药

1. 开塞露※　灌肠剂,灌肠,成人剂量一次 20mL,儿童一次 10mL。

2. 硫酸镁#　口服散剂/口服液体剂,口服,一次 5～20g,一日 1 次,散剂用水 100～400mL 溶解后顿服。

3. 聚乙二醇　散剂,将每袋本品溶解在一杯水中服用,成人和 8 岁以上儿童一次 10g,一日 1～2 次;或一日 20g,顿服。

(二)刺激性泻药

1. 酚酞片※　片剂,口服,成人一次 50～200mg;2～5 岁儿童,一次 15～20mg;6 岁以上儿童,一日 20～50mg。用量根据患者情况而增减,睡前服。

2. 蓖麻油#　口服液体剂,口服,成人一次 10～20mL,总量不超过 60mL;2 岁以上儿童一次 5～15mL;小于 2 岁的婴幼儿一次 1～5mL。

(三)润滑性泻药

1. 甘油#

(1)栓剂,直肠塞入,成人用 3g,儿童用 1.5g。

(2)灌肠剂,灌肠,用本品 50% 溶液灌肠,成人用 3g,儿童用 1.5g。

2. 液状石蜡#　口服溶液剂,口服,成人一次 15～45mL,一日 2 次;6 岁以上儿童,一次 10～15mL,睡前服用。

三、止泻药

1. 蒙脱石散※　散剂,口服,成人一次 3g,倒入 50mL 温水中,摇匀服用,一日 3 次。1 岁以下幼儿一日 3g,分 3 次服用;1～2 岁幼儿,一日 3～6g,分 3 次服用;2 岁以上幼儿一日 6～9g,分 3 次服用。急性腹泻者首次剂量加倍。可根据大便次数调整用量。

2. 复方地芬诺酯片※　片剂,口服,成人一次 2.5～5.0mg,一日 2～3 次,首剂加倍,饭后服。腹泻控制后,立即减少剂量。儿童 9～12 岁,一次 2.5mg,一日 4 次;6～8 岁,一次 2.5mg,一日 3 次;2～5 岁,一次 2.5mg,一日 2 次。

【注意事项】

(1)服用颠茄片可能出现眼压升高、膀胱括约肌松弛甚至排尿困难等,青光眼患者及前列腺肥大患者禁用。

(2)山莨菪碱用量过大时可出现阿托品样中毒症状,不宜大量使用。存在胃肠道梗阻时不能使用。如出现中毒症状,6h 内洗胃,静脉输液促进药物排泄,必要时可予 1% 毛果芸香碱皮下注射 0.25～0.5mL,每 15min 一次,直至症状缓解。

(3)蒙脱石散可导致便秘,如出现便秘,可减量服用或停药。

功能性消化不良

【疾病概述】

功能性消化不良是指由胃、十二指肠功能紊乱引起症状而无器质性疾病的一组临床综合征,是临床上最常见的一种功能性胃肠病。

【用药原则】

在强调心理治疗、注意劳逸结合、避免过度紧张与情绪焦虑、避免烟酒与浓茶刺激等一般支持措施的基础上使用药物进行对症治疗,抑制胃酸分泌,增强胃肠动力,助消化,抗抑郁。

【治疗药物】

一、抑制胃酸分泌药

(一)H_2 受体阻断药

1. 雷尼替丁※

(1)片剂/胶囊,口服,一次 150mg,一日 1～2 次。

(2)注射液,稀释后静脉滴注或缓慢静脉注射,一次 50mg,一日 2 次或每

6~8h 给药一次。

2. 法莫替丁※

（1）片剂/胶囊，口服，一次 20mg，一日 2 次，早、晚餐后或睡前服。

（2）注射液，稀释后静脉滴注或缓慢静脉注射，一次 20mg，一日 2 次。

（3）注射用无菌粉末，静脉滴注或缓慢静脉注射，也可用注射用水稀释后肌内注射，一次 20mg，一日 2 次。

（二）质子泵抑制药

1. 奥美拉唑※

（1）肠溶片/肠溶胶囊，口服，一次 20~40mg，一日 1~2 次。

（2）注射用无菌粉末，静脉滴注或缓慢静脉注射，一次 40mg，一日 1~2 次。

2. 兰索拉唑#

（1）片剂，口服，一次 30mg，一日 1 次。

（2）口崩片，置药片于舌上，用唾液湿润并以舌轻压，崩解后吞服或以水送服，一次 15~30mg，一日 1 次。

（3）注射液，稀释后静脉滴注，一次 30mg，一日 1~2 次。

3. 泮托拉唑#

（1）肠溶片/肠溶胶囊，口服，一次 40mg，一日 1~2 次。

（2）注射用无菌粉末，静脉滴注，一次 40mg，一日 1~2 次。

4. 埃索美拉唑　肠溶片，口服，一次 20~40mg，一日 1~2 次。

5. 雷贝拉唑　肠溶片/肠溶胶囊，口服，一次 10~20mg，一日 1 次。

二、抗酸药

铝碳酸镁※

（1）片剂/咀嚼片，口服（咀嚼后服用），一次 0.5~1g，一日 3 次。餐后 1~2h、睡前或胃部不适时服用。

（2）颗粒剂，直接口服或温水冲服，一次 0.5~1g，一日 3~4 次。除非另有医嘱，一般成人在餐后 1~2h、睡前或胃部不适时服用。病情严重者遵医嘱增加剂量。儿童遵医嘱服用。

三、增强胃肠动力药

1. 多潘立酮※　片剂，口服，一次 10mg，一日 3~4 次，餐前 15~30min 服用。

2. 甲氧氯普胺※

（1）片剂，口服，一次 5~10mg，一日 3~4 次，餐前 30min 或睡前服用。

（2）注射液，肌内或静脉注射，一次 10~20mg，一日剂量不超过 0.5mg/kg。

3. 莫沙必利[#]　片剂/分散片/胶囊,口服,一次 5mg,一日 3 次。

四、助消化药

乳酶生[※]　片剂,口服,成人一次 0.3～0.9g,一日 3 次,餐前服用。

【注意事项】

（1）长期口服雷尼替丁,少数患者可出现白细胞减少、阳痿,停药后可逐渐恢复。

（2）肾功能受损患者和老年患者,泮托拉唑一日剂量一般不应超过 40mg,应用甲氧氯普胺亦须减量。

（3）多潘立酮可引起惊厥、肌肉震颤和眩晕等锥体外系症状,还可使血清泌乳素水平升高,但停药后即可恢复正常。

非酒精性脂肪性肝病

【疾病概述】

非酒精性脂肪性肝病（NAFLD）是指排除饮酒和其他明确原因的肝损害所致的、以弥漫性肝细胞大泡性脂肪变为主要特征的临床病理综合征,包括单纯性脂肪性肝病以及由其演变的脂肪性肝炎、脂肪性肝纤维化和脂肪性肝硬化。

【用药原则】

针对原发病和危险因素予以治疗,对多数单纯性脂肪性肝病和脂肪性肝炎有效,特别是单纯性脂肪性肝病一般无须药物治疗。脂肪性肝炎可选用多烯磷脂酰胆碱、维生素 E、还原型谷胱甘肽等以减轻脂质过氧化。胰岛素增敏剂可用于合并 2 型糖尿病的非酒精性脂肪性肝病患者。伴有高血脂的非酒精性脂肪性肝病患者可在综合治疗的基础上应用降血脂药物,但注意检测肝功能。

【治疗药物】

1. 多烯磷脂酰胆碱

（1）注射液,静脉注射或缓慢静脉滴注,一日 5～10mL,严重病例一日 10～20mL。

（2）胶囊,口服,一次 456mg,一日 2 次。

2. 还原型谷胱甘肽

（1）片剂,口服,一次 400mg,一日 3 次,疗程 12 周。

（2）注射剂[#],静脉注射,一日 1 800mg,连用 30d。

3. 水飞蓟素[#]

（1）片剂,口服,通常一次 70mg,每日 3 次,餐后用温水送服。严重患者可增至一次 140mg，轻症患者可减至一次 35mg，均为每日 3 次。维持量为一次 35mg，每日 3 次。

（2）胶囊，口服，重症病例的起始治疗剂量为一次 140mg，一日 3 次；维持剂量为一次 140mg，一日 2 次。饭前用适量液体送服。

4. 熊去氧胆酸

（1）片剂[#]，口服，一日 8～10mg/kg，早、晚进餐时分 2 次给予。

（2）胶囊，口服，一日 8～10mg/kg，早、晚进餐时分 2 次给予。

【注意事项】

（1）多烯磷脂酰胆碱注射液不可与其他任何注射液混合注射。

（2）还原型谷胱甘肽不得与维生素 B_{12}、甲萘醌、泛酸钙、抗组胺药、磺胺药及四环素等混合使用。

酒精性肝病

【疾病概述】

酒精性肝病是由于长期大量饮酒导致的慢性肝病，初期通常表现为脂肪肝，进而可发展成酒精性肝炎、酒精性肝纤维化和酒精性肝硬化。

【用药原则】

戒酒是治疗酒精性肝病的关键，同时应给予高热量、高蛋白、低脂饮食，并补充多种维生素。药物对症治疗，减轻肝内炎症，阻抑肝纤维化。

【治疗药物】

1. 多烯磷脂酰胆碱

（1）注射液，静脉注射或缓慢静脉滴注，一日 5～10mL，严重病例一日 10～20mL。

（2）胶囊，口服，一次 456mg，一日 2 次。

2. 还原型谷胱甘肽

（1）片剂，口服，一次 400mg，一日 3 次，疗程 12 周。

（2）注射剂[#]，静脉注射，一日 1 800mg，连续 30d。

3. 水飞蓟素[#]

（1）片剂，口服，通常一次 70mg，一日 3 次，餐后用温水送服。严重患者可增至一次 140mg，轻症患者可减至一次 35mg，均为一日 3 次。维持量为一次 35mg，一日 3 次。

（2）胶囊，口服，重症病例的起始治疗剂量为一次 140mg，一日 3 次；维持剂量为一次 140mg,一日 2 次,饭前用适量液体送服。

4. 熊去氧胆酸[#]

(1)片剂,口服,一日 8~10mg/kg,早、晚进餐时分 2 次给予。

(2)胶囊,口服,一日 8~10mg/kg,早、晚进餐时分 2 次给予。

5. 联苯双酯[#]　片剂/滴丸,口服,一次 7.5mg,一日 3 次。

6. 葡醛内酯　片剂/胶囊,口服,成人一次 100~200mg,一日 3 次。

7. 双环醇　片剂,口服,成人常用剂量一次 25mg,必要时可增至 50mg,一日 3 次。

8. 甘草酸二铵

(1)胶囊,口服,一次 150mg,一日 3 次。

(2)注射液/注射用粉末,静脉滴注,一次 150mg,以 10% 葡萄糖注射液 250mL 稀释后缓慢滴注,一日 1 次。

【注意事项】

(1)多烯磷脂酰胆碱注射液不可与其他任何注射液混合注射。

(2)还原型谷胱甘肽不得与维生素 B_{12}、甲萘醌、泛酸钙、抗组胺药、磺胺药及四环素等混合使用。

药物性肝病

【疾病概述】

药物性肝病是指在使用一种或几种药物后,由药物本身或其代谢产物而引起的程度不同的肝脏损伤。临床既可表现为急性肝损伤,又可表现为慢性肝损伤甚至肝硬化,既可单独存在,也可与其他肝脏疾病并存。药物性肝损伤可分为可预测性与不可预测性两种类型。由药物直接毒性作用所致的药物性肝损伤与药物剂量呈正相关,具有可预测性,大多数药物性肝损伤不可预测,其发生机制与代谢特异体质和免疫特异体质有关。

【用药原则】

首先要停用和防止再使用导致肝损伤的相关药物,早期清除体内药物,并尽可能避免使用药理作用或化学结构相同或相似的药物;其次是对已发生的肝损伤或肝衰竭进行对症支持治疗。

【治疗药物】

1. 还原型谷胱甘肽

(1)片剂,口服,一次 400mg,一日 3 次,疗程 12 周。

（2）注射剂#，静脉注射，一日1 800mg，连续30d。

2. 复方甘草酸苷#

（1）片剂，口服，一次50～75mg，一日3次。

（2）注射剂，静脉注射，一次10～40mg，一日1次。

3. 熊去氧胆酸#

（1）片剂，口服，一日8～10mg/kg，早、晚进餐时分2次给予。

（2）胶囊，口服，一日8～10mg/kg，早、晚进餐时分2次给予。

4. 多烯磷脂酰胆碱

（1）注射液，静脉注射或静脉滴注，一日缓慢静脉注射5～10mL，严重病例一日10～20mL。

（2）胶囊，口服，一次456mg，一日2次。

5. 联苯双酯#　片剂/滴丸，口服，一次7.5mg，一日3次。

6. 葡醛内酯　片剂/胶囊，口服，成人一次100～200mg，一日3次。

7. 双环醇　片剂，口服，成人常用剂量一次25mg，必要时可增至50mg，一日3次。

8. 甘草酸二铵

（1）胶囊，口服，一次150mg，一日3次。

（2）注射液/注射用粉末，静脉滴注，一次150mg，以10%葡萄糖注射液250mL稀释后缓慢滴注，一日1次。

【注意事项】

（1）多烯磷脂酰胆碱注射液不可与其他任何注射液混合注射。

（2）复方甘草酸苷可能导致低钾血症、血压上升、钠及液体潴留、水肿、尿量减少、体重增加等假性醛固酮增多症状，在用药过程中要充分注意观察（血钾等）。

（3）甘草酸二铵注射液未经稀释不得进行注射。

（4）还原型谷胱甘肽不得与维生素B_{12}、甲萘醌、泛酸钙、抗组胺药、磺胺药及四环素等混合使用。

病毒性肝炎

【疾病概述】

病毒性肝炎是由一组嗜肝病毒引起的、以肝脏损害为主的传染病，归属于我国乙类传染病，按照病原学明确分类的肝炎病毒分类，包括甲型、乙型、丙型、丁型和戊型肝炎五型。各型病毒性肝炎临床表现相似，以疲乏、食欲减退、厌油、肝功能异常为主,部分病例出现黄疸,少数病例可表现为肝衰竭。

【用药原则】

对症支持治疗,保肝、抗病毒。甲型肝炎和戊型肝炎只引起急性肝炎,绝大多数病例为自限性,无须特殊抗病毒治疗。急性乙型肝炎大多数亦无须抗病毒治疗。治疗慢性乙型肝炎的一线药为普通干扰素、聚乙二醇干扰素,以及核苷(酸)类似物。

【治疗药物】

一、抗病毒药

1. 阿德福韦酯[#]　片剂,口服,一次 10mg,一日 1 次。

2. 恩替卡韦　片剂,口服,一次 0.5mg,一日 1 次。

3. 替比夫定　片剂,口服,一次 600mg,一日 1 次。

4. 拉米夫定[#]　片剂,口服,一次 100mg,一日 1 次。

5. 利巴韦林[※]　片剂/胶囊,口服,一次 400mg,一日 2 次。

二、干扰素类药

1. 聚乙二醇干扰素 $\alpha2a$[#]　注射剂,皮下或肌内注射,一次 180μg,一周 1 次。

2. 聚乙二醇干扰素 $\alpha2b$[#]　注射剂,皮下注射,一次 1μg/kg,一周 1 次。

3. 重组人干扰素 $\alpha1b$[#]　注射液,皮下或肌内注射,一次 30~50μg,一日 1 次。

4. 重组人干扰素 $\alpha2a$[#]　注射液:①慢性活动性乙型肝炎(适合治疗伴有 HBV-DNA、HBeAg 及 DNA 多聚酶阳性等病毒复制标志的成年患者),一次 450 万 IU,一周 3 次,皮下注射,共用 6 个月。如用药 1 个月后病毒复制标志或 HBeAg 无下降,则可逐渐加大剂量并可进一步将剂量调整至患者能够耐受的水平。②慢性丙型肝炎,起始剂量,一次 600 万 IU,一周 3 次,皮下或肌内注射 3 个月作为诱导治疗。维持剂量,谷丙转氨酶(ALT)正常的患者需要再以一次 300 万 IU、一周 3 次、注射 3 个月作为完全缓解的巩固治疗;ALT 不正常者必须停止治疗。

5. 重组人干扰素 $\alpha2b$[#]　注射液:①慢性乙型肝炎和急、慢性丙型肝炎,皮下或肌内注射,一日 300 万~600 万 IU,连用 4 周后改为一周 3 次。②丁型肝炎,皮下或肌内注射,一日 400 万~500 万 IU,连用 4 周后改为一周 3 次。

【注意事项】

(1)根据患者病情和意愿进行个体化治疗,治疗期间需至少每 3 个月监测一次肝功能、HBV-DNA,每 6 个月监测一次乙肝病毒血清标志物,口服阿德福韦酯患者需注意监测肾功能。应用干扰素类应定期检测血常规。

(2)根据年龄和体重调整利巴韦林用量,按治疗方案监测血常规、肝功能和 HCV – RNA。有利巴韦林禁忌证者可单用干扰素类治疗。

(3)对所有使用干扰素的患者定期进行仔细的神经、精神监测。极少数接受治疗的患者可发生自杀行为,应停止治疗。

(4)如发生轻到中度肾、肝或骨髓功能低下时,需要密切监测。用于治疗已有严重骨髓抑制的患者时,应极为谨慎,因为干扰素有骨髓抑制作用,使白细胞,特别是粒细胞、血小板减少,其次是血红蛋白含量降低,从而增加感染及出血的危险性。故应在治疗之前及治疗中的适当时期对这些项目进行密切监测,并定期进行全血细胞计数检查。

细菌性食物中毒

【疾病概述】

细菌性食物中毒是指由于进食被细菌及其毒素污染的食物而引起的急性感染性疾病。引起细菌性食物中毒的菌种比较多,常见的如沙门菌、副溶血弧菌、葡萄球菌、蜡样芽孢杆菌、变形杆菌等。

【用药原则】

以对症治疗为主,轻症患者一般可不用抗菌药物。伴有高热的严重患者,可按不同的病原菌选用抗菌药物,如大肠杆菌、志贺菌、沙门菌、副溶血弧菌均可选用喹诺酮类抗生素。

【治疗药物】

1. 诺氟沙星※　片剂/胶囊,口服,成人一次 0.2 ~ 0.4g,一日 4 次。

2. 环丙沙星※

(1)注射剂,静脉滴注,一日 0.2 ~ 0.4g,病情好转后改为口服。

(2)片剂/胶囊,口服,一次 0.5g,一日 2 次。

3. 左氧氟沙星※

(1)片剂/胶囊,口服,成人常用量为一日 0.3 ~ 0.4g,一日 2 ~ 3 次。

(2)注射剂,静脉滴注,成人一日 0.4g,分 2 次滴注。重度感染患者及病原菌对本品敏感性较差者,一日最大剂量可增至 0.6g,分 2 次滴注。

【注意事项】

(1)左氧氟沙星静脉滴注时间为每 100mL 至少 60min。本品不宜与其他药物同瓶混合滴注或在同一根静脉输液管内进行滴注。

(2)对诺氟沙星及其他任何一种喹诺酮类药过敏者禁用。

(3)孕妇、哺乳期妇女、18 岁以下儿童禁用喹诺酮类药物。

细菌性痢疾

【疾病概述】

细菌性痢疾是由志贺菌属(又称痢疾杆菌)引起的肠道传染病。临床主要表现为腹痛、腹泻、里急后重和黏液脓血便,严重者可有感染性休克和中毒性脑病。

【用药原则】

患者应予胃肠道隔离(至症状消失,大便培养连续两次阴性为止)和卧床休息。饮食一般以流质或半流质为宜,忌食多渣多油或有刺激性的食物。应给予喹诺酮类、磺胺类等抗生素进行治疗。

【治疗药物】

1. 诺氟沙星※　片剂/胶囊,口服,成人一次 0.2～0.4g,一日 4 次。

2. 环丙沙星※

(1)注射剂,静脉滴注,一日 0.2～0.4g,病情好转后改用口服。

(2)片剂/胶囊※,口服,一次 0.5g,一日 2 次。

3. 复方磺胺甲噁唑※　片剂,口服,成人一次 2 片,一日 2 次,首剂加倍;儿童剂量酌减。也可用第二代或第三代头孢菌素。

【注意事项】

(1)首先要抓紧进行致病菌的分离鉴定和药敏试验,致病菌不敏感的药物或过去曾用的无效药物暂不宜采用。大多主张联合应用两种不同类的抗菌药物,剂量充足,疗程需较长且需重复 1～3 个疗程。

(2)有药敏试验结果时则根据药敏试验结果选用抗菌药物。

(3)对诺氟沙星及其他任何一种喹诺酮类药过敏者禁用。

(4)孕妇、哺乳期妇女、18 岁以下儿童禁用喹诺酮类药。

幽门螺杆菌感染

【疾病概述】

幽门螺杆菌(Helicobacter pylori, Hp)是革兰氏阴性微需氧菌,生存于胃及十二指肠。现已确认其与慢性胃炎、消化性溃疡病、低度恶性的胃黏膜相关淋巴组织(MALT)淋巴瘤和胃癌密切相关。世界卫生组织已将 Hp 定为 I 类致癌因子。

【用药原则】

治疗的两个中心问题是根除 Hp 及如何避免或减少 Hp 耐药菌株的出现。由于大多数抗生素在胃低 pH 环境下活性低,不能穿透黏液层到达细菌,迄今为止尚无单一药物能根除 Hp,因此发展了质子泵抑制药、抗生素或起协同作用的铋剂联合应用的三联或四联疗法。标准三联疗法为:质子泵抑制药 + 阿莫西林(或甲硝唑) + 克拉霉素。四联疗法为:质子泵抑制药 + 枸橼酸铋钾 + 两种抗生素(经典的四联疗法中为四环素 + 甲硝唑)。

【治疗药物】

一、质子泵抑制药

1. 奥美拉唑※

(1)肠溶片,口服,一次 20～40mg,一日 1～2 次。

(2)肠溶胶囊,口服,一次 20～40mg,一日 1～2 次。

(3)注射用无菌粉末,静脉滴注或缓慢静脉注射,一次 40mg,一日 1～2 次。

2. 埃索美拉唑　肠溶片,口服,一次 20～40mg,一日 1～2 次。

3. 兰索拉唑#

(1)片剂,口服,一次 30mg,一日 1 次。

(2)口崩片,置药片于舌上,用唾液湿润并以舌轻压,崩解后吞服或以水送服,一次 15～30mg,一日 1 次。

4. 泮托拉唑#

(1)肠溶片,口服,一次 40mg,一日 2 次。

(2)胶囊,口服,一次 40mg,一日 1 次,早晨餐前服用。

(3)注射用无菌粉末,静脉滴注,一次 40～80mg,一日 1～2 次。

5. 雷贝拉唑

(1)肠溶片,口服,一次 10～20mg,一日 1 次。

(2)肠溶胶囊,口服,一次 20mg,一日 1 次,早晨服用。

二、胃黏膜保护药

1. 枸橼酸铋钾※　片剂/胶囊/颗粒剂,口服,一次 110mg(以铋计),一日 4 次,前 3 次于三餐前半小时、第 4 次于晚餐后 2h 服用;或一日 2 次,早、晚各服 220mg(以铋计)。

2. 胶体果胶铋　胶囊※/干混悬剂#,口服,干混悬剂服用前须加入 100mL 温水中混悬均匀,一次 150mg(以铋计),一日 4 次,餐前 1h 及睡前服用。

三、抗菌药

1. 阿莫西林※

（1）片剂,口服,成人一次 0.5g,每 6～8h 一次,一日剂量不超过 4g。

（2）胶囊,口服,成人一次 0.5g,每 6～8h 一次。

2. 克拉霉素※ 片剂/胶囊/颗粒剂,成人一次 0.25g,每 12h 一次;儿童 6 个月以上者按体重一次 7.5mg/kg,每 12h 一次。根据感染的严重程度应连续服用 5～10d。

3. 四环素# 片剂,口服,成人一次 0.25～0.5g,每 6h 一次;8 岁以上儿童,一日 25～50mg/kg,分 4 次服用。疗程 7～14d。

4. 甲硝唑※

（1）片剂,口服,一日 0.6～1.2g,分 3 次服用。

（2）注射液,成人或儿童,首次按体重 15mg/kg(≥70kg 成人为 1g),维持量按体重 7.5mg/kg,每 6～8h 静脉滴注一次。

5. 左氧氟沙星※

（1）片剂,口服,一次 0.3～0.5g。

（2）胶囊,口服,一次 0.3～0.5g。

（3）注射液,静脉滴注,成人一日 0.4g,分 2 次滴注。

【注意事项】

（1）服用含铋制剂期间舌苔及粪便着色,停药后自行消失。严重肾功能不全者及孕妇禁用。牛奶和抗酸药可干扰此类药物的作用,不能同时服用。另外,含铋制剂不宜长期服用。

（2）通常情况下,疗程结束后无须使用质子泵抑制药或 H_2 受体拮抗药继续抑酸治疗,除非溃疡较大或伴发出血、穿孔。

（3）阿莫西林属于青霉素类药物,偶可致过敏性休克,尤多见于有青霉素或头孢菌素过敏史的患者。用药前必须详细询问药物过敏史并做青霉素皮试。如发生过敏性休克,应就地抢救。

（4）四环素可在任何骨组织中形成稳定的钙化合物,导致恒齿黄染、牙釉质发育不良和骨生长抑制,故 8 岁以下小儿不宜使用。老年患者常伴有肾功能减退,因此需调整剂量。应用本品,易引起肝毒性,故老年患者需慎用。

（5）如果患者因为其他感染使用过甲硝唑,初始方案中最好不再用甲硝唑。

吸收不良综合征

【疾病概述】

吸收不良综合征是因小肠营养成分吸收不足引起的一组症候群,可出现脂肪、蛋白质、糖类以及维生素和微量元素的吸收障碍。吸收不良综合征患者可出现一种或多种营养物质吸收不良。吸收不良综合征通常包括消化和吸收两个过程的功能缺陷。最常见的症状为腹泻,电解质紊乱者可出现肌无力、手足抽搐等;蛋白质吸收障碍可引起水肿;铁和维生素吸收不良可引起舌炎、贫血以及出血倾向。

【用药原则】

替补治疗是治疗此类疾病的重要措施。最好选用静脉内高营养治疗,以补充丢失的水、电解质及维生素等。必要时静脉输入白蛋白或输血。针对具体病因采取一些特殊措施进行治疗。

【治疗药物】

一、维生素和矿物质类药

1. 维生素 B_2[※]　片剂,成人一次 5~10mg,一日 3 次。

2. 维生素 B_6[※]

(1)片剂,成人一次 10~20mg,一日 3 次。

(2)注射剂,一次 10~20mg。连用 3 周。

3. 葡萄糖酸钙[※]　注射剂,静脉注射,一次 1g,必要时可重复使用。

4. 维生素 C[※]　注射剂,肌内或静脉注射,成人一次 100~250mg,一日 1~3 次;儿童一日 100~300mg,分次注射。

二、抗贫血药

1. 叶酸[※]　片剂,口服一次 4mg,一日 1 次。

2. 维生素 B_{12}[※]　注射剂,肌内注射,成人一日 0.025~0.1mg 或隔日 0.05~0.2mg。

3. 硫酸亚铁[※]　片剂/缓释片,预防用,一次 0.3~0.6g,一日 1 次;治疗用,一次 0.3~0.6g,一日 3 次。

三、肠外营养

1. 中长链脂肪乳[#]　注射剂,按体重一日静脉滴注 10~20mL/kg(10%),每千克相当于 1~2g 脂肪。

2. 丙氨酰谷氨酰胺[#]　注射剂,按体重一日静脉滴注 1.5~2.0mL/kg,相当于 0.3~0.4g/kg。

【注意事项】

（1）维生素 B_{12} 可致过敏反应,甚至引起过敏性休克,不宜滥用。有条件时,用药过程中应监测血中维生素 B_{12} 浓度。痛风患者使用本品可能发生高尿酸血症。

（2）使用硫酸亚铁过程中,会出现便秘、黑便等。

（3）对大豆或其他蛋白质高度敏感者,应当慎用中长链脂肪乳。

（4）葡萄糖酸钙注射液在应用强心苷期间应当禁止使用。

（5）长期大量使用维生素 C 突然停药,有可能出现坏血病症状,故应逐渐减量停药。

伪膜性肠炎

【疾病概述】

伪膜性肠炎主要是由艰难梭菌引起的结肠黏膜急性渗出性炎症,病变以散在的斑片状伪膜形成为特征,常发生于较长时间应用某些广谱抗生素、化疗、重症疾病或大手术后的住院患者,是常见的院内感染性疾病。其症状为突然出现不同程度的腹泻,多为黄绿色稀水便,奇臭,少数可为黏液血便,典型者粪便中可见漂浮膜状物。可伴有不同程度的下腹胀痛、发热、乏力等。

【用药原则】

应立即停用抗生素,恢复肠道正常菌群,轻型患者可用肠道微生态制剂,对于病情较重的患者可采用正常人粪便滤液（10g 溶于生理盐水 200mL,多层纱布过滤）保留灌肠。同时对症治疗,补充血容量,纠正失水以及酸中毒,必要时使用升压药物,补充血浆、白蛋白等。

【治疗药物】

一、抗菌药

1.甲硝唑[※] 首选。片剂,口服,一次 200mg,一日 2~4 次,共 7~10d。

2.万古霉素 片剂,口服,成人一日 0.5~2g,分 3~4 次服用,一日最大剂量不超过 4g,连服 7~10d;儿童一日按体重 40mg/kg,分 3~4 次服用,一日最大剂量不超过 2g,连服 7~10d。

二、肠道微生态制剂

双歧杆菌三联活菌[#] 片剂,口服。一次 2g,一日 2~3 次。

71

【注意事项】

(1)腹痛腹泻不宜使用抗胆碱能解痉药或止痛药,以免加重毒素吸收以及诱发中毒性巨结肠。

(2)给予万古霉素,有发生可逆性中性粒细胞减少症的报告,如果患者进行万古霉素长期疗法或并用的药物会产生中性粒细胞减少症时,应定期监测粒细胞数。

自发性细菌性腹膜炎

【疾病概述】

自发性细菌性腹膜炎(spontaneous bacterial peritonitis,SBP)是指无腹腔内局灶感染或脏器穿孔发生的急性细菌性腹膜炎。

【用药原则】

腹水中性粒细胞计数≥0.25×10^9/L 的患者,无论细菌培养结果如何,都要立即开始经验性抗菌治疗,所选抗生素应符合的要求为对 SBP 常见致病菌有效、能在腹水中达到治疗浓度和肝肾毒性小。腹水中性粒细胞计数 < 0.25×10^9/L,但有感染症状或体征(如体温大于 37.3℃ 或腹痛、腹肌紧张)的患者,也要接受经验性抗感染治疗,同时等待腹水培养结果。腹水细菌培养出结果后,应立即选择敏感的窄谱抗生素,疗程至少 2 周。

【治疗药物】

一、经验性治疗药

首选第三代头孢菌素,亦可用阿莫西林克拉维酸、喹诺酮类抗生素(已用此类药物预防 SBP 者除外)。腹腔积液蛋白 <10g/L、已发生过一次 SBP 以及食管静脉破裂出血者是复发性 SBP 的高危患者,应口服环丙沙星一日 0.4g,7 ~ 14d 进行预防。

(一)头孢菌素类抗生素

1. 头孢曲松※   注射液,静脉滴注,成人一次 2.0g,一日 1 次;肌酐清除率 <10mL/min 者,一日用量不能超过 2.0g。

2. 头孢噻肟#   注射液,静脉滴注,一次 2.0g,每 8h 一次。

(二)β - 内酰胺类抗生素的复方制剂

1. 头孢哌酮舒巴坦#   注射液,静脉滴注,一次 2.0g,每 8h 一次。

2. 哌拉西林他唑巴坦#   注射液,静脉滴注,一次 4.5g,每 8h 一次。

3. 氨苄西林舒巴坦#   注射液,静脉滴注,一次 1.5g,每 8h 一次。

（三）喹诺酮类抗菌药

1. 左氧氟沙星[※]　注射液，静脉滴注，一次 0.5g，一日 1 次。

2. 环丙沙星[※]　注射液，静脉滴注，一次 0.4g，每 12h 一次。

3. 莫西沙星[#]　注射液，静脉滴注，一次 0.4g，一日 1 次。

二、针对链球菌感染

青霉素[※]　注射用无菌粉末，静脉滴注，一日 120 万～180 万 U［儿童 25 万～30 万 U/（kg·d）］，分 4～6 次滴注。

三、针对肠球菌感染

可使用大剂量青霉素[※]加庆大霉素[※]，一日 400～800mg［儿童 5mg/（kg·d）］，每日 1 次静脉滴注；也可选氨苄西林 2.0g，每 4h 一次，静脉滴注或用（去甲）万古霉素。疗程 7～14d。

【注意事项】

（1）单独应用抗生素治疗者，肝肾综合征（hepato renal syndrome，HRS）的发生率为 30%，对腹水中性粒细胞数 $\geq 0.25 \times 10^9/L$ 并诊断为 SBP 的患者诊断后 6h 内应用白蛋白 1.5g/kg，第 3 天 1g/kg，从而降低 HRS 发生率并改善生存期。尚不清楚白蛋白输注对基线胆红素 $< 68\mu mol/L$ 和血清肌酐 $< 88\mu mol/L$ 的亚组患者是否同样有效。目前不推荐所有 SBP 患者均接受广谱抗生素 + 白蛋白治疗。

（2）肝硬化腹水患者并发急性胃肠出血、无 SBP 既往史但腹水蛋白 $< 15g/L$ 以及有 SBP 既往史，都应长期应用抗生素预防 SBP。

（3）一次 SBP 发作后存活下来的患者应长期接受抗生素（如诺氟沙星）预防性治疗。

（4）环丙沙星注射剂仅用于缓慢静脉滴注，每 200mg 静脉滴注时间不得少于 60min。与茶碱联合应用可抑制茶碱的正常代谢，引起茶碱的严重不良反应，应监测茶碱的血药浓度；与咖啡因联用可减少咖啡因的清除，使其半衰期延长，并可能产生中枢神经系统毒性；与华法林联用可增强华法林的抗凝作用，应严密监测患者的凝血酶原时间。

肠　结　核

【疾病概述】

肠结核是结核分枝杆菌侵犯肠道引起的慢性特异性感染，大多数继发于肺结核，特别是开放性肺结核。多为青壮年发病，病程较长，女性稍多于男性。

按病理大体分为溃疡型肠结核、增生型肠结核和混合型肠结核三型,临床上可见腹部包块或肠梗阻。本病可因吞咽含结核分枝杆菌的痰液而引起,也有少数经血传播或因邻近脏器的结核病灶蔓延受累。

【用药原则】

肠结核的治疗目的是消除症状、改善全身情况、促使病灶愈合及防治并发症。与肺结核一样,均应强调早期、联合、适量及全程用药。

支持疗法:休息与营养(高热量、高蛋白、足够的维生素补充)是治疗结核的基础,重者亦可行肠外或肠内营养疗法。

抗结核药物治疗:用药原则是足量、长疗程,常用药物选择与用法同肺结核。初治者宜予三联抗结核药物(异烟肼300mg/d,利福平450~600mg/d,乙胺丁醇750mg/d或吡嗪酰胺1.5g/d);复治者可采用四联疗法,除明确耐药者以外,仍可在上述三联药物的基础上,加用对氨基水杨酸钠8~12g/d,静脉给药。上述药物治疗的疗程一般在一年半以上。

对症处理:腹痛可用颠茄片、阿托品或其他抗胆碱药。不完全肠梗阻有时需行胃肠减压,并纠正水、电解质紊乱。有贫血及维生素缺乏表现者应对症用药。

【治疗药物】

1. 异烟肼[※]

(1)片剂,口服,与其他抗结核药合用,成人按体重一日5mg/kg,最高300mg;或一日8~12mg/kg,最高900mg,每周2~3次。小儿按体重一日10~20mg/kg,一日不超过300mg,顿服。

(2)注射剂:①肌内注射(国内较少使用),与其他抗结核药合用,成人按体重一日5mg/kg,最高至300mg;或一日15mg/kg,最高至900mg,每周2~3次。儿童按体重一日10~20mg/kg,一日不超过300mg。②静脉滴注,一次300~600mg,加入5%葡萄糖注射液或生理盐水250~500mL中静脉滴注。

2. 利福平[※] 片剂/胶囊,口服,成人一日0.45~0.6g,空腹顿服,最大日剂量为1.2g,疗程半年左右。儿童,1个月以上者一日按体重10~20mg/kg,空腹顿服,一日量不超过0.6g。

3. 吡嗪酰胺[※] 片剂/胶囊,口服,与其他抗结核药合用,一日15~30mg/kg,顿服;或一次50~70mg/kg,每周2~3次。一日服用者,最大剂量为2g;每周服用3次者,最大剂量为3g;每周服用2次者,最大剂量为4g。

4. 乙胺丁醇[※] 片剂/胶囊,口服,按体重一日15mg/kg,顿服;或一次口服25~30mg/kg,最大剂量2.5g,每周3次;或50mg/kg,最大剂量2.5g,每周2次。复治,按体重一日25mg/kg,顿服,连续60d;继以按体重一日15mg/kg,顿服。非典型分枝杆菌感染,一日 15～25mg/kg,顿服。13 岁以上儿童用量与成人相同,13 岁以下儿童不宜应用本药。

5. 链霉素[※]　注射剂,肌内注射,成人一次 0.75g,一日 1 次,与其他抗结核药合用;如采用间歇疗法,则每周给药 2～3 次,一次 1g;老年患者,一次 0.5～0.75g,一日 1 次。儿童按体重 20mg/kg,一日 1 次,一日最大剂量不超过 1g,与其他抗结核药合用。

6. 对氨基水杨酸钠[※]

(1)肠溶片,口服,成人,一日 8～12g,最高 20g,分 3～4 次服用;儿童,一日 200～300mg/kg,分 4 次服用,一日剂量不超过 10g。

(2)注射剂,静脉滴注,成人,一日 4～12g,临用前加灭菌注射用水适量溶解后再用 5% 葡萄糖注射液 500mL 稀释,2～3h 滴完;儿童,一日 0.2～0.3g/kg。

【注意事项】

(1)患有肺结核的患者不可吞咽痰液,保持排便通畅,使用公筷进餐,牛奶应灭菌。

(2)本病预防的重点在肠外结核,特别是肺结核的早期诊断与积极治疗,使痰菌尽快转阴。

肝　脓　肿

【疾病概述】

肝脓肿是指致病微生物通过各种途径迁移到肝所致的肝内化脓性疾病。临床上最常见的两种肝脓肿类型是细菌性肝脓肿和阿米巴肝脓肿。细菌性肝脓肿多见于中年以上患者,发病率较高。阿米巴肝脓肿是指溶组织阿米巴滋养体从肠道侵入肝而引起的化脓性病变,实为肠道阿米巴感染的并发症。

【用药原则】

积极改善患者的全身状况,给予充分的营养,纠正贫血、低蛋白血症,维持水、电解质平衡。细菌性肝脓肿应早期、足量、足疗程使用抗生素。当病原菌难以确定时,应首选广谱抗生素,兼顾革兰氏阴性菌和革兰氏阳性菌,如第三代头孢菌素类、喹诺酮类,也可联合使用抗厌氧菌药物,如甲硝唑。抗生素疗程一般为 4～6 周。阿米巴肝脓肿首选甲硝唑,对甲硝唑不能耐受者可选用替硝唑。

【治疗药物】

1. 甲硝唑[※]　片剂,口服,一次 0.4g,一日 3 次,10d 为 1 个疗程。

2. 替硝唑[※]　片剂,口服,一次 0.5g,一日 4 次,疗程为 2 周。

【注意事项】

一般用甲硝唑 48h 后症状开始缓解,其副作用主要为恶心、呕吐、上腹不适等。对甲硝唑不能耐受者选用替硝唑,替硝唑副作用小,耐受性好。

肝性脑病

【疾病概述】

肝性脑病是肝衰竭或门体分流引起的中枢神经精神综合征,是急性肝衰竭的特征性表现,是终末期肝脏疾病的严重合并症。主要临床表现包括高级神经功能紊乱、神经肌肉障碍以及较少的帕金森综合征和进行性下身麻痹。

【用药原则】

纠正或去除病因,及时控制消化道出血和清除肠道积血;预防或纠正水、电解质和酸碱平衡失调;积极控制感染;慎用或禁用镇静药,如患者出现躁狂,应以异丙嗪、氯苯那敏等抗组胺药代替镇静药。如有睡眠节奏紊乱者可在睡前口服褪黑素加以纠正。

【治疗药物】

一、缓泻剂

对于消化道出血和便秘所致的肝性脑病,通过导泻措施清洁肠道,减少肠道氨源性毒物的吸收。

1. 乳果糖[#] 口服液,口服、鼻饲或灌肠,一次 15～30mL,一日 2～3 次。

2. 拉克替醇 散剂,口服,初始剂量为 0.6g/kg,一日 3 次,就餐时服用。

3. 乳梨醇 散剂,口服,一次 10～15g,一日 3 次。

二、肠道非吸收抗生素

口服肠道不易吸收的抗生素能有效抑制肠道产尿素酶的细菌,减少氨的生成。

1. 头孢唑林[※] 粉针剂,肌内注射或静脉给药,一次 0.5～1g,一日 2～4次,严重者可一日 6g。肾功能减退者的肌酐清除率大于 50mL/min 时,按照正常剂量给药;肌酐清除率为 35～50mL/min 者,每 8h 0.5g;肌酐清除率为11～34mL/min 者,每 12h 0.25g;肌酐清除率小于 11mL/min 者,每 18～24h 0.25g。所有不同程度肾功能减退者的首次剂量为 0.5g。

2. 甲硝唑[※] 注射液,静脉滴注,常用量首次按体重 15mg/kg(≥70kg 成人为 1g),维持量按体重 7.5mg/kg,一次最大剂量不超过 1g,每 6～8h 静脉滴注 1 次,疗程不短于 7d。

3. 利福昔明 片剂，口服，我国批准剂量为一次 400mg，一日 3 次。

三、微生态制剂

服用不产生尿素酶的有益菌，可抑制产生尿素酶的细菌的繁殖，并酸化肠道，对防止氨和有毒物质的吸收有一定的作用。另外，其对调节肠道功效、恢复肠道微生态平衡也有一定的作用。

1. 地衣芽孢杆菌活菌※

（1）胶囊，口服，成人一次 0.5g，儿童一次 0.25g，一日 3 次，首剂加倍。

（2）颗粒剂，口服，成人一次 0.5g，儿童一次 0.25g，一日 3 次。

2. 双歧杆菌三联活菌※ 胶囊，口服，一次 420～630mg，一日 2～3 次，重症患者加倍，餐后半小时用温水送服。

3. 复合乳酸菌 胶囊，口服，一次 1～2 粒，一日 1～3 次。

4. 嗜酸乳杆菌

（1）胶囊：一日 2 次，一次 2 粒，成人首剂加倍。

（2）散剂：一日 2 次，一次 1 袋。

5. 枯草杆菌肠球菌二联活菌

（1）胶囊，口服，一次 1～2 粒，一日 2～3 次。

（2）肠溶剂，口服，一次 1～2 粒，一日 2～3 次。

四、其他

1. 氟马西尼※ 注射液，静脉滴注，一次 1mg（可能对部分急性肝性脑病患者有利）。

2. 支链氨基酸 注射液，静脉滴注，可纠正氨基酸代谢不平衡，用于肝性脑病患者的营养补充。

3. 门冬氨酸鸟氨酸 注射液，静脉滴注，可促进脑、肝、肾利用氨合成尿素和谷氨酰胺，从而降低血氨。

【注意事项】

（1）服用地衣芽孢杆菌活菌时应避免与抗菌药物和吸附剂合用，以免降低疗效。

（2）嗜酸乳杆菌所含菌株已经灭活，与抗生素同时服用不影响疗效。本品不诱导致病菌产生耐药性。妊娠期间用药无致畸报告。

（3）抗酸药、抗菌药与双歧杆菌三联活菌合用可减弱活菌的疗效，应分开服用。

（4）肌内注射头孢唑林偶可引起局部疼痛，静脉注射在少数患者可引起静脉炎，长期用药也可引起二重感染。

(5)甲硝唑的代谢产物可使尿液呈深红色。重复一个疗程之前应做白细胞计数检查。本品可抑制乙醇代谢,饮酒后可能出现腹痛、呕吐、头痛等症状,故用药期间不宜饮酒。

肝 硬 化

【疾病概述】

肝硬化是由一种或多种原因引起的、以肝组织弥漫性纤维化、假小叶和再生结节为组织学特征的进行性慢性肝病。早期无明显症状,后期因肝脏变形硬化、肝小叶结构和血液循环途径显著改变,临床以肝门静脉高压和肝功能减退为特征,常并发上消化道出血、肝性脑病、继发感染等而死亡。肝硬化的病因在我国主要是病毒性肝炎,其次是酒精性肝病,其他还有自身免疫性肝病、遗传代谢性疾病、营养不良及循环障碍等。

【用药原则】

肝硬化的治疗是综合性的。首先针对病因进行治疗,如酒精性肝硬化患者必须戒酒,乙型肝炎病毒复制活跃伴肝纤维化患者可行抗病毒治疗,忌用对肝有损害的药物。晚期主要针对并发症治疗。患者应多休息,严格禁酒,控制钠和水的摄入,避免感染。

【治疗药物】

一、抗病毒药

1. 阿德福韦酯[#]　片剂,口服,一次10mg,一日1次。

2. 恩替卡韦　片剂,口服,一次0.5mg,一日1次。

3. 替比夫定　片剂,口服,一次600mg,一日1次。

4. 拉米夫定[#]　片剂,口服,一次100mg,一日1次。

5. 利巴韦林[※]　片剂/胶囊,口服,一次400mg,一日2次。

二、肝病辅助用药

1. 腺苷蛋氨酸

(1)颗粒剂,口服,成人常用量一次5g,一日2～3次,溶解在水中,餐前或餐后服用。

(2)注射剂,静脉滴注,用于急性肝炎,一日5～10g;用于慢性肝炎或肝硬化,一日10～20g,病情严重者可适当增加剂量,但一日不得超过40g;肝性脑病早期可视病情轻重,最多使用不超过40g。

2.门冬氨酸鸟氨酸

（1）注射剂,肌内或静脉注射,初始治疗,一日 0.5 ~ 1g,连续 2 周。

（2）肠溶片,口服,维持治疗,一日 1 ~ 2mg。

3.熊去氧胆酸#

（1）片剂,口服,一日 8 ~ 10mg/kg,早晚进餐时分 2 次给予。

（2）胶囊,口服,一日 8 ~ 10mg/kg,早晚进餐时分 2 次给予。

三、干扰素

1.聚乙二醇干扰素 α2a#　注射剂,皮下或肌内注射,一次 180μg,一周 1 次。

2.聚乙二醇干扰素 α2b#　注射剂,皮下注射,一次 1μg/kg,一周 1 次。

3.重组人干扰素 α1b#　注射液,皮下或肌内注射,一次 30 ~ 50μg,一日 1 次。

4.重组人干扰素 α2a#　注射液:①慢性活动性乙型肝炎（适合治疗伴有 HBV - DNA、HBeAg 及 DNA 多聚酶阳性等病毒复制标志的成年患者）,一次 450 万 IU,一周 3 次,皮下注射,共用 6 个月。如用药 1 个月后病毒复制标志或 HBeAg 无下降,则可逐渐加大剂量并可进一步将剂量调整至患者能够耐受的水平。②慢性丙型肝炎,起始剂量,一次 600 万 IU,一周 3 次,皮下或肌内注射 3 个月作为诱导治疗,维持剂量,ALT 正常的患者需要再以一次 300 万 IU、一周 3 次、注射 3 个月作为完全缓解的巩固治疗;ALT 不正常者必须停止治疗。

5.重组人干扰素 α2b#　注射液:①慢性乙型肝炎和急、慢性丙型肝炎,皮下或肌内注射,一日 300 万 ~ 600 万 IU,连用 4 周后改为一周 3 次。②丁型肝炎,皮下或肌内注射,一日 400 万 ~ 500 万 IU,连用 4 周后改为一周 3 次。

【注意事项】

（1）根据患者病情和意愿进行个体化治疗,治疗期间需至少每 3 个月监测肝功能、HBV - DNA,每 6 个月监测乙肝病毒血清标志物,口服阿德福韦酯患者需注意监测肾功能。应用干扰素类应定期检测血常规。

（2）根据年龄和体重调整利巴韦林用量,按治疗方案监测血常规、肝功能和 HCV - RNA。有利巴韦林禁忌证者可单用干扰素类治疗。

（3）对所有使用干扰素的患者定期进行仔细的神经、精神监测。极少数接受治疗的患者可发生自杀行为,应停止治疗。

（4）如发生轻到中度肾脏、肝脏或骨髓功能低下时,需要密切监测。用于治疗已有严重骨髓抑制的患者时,应极为谨慎,因为干扰素有骨髓抑制作用,使白细胞,特别是粒细胞、血小板减少,其次是血红蛋白含量降低,从而增加感染及出血的危险性。故应在治疗之前及治疗中的适当时期对这些项目进行密切监测,并定期进行全血细胞计数检查。

食 管 癌

【疾病概述】

食管癌是原发于食管黏膜上皮的恶性肿瘤,临床上以进行性吞咽困难为其典型症状。食管癌的病变部位以中段居多,下段次之,上段最少。部分胃贲门癌延伸至食管下段,与食管下段癌在临床上常不易区别,故又称食管贲门癌。我国90%的食管癌为鳞状细胞癌,少数为腺癌,后者与Barrett食管恶变有关。

【用药原则】

单一的治疗方法效果并不理想,应根据病期早晚、病变部位、年龄大小以及身体状态决定治疗方法,采用外科治疗内镜下切除、放疗或化疗以及联合治疗。通常在食管癌切除术后2~4周配合化疗,杀灭肿瘤细胞或干扰其生长和代谢。化疗方案有mFOLFOX7方案(奥沙利铂+亚叶酸钙+氟尿嘧啶)与PF方案(顺铂+氟尿嘧啶)。

【治疗药物】

一、影响DNA结构与功能药

(一)铂配合物

1.顺铂※　注射液/注射用无菌粉末,静脉滴注,第1日,75mg/m²,每3周重复一次(在TP和NP方案中);注射液,静脉滴注,第1日,60~80mg/m²,每3周重复1次(在FP和PEF方案中)。

2.卡铂※　注射用无菌粉末,成人一次200~400mg/m²,每3~4周给药1次,2~4次为一个疗程。也可一次50mg/m²,一日1次,连用5d,间隔4周重复。

(二)拓扑异构酶抑制剂

1.依托泊苷※　注射液,静脉滴注,第1~3日,100mg/m²(在PEF方案中)。

2.伊立替康#　注射液,静脉滴注,第1日,150~175mg/m²(在TP方案中)。

(三)破坏DNA的抗生素类

平阳霉素※　注射液,肌内、静脉注射或静脉滴注,第1日,6mg/m²(在顺铂-氟尿嘧啶-平阳霉素方案中)。

二、影响核酸生物合成药

氟尿嘧啶※　注射液,静脉滴注,第1~5日,750mg/m²(在FP方案中);第1~3日,500mg/m²(在顺铂-氟尿嘧啶-平阳霉素方案中)。

三、抑制蛋白质合成与功能药

1. 紫杉醇※　注射液,静脉滴注,第 1 日,150 ~ 175mg/m² (在 TP 方案中)。

2. 长春瑞滨#　注射液,静脉滴注,第 1 日、第 8 日,25mg/m² (在 NP 方案中)。

3. 长春地辛#　注射液,静脉滴注,单药一次 3mg/m²,一周 1 次,联合化疗时剂量酌减。连续用药 4 ~ 6 次完成疗程。

【注意事项】

(1)在使用顺铂时应注意避光以保证药物的稳定性,大剂量(30mg/m² 以上)应用时,需要加强水化和利尿,肾毒性是大剂量顺铂化疗最常见、最严重的并发症之一。大多数细胞毒类药物都有致畸性,孕妇及哺乳期妇女禁用或慎用。

(2)治疗期间和每一疗程之前,应检查下列项目:肝肾功能、全血细胞计数、血钙以及听神经功能、神经系统功能等。此外,在治疗期间,每周应检查全血细胞计数。通常需待器官功能恢复正常后,才能重复下一疗程。

胃　癌

【疾病概述】

胃癌是指源于胃黏膜上皮的恶性肿瘤,主要是胃腺癌,是最常见的恶性肿瘤之一。确切病因尚未完全阐明,但病因属于多因素,是幽门螺杆菌感染、环境因素和遗传因素等协同作用的结果。胃癌的好发部位依次为胃窦、胃角、胃体、贲门。

【用药原则】

胃癌细胞对化疗不甚敏感,因此总体上胃癌的化疗效果不够理想。抗癌药物可在术前、术中以及术后应用,以期抑制癌细胞扩散和杀灭残存癌细胞,从而提高手术效果。中晚期患者术后应给予化疗,不能施行手术的晚期胃癌患者,如一般情况许可,可进行化疗。

术前化疗即新辅助化疗,对局部肿瘤较大、难以切除的患者可使肿瘤缩小,但应遵循高效低毒的原则,可考虑的化疗方案包括 ECF 或其衍生方案 ECX、EOX、EOF,或试用氟尿嘧啶类药物(包括卡培他滨)联合顺铂或奥沙利铂,或联合紫杉烷类,如 FOLFOX、XELOX、XELOPAC 等。术前化疗时间为2 ~ 4 个周期。

术后化疗是一种辅助化疗,常用药物有氟尿嘧啶、丝裂霉素、亚硝基脲类、顺铂和依托泊苷等。这些药物单用效果差,联合应用效果稍佳。

【治疗药物】

一、影响 DNA 结构与功能药

(一)铂配合物

1. 顺铂[※]　注射液/注射用无菌粉末,静脉滴注,第 1 日,60 ~ 80mg/m²,或分 2 ~ 3d 用;或第 1 ~ 5 日,一日 15 ~ 20mg/m²,每 3 周重复 1 次,共 6 ~ 8 个周期。

2. 奥沙利铂[※]　注射用无菌粉末,静脉滴注,第 1 日,85 ~ 100mg/m²,静脉滴注 2h,每 2 周重复 1 次,共 8 ~ 12 周(在 FOLFOX4 和 FOLFOX6 方案中);静脉滴注,第 1 日,130mg/m²,每 3 周重复一次,共 6 ~ 8 个周期(在 EOX 方案中)。

(二)拓扑异构酶抑制剂

1. 依托泊苷[※]　注射液,静脉滴注,第 4、5、6 日,一日 120mg/m²(在 EAP 方案中)。

2. 伊立替康[#]　仅用于成人。本品推荐剂量为 350mg/m²,静脉滴注 30 ~ 90min,每 3 周 1 次。

(三)破坏 DNA 的抗生素类

丝裂霉素[※]　注射用无菌粉末。①间歇给药方法:成人通常一日 4 ~ 6mg(效价),每周静脉注射 1 ~ 2 次。②连日给药法:成人通常一日 2mg(效价),连日静脉注射。③大量间歇给药法:成人通常一日 10 ~ 30mg(效价),间隔1 ~ 3 周以上静脉注射。④与其他化疗药物合用:成人通常一日 2 ~ 4mg(效价),合用 1 ~ 2 次;必要时成人通常一日 2 ~ 10mg(效价),注入动脉内、髓腔内或胸腔、腹腔内。应随年龄及症状适当增减剂量。

二、影响核酸生物合成药

1. 氟尿嘧啶[※]　注射液,静脉滴注,第 1 ~ 5 日,一日 425 ~ 750mg/m²,每 3 周重复 1 次,共 6 ~ 8 个周期(在 FP 方案中);第 1、2 日,一日 400mg/m²,静脉注射,然后再用一日 600mg/m²,持续静脉滴注 22h,每 2 周重复一次,共 8 ~ 12 个周期。

2. 替加氟[※]　片剂/胶囊,口服,第 1 ~ 21 日,一次 150 ~ 300mg,一日 3 次。

3. 卡培他滨[#]　片剂/胶囊,口服,第 1 ~ 14 日,825 ~ 1 000mg/m²,一日 2 次,间歇 7d(在 XELOPAC 与 TX 方案中)。

三、抑制蛋白质合成与功能药

1. 紫杉醇[※]　注射液,静脉滴注,第 1 日,135 ~ 175mg/m²(在 TCF 或 TCX

方案中）。

2. 多西他赛[#]　注射液，静脉滴注，第 1 日，60～75mg/m² （在 DF 或 DC 方案中）。

四、其他类

亚叶酸钙[※]　注射液/注射用无菌粉末，第 1 日，400mg/m² ，在氟尿嘧啶前 2h 静脉滴注（mFOLFOX6 方案）；第 1、2 日，一日 200mg/m² ，在氟尿嘧啶前 2h 静脉滴注（mFOLFOX7 方案）。

【注意事项】

（1）抗癌药联合应用方案繁多，目前尚无理想配伍方案。亚叶酸钙可增强氟尿嘧啶的活化和细胞毒作用。

（2）使用顺铂时，用药前给予抗过敏药、止吐药，并注意充分水化，防止肾损害。

（3）注意化疗药物对骨髓的抑制作用。

（4）注意观察迟发型腹泻和急性胆碱能样反应。

（5）神经系统毒性：长春碱类及紫杉醇可致周围神经炎，应进行积极预防和处理。

（6）大多数细胞毒类药物都有致畸性，孕妇及哺乳期妇女禁用或慎用。

（7）静脉注射药物的外渗：绝大部分化疗药物对皮肤、皮下组织、黏膜及血管有明显的刺激，会给患者带来痛苦，甚至可造成皮下组织坏死。因此，在使用化疗药物时，应注意做好注射部位血管外渗的防护和处理，减少药物血管外渗的风险。

原发性肝癌

【疾病概述】

原发性肝癌简称肝癌，是指由肝细胞或肝内胆管上皮细胞发生的恶性肿瘤。根据组织学类型可将肝癌分为肝细胞肝癌、胆管细胞型肝癌和混合型肝癌，其中肝细胞肝癌占比约 90%。从肿瘤的形态上可分为结节型肝癌、巨块型肝癌和弥漫型肝癌。

【用药原则】

肝癌对化疗和放疗不敏感，常用的治疗方法有手术切除、肝移植、血管介入、射频消融术等。

药物治疗包括化疗和分子靶向药物治疗（如口服多靶点、多激酶抑制剂索拉非尼已被批准用于肝癌治疗),辅以生物技术治疗(免疫调节)。HBV 感染患者在手术、局部治疗或肝移植后,均需坚持口服抗病毒药物。肝移植患者需要终生使用免疫抑制剂。

【治疗药物】

一、影响 DNA 结构与功能药

(一)铂配合物

顺铂※ 注射液,静脉滴注,单次化疗,每 4 周一次,一次用量 $50 \sim 120 mg/m^2$;化疗,每周 1 次,共 2 次,一次用量 $50 mg/m^2$;化疗,一日 1 次,连用 5d,一次用量 $15 \sim 20 mg/m^2$。疗效依临床疗效而定,每 $3 \sim 4$ 周重复一个疗程。可与其他抗癌药联合使用,单一使用亦可。联合用药时,用量需随疗程做适当调整。

(二)破坏 DNA 的抗生素类

1. 多柔比星※ 注射液,静脉冲入、静脉滴注或动脉注射。单独用药 $50 \sim 60 mg/m^2$,每 $3 \sim 4$ 周 1 次,或一日 $20 mg/m^2$,连用 3d,停用 $2 \sim 3$ 周后重复;联合用药为 $40 mg/m^2$,每 3 周 1 次,或 $25 mg/m^2$,每周 1 次,连续 2 周,隔 3 周重复。总剂量不宜超过 $400 mg/m^2$。

2. 丝裂霉素※ ①间歇给药方法:成人通常一日 $4 \sim 6 mg$(效价),每周静脉注射 $1 \sim 2$ 次。②连日给药法:成人通常一日 2mg(效价),连日静脉注射。③大量间歇给药法:成人通常一日 $10 \sim 30 mg$(效价),间隔 $1 \sim 3$ 周静脉注射。④联合用药:成人通常一日 $2 \sim 4 mg$(效价),每周与其他抗恶性肿瘤药物合用 $1 \sim 2$ 次。另外,必要时成人一日 $2 \sim 10 mg$(效价),注入动脉内、髓腔内或胸腔、腹腔内。应随年龄及症状适当增减剂量。

二、影响核酸生物合成药

1. 氟尿嘧啶※ 注射液,静脉注射,一日 $10 \sim 20 mg/kg$,连续 $5 \sim 10d$,每个疗程 $5 \sim 7g$(甚至 10g)。静脉滴注,一日 $300 \sim 500 mg/m^2$,滴注时间不少于 8h,可用输液泵连续给药维持 24h,连续 $3 \sim 5d$。腹腔内注射,一次 $500 \sim 600 mg/m^2$,一周 1 次,$2 \sim 4$ 周为一个疗程。用于原发性或转移性肝癌,多采用动脉插管注药。

2. 替加氟※

(1)片剂/胶囊,口服,成人,一日 $0.6 \sim 1.2g$,分 $3 \sim 4$ 次服用,总量 $20 \sim 40g$ 为一个疗程;儿童,一日 $16 \sim 24 mg/kg$,分 4 次服用。

(2)注射液,静脉滴注,成人,一次 $0.8 \sim 1g$,或一次 $15 \sim 20 mg/kg$,一日 1 次,总量 $20 \sim 40g$ 为一个疗程。可与其他抗肿瘤药联用。

三、抑制蛋白质合成与功能药

1. 羟喜树碱※　注射液,静脉注射,一日 4~6mg,用生理盐水 20mL 溶解后,缓慢注射;肝动脉给药,一次 4mg,加生理盐水 10mL 灌注,一日 1 次,15~30d 为一个疗程。

2. 紫杉醇※　注射液,静脉给药,滴注时间大于 3h。单药,一次 135~200mg/m²,在粒细胞集落刺激因子(G-CSF)支持下剂量可达 250mg/m²。联合用药,一次 135~175mg/m²,3~4 周一次。

四、免疫调节药

白细胞介素-2#　注射液。①皮下注射:重组人白介素-2(125Ala)60 万~100 万 IU/m²加 2mL 注射用水溶解后皮下注射,每周 3 次,6 周为一个疗程。②静脉滴注:40 万~80 万 IU/m²加入生理盐水 500mL 中溶解后滴注,滴注时间不少于 4h,每周 3 次,6 周为一个疗程。③介入动脉灌注:50 万~100 万 IU/次,2~4 周 1 次,2~4 次为一个疗程。

区域与局部给药:①胸腔注入。用于癌性胸腔积液,重组人白介素-2(125Ala)100 万~200 万 IU/m²,尽量抽去腔内积液后注入,每周 1~2 次,2~4 周(或积液消失)为一个疗程。②肿瘤病灶局部给药。根据瘤体大小决定用药剂量,一次用量不少于 10 万 IU,隔日 1 次,4~6 次为一个疗程。

【注意事项】

(1)由于 HBV 和 HCV 感染引起的病毒性肝炎和肝硬化是原发性肝癌诸多致病因素中的最主要原因,因此通过注射疫苗预防乙型肝炎、采取积极抗病毒治疗方案对预防原发性肝癌的发生至关重要。积极治疗酒精性肝硬化和其他慢性肝病、避免黄曲霉素以及化学物质和药物的影响也对预防肝癌有积极作用。

(2)由于原发性肝癌发病机制、临床症状十分复杂,单一的治疗方法效果并不理想,应根据病期早晚、病变部位、年龄大小以及身体状态决定治疗方法。

(3)联合化疗方案中一般应包括两类以上药理作用机制不同的药物,且常用非细胞周期特异性药物与作用于不同时相的细胞周期特异性药物配合。选药时也要尽可能使各药的毒性不相重复,以提高正常细胞的耐受性。

胰　腺　癌

【疾病概述】

胰腺癌是发生于胰外分泌腺的恶性肿瘤。其恶性程度高、病程短,出现症状时一般已经属于晚期,并迅速转移,侵犯邻近器官。

【用药原则】

胰腺癌的治疗仍以争取手术切除为主。对不能手术者常做姑息性短路手术、化疗和放疗。晚期或手术前后病例均可进行化疗、放疗和各种对症支持治疗。胰腺癌对化疗药物不敏感,联合化疗优于单药化疗。靶向药物治疗可与化疗药物合并使用或单用。胰腺癌经动脉局部灌注化疗优于全身静脉化疗,而且能减少化疗药物的毒副作用。

【治疗药物】

一、单一化疗方案

吉西他滨 注射液,静脉滴注,一次 1 000mg/m^2,一周 1 次,连用 7 周后间歇 1 周,然后每 3 周间歇 1 周。

二、联合化疗方案

1. 吉西他滨 – 奥沙利铂[※](GEMOX)

吉西他滨 注射液,静脉滴注,第 1 日、第 8 日,一次 1 000mg/m^2。

奥沙利铂[※] 注射液,静脉滴注,第 1 日、第 8 日,一次 130mg/m^2。

2. 吉西他滨 – 卡培他滨

吉西他滨 注射液,静脉滴注,第 1 日、第 8 日,一次 1 000mg/m^2。

卡培他滨 片剂,口服,第 1～14 日,一次 825～1 000mg/m^2,一日 2 次,间歇 7d。

3. 吉西他滨 – 氟尿嘧啶

吉西他滨 注射液,静脉滴注,第 1 日、第 8 日,一次 1 000mg/m^2。

氟尿嘧啶[※] 注射液,静脉滴注,第 1～5 日,一次 750mg/m^2。

4. 吉西他滨 – 顺铂

吉西他滨 注射液,静脉滴注,第 1 日、第 8 日,一次 1 000mg/m^2。

顺铂[※] 注射液,静脉滴注,第 1 日、第 8 日,一次 60～80mg/m^2。

【注意事项】

(1)在化疗期间与化疗后,患者必须补充足够的水分。

(2)顺铂可能引起注意力不集中,影响驾驶和机械操作等能力。

(3)顺铂需要避免接触金属铝。

(4)使用氟尿嘧啶期间需要停止哺乳,不宜饮酒或同服阿司匹林类药物。

结直肠癌

【疾病概述】

结直肠癌即大肠癌,包括结肠癌与直肠癌,属于大肠黏膜上皮恶性肿瘤,是常见的消化道恶性肿瘤,好发部位为直肠及直肠与乙状结肠交界处。目前研究表明,结直肠癌是环境因素和遗传因素综合作用的结果。临床表现为便血、腹痛、贫血、体重减轻,晚期患者表现为恶病质、腹腔积液。

【用药原则】

结直肠癌对化疗一般不敏感,早期癌根治后一般不需化疗,化疗常在术后作为一种辅助疗法应用。对于某些不能一次性切除的肿瘤患者,可在术前给予化疗。根治性切除是主要措施,Ⅱ期和Ⅲ期术后应进行化疗以提高生存率。

【治疗药物】

一、影响 DNA 结构与功能药

（一）铂配合物

奥沙利铂※ 注射用无菌粉末,静脉滴注,第 1 日,85mg/m²,静脉滴注 2h（在 FOLFOX4 方案中）。

（二）拓扑异构酶抑制剂

伊立替康# 注射液,静脉滴注,第 1 日,150～180mg/m²,静脉滴注 30～120min（在 FOLFIRI 方案中）。

二、影响核酸生物合成药

1. 氟尿嘧啶※ 注射液,静脉滴注,2 400～3 000mg/m²,持续静脉滴注 46h。每 2 周重复一次,共 8～12 个周期（在 mFOLFOX7 方案中）。

2. 卡培他滨# 片剂,口服,第 1～14 日,850～1 250mg/m²,一日 2 次。每 3 周重复 1 次,共 8 个周期。

三、分子靶向药

1. 贝伐单抗 注射液,静脉滴注,5mg/kg,每 2 周重复一次（与其他化疗方案合用）。

2. 西妥昔单抗 注射液,静脉滴注,首剂一周 400mg/m²,维持剂量一周 250mg/m²（与其他化疗方案合用）。

四、其他类

亚叶酸钙※ 注射液/注射用无菌粉末,静脉滴注,第 1、2 日,200～400mg/m²,静脉滴注 2h。

【注意事项】

（1）贝伐单抗、西妥昔单抗类药物为大分子蛋白质,静脉滴注蛋白可导致患者发生过敏样反应或其他超敏反应,为预防过敏反应发生,一般在开始治疗前 30～60min 给予解热镇痛药和抗组胺药,也可考虑应用糖皮质激素。首次用药开始时应缓慢滴注,并密切观察呼吸、血压、心率、体温等。不能静脉注射或通过其他途径给药。如出现轻度过敏反应，可不必停药，减慢滴注速度或暂停滴注多可缓解，缓解后再继续用药，须密切观察。发生严重过敏反应时必须立即永久停药，并立即使用肾上腺素、抗组胺药和糖皮质激素等，缓解后应延长足够的监护时间。

（2）已知免疫球蛋白 IgG 可通过胎盘屏障，所以除非可能给患者带来的益处大于潜在的危险，单抗类药物不应用于孕妇。母体的 IgG 可进入乳汁，建议哺乳期妇女在使用单抗类药物治疗期间和最后一次用药后 1 个月内不要哺乳。

（3）在使用伊立替康的 24h 内，有可能出现头晕以及视力障碍，应注意对驾驶和机械操作进行限制。

（4）使用奥沙利铂时，低温可导致喉痉挛，故不得食用冰冷食物或用冰水漱口。

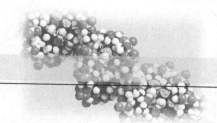

第三章

心血管系统疾病

高血压病

【疾病概述】

高血压病是指以体循环动脉压升高、周围小动脉阻力增高同时伴有不同程度的心排血量和血容量增加为主要表现的"心血管综合征",常伴随有其他危险因素、靶器官损害或临床疾病,需要进行综合干预。临床上根据是否有明确病因将高血压病分为原发性高血压与继发性高血压两类。

【用药原则】

根据患者病情,在针对原发疾病进行治疗的基础上,全面考虑患者的血压水平、并存的危险因素、临床情况以及靶器官的损害程度选择降压药物进行综合治疗。

【治疗药物】

一、利尿药

1. 氢氯噻嗪※　片剂,口服,一次 12.5～25mg,一日 1～2 次。

2. 螺内酯※　片剂,口服,一次 20～40mg,一日 1～2 次,至少用药 2 周。

3. 氨苯蝶啶※　片剂,口服,一次 25～50mg,一日 2 次,最大日剂量不超过 200mg。

4. 呋塞米※

(1)片剂,口服,一次 20～80mg,一日 1～2 次,通常早晨服用。

(2)注射液,静脉注射,用于高血压急症或高血压危象时起始剂量为 40～80mg,伴有急性左心衰竭或急性肾衰竭时,可酌情增加剂量。

5. 吲达帕胺※

(1)片剂,口服,一次 1.25～2.5mg,一日 1 次。

(2)缓释片,一次 1.5mg,一日 1 次,最好早晨服用,药片不能掰开或嚼碎服用。

二、β 受体

1. 比索洛尔[※]　片剂/胶囊,口服,初始剂量一次 2.5mg,一日 1 次;常规剂量一次 5mg,一日 1 次。最大日剂量不超过 10mg。

2. 美托洛尔

(1)片剂[※],口服,一次 25 ~ 50mg,一日 2 次。

(2)缓释片[#](琥珀酸盐),口服,一次 47.5 ~ 95mg,一日 1 次。

3. 阿替洛尔[※]　片剂,口服,初始剂量一次 6.25 ~ 12.5mg,一日 2 次,按需要及耐受程度渐增至一日 50 ~ 100mg。

4. 普萘洛尔

(1)片剂[※],口服,初始剂量 10mg,一日 3 ~ 4 次。剂量应逐渐增加,最大日剂量为 100mg。

(2)缓释片[#],口服,一次 40mg,一日 1 次。

5. 卡维地洛　片剂/胶囊,口服,初始剂量 6.25mg,一日 1 次;按需要及耐受程度渐增至一次 12.5 ~ 25mg,一日 2 次。

6. 索他洛尔　片剂,口服,一次 20 ~ 80mg,一日 3 ~ 4 次。

7. 拉贝洛尔　片剂,口服,初始剂量一次 100mg,一日 2 ~ 3 次;常用维持量一次 200 ~ 400mg,一日 2 次。一日极量为 2 400mg。

8. 阿罗洛尔　片剂,口服,一次 10 ~ 20mg,一日 1 ~ 2 次。

三、钙通道阻滞药(CCB)

1. 硝苯地平[※]

(1)片剂,口服,初始剂量一次 10mg,一日 3 次;维持剂量一次 10 ~ 20mg,一日 3 次。一日最大剂量 120mg。

(2)缓释片,口服,一次 10 ~ 20mg,一日 2 次。

(3)控释片,口服,一次 30 ~ 60mg,一日 1 次。

2. 氨氯地平[※]　片剂,口服,初始剂量一次 2.5 ~ 5mg,一日 1 次,最大剂量为 10mg,一日 1 次。

3. 尼群地平[※]　片剂,口服,初始剂量一次 10mg,一日 1 次,以后可调整为一次 10mg,一日 2 ~ 3 次,或一次 20mg,一日 2 次。

4. 地尔硫䓬[※]

(1)片剂/胶囊,口服,起始剂量一次 30mg,一日 4 次,餐前及睡前服药。每 1 ~ 2d 增加一次剂量(一日剂量不超过 360mg),直至获得最佳疗效。

(2)缓释片,口服,一次 90 ~ 180mg,一日 1 次。

5. 维拉帕米[#]

（1）片剂，口服，起始剂量为一次 80mg，一日 3 次。常用剂量可达一次 120～160mg，一日 3 次。对低剂量即有反应的老年人或体型瘦小者，应考虑起始剂量为一次 40mg，一日 3 次。

（2）缓释片，口服，初始剂量一日 240mg，早晨服用，如疗效不足，晚上加服 120～240mg。根据治疗效果逐渐调整给药剂量，长期使用本品的日安全剂量为不超过 480mg。

6. 尼卡地平[#]   片剂，口服，起始剂量一次 20mg，一日 3 次。可随患者反应调整剂量至一次 40mg，一日 3 次，增加剂量前至少连续给药 3d 以上。

7. 非洛地平

（1）片剂，口服，起始剂量一次 2.5mg，一日 2 次；常用维持剂量为每日 5mg 或 10mg。

（2）缓释片，口服，起始剂量一次 5mg，一日 1 次；维持剂量一次 5～10mg，一日 1 次。

8. 拉西地平   片剂，口服，一次 4mg，一日 1 次。

9. 乐卡地平   片剂，口服，一次 10mg，一日 1 次，根据患者的个体反应可增至一次 20mg。

10. 左旋氨氯地平   片剂，口服，一次 2.5～5mg，一日 1 次。

四、血管紧张素转化酶抑制药（ACEI）

1. 卡托普利[※]   片剂，口服，初始剂量 12.5mg，一日 2～3 次，可逐渐增加至 50mg，一日 2～3 次。儿童按体重一次 0.3mg/kg，一日 3 次，必要时每 8～24h 增加 0.3mg/kg。

2. 依那普利[※]   片剂，口服，初始剂量一次 5～10mg，一日 1～2 次；维持剂量 10～20mg，一日 1 次；最大剂量一日 40mg，分 1～2 次服用。

3. 贝那普利[#]   片剂，口服，初始剂量一次 10mg，一日 1 次，若疗效不佳，可增至一次 20mg。

4. 培哚普利[#]   片剂，口服，一次 4～8mg，一日 1 次。

5. 福辛普利   片剂，口服，一次 10～40mg，一日 1 次。

6. 赖诺普利   片剂，口服，一次 10～40mg，一日 1 次。

7. 雷米普利   片剂，口服，一次 1.25～10mg，一日 1 次。

8. 咪达普利   片剂，口服，一次 2.5～10mg，一日 1 次。

9. 西拉普利   片剂，口服，一次 2.5～5mg，一日 1 次。

五、血管紧张素Ⅱ受体拮抗药(ARB)

1. 缬沙坦※　胶囊,口服,一次 80 ~ 160mg,一日 1 次,可逐渐增量至一次 320mg,一日 1 次。

2. 厄贝沙坦#　片剂,口服,一次 75 ~ 150mg,一日 1 次,可逐渐增加至一次 300mg,一日 1 次。

3. 坎地沙坦#　片剂,口服,一次 8 ~ 32mg,一日 1 次。

4. 替米沙坦　片剂,口服,一次 20 ~ 80mg,一日 1 次。

六、α 受体阻断药

1. 哌唑嗪※　片剂,口服,初始剂量一次 0.5mg,一日 3 次,可逐渐增量至一日 6 ~ 15mg,分 2 ~ 3 次服用。7 岁以下儿童,按体重开始 0.01mg/kg,逐渐增加至 0.02 ~ 0.04mg/kg,一日 2 ~ 3 次,均按疗效调整剂量。

2. 酚妥拉明※　注射液/注射用无菌粉末,静脉注射或滴注,用于高血压危象,静脉注射 2 ~ 5mg 或静脉滴注每分钟 0.5 ~ 1mg。儿童按体重一次 0.1mg/kg,必要时可重复或持续静脉滴注。

3. 特拉唑嗪#　片剂,一次 1 ~ 20mg,一日 1 ~ 2 次。

4. 乌拉地尔

(1)缓释片,口服,初始剂量一次 30 ~ 60mg,一日 2 次,维持剂量一日 30 ~ 180mg。

(2)注射液,静脉注射,缓慢注射 10 ~ 50min,监测血压变化,降压效果通常在 5min 内显示。若效果不够满意,可重复用药。

5. 甲基多巴　片剂,口服,一次 0.25g,一日 2 ~ 3 次,每 2d 调整剂量一次,至达到满意疗效。维持量每日 0.5 ~ 2g,分 2 ~ 4 次服用,日剂量不超过 3g。

七、固定复方制剂

1. 复方利血平※　片剂,口服,初始剂量一次 0.1mg,一日 1 次;最大剂量可至一次 0.2mg,一日 1 次。

2. 复方利血平氨苯蝶啶※　片剂,口服,规格为每片含氢氯噻嗪 12.5mg、氨苯蝶啶 12.5mg、硫酸双肼屈嗪 12.5mg、利血平 0.1mg。常用量一次 1 片,一日 1 次;维持剂量一次 1 片,2 ~ 3d 一次。

八、其他降压药

1. 硝普钠※　注射用无菌粉末,静脉滴注,成人初始剂量为每分钟 0.5μg/kg,根据反应以每分钟 0.5μg/kg 递增,常用剂量为每分钟 3μg/kg,极量为每分钟 10μg/kg,总量为 3 500μg/kg。儿童用量按体重每分钟 1.4μg/kg,按效应逐渐调整剂量。

2. 硫酸镁※ 注射液,静脉注射,首次剂量 2.5～4g,5min 内缓慢静脉注射,以后以静脉滴注维持,每小时 1～2g。

3. 地巴唑# 片剂,口服,一次 10～20mg,一日 3 次。

4. 可乐定 片剂,口服,起始剂量 0.1mg,一日 2 次;需要时隔 2～4d 递增,一日 0.1～0.2mg。常用维持剂量为一日 0.3～0.9mg,分 2～4 次口服。严重高血压需紧急治疗时开始口服 0.2mg,继以每小时 0.1mg,直到舒张压控制或总量达 0.7mg,然后用维持剂量。

【注意事项】

(1)高血压患者通常采用两种降压药物联合治疗,有利于在相对较短时间内将血压降到目标值,也有利于减少不良反应。较为合理的两种降压药联合方案是:利尿药与 β 受体阻断药;利尿药与 ACEI 或 ARB;利尿药与钙通道阻滞药;β 受体阻断药与钙通道阻滞药;钙通道阻滞药与 ACEI 或 ARB。

(2)老年人在大剂量药物治疗时容易出现体位性低血压,建议平卧位,补充盐水。

(3)使用排钾利尿药呋塞米或氢氯噻嗪等时易出现低血钾乏力,建议补充钾盐或口服氯化钾,或与保钾利尿药螺内酯或氨苯蝶啶等合用。

(4)使用 ACEI 类药物时如果出现严重干咳,建议减量或停药及更换为 ARB 类药物。

(5)使用卡托普利或依那普利期间,应定期检测白细胞计数和分类计数,最初 3 个月期间每 2 周查一次,若白细胞计数过低,暂停使用后可以恢复。

(6)服用 CCB 类药物时如果出现明显的水肿,建议 CCB 联合 ACEI 或小剂量利尿药使用,不能耐受者需停药。

(7)使用硫酸镁时如出现急性镁中毒现象,可用钙剂静脉注射解救,常用 10% 葡萄糖酸钙注射液 10mL 缓慢注射。

高血压心脏损害

【疾病概述】

高血压引起的心室舒张功能障碍、心律失常和心脏收缩功能减退,统称为高血压心脏损害;可发展为心肌肥厚或心腔扩大,继而导致各种心血管并发症的发生。

【用药原则】

控制血压尽可能达标。根据左心室的肥厚程度和心功能受损程度选择治

93

疗药物,常需要联合用药。

【治疗药物】

一、血管紧张素转化酶抑制药

1. 卡托普利※　片剂,口服,一次 12.5~25mg,一日 2~3 次。

2. 依那普利※　片剂,口服,一次 5~10mg,一日 2 次。

二、血管紧张素Ⅱ受体拮抗药

1. 缬沙坦※　片剂,口服,一次 80~160mg,一日 1 次。

2. 厄贝沙坦#　片剂,口服,初始剂量一次 150mg,一日 1 次;根据病情可增至一次 300mg,一日 1 次。

3. 坎地沙坦#　片剂,口服,一次 4~8mg,一日 1 次;必要时可增至一次 12mg,一日 1 次。

4. 替米沙坦　片剂,口服,一次 20~80mg,一日 1 次。

三、利尿药

1. 氢氯噻嗪※　片剂,口服,一次 12.5~25mg,一日 1~2 次。

2. 吲达帕胺※　片剂,口服,一次 1.5~2.5mg,一日 1 次。

四、β 受体阻断药

1. 美托洛尔※　片剂,口服,一次 25mg,一日 2 次。

2. 比索洛尔※　片剂,口服,一次 2.5~5mg,一日 2 次。

3. 阿替洛尔※　片剂,口服,一次 12.5~25mg,一日 2 次。

五、钙通道阻滞药

1. 硝苯地平

(1)片剂※,口服,一次 5~20mg,一日 3 次。

(2)缓释片※,口服,一次 10~20mg,一日 2 次。

(3)控释片#,口服,一次 30mg,一日 1 次。

2. 尼群地平※　片剂,口服,一次 10mg,一日 2 次。

3. 氨氯地平※　片剂,口服,一次 5mg,一日 1 次。

【注意事项】

(1)对于左心室肥厚、血压控制效果不佳、阵发性或持续性心房颤动(简称房颤)以及明显心力衰竭的患者需要特别注意。高血压病程长且出现胸闷、气短或运动耐力下降者建议进行超声心动图检查。

(2)对于高危且年龄大于 60 周岁伴有左心室肥厚的患者,首选 ACEI 或 ARB;急性心功能不全者不宜选用 CCB,如确实需要,可选用氨氯地平;房颤者可口服美托洛尔,房性、室性期前收缩可不予特殊处理。

高血压肾脏损害

【疾病概述】

高血压长时间持续引起的肾脏小动脉硬化称为高血压肾脏损害。临床可表现为夜尿增多、蛋白尿、肾小球滤过率下降以及肾功能不全等症状,根据高血压的严重程度和高血压持续时间可分为良性肾小球动脉硬化和恶性肾小球动脉硬化。

【用药原则】

控制血压尽可能达标。根据血肌酐水平及血钾水平,选择首选药物,或者次选 2 种药物联合或多药联合。

【治疗药物】

一、血管紧张素转化酶抑制药或血管紧张素Ⅱ受体拮抗药

1. 卡托普利※ 片剂,口服,一次 12.5~25mg,一日 2~3 次。

2. 依那普利※ 片剂,口服,一次 5~10mg,一日 2 次。

3. 缬沙坦※ 片剂,口服,一次 80~160mg,一日 1 次。

二、钙通道阻滞药

1. 硝苯地平

(1)片剂※,口服,一次 5~20mg,一日 3 次。

(2)缓释片#,口服,一次 10~20mg,一日 2 次。

(3)控释片#,口服,一次 30mg,一日 1 次。

2. 尼群地平※ 片剂,口服,一次 10~20mg,一日 2 次。

3. 氨氯地平※ 片剂,口服,一次 2.5~10mg,一日 1 次。

三、利尿药

1. 氢氯噻嗪※ 片剂,口服,一次 12.5~25mg,一日 1~2 次。

2. 呋塞米※ 片剂,口服,一次 20~40mg,一日 1~2 次。

四、β 受体阻断药、α 受体阻断药及复方制剂

1. 美托洛尔※ 片剂,口服,一次 25~50mg,一日 2 次。

2. 比索洛尔※ 片剂,口服,一次 2.5~10mg,一日 1 次。

3. 阿替洛尔※ 片剂,口服,一次 25~50mg,一日 1 次。

4. 普萘洛尔※ 片剂,口服,一次 10~20mg,一日 2~3 次。

5. 哌唑嗪※ 片剂,口服,一次 0.5~1mg,一日 3 次。

6. 复方利血平氨苯蝶啶※ 片剂,口服,一次 1 片(每片含氢氯噻嗪

12.5mg、氨苯蝶啶 12.5mg、硫酸双肼屈嗪 12.5mg、利血平 0.1mg),一日 1 次。

【注意事项】

(1)高血压肾病一般需要多药联合。常见的联合方案主要有:ACEI/ARB +
CCB,ACEI/ARB + 利尿药,ACEI/ARB + CCB + 利尿药,CCB + 利尿药 + β 受
体阻断药。

(2)患者出现大量蛋白尿时,以 ACEI 或 ARB 联合 CCB 或利尿药为主要
治疗方案。治疗中密切注意血肌酐和血清钾水平。

(3)当患者出现夜尿增多、蛋白尿排泄持续增多、血肌酐持续增高或血压
控制效果不佳、需要血液或腹膜透析时,建议转至三级综合医院或专科医院
诊治。

冠 心 病

急性冠状动脉综合征

【疾病概述】

急性冠状动脉综合征是由于冠状动脉内粥样硬化斑块破裂、血栓形成以
及病变血管阻塞而导致的临床综合征,可分为 ST 段抬高和非 ST 段抬高两
大类。

【用药原则】

镇静止痛,维持血压和心率稳定。

【治疗药物】

一、抗血小板药

1. 阿司匹林※　 片剂,嚼服,初始剂量一次 300mg;维持剂量一次 75 ~
150mg,一日 1 次。

2. 氯吡格雷※　 片剂,口服,一次 75mg,一日 1 次。

二、硝酸酯类药

1. 硝酸甘油※

(1)片剂,舌下含服,一次 0.25 ~ 0.5mg,每 5min 可重复一次,直至疼痛
缓解。

(2)注射液/注射剂,静脉滴注,一次 5 ~ 10mg,滴速 20 ~ 30 滴/min,可根
据症状调整滴速。

2.硝酸异山梨酯

（1）片剂※，口服，一次 5～10mg，一日 2～3 次，一日总量为 10～30mg。

（2）缓释片#，口服，一次 20mg，每 8～12h 一次。

（3）注射液/注射剂※，静脉滴注，常规剂量为每小时 2～7mg，必要时可增至 10mg。初始剂量为 30μg/min，如无不良反应，可将剂量加倍，一日 1 次。

3.单硝酸异山梨酯#

（1）片剂，口服，一次 10～20mg，一日 2～3 次；严重者可用至一次 40mg，一日 2～3 次，餐后服。

（2）缓释片，口服，最初 2～4d，一次 30mg，一日 1 次；常规剂量一次 40mg、50mg 或 60mg，一日 1 次；必要时增至一次 120mg，一日 1 次。

（3）注射剂，静脉滴注，一般有效剂量为 2～7mg/h，一般滴速为 60～120μg/min，一日 1 次。

三、β 受体阻断药

1.美托洛尔

（1）片剂※，口服，一次 12.5～25mg，一日 2 次。

（2）缓释片#，口服，一次 100～200mg（酒石酸美托洛尔）或 95～190mg（琥珀酸美托洛尔），一日 1 次。

2.阿替洛尔※　片剂，口服，一次 12.5～25mg，一日 2 次。

3.比索洛尔※　片剂，口服，一次 2.5～5mg，一日 1 次。

四、钙通道阻滞药

1.地尔硫䓬#

（1）片剂，口服，初始剂量一次 30mg，一日 4 次，餐前或临睡前服；每 1～2d 逐渐增加剂量直至获得满意疗效，平均剂量为一日 90～360mg。

（2）注射剂，静脉滴注，初始剂量为每分钟 1～5μg/kg，最大剂量为每分钟 5μg/kg，根据病情酌情增减。

2.维拉帕米※

（1）片剂，口服，一次 80～120mg，一日 3 次。

（2）注射液/注射剂，静脉滴注，每小时 5～10mg，一日总量不超过 50～100mg。

五、血管紧张素转化酶抑制药或血管紧张素Ⅱ受体拮抗药

1.卡托普利※　片剂，口服，一次 12.5mg，一日 3 次。

2.依那普利※　片剂，口服，一次 5mg，一日 2 次。

3.缬沙坦※　片剂，口服，一次 80～160mg，一日 1 次。

六、其他类

1. 阿托伐他汀[#]　片剂,口服,一次 10~80mg,一日 1 次。
2. 辛伐他汀[※]　片剂,口服,一次 20~40mg,一日 1 次。
3. 川芎嗪[#]　注射剂,静脉滴注,一次 40~80mg,一日 1 次。
4. 丹参川芎嗪[#]　注射剂,静脉滴注,一次 5~10mL,一日 1~2 次。
5. 果糖二磷酸钠[#]　口服液,口服,一次 5~10g,一日 1~2 次。
6. 环磷腺苷[#]　注射剂,静脉滴注,一次 40mg,一日 1 次。
7. 烟酸肌醇[#]　片剂,口服,一次 0.2~0.6g,一日 3 次。

【注意事项】

(1)患者使用硝酸甘油时,应该根据症状缓急及血压情况调整静脉滴注速度和用量。

(2)服用他汀类 1 个月内应该检查肝功能,有四肢乏力以及肌肉疼痛者须及时检查肌酶,防止肌病和横纹肌溶解的发生。

(3)在没有相关禁忌证的情况下,进行性胸痛患者可选择 β 受体阻断药;频发性心肌缺血患者可选择二氢吡啶类钙通道阻滞药;血压偏高的患者可增加血管紧张素转化酶抑制药。

(4)急性冠状动脉综合征的患者需要密切注意血压、心律和心率的变化,以改善心肌缺血和止痛为首要目标,并减少对患者的搬动,尽量限制患者活动。

(5)美托洛尔缓释片最好在早晨服用,可掰开服用,但不能咀嚼或压碎,服用时应该适当多用液体送服;同时摄入食物不影响其生物利用度;剂量应个体化,以避免心动过缓的发生。

稳定型心绞痛

【疾病概述】

稳定型心绞痛是冠状动脉固定狭窄,导致冠状动脉供血不能满足心肌的血氧要求,从而引起的一过性心肌缺血。该病以发作性胸痛、胸闷为主要症状,且发作频率,诱发因素,发病的性质、部位、时限及缓解方式在数月甚至数年无明显改变。

【用药原则】

抑制血小板聚集,扩张冠脉,减少心肌缺血,稳定斑块,控制危险因素,改善患者症状。

【治疗药物】

一、抗血小板药

1. 阿司匹林[※]　片剂,嚼服,一次 75~150mg,一日 1 次。

2. 氯吡格雷[※]　片剂,口服,一次 75mg,一日 1 次。

二、硝酸酯类药

1. 硝酸甘油[※]

(1)片剂,舌下含服,一次 0.25~0.5mg。

(2)注射液/注射剂,静脉滴注,一次 5~10mg,滴速 20~30 滴/min,可根据症状调整滴速。

2. 硝酸异山梨酯

(1)片剂[※],口服,一次 5~10mg,一日 2~3 次。

(2)缓释片[#],口服,一次 20mg,每 8~12h 一次。

(3)注射液/注射剂[※],静脉滴注,常规剂量为每小时 2~7mg,必要时可增至 10mg;初始剂量为 30μg/min,如无不良反应可将剂量加倍,一日 1 次。

3. 单硝酸异山梨酯[#]

(1)片剂,口服,一次 10~20mg,一日 2~3 次;严重者可用至一次 40mg,一日 2~3 次,餐后服。

(2)缓释片,口服,一次 60mg。

(3)注射剂,静脉滴注,2~7mg/h,滴速为 60~120μg/min,一日 1 次。

三、β 受体阻断药

1. 美托洛尔

(1)片剂[※],口服,一次 6.25~25mg,一日 2 次,最大剂量为一日 100mg。

(2)缓释片[#],口服,一次 100~200mg(酒石酸美托洛尔)或 95~190mg(琥珀酸美托洛尔),一日 1 次。

2. 阿替洛尔[※]　片剂,口服,一次 6.25~12.5mg,一日 2 次,最大剂量为一日 50~100mg。

3. 比索洛尔[※]　片剂,口服,一次 2.5~5mg,一日 1 次,最大剂量为一日 10mg。

4. 普萘洛尔

(1)片剂[※],口服,一次 5~10mg,一日 3~4 次,最大剂量为一日 100mg。

(2)缓释片[#],口服,一次 40mg,一日 1 次,早晨或晚上服用;必要时增至一次 80mg,一日 1 次。

四、血管紧张素转化酶抑制药或血管紧张素Ⅱ受体拮抗药

1. 卡托普利※　片剂,口服,一次 12.5～25mg,一日 2 次。

2. 依那普利※　片剂,口服,一次 5～20mg,一日 2 次。

3. 缬沙坦※　片剂,口服,一次 80～160mg,一日 1 次。

五、他汀类

辛伐他汀※　片剂,口服,一次 20～40mg,一日 1 次,晚上睡前服用。

【注意事项】

(1)对于该类患者应该注意控制其危险因素,如高血压、高脂血症、糖尿病,同时提醒患者注意戒烟、限酒以及控制体重。

(2)使用阿司匹林时应注意胃肠道不良反应,有慢性胃炎、反流性胃炎,尤其是高龄老年患者(＞80 岁),治疗时一旦出现上消化道出血的迹象,应立即停药并给予对症治疗。

(3)服用 β 受体阻断药时,患者应注意复查心电图以观察心率和心律情况,特别是在用药初期和剂量调整期。患者服用药物应从小剂量开始,每 5～7d 逐渐加量。长期应用 β 受体阻断药者不能突然停药,否则易出现撤药综合征。

(4)硝酸甘油等硝酸酯类药物在使用时可能出现头痛、一过性血压降低等现象,患者使用时应该注意个体化用药,从小剂量开始使用、卧位服药可减少或避免此类不良反应的发生。

陈旧性心肌梗死

【疾病概述】

心肌梗死是在冠状动脉病变的基础上,发生冠状动脉血供减少或中断,使相应的心肌严重持久地急性缺血,从而导致的心肌缺血性坏死。一般而言,陈旧性心肌梗死是指急性心肌梗死后 6～8 周的阶段。

【用药原则】

扩张冠脉,减少和防止心肌缺血的发生,稳定动脉斑块,防止血小板血栓的形成。注意改善心功能,预防或治疗心律失常,控制危险因素。

【治疗药物】

一、抗血小板药

1. 阿司匹林※　片剂,嚼服,一次 75～150mg,一日 1 次。

2. 氯吡格雷※　片剂,口服,一次 75mg,一日 1 次。

二、硝酸酯类药

1. 硝酸甘油[※]　片剂,舌下含服,一次 0.25 ~ 0.5mg。

2. 硝酸异山梨酯

(1)片剂[※],口服,一次 5 ~ 10mg,一日 2 ~ 3 次。

(2)缓释片[#],口服,一次 20mg,每 8 ~ 12h 一次。

3. 单硝酸异山梨酯[#]

(1)片剂,口服,一次 10 ~ 20mg,一日 2 ~ 3 次;严重者可用至一次 40mg,一日 2 ~ 3 次,餐后服。

(2)缓释片,口服,一次 60mg。

三、β 受体阻断药

1. 美托洛尔

(1)片剂[※],口服,一次 6.25 ~ 25mg,一日 2 次,最大剂量为一日 100mg。

(2)缓释片[#],口服,一次 100 ~ 200mg(酒石酸美托洛尔)或 95 ~ 190mg(琥珀酸美托洛尔),一日 1 次。

2. 阿替洛尔[※]　片剂,口服,一次 6.25 ~ 12.5mg,一日 2 次,最大剂量为一日 50 ~ 100mg。

3. 比索洛尔[※]　片剂,口服,一次 2.5 ~ 5mg,一日 1 次,最大剂量为一日 10mg。

4. 普萘洛尔

(1)片剂[※],口服,一次 5 ~ 10mg,一日 3 ~ 4 次,最大可一日 100mg。

(2)缓释片[#],口服,一次 40mg,一日 1 次,早晨或者晚上服用;必要时增至一次 80mg,一日 1 次。

四、血管紧张素转化酶抑制药或血管紧张素Ⅱ受体拮抗药

1. 卡托普利[※]　片剂,口服,一次 12.5 ~ 25mg,一日 2 次。

2. 依那普利[※]　片剂,口服,一次 5 ~ 20mg,一日 2 次。

3. 缬沙坦[※]　片剂,口服,一次 80 ~ 160mg,一日 1 次。

五、其他

1. 辛伐他汀[※]　片剂,口服,一次 20 ~ 40mg,一日 1 次,晚上睡前服用。

2. 曲美他嗪　片剂,口服,一次 20mg,一日 3 次,三餐时服用,总剂量每日不超过 60mg。

【注意事项】

(1)有慢性心功能不全的陈旧性心肌梗死患者应避免劳累、情绪激动和感染等。

101

（2）普萘洛尔有效剂量的个体差异性较大，一般宜从小剂量开始，以后每隔数日增加 10～20mg；久用停药时应逐渐减量，否则容易加剧心绞痛发作，引起心肌梗死或猝死。

（3）曲美他嗪不能排除致畸的危险，最好避免在妊娠期间服用，且哺乳期妇女在治疗期间应暂停哺乳。此药不作为心绞痛发作时的对症治疗用药，也不适用于不稳定型心绞痛或心肌梗死的初始治疗。此药不应用于入院前或入院后最初几天的治疗。

（4）患者使用单硝酸异山梨酯时应该注意个体化用药，对于低充盈压的急性心肌梗死患者，应避免收缩压低于 90mmHg；主动脉和（或）二尖瓣狭窄、体位性低血压及肾功能不全的患者慎用。

（5）不能明确诊断是否为陈旧性心肌梗死的患者，需要转至上级医院进行全面检查；患者心绞痛的情况恶化甚至出现新的心肌梗死或心力衰竭情况恶化时，应转往三级综合医院或专科医院进一步诊治。

心律失常

快速型室上性心律失常

【疾病概述】

心律失常是心脏冲动起源和冲动传导异常引起的心脏节律紊乱。快速型室上性心律失常是心律失常的一种，包括房性心动过速、阵发性室上性心动过速、心房扑动（简称房扑）和心房颤动，诱发因素主要有情绪激动、劳累、吸烟，以及饮酒、茶、咖啡等。

【用药原则】

控制心室率，纠正异位心律，维持窦性心律。积极抗栓治疗，改善心功能。

【治疗药物】

一、洋地黄类制剂

1. 去乙酰毛花苷※　注射液/注射剂，缓慢静脉注射，一次 0.4mg，2～4h 后可重复，总量不超过 1.6mg。

2. 地高辛

（1）片剂※，口服，一次 0.125～0.25mg，一日 1 次。

（2）注射剂#，静脉注射，一次 0.25～0.5mg，每隔 4～6h 注射一次，一日总量不超过 1mg；维持剂量为一次 0.125～0.25mg，一日 1 次。

3.毛花苷丙

（1）片剂，口服，缓慢全效量一次 0.5mg，一日 2 次；维持剂量一次 0.5mg，一日 2 次。

（2）注射剂，静脉注射，初始剂量为 0.4～0.8mg，视需要 2～4h 后再给予 0.2mg；维持量为一日 0.2～0.4mg，一日 1 次或分 2 次（间隔 12h）使用。

二、钙通道阻滞药

1.维拉帕米※

（1）片剂，口服，一次 40～80mg，一日 3～4 次；按需可逐日或逐周增加剂量，一日总量一般在 240～480mg。

（2）注射液/注射剂，缓慢静脉注射，初始剂量一次 5mg，静脉注射至少 2min；如无效，则 10～30min 后再注射一次。

2.地尔硫䓬# 片剂，口服，一次 30～60mg，一日 3 次。

三、钠通道阻滞药

1.普罗帕酮

（1）片剂※，口服，初始剂量 150mg，一日 3 次；如需要，3～4d 后加量到一次 200mg，一日 3 次；最大用量一次 200mg，一日 4 次。

（2）注射液/注射剂※，缓慢静脉注射，一次 70mg，于 10min 内静脉注射，必要时 10～20min 重复 1 次，一日总量不超过 210mg。

2.阿普林定 片剂，口服，初始剂量 100mg，其后每 6h 再用 50～100mg，24h 用量不得超过 300mg；第 2、3 日各 100～150mg，分 2～3 次服用；此后给予维持量，一日 50～100mg，分 2 次服用。

3.安他唑啉

（1）片剂，口服，一次 0.1～0.2g，一日 2～4 次。

（2）注射剂，静脉注射，每 5min 静脉弹丸式注射 0.05g，直至达到最大量 0.4g，再改为口服维持。

4.丙吡胺 片剂，口服，初始剂量 200mg，以后一次 100～150mg，每 6h 一次；按需可调整最大剂量为一日 800mg。

四、β 受体阻断药

1.普萘洛尔

（1）片剂※，口服，一次 10～30mg，一日 3～4 次。

（2）缓释片#，口服，一次 40mg，一日 1 次，早晨或者晚上服用；必要时增至一次 80mg，一日 1 次。

（3）注射剂，静脉注射，一次 2.5～5mg，以 2～3min 1mg 的速度静脉注射；

严重心律失常时,可调整为每分钟不超过 1mg 的速度注射 1 ~ 3min,必要时 2min 重复 1 次,之后每 4h 一次。

2. 美托洛尔

(1)片剂[※],口服,一次 25 ~ 50mg,一日 2 ~ 3 次;或一日 100mg,分 2 次服用。

(2)注射液/注射剂[※],静脉注射,一次 5mg 以内,1 ~ 2mg/min,必要时 5min 后可重复,直至最大剂量 20mg。

(3)缓释片[#],口服,一次 47.5mg(琥珀酸美托洛尔)或 50mg(酒石酸美托洛尔),一日 1 次。

3. 阿替洛尔[※] 片剂,口服,成人初始剂量一次 6.25 ~ 12.5mg,一日 2 次,按需逐渐增量至 50 ~ 200mg;儿童用药,初始剂量按体重 0.25 ~ 0.5mg/kg,一日 2 次。

五、钾通道阻滞药

胺碘酮[※]

(1)片剂,口服,一次 0.2g,一日 2 ~ 3 次;1 ~ 2 周后,根据实际情况改为一次 0.2g,一日 1 ~ 2 次,部分患者可以减至 0.2g,每周 5d 服药或者更小剂量。

(2)注射液/注射剂,静脉滴注,按体重 3 ~ 5mg/kg 或 150mg,于 20min 内滴入(滴注时间不短于 10min),然后以每分钟 1 ~ 1.5mg 维持,6h 后减至每分钟 0.5 ~ 1mg,一日总量 1 200mg;以后逐渐减量,持续时间不超过 3d。

【注意事项】

(1)强心苷类药物在患者体内的个体差异性较大,故应制订个体化的用药方案,监测患者血药浓度,并在用药期间严密观察患者的病情变化,灵活调整剂量。

(2)洋地黄强心苷与两性霉素 B、皮质激素或排钾利尿药如布美他尼或依他尼酸等合用时,可引起低血钾而致洋地黄中毒;与抗心律失常药、钙剂、可卡因、泮库溴铵、萝芙木碱、琥珀胆碱或拟肾上腺素类药合用时,可导致心律失常;与 β 受体阻断药、维拉帕米、地尔硫䓬、胺碘酮等合用时,可导致房室传导阻滞或严重心动过缓。

(3)维拉帕米主要用于房扑、房颤时的心室率控制,静脉注射维拉帕米时应监测心率,心动过速时应立即停止注射;预激综合征合并室上性心动过速时禁用本药,心功能不全者慎用。

(4)使用胺碘酮时,应注意监测心率和 QT 间期,同时静脉用药时注意血压变化,定期检查肝肾功能和甲状腺功能,注意低血钾和酸中毒的发生;避免发生尖端扭转型室性心动过速,房颤发生48h以内的复律应在抗凝条件下进行。

（5）抗心律失常药物治疗一般先考虑单独用药,然后联合用药,力求以最小的剂量取得满意的临床效果;先考虑降低危险因素,然后缓解症状;用药过程中注意监测药物的不良反应及药物本身所致的心律失常副作用。

快速型室性心律失常

【疾病概述】

快速型室性心律失常主要包括室性期前收缩、室性心动过速、心室扑动和心室颤动(简称室颤),见于器质性心脏病患者或正常人,诱发因素主要有心肌缺血、使用抗心律失常药物、电解质紊乱(低钾、低钠)等。

【用药原则】

急性期血流动力学不稳定者首选电复律,稳定者可尝试胺碘酮、索他洛尔或普鲁卡因胺;慢性期主要预防心律失常复发以及心源性猝死。

【治疗药物】

一、钾通道阻滞药

胺碘酮※

（1）片剂,口服,一次0.2~0.4g,一日3次;1~2周后根据需要改为一日0.2~0.4g维持;维持量宜用最小剂量,一日0.1~0.4g,或隔日0.2g,或一日0.1g。

（2）注射液/注射剂,静脉滴注,按体重3mg/kg或150mg,于20min内滴入(滴注时间不短于10min),然后以每分钟1~1.5mg维持,6h后减至每分钟0.5~1mg,一日总量1 200mg;以后逐渐减量,静脉滴注持续时间不超过3d。

二、β受体阻断药

1. 普萘洛尔

（1）片剂※,口服,一次10~30mg,一日3~4次。

（2）缓释片#,口服,一次40mg,一日1次,早晨或者晚上服用;必要时增至一次80mg,一日1次。

（3）注射剂,静脉注射,一次2.5~5mg,以2~3min 1mg的速度静脉注射;严重心律失常时,可调整为每分钟不超过1mg的速度注射1~3min,必要时2min重复1次,之后每4h一次。

2. 美托洛尔

（1）片剂※,口服,一次25~50mg,一日2~3次;或一日100mg,分2次服用。

（2）缓释片#，口服，一次 47.5mg（琥珀酸美托洛尔）或 50mg（酒石酸美托洛尔），一日 1 次。

（3）注射液/注射剂※，静脉注射，一次 5mg，立即使用，必要时 2min 后可重复，直至最大剂量 15mg。

3. 阿替洛尔※　片剂，口服，初始剂量一次 6.25～12.5mg，一日 2 次，按需逐渐增量至 50～200mg；儿童初始剂量按体重 0.25～0.5mg/kg，一日 2 次。

4. 索他洛尔

（1）片剂，口服，初始推荐剂量一次 80mg，一日 2 次，可隔周调整，有效剂量为一日 160～640mg。

（2）注射剂，静脉注射，一次 1.5～2mg/kg 或一次 20～60mg，注射时间不少于 10min。

三、钠通道阻滞药

1. 普罗帕酮※

（1）片剂，口服，初始剂量一次 100～200mg，一日 3～4 次；维持剂量一日 300～600mg，分 2～4 次服用。

（2）注射液/注射剂，缓慢静脉注射，一次 70mg，于 10min 内静脉注射，必要时 10～20min 重复 1 次，一日总量不超过 210mg。静脉注射后改为静脉滴注，滴速 0.5～1mg/min 或口服维持。

2. 普鲁卡因胺※　注射液/注射剂※，静脉滴注，一次 0.5～1g，开始 10～30min 滴速可适当加快，于 1h 内滴完；无效者，1h 后再给药 1 次，24h 内总量不超过 2g。

3. 莫雷西嗪　片剂，口服，初始剂量一次 200mg，以后一次 100～150mg，每 6h 一次。应根据需要及患者耐受程度调整用量，最大剂量为一日 800mg。

4. 美西律

（1）片剂※，口服，一次 100～200mg，每 6～8h 一次，极量为一日 1 200mg；或者先给予负荷量 400mg，以后每 8h 200mg，维持剂量一日 600～900mg。

（2）注射剂，静脉注射，一次 100～200mg，10～15min 注射；静脉滴注，一次 200～300mg，30min 内滴完，然后以 0.5～1.5mg/min 的速度维持。

四、其他类

托西溴苄铵　注射剂，用于治疗心室颤动时静脉注射，紧急情况下可不必稀释，按 5mg/kg 快速静脉注射，如室颤仍持续，可每 15～30min 注射 10mg/kg；或者静脉注射，一日 30mg/kg，静脉注射 10～20min；用于治疗心室颤动时，静脉注射,一次 500mg,静脉注射 10 ~ 30min。

【注意事项】

（1）使用胺碘酮期间,注意监测患者心率、QT 间期和血压情况,定期复查肝肾功能、甲状腺功能和心功能,避免低血钾、酸中毒或者尖端扭转型室性心动过速的发生。

（2）莫雷西嗪仅用于致命性室性心律失常患者。

（3）严重窦性心动过缓、预激综合征合并室上性心动过速、严重肝肾功能障碍患者以及孕妇、哺乳期妇女慎用美西律,严重窦房结功能障碍、Ⅱ度及Ⅲ度房室传导阻滞、心室内传导阻滞、重度心力衰竭以及心源性休克患者禁用美西律。

（4）抗室性心律失常治疗药物包括传统抗心律失常药物和非传统抗心律失常药物。传统抗心律失常药物中,β 受体阻断药是安全有效的主流药物,也可以和其他药物联用。非传统抗心律失常药物如他汀类、ACEI、ARB 和醛固酮拮抗剂等可通过减轻炎症和改良基质的作用而达到减轻心律失常和降低死亡率的作用。

缓慢型心律失常

【疾病概述】

缓慢型心律失常是指窦性心动过缓、窦房阻滞、窦性停搏和Ⅱ度以上的房室阻滞等以心率减慢为特征的疾病,常见于高龄患者和器质性心脏病患者,也可发生于迷走神经张力增高的年轻人。

【用药原则】

急性心肌梗死或高血钾等所致的一过性缓慢型心律失常,以及持续性缓慢型心律失常的临时治疗可选择药物治疗;持续性缓慢型心律失常的根本治疗方案是置入人工心脏起搏器。

【治疗药物】

1. 阿托品[※]

（1）片剂,口服,一日 0.9 ~ 1.8g,一日 3 ~ 4 次。

（2）注射液/注射剂,静脉注射,成人一次 1 ~ 2mg,按需可 1 ~ 2h 一次,最大剂量为 2mg,儿童一次 0.03 ~ 0.05mg/kg;也可肌内或皮下注射,剂量同静脉注射。

2. 异丙肾上腺素[※] 注射液/注射剂,静脉滴注,一次 0.5 ~ 1mg,缓慢静脉滴注。

【注意事项】

（1）阿托品口服用药极量为一次1mg，一日极量<3mg；皮下或静脉用药极量为一次2mg。急救阿托品口服中毒者可洗胃、导泻，兴奋过于强烈时可对症治疗。

（2）孕妇慎用阿托品，前列腺肥大患者、青光眼患者禁用阿托品。

（3）异丙肾上腺素主要用于纠正缓慢型心律失常，抢救心搏骤停。

心 肌 炎

【疾病概述】

心肌炎指心肌本身的炎症病变，呈局灶性或弥漫性，按起病情况可分为急性、亚急性和慢性，按发病原因分为感染性和非感染性两大类。感染性心肌炎可由细菌、病毒、螺旋体、立克次体、真菌、原虫、蠕虫等所引起。非感染性心肌炎可由过敏、变态反应（如风湿热）、化学因素、物理因素或药物所引起。近年来由风湿热和白喉等所致心肌炎逐渐减少，而病毒性心肌炎的发病率显著增多。

【用药原则】

针对细菌或病毒感染可采用抗生素、抗病毒药物等进行对因治疗，对于非感染性心肌炎，常选用糖皮质激素、抗心律失常药以及抗心力衰竭药等进行对症处理。

【治疗药物】

一、抗病毒药

金刚乙胺[#]

（1）片剂，口服，成人及10岁以上儿童为一日0.2g，1～10岁儿童一日5mg/kg（不超过150mg），1次或分2次服。

（2）颗粒剂，口服，一次100mg，一日2次。

（3）口服液，口服，一次0.1g，一日2次。

二、抗生素

1.青霉素[※] 注射用无菌粉末：①肌内注射，成人一日80万～200万U，分3～4次给药；小儿按体重2.5万U/kg，每12h给药1次。②静脉滴注，成人一日200万～2 000万U，分2～4次给药；小儿一日按体重5万～20万U/kg，分2～4次给药。

2.克林霉素[※]

（1）胶囊，口服，成人一次0.15～0.3g，一日4次；儿童一日按体重8～

16mg/kg,分3~4次,4周以下者不用。

（2）注射用无菌粉末,肌内注射或静脉滴注,成人一日0.6~1.2g,分2~4次给药;儿童一日15~25mg/kg,分3~4次应用,小于4周者不用。

三、糖皮质激素类药

1. 氢化可的松※

（1）片剂,口服,一日20~30mg。

（2）注射液/注射剂,静脉滴注,一次50~100mg。

2. 泼尼松※　片剂,口服,一般一次5~10mg,一日10~60mg。

3. 地塞米松※

（1）片剂,口服,成人一次0.75~3mg,一日2~4次。维持量为一日0.75mg。

（2）注射液/注射剂,静脉注射,一次2~20mg。

4. 甲泼尼龙#

（1）片剂,口服,初始剂量为一次4~48mg不等,一日1次。

（2）注射用无菌粉末,静脉注射/肌内注射/静脉滴注,推荐剂量为30mg/kg。

5. 泼尼松龙#　注射剂,肌内注射或关节腔注射,一日10~40mg,必要时可加量。

6. 氢化泼尼松#　注射剂,静脉滴注,一次10~20mg。

7. 曲安奈德#　注射剂,肌内注射,一周1次,一次20~100mg;关节腔或皮下注射,一般一次2.5~5mg。

8. 倍他米松

（1）片剂,口服,起始剂量,一日1~4mg,分次给予,维持量为一日0.5~1mg。

（2）注射剂,肌内注射或静脉注射,一日2~20mg,分次给药。

四、极化液治疗

10%葡萄糖注射液500mL加普通胰岛素10U、10%氯化钾10mL静脉滴注,7~10d为一个疗程。

五、其他

（1）出现心力衰竭者,按常规心力衰竭治疗,但洋地黄用量要偏小。

（2）根据心律失常情况选择抗心律失常药物治疗。

【注意事项】

（1）应用青霉素前询问药物过敏史并进行皮试,静脉滴注时给药速度不能超过每分钟 50 万 U,以免发生中枢神经系统毒性反应。

(2)糖皮质激素的疗效并不肯定,不主张常规使用。一般发病 10 ~ 14d 不主张应用,但有高热、心力衰竭、严重心律失常、心源性休克者可短期使用。对其他治疗效果不佳者,可考虑在发病 10d 至 1 个月使用。

(3)保护心肌疗法中,也可使用维生素 C 5g + 5% 葡萄糖注射液 250mL 静脉滴注,一日 1 次,疗程 1 ~ 2 周。

(4)急性病毒性心肌炎患者尽早卧床休息。有严重心律失常、心力衰竭的患者,卧床休息 1 个月,半年内不能参加体力活动。无心脏形态功能改变者,休息半个月,3 个月内不参加重体力活动。

(5)暴发性心肌炎和重症心肌炎进展快、死亡率高,在药物治疗基础上辅助应用心肺支持系统十分重要。

心 肌 病

扩张型心肌病

【疾病概述】

扩张型心肌病(DCM)是以心室腔扩大、收缩功能下降,左心室壁厚度正常为特征,通常用二维超声心动图进行诊断的一种心肌病。三大常见症状为心功能不全、心律失常和栓塞。多数病情逐渐进展,病死率较高,男多于女,死亡原因为顽固性心力衰竭或恶性心律失常。

【用药原则】

预防导致心力衰竭加重的诱因,如劳累、感染、心律失常、快速输液等。药物治疗主要针对心功能不全,常选择正性肌力药、利尿药、血管扩张药以及抗心律失常药等进行对症处理。

【治疗药物】

一、心衰急性加重期

采用静脉强心、利尿、扩血管治疗。

(一)正性肌力药

去乙酰毛花苷[※]　注射液/注射剂,静脉注射,成人初始剂量 0.4 ~ 0.6mg,以后每 2 ~ 4h 可再给 0.2 ~ 0.4mg,一日总量为 1 ~ 1.6mg;儿童一日 0.022mg/kg,分 2 ~ 3 次给予,每次间隔 3 ~ 4h。

（二）利尿药

呋塞米※　注射液/注射剂,静脉注射,成人起始 40mg,必要时每小时追加 80mg。

（三）血管扩张药

1. 硝酸甘油※　注射液/注射剂,静脉滴注,初始剂量 5μg/min。可每 3 ~ 5min 增加 5μg/min,在 20μg/min 无效时可以 10μg/min 递增,可增至 20μg/min。

2. 硝普钠※　注射用无菌粉末,静脉滴注,成人开始按体重每分钟 0.5μg/kg;儿童常用量按体重每分钟 1.4μg/kg,按效应逐渐调整用量。

二、慢性心功能不全

与心衰缓解期用药原则相同,选用口服药物。

（一）正性肌力药

地高辛※　片剂,口服,成人一次 0.125 ~ 0.5mg,一日 1 次。

（二）利尿药

1. 呋塞米※　片剂,口服,成人起始 20 ~ 40mg,一日 1 次;儿童起始按体重 2mg/kg,必要时 4 ~ 6h 追加 1 ~ 2mg/kg。一日最大剂量不超过 40mg。

2. 氢氯噻嗪※　片剂,口服,成人一次 25 ~ 50mg,一日 1 ~ 2 次,或隔日治疗,或一周连服 3 ~ 5d;儿童按体重一日 1 ~ 2mg/kg 或按体表面积一日 30 ~ 60mg/m²,分 1 ~ 2 次服用。

3. 螺内酯※　片剂※,口服,成人初始剂量一日 10mg,最大剂量一日 20mg。

（三）血管紧张素转化酶抑制药

1. 卡托普利　片剂※/胶囊#/滴丸#,口服,成人初始剂量一次 12.5mg,一日 2 ~ 3 次;儿童初始剂量按体重一次 0.3mg/kg,一日 3 次,必要时每 8 ~ 24h 增加 0.3mg/kg。

2. 依那普利　片剂※/胶囊#,口服,初始剂量一次 2.5mg,一日 1 次,并密切监测反应。

（四）β受体阻断药

1. 美托洛尔

(1) 酒石酸美托洛尔,片剂※/胶囊#,口服,初始剂量一次 6.25mg,一日 2 ~ 3 次。

(2) 琥珀酸美托洛尔,缓释片#,口服,心功能 Ⅱ 级的稳定性心力衰竭患者,治疗起始的 2 周内,一次 23.75mg,一日 1 次,以后每 2 周剂量可加倍。心功能Ⅲ ~ Ⅳ级的稳定性心力衰竭患者,起始剂量一次 11.875mg,一日 1 次,剂量应个体化。

2. 阿替洛尔※　　片剂,口服,成人一次 6.25 ~ 12.5mg,一日 2 次;儿童按体重一次 0.25 ~ 0.5mg/kg,一日 2 次。

三、抗心律失常药

胺碘酮※　　注射液/注射剂,静脉滴注,首剂 150mg,然后以每分钟 1 ~ 1.5mg维持,6h 后减至每分钟 0.5 ~ 1mg。

【注意事项】

(1)长期使用利尿剂应每个月复查电解质,防止低血钾。

(2)开始服用血管紧张素转化酶抑制药后 2 周要复查肾功能,如血肌酐及血钾。

(3)长期服用地高辛的患者如出现恶心、腹泻等消化道症状,要注意有无洋地黄中毒。

(4)美托洛尔可对胎儿和新生儿产生不利影响,尤其是心动过缓,孕妇不宜使用。且对于要进行全身麻醉的患者,至少应在麻醉前48h 停用。

(5)甲状腺功能异常的患者禁用胺碘酮,长期服用此药可有光敏感、皮肤石板蓝样色素沉着、皮疹、肝炎或脂肪浸润、转氨酶增高、过敏性肺炎等不良反应。多数不良反应与剂量有关,需长期服药的患者尽可能用最小维持剂量。

肥厚型心肌病

【疾病概述】

肥厚型心肌病是一种常见的原发性心肌病,特征为心室肌肥厚,心室腔变小,左心室舒张期顺应性下降。病因尚不清楚,有明确家族遗传性,属于常染色体显性遗传。根据左心室流出道有无梗阻分为梗阻性肥厚型心肌病和非梗阻性肥厚型心肌病。大部分无症状,主要临床表现为呼吸困难和类似心绞痛发作,梗阻性者有头晕、近似晕厥,有猝死倾向。

【用药原则】

使用 β 受体阻断药、钙通道阻滞药降低心肌收缩力,减轻流出道狭窄,改善心脏舒张功能,减少猝死。

【治疗药物】

一、β 受体阻断药

1. 美托洛尔

(1)酒石酸美托洛尔片※,口服,一次 25 ~ 50mg,一日 2 ~ 3 次;或一次 100mg,一日 2 次。

（2）酒石酸美托洛尔控释片[#]，口服，一日 0.1g，早晨顿服。

（3）琥珀酸美托洛尔缓释片[#]，口服，一次 95～190mg，一日 1 次。

2. 阿替洛尔[※]　片剂，口服，成人初始剂量一次 6.25～12.5mg，一日 2 次；儿童初始剂量按体重一次 0.25～0.5mg/kg，一日 2 次。

3. 普萘洛尔[※]　片剂，口服，一次 10～20mg，一日 3～4 次。

二、钙通道阻滞药

1. 维拉帕米[※]　片剂，口服，初始剂量一次 40mg，一日 3 次。

2. 地尔硫䓬[#]

（1）片剂，口服，一次 30mg，一日 4 次，餐前及睡前服药。

（2）缓释片/缓释胶囊，口服，初始剂量一次 60～120mg，一日 2 次。

（3）控释胶囊，口服，一次 90～150mg，一日 1 次。

三、抗心律失常药

胺碘酮[※]　注射液/注射剂，静脉滴注。快速心房颤动、室性心动过速发作时可给予首剂 150mg。预防心律失常发作可以口服，按照第 1 周 200mg、一日 3 次，第 2 周 200mg、一日 2 次，然后 200mg、一日 1 次长期维持的方案治疗。

【注意事项】

（1）梗阻性肥厚型心肌病患者慎用各种使梗阻加重的药物，如利尿药、硝酸酯类药物、增加心肌收缩力的药物（合并严重心功能不全和快速房颤者除外）。

（2）原则上 β 受体阻断药和非二氢吡啶类钙通道阻滞药不联合应用，尤其在老年人，以免过度降低心率。

（3）梗阻性肥厚型心肌病是运动负荷试验的禁忌证。

风湿性心脏病

【疾病概述】

风湿性心脏病（RHD）简称风心病，是风湿性炎症所致的心脏瓣膜损害。风湿性心脏瓣膜病变可单独累及一组瓣膜（如二尖瓣或主动脉瓣），也可同时累及两组或三组瓣膜（如同时累及二尖瓣和主动脉瓣），后者又称为风心病联合瓣膜病。风心病最常累及的瓣膜为二尖瓣和主动脉瓣。临床上常见的类型有单纯二尖瓣狭窄、二尖瓣狭窄并关闭不全、主动脉瓣狭窄并关闭不全及二尖瓣与主动脉瓣联合瓣膜病。

【用药原则】

疾病早期控制风湿热的反复发作；伴有心力衰竭的患者常使用正性肌力

药、利尿药、硝酸酯类以及 β 受体阻断药进行抗心力衰竭治疗,通过降低心脏负荷改善心力衰竭症状;伴有房颤的患者注意防止血栓栓塞并发症。

【治疗药物】

一、感染性心内膜炎

一旦诊断明确,静脉应用抗菌药物治疗(具体用药参见"感染性心内膜炎"章节)。

二、风心病所致心力衰竭及瓣膜病

(一)正性肌力药

1. 去乙酰毛花苷※　注射液,静脉注射,首剂 0.4mg,2h 后可酌情再给 0.2~0.4mg。

2. 地高辛※　片剂,口服,0.125~0.25mg,一日 1 次。

(二)利尿药

1. 呋塞米※　注射液,静脉注射,起始剂量 20~40mg,2~4h 后可重复 1 次。

2. 螺内酯※　片剂,口服,初始剂量一日 10mg,最大剂量一日 20mg。

(三)硝酸酯类

1. 硝酸甘油※　片剂,舌下含服,一次 0.5mg(心绞痛发作时)。

2. 硝酸异山梨酯※　片剂,口服,一次 10mg,一日 3 次。

(四)β 受体阻断药

酒石酸美托洛尔※　片剂,口服,初始剂量一次 6.25mg,一日 2~3 次,根据心率调整剂量,可增加到一次 50mg,一日 2 次。

【注意事项】

(1)单独应用排钾利尿药可引起低钾血症、低镁血症,可将排钾利尿药(呋塞米、氢氯噻嗪)与保钾利尿药(螺内酯)合用,或补充钾盐来防止低血钾。

(2)对长期应用地高辛的患者,尤其要注意避免发生低血钾,因低血钾易引起洋地黄中毒。

(3)美托洛尔禁用于伴支气管痉挛性疾病、心动过缓(心率低于 55 次/min)、Ⅱ度及以上房室传导阻滞(除非已安装心脏起搏器)的患者。

(4)单纯二尖瓣狭窄所致急性左心衰竭,若不伴快速房颤,洋地黄类药物无效,禁用。

(5)无症状的单纯慢性二尖瓣关闭不全,左室功能正常时,如血压正常,无须应用血管扩张药。

(6)主动脉瓣狭窄伴心力衰竭的患者,应避免应用作用于动脉的血管扩张药及 β 受体阻断药(美托洛尔),以防血压过低;可小心应用洋地黄类药及利尿药,但需注意不要过度利尿。

心力衰竭

【疾病概述】

心力衰竭是指各种心脏病发展到严重阶段所表现出的临床综合征,常见病因为冠心病、高血压、心脏瓣膜病、心肌病等。可分为急性心力衰竭和慢性心力衰竭,或分为收缩性心力衰竭[左心室射血分数(LVEF)<40%]和舒张性心力衰竭。

【用药原则】

去除诱因,纠正病因,适当限盐限水,急性期(失代偿症状期)住院治疗,慢性期长期药物治疗。治疗药物主要有正性肌力药、肾素－血管紧张素－醛固酮系统抑制药、利尿药、β受体阻断药和硝酸酯类等。

【治疗药物】

一、正性肌力药

(一)强心苷类

1. 去乙酰毛花苷※ 注射液,静脉注射,成人初始剂量 0.4～0.6mg,以后每 2～4h 可再给 0.2～0.4mg,总量一日 1～1.6mg;儿童一日 0.022mg/kg;2周至 3 岁,一日 0.025mg/kg,分 2～3 次(间隔 3～4h)给予。

2. 地高辛

(1)片剂※,口服,成人一次 0.125～0.5mg,一日 1 次。

(2)注射剂#,静脉注射,成人一次 0.25～0.5mg,以后可用 0.25mg,每隔 4～6h 按需注射。

3. 毛花苷丙# 注射剂,静脉注射,首剂 0.4～0.6mg,维持剂量一次 0.2～0.4mg,一日 1 次或每 12h 一次。

4. 毒毛花苷 K# 注射剂,静脉注射,成人首剂 0.125～0.25mg,极量一次 0.5mg,一日 1mg;儿童一日按体重 0.007～0.01mg/kg 或按体表面积 0.3mg/m²,首剂给予一半剂量,其余分成几个相等部分,间隔 0.5～2h 给予。

(二)磷酸二酯酶抑制药

米力农 注射液,静脉注射,负荷量 25～75μg/kg,在 5～10min 缓慢静脉注射,以后以每分钟 0.25～1.0μg/kg 的速度维持。最大剂量一日 1.13mg/kg。

二、肾素－血管紧张素－醛固酮系统抑制药

(一)血管紧张素转化酶抑制药

1. 卡托普利 片剂※/胶囊#/滴丸#,口服,成人一次 12.5mg,一日 2～3

次;儿童按体重一次 0.3mg/kg,一日 3 次。

2. 依那普利　片剂※/胶囊#,口服,一次 2.5mg,一日 1 次。

3. 贝那普利#　片剂,口服,一次 2.5mg,一日 1 次。

4. 培哚普利#　片剂,口服,初始剂量,一次 2mg,一日 1 次;维持剂量,一次 2~4mg,一日 1 次。严重心力衰竭患者,初始剂量,一次 1mg,一日 1 次。

5. 福辛普利　片剂,口服,一次 10mg,一日 1 次。

6. 赖诺普利　片剂/胶囊,口服,一次 2.5mg,一日 1 次。

7. 雷米普利　片剂,口服,一日 1.25~2.5mg,分 2 次服用。

8. 西拉普利　片剂,口服,一次 0.5mg,一日 1 次。

(二)醛固酮拮抗药

螺内酯※　片剂,口服,一日 10mg,最大剂量一日 20mg。

三、利尿药

1. 呋塞米※

(1)片剂,口服,成人一次 20~40mg,一日 1 次;儿童按体重 2mg/kg,一日最高不超过 40mg。新生儿应延长用药间隔。

(2)注射液/注射剂,静脉注射,成人起始剂量 40mg。

2. 氢氯噻嗪※　片剂,口服,成人一次 50mg,一日 1~2 次;儿童按体重一日 1~2mg/kg 或按体表面积一日 30~60mg/m^2,分 1~2 次服用。

3. 氨苯蝶啶※　片剂,口服,成人一日 25~100mg,分 2 次服用;儿童按体重一日 2~4mg/kg 或按体表面积一日 120mg/m^2,分 2 次服用。

4. 布美他尼

(1)片剂,口服,成人一次 0.5~2mg,一日 1 次;儿童按体重一次 0.01~0.02mg/kg,一日 1 次,必要时 4~6h 一次。

(2)注射液:①静脉注射,起始剂量一次 1~2mg,必要时隔 20min 重复。②静脉滴注,一次 2~5mg。

5. 托拉塞米

(1)片剂,口服,一次 10mg,一日 1 次。

(2)注射液,静脉注射,一般初始剂量为一次 5mg 或 10mg,一日 1 次。

四、β 受体阻断药

1. 美托洛尔

(1)片剂※/胶囊#,口服,初始剂量一次 6.25mg,一日 2~3 次。

(2)缓释片#,口服,心功能Ⅱ级的稳定性心力衰竭患者,治疗起始的 2 周内,一次 23.75mg,一日 1 次,以后每 2 周剂量可加倍。心功能Ⅲ~Ⅳ级的稳定性心力衰竭患者,起始剂量一次 11.875mg,一日 1 次,剂量应个体化。

2. 阿替洛尔[※]　片剂,口服,成人一次 6.25 ~ 12.5mg,一日 2 次;儿童按体重一次 0.25 ~ 0.5mg/kg,一日 2 次。

3. 比索洛尔[※]　片剂/胶囊,口服,一次 1.25mg,一日 1 次,每隔 1 周逐渐加量至 5mg,然后每隔 4 周逐渐加量至 10mg 维持治疗,一日最大剂量为 10mg。

4. 卡维地洛　片剂,口服,起始剂量一次 3.125mg,一日 2 次;每隔 2 周渐增剂量直至一次 25mg,一日 2 次。

五、硝酸酯类药

1. 硝酸甘油

(1)片剂[※],舌下含服,一次 0.25 ~ 0.5mg,每 5min 可重复 1 片(0.5mg)。

(2)控释片,置于口腔尖牙牙龈与颊黏膜之间,一次 1mg,一日 3 ~ 4 次。勿置于舌下、咀嚼或吞服,避免睡前服用。

(3)气雾剂,舌下喷雾,一次 0.5 ~ 1mg(1 ~ 2 喷),效果不佳,可在 10min 内重复给药。

(4)贴片,贴于左前胸皮肤,一次 2.5mg(1 片),一日 1 次。

(5)注射液/注射剂[※],静脉滴注,初始剂量 5μg/min。可每 3 ~ 5min 增加 5μg/min。

2. 硝酸异山梨酯

(1)片剂[※],口服,一次 5 ~ 20mg,6 ~ 8h 一次。

(2)缓释片[#]/缓释胶囊[#],口服,一次 20 ~ 40mg,一日 2 次。

(3)气雾剂,舌下喷雾,一次 2.5mg。

(4)喷雾剂,舌下喷雾,根据发作程度一次 1.25 ~ 3.75mg。

(5)乳膏剂,外用涂于皮肤,小剂量开始,每格相当硝酸异山梨酯 0.2g。

(6)注射液/注射剂[※],静脉注射或静脉滴注,初始剂量可从 1 ~ 2mg/h 开始,根据个体需要进行调整,最大剂量不超过 10mg/h。

3. 单硝酸异山梨酯[#]

(1)片剂/分散片/胶囊/胶丸,口服,一次 10 ~ 20mg,一日 2 ~ 3 次。

(2)缓释片/缓释胶囊,早晨口服,初始剂量一次 50mg 或 60mg,一日 1 次。

(3)注射剂,静脉注射,初始剂量每小时 1 ~ 2mg,最大剂量每小时 8 ~ 10mg。

【注意事项】

(1)治疗心力衰竭不仅要缓解症状,更重要的是降低死亡率和再住院率,改善长期预后。因此,应当坚持长期使用足够剂量的血管紧张素转化酶抑制药和β受体阻断药,除非患者不能耐受。但是β受体阻断药具有明显负性肌力作用,不能用于严重的急性心力衰竭患者和难治性心力衰竭需静脉给药者。

（2）开始治疗后数日应检测血钾和血肌酐,病情稳定后可延长监测时间至数周或数月一次。

（3）食物可使卡托普利片剂的吸收减少30%～40%,宜在餐前1h服药。本品可使血尿素氮、血肌酐浓度增高,常为暂时性,在有肾病或长期严重高血压而血压迅速下降后易出现,偶有血清肝药酶增高。肾功能不全时更易出现高钾血症或其他不良反应,应谨慎使用并监测。

（4）肝硬化和肝病腹水患者慎用托拉塞米,以防止由于体液和电解质平衡突然改变可能导致的肝性脑病。与醛固酮拮抗药一起使用可防止低钾血症和代谢性碱中毒。

（5）孕妇和哺乳期妇女使用卡维地洛的研究尚不充分,只有卡维地洛对胎儿的有益性大于危险性时,方可用于孕妇,哺乳期妇女应避免应用,如需服用,应停止母乳喂养。老年人应用该药时,应从低剂量（10mg）开始,并注意密切观察。手术患者使用卡维地洛要小心,因为卡维地洛与麻醉药有协同负性肌力作用及导致低血压等。

心 包 炎

急性心包炎

【疾病概述】

急性心包炎为心包脏层和壁层的急性炎症,可由细菌、病毒、肿瘤、自身免疫、物理因素、化学因素等引起。心包炎常是某种疾病表现的一部分或为其并发症,故常被原发疾病所掩盖,但也可以单独存在。根据病理变化,急性心包炎可分为纤维蛋白性和渗出性两种。

【用药原则】

治疗以针对原发病和对症处理为原则。有心包压塞者宜首先行心包穿刺以解除压塞。有结核感染的患者选用抗结核药治疗,也可使用糖皮质激素类药物进行抗感染治疗。

【治疗药物】

一、抗结核药

1. 异烟肼※

（1）片剂，口服，成人按体重一日 5mg/kg，最高 0.3g；或一日 15mg/kg，最高 0.9g，一周服用 2～3 次。儿童按体重一日 10～20mg/kg，最高 0.3g，顿服。

（2）注射液/注射剂，静脉注射或静脉滴注，成人一日 0.3～0.4g 或 5～10mg/kg；间歇疗法时，一次 0.6～0.8g，一周应用 2～3 次。儿童一日按体重 10～15mg/kg，最高 0.3g。

2. 利福平

（1）片剂※/胶囊※，口服，成人一日 0.45～0.6g，空腹顿服，一日不超过 1.2g；儿童 1 个月以上者一日按体重 10～20mg/kg，空腹顿服，一日量不超过 0.6g。老年患者，按一日 10mg/kg，空腹顿服。

（2）注射剂#，静脉滴注，建议滴注时间超过 3h。

3. 吡嗪酰胺※　片剂/胶囊，口服，一日 15～30mg/kg 顿服，最高一日 2g。

4. 乙胺丁醇※　片剂/胶囊，口服，按体重一日 15mg/kg，顿服；或一次25～30mg/kg，最高 2.5g，一周 3 次。

5. 链霉素※　注射用无菌粉末，肌内注射，成人每 12h 0.5g；或一次0.75g，一日 1 次。如采用间歇疗法，则一周给药 2～3 次，一次 1g。老年患者一次 0.5～0.75g，一日 1 次。儿童按体重20mg/kg，一日 1 次，一日最大剂量不超过 1g。

6. 对氨基水杨酸钠※

（1）肠溶片，口服，成人一次 2～3g，一日 4 次；儿童按体重一日 0.2～0.3g/kg，分 3～4 次服用，一日剂量不超过 12g。

（2）注射剂，静脉滴注，成人一日 4～12g，2～3h 滴完；儿童一日 0.2～0.3g/kg。

7. 丙硫异烟胺　肠溶片，口服，成人一次 250mg，一日 2～3 次；小儿一次按体重口服 4～5mg/kg，一日 3 次。

8. 利福喷丁　胶囊，口服，成人一次 0.6g，一日 1 次。一周服药 1～2 次。

9. 异烟肼/利福平　片剂/胶囊，口服，一日 2 片或 2 粒。

10. 异烟肼/利福平/吡嗪酰胺　片剂/胶囊，体重 40～49kg 者，一日 4 片或 4 粒；体重≥50kg 者，一日 5 片或 5 粒。

二、糖皮质激素类药

1. 氢化可的松

（1）片剂※，口服，一日剂量 20～30mg。

(2)注射液※,静脉滴注,一次 50 ~ 100mg。

(3)注射用氢化可的松琥珀酸钠※:①静脉滴注,一次 135mg,可用至一日 300mg,疗程不超过 3 ~ 5d。②肌内注射,一日 50 ~ 100mg,分 4 次注射。

(4)醋酸氢化可的松注射液#:①肌内注射,一日 20 ~ 40mg。②静脉滴注,一次 100mg,一日 1 次。

2. 泼尼松　片剂,口服,一般一次 5 ~ 10mg,一日 2 ~ 3 次,一日最大剂量为 60mg。

3. 地塞米松※

(1)醋酸地塞米松片※,口服,一次 0.75 ~ 3mg,一日 2 ~ 4 次。维持量一日约 0.75mg。

(2)注射液※:①静脉注射,一般 2 ~ 20mg。②肌内注射,一次 1 ~ 8mg,一日 1 次。③静脉滴注,一次 2 ~ 20mg。

4. 甲泼尼龙#

(1)片剂,口服,一次 4 ~ 48mg 不等,一日 1 次。

(2)注射用粉末,静脉注射,一次 40 ~ 80mg,一日 1 次。

5. 泼尼松龙#

(1)片剂,口服,一日 10 ~ 60mg,儿童一日 1 ~ 2mg/kg,分 2 ~ 3 次给药。

(2)醋酸泼尼松龙注射液,肌内注射,一日 10 ~ 40mg。

(3)泼尼松龙磷酸钠注射液,静脉注射或静脉滴注,一次 10 ~ 20mg。

6. 氢化泼尼松#　注射液,静脉滴注,一次 10 ~ 20mg。

7. 倍他米松

(1)片剂,口服,一日 1 ~ 4mg,分次给予,维持量为一日 0.5 ~ 1mg。

(2)倍他米松磷酸钠注射液,肌内注射或静脉注射,一日 2 ~ 20mg,分次给药。

(3)注射用倍他米松磷酸钠,肌内注射或静脉注射,一日 2 ~ 20mg,分次给药。

(4)复方倍他米松注射液,肌内注射全身给药时,剂量为 1 ~ 2mL。

8. 可的松　片剂,口服,一日剂量 25 ~ 37.5mg。

9. 曲安西龙

(1)片剂,口服,初始剂量一次 4mg,一日 2 ~ 4 次;维持剂量一次 1 ~ 4mg,一日 1 ~ 2 次。

(2)曲安西龙双醋酸酯混悬注射液:①肌内注射,一次 40 ~ 80mg,1 ~ 4 周 1 次。②皮下注射,一次 5 ~ 25mg,一周 1 ~ 2 次。

【注意事项】

（1）临床怀疑为结核性心包炎时,抗结核治疗中要注意监测肝功能,药物的疗程要足。

（2）异烟肼的主要不良反应为周围神经炎及肝脏毒性,加用维生素 B_6 虽可减少毒性反应,但也会影响疗效。

（3）泼尼松应用后宜逐渐减量停药。

（4）化脓性心包炎使用抗生素效果不明显者心包切开排脓;非特异性心包炎药物治疗无效者行心包切除术。

（5）纤维蛋白性心包炎患者疼痛明显时可以口服布洛芬 0.2～0.4g,每 4～6h 一次。成人最大剂量为一日 2.4g。

慢性缩窄性心包炎

【疾病概述】

慢性缩窄性心包炎是指心脏被致密厚实的纤维化或钙化心包所包围,使心室舒张期充盈受限,从而产生一系列循环障碍的病症。继发于急性心包炎,结核性者最常见,其次为化脓性、创伤性者,肿瘤也可作为病因的一种。

【用药原则】

首先通过限盐、利尿、病因治疗、治疗并发症等手段控制原发病,然后及早施行心包切除术,以避免发展到心源性恶病质、严重肝功能不全、心肌萎缩等恶性并发症,影响预后。

【治疗药物】

一、利尿药

1. 呋塞米※

（1）片剂,口服,成人 20～40mg,一日 1 次;儿童初始剂量按体重 2mg/kg。

（2）注射液/注射剂,静脉注射,成人初始剂量 40mg,必要时每小时追加 80mg。

2. 氢氯噻嗪※　片剂,口服,成人一次 50mg,一日 1～2 次,或隔日治疗,或一周连服 3～5d;儿童按体重一日 1～2mg/kg 或按体表面积一日 30～60mg/m²,分 1～2 次服。

二、正性肌力药

1. 去乙酰毛花苷※　注射液/注射剂,成人静脉注射,初始剂量 0.4～0.6mg,以后每 2～4h 可再给 0.2～0.4mg,总量一日 1～1.6mg;小儿按下列剂量分 2～3 次、一次间隔 3～4h 给予,肌内注射或静脉注射,早产儿、足月新生儿或肾功能减退患儿、心肌炎患儿一日 0.022mg/kg;2 周至 3 岁,一日 0.025mg/kg。

2. 地高辛

(1)片剂[※],口服,成人一次 0.125 ~ 0.5mg,一日 1 次。

(2)注射剂[#],静脉注射,成人一次 0.25 ~ 0.5mg,以后可用 0.25mg,每隔 4 ~ 6h 按需注射,但一日总量不超过 1mg。

3. 米力农　注射液,静脉注射,负荷量 25 ~ 75μg/kg,于 5 ~ 10min 缓慢静脉注射,以后以每分钟 0.25 ~ 1.0μg/kg 的速度维持。最大剂量一日 1.13mg/kg。

三、抗结核药

请参见有关结核病章节。

四、抗心律失常药

请参见"心律失常"章节。

【注意事项】

(1)应用利尿药时,要注意肾脏功能和电解质的监测。

(2)注意不要加重心脏负荷,静脉输液要谨慎。

(3)一旦确定诊断,外科手术是根本的治疗措施。

心脏神经症

【疾病概述】

心脏神经症是以心血管疾病的有关症状为主要表现的临床综合征,属于功能性神经症的一种类型。临床可表现为心悸、心前区疼痛、胸闷、气短、呼吸困难、头晕、失眠、多梦等,临床上无器质性心脏病的证据,预后良好。大多发生于青壮年,女性多于男性,尤其以更年期妇女多见。

【用药原则】

本症以心理治疗为主,药物治疗为辅。加强医患沟通,戒除不良生活习惯,规律活动,消除诱因,纠正失眠。药物一般选择镇静催眠药、抗焦虑药和抗抑郁药对症处理。

【治疗药物】

一、镇静催眠药

1. 地西泮[※]

(1)片剂,口服,成人第一日一次 10mg,一日 3 ~ 4 次,以后按需要减少到一次5mg,一日3~4次。老年或体弱患者应减量。

（2）注射液/注射剂,肌内或静脉注射,成人起始量为10mg,以后按需每隔3~4h加5~10mg,24h总量以50mg为限。

2.佐匹克隆※ 片剂,口服,成人一次7.5mg,老年和体弱或肝功能不全患者一次3.75mg,睡前服用。

3.咪达唑仑※ 注射液,静脉注射或静脉滴注。先静脉注射2~3mg,继之以0.05mg/（kg·h）静脉滴注维持。

4.苯巴比妥#

（1）片剂,口服,成人催眠,30~100mg,晚上顿服;镇静,一次15~30mg,一日2~3次。

（2）注射液,肌内注射,成人催眠,一次100mg;极量为一次250mg,一日2次。

5.司可巴比妥 胶囊,口服,成人催眠,50~200mg,睡前顿服;镇静,一次30~50mg,一日3~4次;成人极量一次300mg。

6.异戊巴比妥

（1）片剂,口服,成人催眠,100~200mg,晚上顿服;镇静,一次30~50mg,一日2~3次。

（2）注射用无菌粉末,肌内或静脉注射,成人催眠,一次100~200mg;镇静,一次30~50mg,一日2~3次。

7.扎来普隆 片剂,口服,一次5~10mg,睡前服用或入睡困难时服用。

8.唑吡坦 片剂,口服,开始应服用最低有效剂量,成人最大剂量一次10mg,老年人及肝肾功能不全者一次5mg,睡前服用,治疗时间最长不超过4周。

二、β受体阻断药

参见β受体阻断药治疗。

三、抗焦虑药

参见抗焦虑药治疗。

四、抗抑郁药

参见抗抑郁药治疗。

【注意事项】

（1）安定类药物不建议大剂量使用。

（2）心率偏慢时,β受体阻断药的剂量不能太大。

（3）需要排除心血管疾病后才能诊断心脏神经症。

感染性心内膜炎

【疾病概述】

感染性心内膜炎是多种病原微生物直接感染心瓣膜与心室内膜所致,我国心内膜炎病原菌以草绿色链球菌为主,近些年金黄色葡萄球菌等也呈增多趋势。

【用药原则】

怀疑感染性心内膜炎者,首先应进行抗菌药物血培养,临床根据血培养结果选择或调整抗菌药物。

【治疗药物】

一、病原菌以草绿色链球菌为主的感染性心内膜炎

1. 青霉素 G※　注射用无菌粉末,静脉滴注,一次 320 万 U,每 6h 一次。

2. 庆大霉素※　注射液,静脉注射或肌内注射,成人按体重一次 1mg/kg,每 8h 一次。

3. 阿米卡星※　注射液,肌内注射,一次 0.2g,每 8 ~ 12h 一次。

二、病原菌以金黄色葡萄球菌为主的感染性心内膜炎

1. 苯唑西林※　注射用无菌粉末,静脉滴注,一次 2g,每 4 ~ 6h 一次。

2. 头孢唑林※　注射用无菌粉末,静脉滴注,一次 2g,每 8h 一次。

3. 庆大霉素※　注射液,静脉注射或肌内注射,一次 1mg/kg,每 8h 一次。

4. 阿米卡星※　注射液,肌内注射,一次 0.2g,每 8 ~ 12h 一次。

【注意事项】

(1)以草绿色链球菌为主的感染性心内膜炎一般选择青霉素 + 阿米卡星或庆大霉素,疗程 4 ~ 6 周。以金黄色葡萄球菌为主的感染性心内膜炎一般选择苯唑西林或头孢唑林 + 阿米卡星或庆大霉素,疗程 4 ~ 6 周。

(2)使用青霉素类药物时要按规定进行皮试,使用过程中一旦出现过敏性休克症状,应立即肌内注射 0.1% 肾上腺素 0.5 ~ 1mL,临床表现无改善者,半小时后重复一次,同时配合其他对症治疗。

(3)抗菌治疗效果不明显的患者或有其他特殊情况的患者可考虑外科手术治疗。

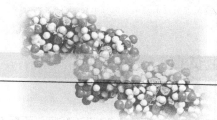

第四章

血液系统疾病

缺铁性贫血

【疾病概述】

缺铁性贫血是指因体内铁储备耗竭导致红细胞生成障碍的小细胞低色素性贫血。常见铁缺乏的原因有铁摄入不足（食物中铁的含量不足、铁吸收障碍或胃肠道疾病等）、铁丢失过多（月经过多、痔疮合并出血、胃肠道出血、慢性咯血等）和铁需求增加（妊娠期、哺乳期等）。

【用药原则】

去除导致铁缺乏的病因，是治疗缺铁性贫血的关键。补铁对症治疗首选效价比较高的亚铁口服制剂；若口服铁剂不能耐受或口服铁剂不能吸收，选择注射铁剂。

【治疗药物】

1.硫酸亚铁[※]

（1）片剂，口服，一次0.3g，一日3次。

（2）缓释片，口服，一次0.45g，一日2次。

2.琥珀酸亚铁[※]　片剂，口服，一次0.1g，一日3次。

3.右旋糖酐铁[※]　注射液，深部肌内注射、静脉注射或静脉滴注，首次注射50mg，如无不良反应次日可增加至100mg，每周2～3次，直至铁蛋白达到50μg/L。注射用铁总需量（mg）=（需达到的血红蛋白浓度－患者的血红蛋白浓度）×0.33×患者体重（kg）。

【注意事项】

（1）口服铁剂宜进餐时或餐后服用，忌与茶、钙盐及镁盐同时服用，服用维生素C有助于铁的吸收。

（2）注射铁剂后可发生轻度及暂时的局部肌肉疼痛、淋巴结炎、头痛等，偶尔可出现过敏性休克，有右旋糖酐铁过敏史者禁用。

巨幼细胞贫血

【疾病概述】

巨幼细胞贫血是叶酸和（或）维生素 B_{12} 缺乏导致血细胞 DNA 合成障碍而引起的一种大细胞性贫血。巨幼细胞贫血病因较多，国内多以营养性者多见，其中又以叶酸缺乏为主。

【用药原则】

去除诱因或基础疾病，采用叶酸和维生素 B_{12} 治疗，一般选用口服制剂，对吸收障碍者选用注射制剂。如不能确定何种维生素缺乏，不允许单用叶酸，此时应同时应用叶酸和维生素 B_{12}。如病情恢复不满意，应继续查找病因并纠正（如伴有缺铁，应补充铁剂）。

【治疗药物】

一、叶酸类药

1. 叶酸[※]　片剂，口服，一次 5～10mg，一日 3 次，直至血常规恢复正常。

2. 亚叶酸钙[※]　注射液/注射用无菌粉末，肌内注射，一次 25mg，一日 1次，直至血常规恢复正常。

二、维生素类药

1. 维生素 B_{12}[※]　注射液，肌内注射，一次 100μg，一日 1 次（或一次 200μg，隔日 1 次），直至血红蛋白恢复正常。维生素 B_{12} 缺乏伴有神经症状者，首次 500μg，以后每周肌内注射 2 次，一次 50～100μg，直到血常规恢复正常；维持量每个月肌内注射 100μg，或根据血清维生素 B_{12} 的监测水平调整剂量和给药间隔。

2. 腺苷钴胺[※]　片剂，口服，一次 0.5～1.5mg，一日 3 次。

【注意事项】

（1）严重贫血患者经补充治疗恢复时，大量血钾进入新生红细胞内，导致低血钾，需适时补钾。

（2）单纯维生素 B_{12} 缺乏者不宜单用叶酸治疗，否则会加重维生素 B_{12} 的缺乏，导致神经系统症状发生或加重。

再生障碍性贫血

【疾病概述】

再生障碍性贫血是由多种原因所致的获得性骨髓衰竭综合征，表现为骨髓极度增生不良、全血细胞减少、贫血、出血和感染。

【用药原则】

去除可能引起再生障碍性贫血的病因,控制感染和出血;雄激素、免疫抑制药和造血细胞生长因子可用于治疗非重型再生障碍性贫血;重型再生障碍性贫血应考虑骨髓移植或外周干细胞移植,以及免疫抑制药治疗。

【治疗药物】

一、激素类药

十一酸睾酮　胶囊/胶丸,口服,一次 40mg 一日 3 次,疗程不短于 6 个月。

二、免疫抑制药

环孢素※　胶囊/软胶囊/口服溶液剂,口服,一日 3～5mg/kg,疗程不短于 3 个月。

三、调节免疫药

1. 重组人红细胞生成素#　注射剂,皮下注射,一日 100～150U/kg,每周 3 次。

2. 重组人粒细胞集落刺激因子#　注射剂,皮下注射,一日 5～10μg/kg,每周 3 次。

3. 免疫球蛋白#　注射剂,静脉滴注,一日 0.4～1g/kg,疗程 3～5d。

四、其他

对有发热和感染患者,及时经验性应用广谱抗菌药物,再根据微生物学证据加以调整,同时注意系统性真菌感染的预防和治疗。长期输血患者必要时进行去铁治疗。重症型患者可给予抗胸腺球蛋白或抗淋巴细胞球蛋白治疗。

【注意事项】

(1)雄激素的主要不良反应为雄性化和肝功能损害。

(2)较长时间应用环孢素后,部分患者对环孢素有药物依赖性,应缓慢逐渐减量。长期应用环孢素后不良反应为牙龈增生、手震颤和多毛症等,停药后消失。用药期间注意监测肾功能。

过敏性紫癜

【疾病概述】

过敏性紫癜是指敏感体质者机体对某些过敏原发生变态反应,进而引起血管壁炎症,导致组织及脏器损伤的出血性疾病,表现为单纯型(紫癜型)、腹型、关节型、肾型或混合型。可能的病因为感染,食物、药物过敏,虫咬或预防接种等。

【用药原则】

去除病因,对于轻症患者,支持性治疗即可;单纯皮肤性或轻型患者采用口服抗组胺药,另可用保护血管的药物,必要时或急性期可给予糖皮质激素;腹型患者可另加用解痉药;重型患者急性期可给予糖皮质激素,以缓解症状。多次复发的患者和肾脏病变者可用免疫抑制药等。

【治疗药物】

一、抗变态反应药

1. 氯苯那敏[※]　片剂,口服,一次 4mg,一日 3 次。

2. 苯海拉明[※]

(1)片剂,口服,一次 25～50mg,一日 2～3 次,饭后服用。

(2)注射液,肌内注射,一次 20mg,一日 1～2 次。

3. 赛庚啶[※]　片剂,口服,一次 2～4mg,一日 2～3 次。

4. 异丙嗪[※]

(1)片剂,口服,一次 12.5mg,一日 4 次,饭后及睡前服用,必要时睡前可增至 25mg。

(2)注射液,肌内注射,一次 25mg,必要时 2～4h 后重复,严重过敏时可用肌内注射 25～50mg,最大剂量不超过 100mg。

5. 氯雷他定[※]　片剂/胶囊,口服,一次 10mg,一日 1 次。

二、血管保护药

1. 维生素 C[#]　片剂,口服,一次 0.1～0.2g,一日 2～3 次。

2. 葡萄糖酸钙[※]　注射液,静脉注射或静脉滴注,一次 1g,需要时可重复。

3. 氨甲苯酸[#]　片剂,口服,一次 0.25～0.5g,一日 2～3 次,一日总量不超过 2g。

三、解痉药

阿托品[※]

(1)片剂,口服,一次 0.3～0.6mg,一日 3 次;极量一次 1mg,一日 3mg。

(2)注射液,皮下、肌内或静脉注射,一次 0.3～0.5mg,一日 0.5～3mg;极量一次 2mg。

四、糖皮质激素类药

1. 泼尼松[※]　片剂,口服,单纯皮肤性或关节病变急性期患者一日 0.5～1mg/kg,顿服或分次口服。

2. 地塞米松[※]　注射液,静脉滴注,一日 10～15mg,症状减轻后改口服,有效后逐渐减量,疗程一般不超过 30d,肾型者可酌情延长。

五、免疫抑制药

1.环孢素※ 胶囊/软胶囊/口服溶液剂,口服,一次 100mg,一日 2 次,病情控制后可减量维持或间歇疗法。

2.雷公藤多苷※ 片剂,口服,一次 10～20mg,一日 3 次,病情控制后可减量维持或间歇疗法。

【注意事项】

(1)激素对各型病变的自然病程无明显影响,应避免激素滥用或长期大剂量使用。

(2)消化道出血者可静脉滴注法莫替丁※或奥美拉唑※;关节痛者可酌情用止痛药。

特发性血小板减少性紫癜

【疾病概述】

特发性血小板减少性紫癜是因抗自身血小板抗体与血小板结合,引起血小板破坏增加和生成障碍的获得性出血性疾病。可分为急性和慢性两种类型。

【用药原则】

无活动性出血者可不予治疗。对于危及生命的严重出血,迅速予以糖皮质激素、静脉输入免疫球蛋白和血小板作为一线治疗。若激素无效或有效后复发,需较大剂量激素方可维持血小板计数在安全范围,或有激素禁忌证,可酌情予以脾切除手术,或采用其他免疫抑制药。

【治疗药物】

一、糖皮质激素类药

1.泼尼松※ 片剂,口服,一日 1mg/kg,有效者逐渐减量维持,总疗程 3～6 个月。

2.地塞米松※ 片剂,口服,脉冲式一日 40mg,持续 4d,必要时 2 周后重复 1 个疗程,共 2～3 个疗程。

3.达那唑 胶囊,口服,一日 300～600mg,该药起效慢,需持续使用 3～6 个月。

二、免疫抑制药

1.硫唑嘌呤※ 片剂,口服,常用剂量为一日 100～150mg,分 2～3 次口服,根据患者白细胞计数调整剂量。

2.环孢素※ 胶囊/软胶囊/口服溶液剂,口服,常用剂量为一日 5mg/kg,分 2 次服用,根据血药浓度调整剂量。

3.长春新碱※ 注射用无菌粉末,静脉滴注,一次应用剂量为 $1.4mg/m^2$(最大剂量为 2mg),每周 1 次,共 3~6 次。

三、免疫调节药

免疫球蛋白# 注射剂,静脉滴注,一日 0.2~0.4g/kg,连用 5d。

四、其他

(1)对于内脏出血或颅内出血的患者,或近期拟手术的患者,可辅以抗纤维蛋白溶解药物,如氨甲苯酸※或氨甲环酸※。

(2)对于难治性或血小板生产率降低的特发性血小板减少性紫癜可加用促血小板生成素。

【注意事项】

(1)使用糖皮质激素治疗期间需监测电解质、血糖、血压,了解骨质疏松、胃肠道溃疡情况,预防感染,长期大量使用糖皮质激素合并感染者尤其需注意真菌感染。

(2)达那唑治疗期间需注意肝功能损害、月经减少等不良反应。偶有毛发增多,停药后可恢复。

(3)硫唑嘌呤不良反应为骨髓抑制、肝肾损害。

(4)长春碱类不良反应主要有周围神经炎、脱发、便秘和白细胞减少等。

血 友 病

【疾病概述】

血友病是一种遗传性疾病,因凝血因子Ⅷ(血友病 A)或Ⅸ(血友病 B)生成缺陷导致的先天性出血性疾病。该病常见于男性,女性多为携带者。

【用药原则】

补充所缺乏的凝血因子是控制血友病出血最有效的措施,必要时辅以抗纤维蛋白溶解药。

【治疗药物】

1.凝血因子Ⅷ※ 注射用无菌粉末,静脉注射,所需剂量根据患者病情、体重、出血类型、需提高的凝血因子Ⅷ的浓度及是否存在抗体决定。

输注剂量参考公式:所需剂量(U) = 患者体重(kg) × 需提高的凝血因子

浓度×0.5。

（1）预防自发性出血:25～40U/kg,一周3次。

（2）治疗轻度出血:8～15U/kg,多数单次用药即可有效,若出血不止,可每8～10h重复上述剂量,根据需要维持1～3d。

（3）治疗中度出血:首次剂量15～20U/kg,如需要,每隔8～12h注射10～15U/kg。

（4）治疗严重出血:首次30～50U/kg,然后每8～12h注射20～25U/kg。

（5）小型手术:术前1h注射15～20U/kg,必要时8～12h后注射10～15U/kg。

（6）大型手术:术前1h注射30～50U/kg,5h后再给半量。

2. 凝血酶原复合物※　注射用无菌粉末,静脉滴注,一般10～20血浆当量(U/kg),凝血因子Ⅶ缺乏者每隔6～8h给药一次,凝血因子Ⅸ缺乏者每隔24h给药一次,给药疗程2～3d。出血量较大或大手术时可根据病情适当增加剂量。

【注意事项】

（1）凝血因子禁与其他药物同时使用,应单独输注。

（2）大量反复输入凝血因子Ⅷ时,应注意过敏、溶血反应及肺水肿。

淋 巴 瘤

【疾病概述】

淋巴瘤是起源于淋巴系细胞的免疫系统恶性肿瘤,表现为无痛性进行性淋巴结肿大和局部肿块,以及相应组织器官受损的症状。淋巴瘤大体可分为霍奇金淋巴瘤和非霍奇金淋巴瘤。

【用药原则】

根据不同类型的淋巴瘤选择个体化的药物治疗方案,霍奇金淋巴瘤采用ABVD方案或BEACOPP方案;非霍奇金淋巴瘤采用利妥昔单抗联合CHOP方案、ICE方案或IMEP方案。

【治疗药物】

一、烷化剂

1. 环磷酰胺※　注射用无菌粉末,静脉滴注。①BEACOPP方案:650mg/m²,第1日。②利妥昔单抗联合CHOP方案:750mg/m²,第2日。

2. 异环磷酰胺　注射剂,静脉滴注。①ICE方案:1.2g/m²,第1～5日。

②IMEP 方案:1g/m²,第 1~5 日。

3. 达卡巴嗪　注射剂,静脉滴注。ABVD 方案:375mg/m²,第 1、15 日。

4. 丙卡巴肼　片剂,口服。BEACOPP 方案:100mg/m²,第 1~7 日。

二、抗代谢药

甲氨蝶呤※　注射用无菌粉末,肌内注射。IMEP 方案:30mg/m²,第 3 日。

三、抗肿瘤抗生素

1. 多柔比星※　注射用无菌粉末,静脉滴注。①ABVD 方案:25mg/m²,第 1、15 日。②BEACOPP 方案:25mg/m²,第 1 日。③利妥昔单抗联合 CHOP 方案:50mg/m²,第 2 日。

2. 博来霉素#　注射剂。①ABVD 方案:静脉滴注,10mg/m²,第 1、15 日。②BEACOPP 方案:肌内注射,10mg/m²,第 8 日。

四、抗肿瘤植物成分药

1. 长春新碱※　注射用无菌粉末,静脉滴注,1.4mg/m²。用药时间分别为:①ABVD 方案,第 1、15 日。②BEACOPP 方案,第 8 日。③利妥昔单抗联合 CHOP 方案,第 2 日。

2. 依托泊苷※　注射液,静脉滴注,100mg/m²,BEACOPP、ICE 和 IMEP 方案用药时间为第 1~3 日。

五、其他抗肿瘤药

1. 卡铂※　注射用无菌粉末,静脉滴注。ICE 方案:300mg/m²,第 1 日。

2. 泼尼松※　片剂,口服,40mg/m²。用药时间为:①BEACOPP 方案,第 1~14 日。②利妥昔单抗联合 CHOP 方案,第 2~6 日。

【注意事项】

(1)对于胃黏膜相关淋巴组织淋巴瘤,可使用抗幽门螺杆菌的药物杀灭幽门螺杆菌。

(2)长春碱类不良反应主要有周围神经炎、脱发、便秘和白细胞减少等。

急性白血病

【疾病概述】

急性白血病是一类造血干细胞异常克隆的恶性疾病,细胞分化主要停滞于早期,导致不成熟的造血细胞大量增殖并蓄积于骨髓和外周血,同时可浸润肝、脾、淋巴结等组织器官。急性白血病大体可分为急性髓系白血病(AML)和急性淋巴细胞白血病(ALL)。

【用药原则】

急性白血病应按照不同类型选用治疗药物,以化疗为主的综合疗法,药物剂量要足,早期予以连续治疗,长期治疗应交替使用多种药物。ALL 用药原则:诱导治疗,VDP 或 VDLP 方案;巩固治疗,CAM 方案;维持治疗,巯嘌呤和甲氨蝶呤。AML 用药原则:诱导治疗,DA 或 HAA 方案;巩固治疗和维持治疗,阿糖胞苷。

【治疗药物】

一、烷化剂

环磷酰胺※　注射用无菌粉末,静脉滴注。ALL 的 CAM 方案:800 ~ 1 000 mg/m²,第 1 日。

二、抗代谢药

1. 甲氨蝶呤※　片剂,口服,一次 15 ~ 30mg/m²,每周 1 次。

2. 巯嘌呤※　片剂,口服。①CAM 方案:50mg/m²,第 1 ~ 7 日。②ALL 维持治疗期一日 60 ~ 100mg/m²,一日 1 次,根据血常规和肝功能调整药剂量。

3. 阿糖胞苷※　注射用无菌粉末,静脉滴注。①AML 的 HAA 方案:100mg/m²,第 1 ~ 7 日。②AML 巩固治疗和维持治疗时期:1 ~ 3g/m²,静脉滴注,一日 2 次,第 1 ~ 3 日强化巩固治疗,6 ~ 8 个疗程后终止治疗。③ALL 的 CAM 方案:1g/m²,一日 2 次,第 2 ~ 4 日。

三、抗肿瘤抗生素

1. 柔红霉素※　注射用无菌粉末,静脉滴注。①ALL 的 VDP 方案:一次 30 ~ 60mg/m²,连续 2 ~ 3d。②AML 的 DA 方案:一次 40 ~ 90mg/m²,第 1 ~ 3d。③急性早幼粒细胞白血病诱导治疗:一次 40 ~ 90mg/m²,第 1 ~ 3d。④急性早幼粒细胞白血病巩固治疗:一日 45 ~ 90mg/m²,用 3d,共 2 个疗程。

2. 阿柔比星　注射剂,静脉滴注。AML 的 HAA 方案:一次 20mg,一日 1 次,第 1 ~ 7 日。

四、抗肿瘤植物成分药

1. 长春新碱※　注射用无菌粉末,静脉滴注。ALL 的 VDP 方案:一次 1.4mg/m²,每周 1 次,共 2 ~ 3 次。

2. 高三尖杉酯碱※　注射液,静脉滴注或肌内注射。AML 的 HAA 方案:一日 2mg/m²,第 1 ~ 7 日。

五、其他抗肿瘤药

1. 门冬酰胺酶※　注射用无菌粉末,静脉滴注。ALL 的 VDLP 方案:一日 10 000U,化疗第 19 日开始,连续用药 6 ~ 10d。

2. 维 A 酸※　片剂,口服,急性早幼粒细胞白血病诱导治疗一日 20mg/m²,分 2 次服用,连续用药直到血液学症状缓解。

3. 泼尼松※　片剂,口服。ALL 的 VDP 方案:一日 40～60mg/m²,第 1～28 日。

4. 亚砷酸　注射剂,静脉滴注,用于急性早幼粒细胞白血病诱导治疗,一日 0.16mg/kg,连续用药直到血液学症状缓解。

【注意事项】

(1)在治疗过程中应注意防治中枢神经系统白血病,该疾病是造成白血病复发或死亡的重要原因之一。中枢神经系统白血病防治方案常用甲氨蝶呤、阿糖胞苷、地塞米松三药联合鞘内注射。

(2)急性白血病患者常伴有粒细胞减少,如有发热,应积极寻找感染源并迅速进行经验性抗菌药物治疗,待检验结果出来后调整抗菌药物。

慢性粒细胞白血病

【疾病概述】

慢性粒细胞白血病(CML)简称慢粒,是造血干细胞克隆性增殖(以粒细胞系增生为主)所致的骨髓增殖性疾病。可分为慢性期、加速期和急变期。临床特征为外周血粒细胞显著性增多并有不成熟性,抑制骨髓的正常造血,在受累的细胞系中可找到 Ph 标记染色体或(和)bcr/abl 融合基因,病程发展缓慢,肝、脾大。发病年龄分布较广,但发病率随着年龄的增长有逐步上升趋势,男性发病率高于女性。

【用药原则】

根据患者病情,在进行血常规、骨髓常规、染色体、融合基因检查以及必要时使用造血干细胞移植等非药物治疗措施的基础上,选择使用化疗药物。在慢性期,首选酪氨酸激酶抑制剂伊马替尼。白细胞计数高的患者,口服羟基脲或白消安,直到白细胞正常再停药。若不能应用伊马替尼,或使用羟基脲使白细胞恢复正常,或考虑应用干扰素。在加速期和急变期首选伊马替尼,若使用过伊马替尼,可选用尼沙替尼或达沙替尼。

【治疗药物】

一、烷化剂

白消安※　片剂,口服,成人一日 4～6mg/m²,如白细胞数下降至 20×10⁹/L,则需酌情停药;或给维持量一日或隔日 1～2mg,以维持白细胞计数在

10×10^9/L左右。儿童诱导剂量为一日按体重 0.06 ~ 0.12mg/kg 或按体表面积一日 1.8 ~ 3.6mg/m²，以后根据血常规、病情及疗效调整剂量，以维持白细胞计数在 20×10^9/L 以上。

二、抗代谢药

羟基脲※　片剂，口服，一次 20 ~ 30mg/kg，一周 2 次，连续 6 周为一个疗程。

三、其他抗肿瘤药

1. 伊马替尼　胶囊，口服，慢性期一日 400mg，急变期和加速期一日600mg，成人一日 1 次，儿童和青少年一日 1 次或分 2 次服用，宜在进餐时服用，并饮一大杯水，不能吞咽胶囊的患者（儿童），可将胶囊内药物分散于水或苹果汁中服用。

2. 干扰素 α1b　注射液，皮下或肌内注射，10 ~ 30μg，一日 1 次，第 2 周后改为 30 ~ 50μg，一日 1 次，连续用药 6 个月。可根据病情适当调整剂量，症状缓解后可改为隔日注射。

【注意事项】

（1）白消安对急性期无效。

（2）下列情况慎用白消安、羟基脲：有骨髓抑制现象、痛风病史、感染、尿酸性肾结石病史，以往曾接受过细胞毒药物或放疗。

（3）服用白消安、羟基脲治疗时，大量细胞被破坏，血液及尿中尿酸水平明显升高，可嘱咐患者大量饮入液体并碱化尿液，或服用别嘌醇以防止高尿酸血症及尿酸性肾病的发生。

（4）羟基脲抑制免疫功能，用药期间避免接种病毒疫苗。

（5）服用伊马替尼，儿童患者水潴留可能出现不可识别的水肿，水潴留可以加重或导致心力衰竭，严重心力衰竭者、青光眼患者应慎用。可能出现胃肠道出血和肿瘤内出血，在治疗初始应监测患者的胃肠道症状。

（6）过敏体质，特别是对抗生素有过敏者，应慎用干扰素。在使用过程中如发生过敏反应，应立即停药，并给予相应治疗。

（7）孕妇及哺乳期妇女应慎用，在病情十分需要时，由医生指导使用。

儿童白血病

【疾病概述】

白血病是造血干细胞在分化过程中的某一阶段分化阻滞并恶性增殖的疾

病,是造血系统恶性增生性疾病。儿童白血病中,急性淋巴细胞白血病(ALL)约占70%,急性髓系白血病(AML)约占30%。

【用药原则】

根据患者病情,在血常规和骨髓常规等检查的基础上,可根据需要选择使用化疗药物以及联合用药方案。儿童ALL的危险程度根据临床表现、细胞形态特征、免疫学和细胞遗传学的表现可分为标危和高危两种。根据不同的危险程度,采用相应强烈的化疗方案并遵循早期连续强烈化疗原则。儿童ALL的化疗包括诱导缓解治疗、巩固治疗、髓外白血病的治疗、早期强化治疗、维持治疗。ALL的诱导治疗多采用VDLP方案(长春新碱+柔红霉素+门冬酰胺酶+泼尼松),取得完全缓解后,要接着进行CAT方案(环磷酰胺+阿糖胞苷+巯嘌呤)巩固治疗。儿童AML的主要治疗方法是化疗,分为两个阶段,即诱导缓解治疗和缓解后治疗。经典诱导方案是DA(柔红霉素+阿糖胞苷)(3+7),缓解后治疗方案用DA(柔红霉素+阿糖胞苷)、EA(依托泊苷+阿糖胞苷)或MA(米托蒽醌+阿糖胞苷)等方案中选择一个序贯化治疗。

【治疗药物】

一、烷化剂

环磷酰胺　注射用无菌粉末,静脉注射,一次 $10\sim15\text{mg/m}^2$,加生理盐水20mL稀释后缓慢注射,一周1次,连用2次,休息1~2周重复。也可肌内注射。CAT方案中:$600\sim1\,000\text{mg/m}^2$,静脉滴注,第1日。

二、抗肿瘤抗生素

1. 柔红霉素[#]　注射用无菌粉末,静脉注射,单一剂量0.5~3mg/kg。0.5~1mg/kg须间隔1d或以上才能重复注射;2mg/kg须间隔4d以上才可重复注射;2.5~3mg/kg须间隔7~14d才可重复注射。每个患者需要注射的次数不同,需根据各自情况调整剂量。无论成人或儿童都不能超过20mg/kg。VDLP方案中:$20\sim30\text{mg/m}^2$,静脉滴注,用2~3d,第1~3日,在第1周和第3周用。DA(3+7)方案中:$45\sim90\text{mg/m}^2$,静脉滴注,第1~3日。

2. 米托蒽醌　注射用无菌粉末/注射液,静脉滴注,单用本品,按体表面积一次 $12\sim14\text{mg/m}^2$,每3~4周一次;或一次 $4\sim8\text{mg/m}^2$,一日1次,连用3~5d,间隔2~3周。联合用药,一次 $5\sim10\text{mg/m}^2$。

三、抗代谢药

1. 巯嘌呤[※]　片剂,口服,一日1.5~2.5mg/kg或50mg/m²,一日1次或分次服用。CAT方案中:75mg/m^2,口服,第1~21日。

2. 阿糖胞苷[#]　注射用无菌粉末,静脉注射,一次1~2mg/kg,一日1次,连用 10 ~ 14d 为一个疗程;或 4 ~ 6mg/kg,每周 2 次。也可静脉滴注,一日 5 ~ 7.5mg/kg,滴注 8 ~ 12h,连用 4 ~ 5d。皮下注射多用于维持治疗,一次 1 ~ 3mg/kg,每周 1 ~ 2 次。鞘内注射,一次 25 ~ 75mg 溶于生理盐水 5 ~ 10mL 中,隔日 1 次,共 3 次。CAT 方案中:75 ~ 100mg/m^2,静脉滴注,第 1 ~ 4、8 ~ 11 日。DA 方案中:100mg/m^2,静脉滴注,第 1 ~ 7 日。

四、抗肿瘤植物成分药

1.长春新碱[※]　注射用无菌粉末,静脉注射,儿童,75μg/kg 或 2.0mg/m^2,每周 1 次,静脉注射或冲入。联合化疗连用 2 周为一个周期,用药期间密切监测血常规。VDLP 方案中:1.5mg/m^2,静脉滴注,每周 1 次,共 4 周。

2.依托泊苷[※]　注射剂,静脉滴注,用生理盐水稀释,浓度不超过 0.25mg/mL,静脉滴注时间不少于 30min。儿童:一日 100 ~ 150mg/m^2,连续 3 ~ 4d。

五、其他抗肿瘤药

1.门冬酰胺酶[※]　注射用无菌粉末,静脉滴注,根据病种和治疗方案的不同,用量存在较大差异。VDLP 方案中,500 ~ 1 000mg/m^2,肌内注射,共 8 ~ 10 次。

2.泼尼松　片剂,口服,治疗肿瘤辅助用药,通常在联合方案中使用。VDLP 方案中,60mg/m^2,口服,连用 4 周。

【注意事项】

(1)有心血管疾病者慎用长春新碱,且冲入静脉时,应避免日光直接照射。

(2)注射柔红霉素之前,应先静脉滴注生理盐水,以确保针头在静脉内,然后才可在这一静脉输液管内注射柔红霉素。

(3)柔红霉素不可与肝素、地塞米松磷酸钠溶液、氨曲南、别嘌醇、氟达拉滨、他唑西林和氨茶碱等混合注射。

(4)环磷酰胺水溶液仅能稳定 2 ~ 3h,现配使用,并且其代谢产物对尿路有刺激性,用药时应鼓励患者多饮水,大剂量应用时应水化利尿,同时给予尿路保护剂美司钠。

(5)环磷酰胺需在肝内活化,因此腔内给药无直接作用。

(6)使用阿糖胞苷时应适当增加患者液体的摄入量,使尿液保持碱性,必要时同用别嘌醇以防止血清尿酸增高及尿酸性肾病的发生。

(7)在下列情况下慎用阿糖胞苷:骨髓抑制、白细胞及血小板显著减低、肝肾功能不全、有胆道疾病、有痛风病史、有尿酸盐肾结石病史、近期接受过细胞毒药物或放疗。

(8)在下列情况下应慎用巯嘌呤:骨髓已有显著抑制现象(白细胞减少或

血小板显著降低），或出现相应的严重感染或明显的出血倾向，有肝功能损害、胆道疾病，有痛风病史、尿酸盐肾结石病史，4～6 周接受过细胞毒药物或放疗。

（9）依托泊苷不宜静脉注射，静脉滴注至少 30min，且不得做胸腔、腹腔和鞘内注射。

（10）依托泊苷在 5％ 葡萄糖注射液中不稳定，可形成微细沉淀；与长春新碱合用，可加重长春新碱的神经毒性。

（11）使用门冬酰胺酶期间应密切监测凝血功能，警惕可能发生的严重胰腺炎及骨髓功能抑制等不良反应。接受本品治疗 3 个月内不得接种活病毒疫苗。本品可干扰甲状腺功能试验以及肝功能、血糖、血氨、血钙、尿素氮、尿酸、凝血酶时间的测定与诊断。患者须住院治疗，首次使用本品或用过本品但已停药 1 周或以上者，在注射本品前须做皮试。本品忌用生理盐水溶解，溶解后尽快使用，仅用于静脉滴注。

多发性骨髓瘤

【疾病概述】

多发性骨髓瘤是一种起源于 B 细胞系的恶性肿瘤，其特征为产生单克隆免疫球蛋白（又称 M 蛋白）或本周蛋白的异常浆细胞增多，并在骨髓内恶性增殖，广泛浸润，易引起骨折和骨髓功能衰竭，伴有多发性溶骨性损害、反复感染、高钙血症、贫血、高黏滞综合征及肾功能不全等一系列临床表现。本病主要发生在中老年人，男性多于女性。

【用药原则】

根据患者病情，在纠正贫血，缓解骨痛，防治肾功能损害，治疗高尿酸血症和高钙血症、高黏滞血症，以及造血干细胞移植等非药物治疗措施的基础上，选择使用化疗手段。无症状稳定期骨髓瘤无须治疗，定期随访，血或尿中 M 蛋白或本周蛋白进行性升高或出现临床症状者，必须治疗。可分为传统化疗方案和新的靶向治疗方案。传统化疗方案包括：VAD 方案，长春新碱＋多柔比星＋地塞米松，每 4 周为一个疗程；M2 方案，长春新碱＋卡莫司汀＋环磷酰胺＋美法仑＋泼尼松；MP 方案，美法仑＋泼尼松。新的靶向治疗方案包括：TD 方案，沙利度胺＋地塞米松；BD 方案，硼替佐米＋地塞米松；BCD 方案，硼替佐米＋环磷酰胺＋地塞米松；PAD 方案，硼替佐米＋多柔比星＋地塞米松；BTD 方案，硼替佐米＋沙利度胺＋地塞米松；RD 方案，来那度胺＋地塞米松；

VRD方案,硼替佐米 + 来那度胺 + 地塞米松。

【治疗药物】

一、烷化剂

1. 环磷酰胺※ 注射剂,静脉给药,成人一次500~1 000mg/m²,加生理盐水20~30mL,每周1次,连用2次,休息1~2周重复。联合用药,500~600mg/m²。儿童一次10~15mg/kg,加生理盐水20mL稀释后缓慢注射,每周1次,连用2次,休息1~2周重复。M2方案中:静脉滴注,400mg/m²,第1日。

2. 美法仑 片剂,口服,一日0.15mg/kg,分次服,连续4d,6周后重复一个疗程。M2方案中:一日8mg/m²,第1~4日。M2方案中:一日8mg/m²,第1~4日。MP方案中:一日5mg/m²,第1~7日。

3. 卡莫司汀 注射液,静脉给药,按体表面积100mg/m²,一日1次,连用2~3d;或一次200mg/m²,每6~8周重复。溶入5%葡萄糖注射液或生理盐水150mL中快速静脉滴注。M2方案中:静脉滴注,20mg/m²,第1日。

二、抗肿瘤抗生素

多柔比星※ 注射用无菌粉末,静脉给药,当多柔比星单一用药时,每3周一次,以60~75mg/m²给药,当与其他有重叠毒性的抗肿瘤制剂合用时,多柔比星的剂量须减少至每3周一次,以30~40mg/m²给药。VAD方案中:静脉滴注,一日10mg,第1~4日。

三、抗肿瘤植物成分药

长春新碱※ 注射液,静脉给药,成人一次1~2mg(或1.4mg/m²,一次量不超过2mg),65岁以上者一次最大量1mg。儿童一次2mg/m²或按体重一次75μg/kg,一周1次。联合化疗,连续2周为一个周期。VAD方案中:一日0.4mg,静脉滴注,第1~4日。M2方案中:1.2mg/m²,静脉滴注,第1日。

四、其他抗肿瘤药

1. 地塞米松 注射剂,静脉注射,治疗肿瘤辅助用药,通常在联合方案中使用。VAD方案中:一日40mg,静脉滴注,第1~4、9~12、17~20日。

2. 泼尼松 片剂,口服,治疗肿瘤辅助用药,通常在联合方案中使用。M2方案中:一日20mg/m²,第1~14日。MP方案中:一日40mg/m²,第1~14日。

【注意事项】

(1)应用环磷酰胺时应鼓励患者多饮水,大剂量应用时应水化、利尿,同时给予尿路保护剂美司钠。当大剂量用药时,除应密切观察骨髓功能外,尤其要注意非血液学毒性如心肌炎、中毒性肝炎及肺纤维化等。

(2)应用美法仑时应密切观察肾功能不全的骨髓瘤患者可能发生的尿毒

症骨髓抑制。

(3)下列情况慎用卡莫司汀:骨髓抑制、感染、肝肾功能异常、接受过放疗或抗癌药治疗。卡莫司汀可抑制身体免疫机制,使疫苗接种不能激发身体抗体产生。化疗结束后3个月内不宜接种活疫苗。

(4)应用长春新碱应终止哺乳。2岁以下儿童周围神经的髓鞘形成尚不健全者,有痛风病史、肝功能损害、感染、白细胞减少、神经肌肉疾病、尿酸盐性肾结石病史、近期接受过放疗或化疗者,应慎用。

(5)对蒽环类过敏者、有严重器质性心脏病和心功能异常者、有水痘或带状疱疹者禁用多柔比星。

(6)肾功能不全者应用多柔比星后要警惕高尿酸血症的出现;痛风患者应用时别嘌醇用量要相应增加。

败 血 症

【疾病概述】

败血症是细菌通过多种途径侵入血液循环,在其中生长繁殖、释放毒素引起的全身性感染,是一种严重的血流感染。病原菌通常为细菌,也可为真菌等,病程中常有炎症介质激活与释放,引起高热、皮疹等一系列临床症状。重者可致休克、弥散性血管内凝血(DIC)和多器官功能衰竭。若侵入的细菌很快被人体防御系统所清除,无明显毒性症状,称为菌血症(bacteremia);若细菌入血引起感染并迁徙到身体其他部位,导致迁徙性感染灶发生,称为脓血症(pyemia)。

【用药原则】

败血症一经诊断,在未获得病原学结果之前,即应根据情况给予抗菌药物经验治疗,以后再根据病原菌种类和药敏试验结果调整给药方案。败血症的抗菌治疗可采用两种有效抗菌药物的联合,为了保证适当的血浆和组织药物浓度,宜静脉给药,剂量要大,应选用杀菌剂。疗程宜较长,一般应在3周以上,或在体温下降至正常、临床症状消失后继续用药7~10d。

葡萄球菌属:首选苯唑西林或氯唑西林,联合应用利福平;耐甲氧西林金黄色葡萄球菌(MRSA)败血症应选万古霉素或去甲万古霉素,与磷霉素、阿米卡星或利福平联合应用。

肠球菌属:首选青霉素或氨苄西林,联合庆大霉素或阿米卡星等氨基糖苷类药物;也可选择万古霉素联合氨基糖苷类药物。

链球菌:在治疗 A 组链球菌败血症时,可单用青霉素或第一代头孢菌素、红霉素、林可霉素等;B 组链球菌敏感性略差,宜加用氨基糖苷类抗生素。

革兰氏阴性菌:可选择哌拉西林、第二或第三代头孢菌素与庆大霉素或阿米卡星联用;铜绿假单胞菌和不动杆菌属多为院内感染,可根据药敏试验结果选用头孢他啶或头孢哌酮,联合应用庆大霉素或阿米卡星。

厌氧菌:可选甲硝唑、氯霉素、克林霉素、头孢西丁或亚胺培南 - 西司他丁,同时对需氧菌进行有效的抗菌治疗。

真菌:可选两性霉素 B、氟康唑、伊曲康唑、氟胞嘧啶,两性霉素 B 与氟康唑联用疗效较好。

病原菌不确定:须选用兼顾革兰氏阴性和阳性球菌的抗菌药的联合,一般选用哌拉西林、替卡西林或第三代头孢菌素联合氨基糖苷类抗生素;对于呼吸道、尿路、胆道感染败血症,可选用第三代头孢菌素联合阿奇霉素、左氧氟沙星、环丙沙星等治疗。

【治疗药物】

一、抗细菌药

(一)β - 内酰胺类抗生素

1.青霉素[※] 注射液,静脉滴注,成人 240 万 ~ 320 万 U,每 4 ~ 6h 一次;儿童一日 5 万 ~ 10 万 U/kg,每 4 ~ 6h 一次。

2.苯唑西林 注射液,静脉滴注,成人 2g,每 4 ~ 6h 一次;儿童一日 50 ~ 200mg/kg,每 4 ~ 6h 一次。

3.头孢唑林[※] 注射液,静脉滴注,成人 1 ~ 2g,每 8h 一次;儿童一日 50 ~ 100mg/kg,每 8h 一次。

4.头孢曲松[※] 注射液,静脉滴注,成人 2g,一日 1 次;儿童 50 ~ 100mg/kg,一日 1 次。

5.头孢他啶[※] 注射液,静脉滴注,成人 2g,每 8h 一次;儿童一日 50 ~ 100mg/kg,每 8h 一次。

6.头孢噻肟[#] 注射液,静脉滴注,一次 2g,每 12h 一次。

7.哌拉西林他唑巴坦[#] 注射液,静脉滴注,一次 4.5g,每 8h 一次。

8.替卡西林克拉维酸钾 注射液,静脉滴注,一次 3g,每 6h 一次。

(二)林可霉素类抗生素

克林霉素[※] 注射液,静脉滴注,成人 0.6g,每 8h 一次;儿童一日 20 ~ 30mg/kg,每 8 ~ 12h 一次。

（三）氨基糖苷类抗生素

1. 庆大霉素[※]　注射液，肌内注射或静脉滴注，成人 8 万 U，每 8h 一次；儿童一日 3～5mg/kg，每 8～12h 一次。学龄前儿童慎用。

2. 阿米卡星[※]　注射液，静脉滴注，一日 15mg/kg，每 12h 一次。学龄前儿童慎用。

（四）多肽类抗生素

万古霉素　注射液，静脉滴注，成人 15mg/kg，每 12h 一次。

（五）氟喹诺酮类抗菌药

1. 左氧氟沙星[※]　注射液，静脉滴注，成人 500mg，一日 1 次。18 岁以下慎用。

2. 环丙沙星[※]　注射液，静脉滴注，成人 500mg，每 12h 一次。18 岁以下慎用。

（六）其他合成类抗菌药

1. 甲硝唑[※]　注射液，静脉滴注，成人 0.5g，每 8h 一次；儿童一日 15～20mg/kg，每 8～12h 一次。

2. 替硝唑[※]　注射液，静脉滴注，成人 0.8g，一日 1 次；儿童(3 岁以上)15～20mg/kg，一日 1 次。

二、抗真菌药

氟康唑[※]　注射液，静脉滴注，成人 400mg，一日 1 次。

【注意事项】

（1）败血症是威胁患者生命安全的严重感染，其患病人群复杂、感染病原体多样，近年来细菌耐药也较为严重，基本药物虽可治疗大多数感染，但对严重感染、耐药菌感染，需要及时应用有效抗菌药物，包括非基本药物。

（2）应用万古霉素时需要监测血药浓度。

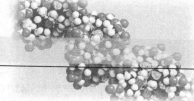

第五章

内分泌及代谢性疾病

糖 尿 病

【疾病概述】

糖尿病是由遗传和环境因素共同作用导致胰岛素分泌和（或）作用缺陷，引起糖类、蛋白质、脂肪、水和电解质等代谢紊乱，以高血糖为主要特点的代谢性疾病。主要分为胰岛素绝对缺乏的 1 型糖尿病和相对缺乏的 2 型糖尿病。糖尿病血糖控制不佳时会出现急性并发症如糖尿病酮症酸中毒、高血糖高渗状态等；长期血糖控制不佳时会出现大血管病变如动脉粥样硬化、冠心病、高血压、脑血管疾病、周围血管疾病等，以及微血管病变如糖尿病肾病、糖尿病视网膜病变、糖尿病神经病变等。

【用药原则】

糖尿病治疗的近期目标是通过控制高血糖及相关代谢紊乱以消除糖尿病症状和防止出现急性严重代谢紊乱；远期目标是通过良好的血糖控制预防及（或）延缓糖尿病慢性并发症的发生和发展、提高患者的生活质量、降低病死率和延长寿命。故糖尿病治疗应遵循早期且长期、积极而理性、综合治疗和全面达标、治疗措施个体化的原则。糖尿病综合管理包括五个要点（有"五驾马车"之称）：糖尿病教育、医学营养治疗、运动治疗、血糖监测和药物治疗。

【治疗药物】

一、双胍类药

二甲双胍

（1）片剂※/胶囊/肠溶片，口服，起始剂量为一次 0.5g，一日 2 次；或0.85g，一日 1 次，随餐服用。可每周增加 0.5g，或每 2 周增加 0.85g，日剂量不超过 2 550mg（即一次 0.85g，一日 3 次）。

（2）缓释片#，口服，起始剂量为 500mg，一日 1 次，随晚餐服用；每周剂量增加 500mg，最大日剂量不超过 2 000mg。

二、磺酰脲类药

1. 格列本脲※　片剂，口服，一般患者开始一次 2.5mg，早餐前及午餐前各一次。轻症者一次 1.25mg，一日 3 次，三餐前服。用药 7d 后剂量递增（一周增加 2.5mg）。一般用量为一日 5～10mg，最大用量一日不超过 15mg。

2. 格列吡嗪

（1）片剂/胶囊※，口服，一般推荐剂量为一日 2.5～20mg，早餐前 30min 服用；初始剂量一日 2.5～5mg，逐渐调整至合适剂量；一日剂量超过 15mg 时，应分 2～3 次于餐前服用。

（2）控释片#，口服，常用起始剂量为一日 5mg，与早餐同服；对降糖药敏感者可由更低剂量开始；用药 3 个月后测定糖化血红蛋白（HbA1c），若血糖控制不满意可加大剂量；多数患者一日服 10mg，部分患者需 15mg，最大日剂量 20mg。

3. 格列美脲※　片剂，口服，起始剂量一次 1mg，一日 1 次；建议早餐前或早餐中服用，若不进早餐，则于第一次正餐前或餐中服用。若血糖控制不满意，可每隔 1～2 周逐步增加剂量至一日 2mg、3mg、4mg，最大推荐剂量为一日 6mg。

4. 格列喹酮#　片剂，口服，应在餐前服用。一般日剂量为 15～120mg，酌情调整，通常日剂量小于 30mg 者可于早餐前一次服用；更大剂量应分 3 次，分别于餐前服用；最大日剂量不得超过 180mg。

5. 格列齐特#

（1）片剂，口服，一次 80mg，一日 2 次，早晚两餐前服用；一般日剂量范围为 80～240mg，最大日剂量为 320mg。

（2）缓释片，口服，一日 30mg，早餐时服用；若血糖水平控制不佳，剂量可逐次增至一日 60mg、90mg 或 120mg，一次增量间隔至少 4 周，最大日剂量为 120mg。

三、α-糖苷酶抑制剂类药

1. 阿卡波糖※　片剂/胶囊，口服，用餐前即刻整片吞服或随前几口食物一起咀嚼服用，剂量须个体化。一般推荐剂量为一次 50mg，一日 3 次，以后逐渐增加至一次 100mg，一日 3 次，或遵医嘱。

2. 瑞格列奈#　片剂，口服，餐前 15min 服用，剂量因人而异。推荐起始剂量为 0.5mg，以后若需要可每周或每 2 周调整一次。接受其他口服降血糖药治疗的患者转为该药时的推荐起始剂量为 1mg，最大推荐剂量为 4mg，但最大日剂量不超过 16mg。

四、胰岛素增敏剂类药

1. 吡格列酮[#]　片剂,口服,初始剂量可为一次 15mg 或 30mg,一日 1 次,效果不佳时可加量直至 45mg,一日 1 次。

2. 罗格列酮　片剂,口服,初始剂量为一日 4mg,单次或分 2 次口服,8 ~ 12 周后若空腹血糖控制不满意,剂量可加至一日 8mg,单次或分 2 次口服。

五、胰岛素类药

1. 短效胰岛素[※]　注射液,皮下注射或静脉注射,使用方法及剂量应个体化。皮下注射后 30min 内起效,1 ~ 3h 作用达峰,持续时间约 8h。静脉注射后 10 ~ 30min 起效,10 ~ 30min 作用达峰,持续 0.5 ~ 1h。

2. 速效胰岛素　注射液,于三餐前皮下注射,根据血糖情况适当调整剂量,可与中效胰岛素合用控制晚间或晨起高血糖。皮下注射 10 ~ 20min 起效,降糖作用持续 3 ~ 5h。一般须紧临餐前注射,用药 10min 内须进食含糖类的食物。

3. 中效胰岛素[※]　注射液,皮下注射,一日 1 次,早餐前给药,或者一日 2 次给药。皮下注射平均 1.5h 起效,4 ~ 12h 作用达峰,维持 18 ~ 24h。

4. 长效胰岛素[※]　注射液,皮下注射后 3 ~ 4h 起效,12 ~ 20h 作用达峰,维持 24 ~ 36h。早餐前 0.5h 皮下注射 1 次,剂量根据病情而定,一般日剂量为 10 ~ 20U。

常用胰岛素制剂的使用特点见表 5 - 1。

【注意事项】

(1)二甲双胍常见腹泻、腹胀、恶心、食欲减退、口中异味、上腹部不适等胃肠道反应。对于肝肾功能不全、有心肺疾病、休克等缺氧状态的患者禁用,高龄患者慎用。

(2)阿卡波糖常用有胃肠道反应,可有胃胀、腹胀、腹泻、肠鸣音亢进、排气增多、胃肠痉挛性疼痛、顽固性便秘。

(3)磺脲类药物的降糖作用依赖于尚存一定数量有功能的 B 细胞(30%以上),应对患者的胰岛功能进行评估,同时关注患者低血糖的发生。

(4)胰岛素最常见和最严重的不良反应为低血糖,应对患者进行血糖监测。未使用的胰岛素应避免日晒和冷冻,应该冷藏;胰岛素制剂在 2 ~ 8°C 下可保存 2 年;正在使用的胰岛素要室温保存,不必放入冰箱,这样胰岛素更稳定,更容易混匀,在室温(20°C 左右)下,可保存 30d。

表 5 - 1 常用胰岛素制剂的使用特点

种类	名称	作用时间			注射途径
		起效时间	峰值时间	作用持续时间	
速效	赖脯胰岛素	10 ~ 15min	1.0 ~ 1.5h	4 ~ 5h	
速效	门冬胰岛素	10 ~ 15min	1 ~ 2h	4 ~ 6h	皮下、静脉
	谷赖胰岛素	10 ~ 15min	1 ~ 2h	4 ~ 6h	
短效	诺和灵 R	15 ~ 60min	2 ~ 4h	5 ~ 8h	皮下、静脉
	优泌林 R				
	胰岛素				
中效	诺和灵 N	2.5 ~ 3.0h	5 ~ 7h	13 ~ 16h	皮下
	优泌林 N				
	甘舒霖 N				
长效	甘精胰岛素	2 ~ 3h	无峰	长达 30h	皮下
	地特胰岛素	3 ~ 4h	3 ~ 14h	长达 24h	
预混	诺和灵 30R	0.5h	2 ~ 12h	14 ~ 24h	皮下
	诺和灵 50R	0.5h	2 ~ 3h	10 ~ 24h	
	优泌林 70/30	0.5h	2 ~ 12h	14 ~ 24h	
	优泌林 50/50	0.5h	2 ~ 3h	10 ~ 24h	
	诺和锐 30	0.17 ~ 0.33h	1 ~ 4h	14 ~ 24h	
	优泌乐 25	0.25h	0.50 ~ 1.17h	16 ~ 24h	
	优泌乐 50	0.25h	0.50 ~ 1.17h	16 ~ 24h	

甲状腺功能亢进症

【疾病概述】

甲状腺功能亢进症是合成和分泌甲状腺激素增加所导致的以神经系统、循环系统、消化系统等兴奋性增高和代谢亢进为主要表现的病症,简称甲亢。常见病因有 Graves 病、毒性结节性甲状腺肿、自主性高功能甲状腺腺瘤、垂体分泌 TSH 肿瘤等,此处主要讨论 Graves 病。

【用药原则】

目前尚不能针对病因治疗,常用方法为抗甲状腺药物、^{131}I 和手术治疗。

具体需要结合患者的年龄、病程长短、病情轻重及甲状腺肿大程度决定采用何种方式。对于年龄小、病情轻、甲状腺轻至中度肿大者应选择药物治疗,病情较重、病程长、甲状腺中至重度肿大者应采用[131]I 或手术治疗。

【治疗药物】

一、抗甲状腺药

硫脲类

1. 甲巯咪唑[※]　片剂,口服,成人初始日剂量 30mg,可根据病情调整日剂量 30～45mg,一日最大量 60mg,一般分 3 次口服,也可顿服。病情控制后逐渐减量,一次减量 5～10mg/d,维持量为一日 5～15mg,疗程一般 1～1.5 年。

2. 丙硫氧嘧啶[※]　片剂,口服,成人初始剂量一次 100mg,一日 3 次,一日最大剂量为 600mg。通常发挥作用大多在 4 周以后。当症状消失后,每 2～4 周减量一次,减至最低有效剂量一日 50～100mg 时维持治疗,总疗程一般为 1.5～2 年。

二、其他辅助药

1. 普萘洛尔　片剂,口服,一次 20～80mg,每 6～8h 一次。

2. 复方碘溶液[#]　溶液剂,口服,治疗甲状腺危象,在有效应用抗甲状腺药(首选丙硫氧嘧啶)1～2h 后服用,一次 5 滴,每 6h 一次(或碘化钠 1g,溶于 500mL 液体中静脉滴注 12～24h,一般使用 3～7d 停药)。

3. 碳酸锂　片剂,口服,剂量一次 300～500mg,每 8h 一次。

【注意事项】

(1)抗甲状腺药物的主要不良反应是粒细胞减少症、皮疹、中毒性肝病、血管炎等。用药期间要定期监测白细胞数目,症状控制期每周一次,减量期每 2～4 周一次;白细胞计数低于 4×10^9/L 时加用升白细胞药物,白细胞计数低于 3×10^9/L 或者粒细胞计数低于 1.5×10^9/L 时停用此类药物。同时用药前后监测肝功能,优先选用甲巯咪唑治疗。

(2)对有过敏史、支气管哮喘、慢性阻塞性支气管疾病、心源性休克、Ⅱ～Ⅲ度房室传导阻滞、严重或急性心力衰竭、窦性心动过缓、病窦综合征、代谢性酸中毒、长期禁食或低血压的患者均应禁用普萘洛尔。

甲状腺功能减退症

【疾病概述】

甲状腺功能减退症是由于各种原因导致的低甲状腺激素血症或甲状腺激

素抵抗而引起的全身性低代谢综合征,简称甲减。其病理特征是黏多糖在组织和皮肤堆积,表现为黏液性水肿。

【用药原则】

甲减的治疗方法主要是替代疗法,多数患者需终身服药。起始剂量和达到完全替代剂量需要的时间要根据年龄、体重、心脏情况及血清三碘甲腺原氨酸(T_3)、甲状腺素(T_4,又称四碘甲腺原氨酸)、促甲状腺激素(TSH)、游离三碘甲腺原氨酸(FT_3)、游离甲状腺素(FT_4)水平确定。

【治疗药物】

1. 左甲状腺素钠[※] 片剂,口服,成年患者的替代剂量为 $50 \sim 200\mu g$,平均$125\mu g$。按照体重计算的剂量是一日 $1.6 \sim 1.8\mu g/kg$。老年患者则需要较低的剂量,大约一日 $1.0\mu g/kg$;妊娠时的替代剂量需要增加 $30\% \sim 50\%$;甲状腺癌术后的患者需要大剂量替代,约一日 $2.2\mu g/kg$。每日早晨服用一次。

2. 甲状腺片[※] 片剂,口服,成人常用量开始为一日 $10 \sim 20mg$,逐渐增加,维持量一般为一日 $40 \sim 120mg$,少数患者需一日 $160mg$。婴儿及儿童完全替代量:1 岁以内,$8 \sim 15mg$;$1 \sim 2$ 岁,$20 \sim 45mg$;$3 \sim 6$ 岁,$45 \sim 60mg$;7 岁以上,$60 \sim 120mg$。开始剂量应为完全替代剂量的 1/3,逐渐加量。由于本品 T_3、T_4 的含量及二者比例不恒定,在治疗中应根据临床症状及 T_3、T_4、TSH 检查调整剂量。

【注意事项】

(1)老年患者和心脏病患者药物加量过快可发生心绞痛和心肌梗死,病程长、病情重的甲状腺功能减退和黏液性水肿患者均应谨慎对待,初始采用小剂量,以后缓慢增加直至生理替代剂量。

(2)长期过量用药可引起甲状腺功能亢进,如心悸、手和眼睑震颤、多汗、体重减轻、神经兴奋性增加或失眠等。

(3)伴有垂体前叶功能减退或肾上腺皮质功能不全患者应先用肾上腺皮质类固醇药物,待肾上腺皮质功能恢复正常后再用甲状腺激素类药物。由于甲状腺素片 T_3、T_4 的含量和两者的比例不恒定,在治疗中应根据临床症状及实验室检查调整剂量。

(4)糖尿病患者服用甲状腺激素应视血糖水平适当增加胰岛素或降糖药剂量。

(5)甲状腺激素与抗凝药如双香豆素合用时,后者的抗凝作用增强,可能引起出血,应根据凝血酶原时间调整抗凝药剂量。

(6)甲状腺激素类药与三环类抗抑郁药合用时,两类药的作用及毒副作用均有所增强,应注意调整剂量。

(7)服用雌激素或避孕药者,因血液中甲状腺素结合球蛋白水平增加,合用时甲状腺激素剂量应适当调整。

(8)考来烯胺和考来替泊可以减弱甲状腺激素的作用,两类药伍用时,应间隔 4~5h 服用,并定期测定甲状腺功能。

(9)β 受体阻断药可减少外周组织 T_4 向 T_3 的转化,合用时应注意。

(10)如发现药物过量所致的不良反应,应立即停药。

骨质疏松症

【疾病概述】

骨质疏松症是指骨量减少、骨组织细微结构破坏,致使骨的脆性增加和易于骨折的一种全身性骨骼疾病。其中绝经后骨质疏松症和老年性骨质疏松症统称为原发性骨质疏松症;而由于某些内分泌疾病、肿瘤或代谢性疾病以及糖皮质激素等药物导致的骨质疏松症统称为继发性骨质疏松症;特发性骨质疏松症原因不清,发生于青春期发育前的儿童,而在青春期后可自行缓解。

【用药原则】

应坚持早期预防、早期治疗的原则。已发生骨质疏松者应调整生活方式、补充钙剂和维生素 D、对症治疗和预防跌倒。

【治疗药物】

一、钙剂

1. 葡萄糖酸钙[※]　片剂,口服,成人,一次 0.5~2g,一日 3 次。

2. 碳酸钙 D_3[#]　片剂,口服,成人,一次 1 片,一日 1~2 次。每片含碳酸钙及维生素 D_3 的量因厂家不同会有差异,但不应超量使用,请参照说明书或遵医嘱。

二、钙代谢调节药

1. 阿法骨化醇[※]　片剂/胶囊/软胶囊,口服,成人一次 0.5μg,一日 1 次。

2. 骨化三醇[※]　片剂,口服,推荐剂量为一次 0.25μg,一日 2 次。

3. 阿仑膦酸钠　片剂,口服,一次 10mg,一日 1 次;或一次 70mg,一周 1次。连续 6 个月为一个疗程。

4. 降钙素[※]　注射液,皮下或肌内注射,一次 50IU,一日 1 次;或 100IU,隔日 1 次。喷剂,鼻喷给药,一次 100IU,一日 1 次;或 200IU,隔日 1 次。

三、雌激素类药

1. 尼尔雌醇※　片剂,口服,一次 2mg,每 2 周 1 次。症状改善后维持量为一次 1~2mg,每月 2 次,3 个月为一个疗程。

2. 戊酸雌二醇#　片剂,口服,一日 1 次,一次 1mg;或根据个人情况调整。

【注意事项】

(1)服用钙剂时宜在餐后 1h 服用或睡前服用,以增加作用持续时间。服药期间避免饮用含有咖啡、牛奶的饮料,避免进食富含纤维素的食物,因钙可与纤维素结合成不易吸收的化合物,可抑制钙的吸收。

(2)服用双膦酸盐药物时,应在早晨空腹时以 200mL 白开水(咖啡和果汁可减少其吸收,不宜用)送服,进药后 30min 内避免平卧,服药至少 1h 后才可服用钙剂(包括含钙高的食物)、抗酸药物和其他口服药物,否则会影响吸收。

骨软化症和佝偻病

【疾病概述】

骨软化症和佝偻病是新形成的骨基质不能进行正常矿化的代谢性骨病。通常将发于骨骺已经闭合的成人者称为骨软化症;而骨骺尚未闭合的儿童发病时,骨骺软骨及骨矿化均有障碍,造成干骺端增宽,影响生长,称为佝偻病。骨软化症的病因众多,如维生素 D 缺乏、肝肾功能障碍导致不能形成具有活性的 1,25 - 二羟维生素 D_3、基因缺陷导致靶器官维生素 D 受体功能异常、肾小管酸中毒、遗传或肿瘤导致的低血磷性骨软化症。

【用药原则】

不同病因导致的骨软化症需要针对病因进行治疗,同时应用维生素 D 和钙剂,以有效地改善骨密度,缓解临床症状。

【治疗药物】

一、维生素 D 类

1. 阿法骨化醇※　片剂/胶囊/软胶囊,口服,成人一次 0.5μg,一日 1 次。

2. 骨化三醇#　片剂,口服,推荐剂量为一次 0.25μg,一日 2 次。

二、钙剂

1. 碳酸钙 D_3#　片剂,口服,成人一日 2g,分 3 次,餐后服用。

2. 氯化钙　注射液,静脉给药,一次 0.5~1g,稀释后缓慢静脉注射(每分钟不超过 0.5mL,即 13.6mg 钙),根据患者情况和血钙浓度,1~3d 重复给药。

【注意事项】

（1）钙剂宜在餐后 1h 服用或睡前服用，以增加作用持续时间。服药期间避免饮用含有咖啡、牛奶的饮料，避免进食富含纤维素的食物，因钙可与纤维素结合成不易吸收的化合物，可抑制钙的吸收。

（2）维生素 D_3 或阿法骨化醇和钙剂联合治疗过程中可能出现高钙血症，因此需要监测血钙，如有高钙血症发生，停用药物即可恢复。

肾上腺皮质功能减退症

【疾病概述】

肾上腺皮质功能减退症是由肾上腺皮质功能不足引起的肾上腺皮质破坏（原发性）或垂体、下丘脑功能异常（继发性）类疾病。

【用药原则】

替代治疗，即应用生理剂量的糖皮质激素治疗。轻度应激情况下，使用剂量应为常规剂量的 2～3 倍。肾上腺危象时，应先静脉注射用药，危象控制后3～7d 将激素剂量逐渐减至平时的替代剂量。

【治疗药物】

糖皮质激素类药

氢化可的松[※]

（1）片剂，口服，一日 20～40mg，上午 8:00 顿服，或分上午 8:00 及下午16:00 两次服用。

（2）注射液，静脉滴注，用于肾上腺危象时，一日 200～300mg，连续应用不宜超过 5d。

【注意事项】

对口服糖皮质激素治疗的患者，应按医嘱要求服用激素，不宜自行增加或减少用量、延长或缩短用药疗程，以免引起原发病的加重。若有辅助用药，如胃黏膜保护剂和钙剂，则每天早晨餐后半小时服用胃黏膜保护剂，睡前服用钙剂。

男性性腺功能减退症

【疾病概述】

男性性腺功能减退症是由各种原因导致男性睾酮或双氢睾酮缺乏、减少或受体功能障碍,使其不能发挥正常的生理功能,从而导致的男性性腺功能减退。根据男性性腺功能减退的病因不同,临床上常分为低促性腺激素性性腺功能减退和高促性腺激素性性腺功能减退。本病可发生在下丘脑－垂体－睾丸－靶器官轴的任何部分,根据缺陷产生的时间和程度不同,可以表现为男性性分化异常、性发育延迟、成年后的性腺功能减退导致的性功能障碍、不育等。常伴有由于睾酮缺乏或睾酮作用缺乏导致的骨质疏松或胰岛素抵抗等代谢异常。

【用药原则】

明确诊断的男性性腺功能减退症患者应积极治疗原发病,特别是下丘脑－垂体－性腺等部位的占位或肿瘤等导致性腺功能减退的患者需积极治疗原发病。在此基础上进行相应的治疗,如由于下丘脑－垂体病变导致的低促性腺激素性性腺功能减退的患者可以用绒毛膜促性腺激素治疗,而对于高促性腺激素性性腺功能减退的患者需要终身替代睾酮治疗以改善性腺功能和相关代谢异常。

【治疗药物】

一、雄性激素

1. 丙酸睾酮※　注射液,常用剂量 10～50mg,每周肌内注射 2～3 次。

2. 甲睾酮※　片剂,口服,常用剂量 5mg,一日 2 次。

二、促性腺激素释放激素

绒毛膜促性腺激素※　注射液,常用剂量 1 000～2 000U,每周肌内注射2～3 次,剂量的个体差异较大,需根据临床情况调整。

【注意事项】

雄激素促进前列腺和乳腺增生,引起红细胞增多、皮脂增多、乳腺胀痛和结节、男性乳腺发育,因而禁用于前列腺癌和乳腺癌的患者。大剂量丙酸睾酮和甲睾酮常导致严重的肝功能损害,因此治疗前及治疗过程中须定期检查肝功能,若有异常,及时减量、停药或联合保肝治疗。

高脂血症

【疾病概述】

高脂血症泛指各种原因导致的血浆胆固醇、三酰甘油(TG)等成分异常,包括高胆固醇血症、高三酰甘油血症、混合型血脂异常以及低高密度脂蛋白胆固醇血症。糖尿病、肾病综合征、甲状腺功能减退症、系统性红斑狼疮等疾病,以及利尿药、糖皮质激素等药物,均可导致继发性高脂血症。

【用药原则】

对于血脂异常最主要的治疗目的是防治冠心病,血脂的控制措施及目标是根据是否存在冠心病或心血管危险因素以及患者的血脂水平来制定的,具体可参阅 2007 年《中国成人血脂异常防治指南》。治疗措施应是综合性的,首先,生活方式干预是首要的基本措施,主要包括医学营养治疗、增加有规律的体力活动、戒烟、限盐、限酒等;其次,药物治疗需严格掌握指征,如总胆固醇高和(或)低密度脂蛋白胆固醇(LDL - C)高的患者应选择他汀类药物,混合型高脂血症患者可联合使用他汀类和贝特类,必要时考虑血浆净化疗法或外科治疗;对于继发性血脂异常,应以治疗原发病为主。

【治疗药物】

一、他汀类药

1. 辛伐他汀[※]　片剂,口服,初始日剂量 10 ~ 20mg,晚餐时或睡前顿服。

2. 阿托伐他汀[#]　片剂,口服,初始日剂量 10mg。

3. 洛伐他汀[#]　片剂,口服,成人常用剂量 10 ~ 20mg,一日 1 次;晚餐时或睡前顿服。可按需要调整剂量,但最大日剂量不超过 80mg。

4. 氟伐他汀　片剂,口服,一次 20 ~ 40mg,晚餐时或睡前顿服。可按需要调整剂量,反应不佳者可一次 40mg,一日 2 次。

5. 普伐他汀　片剂,口服,初始剂量 10 ~ 20mg,睡前顿服;最大剂量一日 40mg。

6. 瑞舒伐他汀　片剂,口服,起始剂量为 5mg,一日 1 次。可根据临床需要适当增加剂量,最大日剂量为 20mg。

二、贝特类药

1. 非诺贝特[#]　片剂,口服,一次 100mg,一日 3 次;维持量一次 100mg,一日 1 ~ 2 次,用餐时服。

2. 苯扎贝特

(1)片剂,口服,一次 200 ~ 400mg,一日 3 次,餐后服用或与饭同服;维持量一次 400mg,一日 2 次。

(2)缓释片,口服,一次 400mg,一日 1 次,可掰开服用或嚼服。

三、烟酸类药

阿莫西司　胶囊剂,口服,一次 250mg,一日 2 ~ 3 次,餐后服用。根据 TG 及总胆固醇(TC)水平调整剂量,一日总剂量不超过 1 200mg。

四、胆酸螯合剂类药

考来烯胺　片剂,口服,一日 2~24g,分 3 次于饭前或与饮料拌匀服用。

五、其他类

1. 普罗布考　片剂,口服,一次 0.5g,一日 2 次,早晚餐时服用。

2. 依折麦布　片剂,口服,一次 10mg,一日 1 次。可空腹或与食物同时服用。

【注意事项】

少数患者服用他汀类药物可引起肝损害和横纹肌溶解,用药期间应定期检查肝功能,若转氨酶升高达到正常值的 3 倍以上应停药。使用他汀类药物还可出现肌痛、肌无力、血清肌酸激酶(CK)升高,用药期间应定期复查 CK。他汀类与其他降脂药(贝特类、烟酸类)合用可增加不良反应。他汀类药物经 CYP3A4 酶代谢,酮康唑、红霉素、环孢素和葡萄柚汁等抑制该酶活性的药物或食物会增加他汀类药物发生横纹肌溶解的风险,联合使用时需密切监测 CK 水平。

高尿酸血症和痛风

【疾病概述】

痛风是由于嘌呤代谢紊乱和(或)尿酸排泄障碍所致的一组临床症候群。临床上以高尿酸血症为主要特征,表现为反复发作的关节炎、痛风石形成和关节畸形,严重者可导致骨关节病变和关节活动障碍与畸形,累及肾脏,引起慢性间质性肾炎和尿酸性肾石病。患者常伴有肥胖、2 型糖尿病、高脂血症、高血压、动脉硬化和冠心病等,这些代谢紊乱以胰岛素抵抗为发病基础,临床上称为代谢综合征。高尿酸血症和痛风仅为其中的一种表现。

【用药原则】

急性期迅速终止关节炎发作,绝对卧床休息,抬高患肢,避免受累关节负重,并给予药物治疗使症状缓解。间歇期应用抑制尿酸合成和促进尿酸排泄药物治疗。饮食上限制食用高嘌呤类食物,如动物内脏及蛤蜊、蟹、蚝、沙丁鱼、酵母等;肉类、鱼虾类、豌豆、菠菜等含一定量的嘌呤,可适量食用;蔬菜、水果、牛奶、鸡蛋等不含嘌呤,可任意食用。另外,多饮水,以利于尿酸排泄,预防尿路结石形成。药物治疗主要以抗炎镇痛药物改善症状,应用抑制尿酸合成和(或)促进尿酸排泄药物降低血尿酸水平达到治疗目的。

【治疗药物】

一、抗炎镇痛药

1. 秋水仙碱※　片剂,口服,每 1~2h 0.5~1mg,直至关节症状缓解,或出现恶心、呕吐、腹泻等胃肠道不良反应时停药。24h 最大量不超过 6mg。停服 72h 后，一次 0.5mg，一日 1~3 次。共 7d。

2. 吲哚美辛[※] 片剂，口服，首剂一次 25~50mg，继之 25mg，一日 3 次，直到疼痛缓解可停药。

3. 布洛芬[※]

（1）片剂/胶囊/颗粒剂，口服，12 岁以上儿童及成人一次 0.2g，每 4~6h 一次，24h 不超过 4 次；12 岁及以下儿童用药见表 5-2。

表 5-2　12 岁及以下儿童应用布洛芬的方法

年龄（岁）	体重（kg）	一次用量（g）	次数
1~3	10~15	0.05	若持续疼痛或发热，可间隔 4~6h 重复用药 1 次，24h 不超过 4 次
4~6	16~21	0.1	
7~9	22~27	0.15	
10~12	28~32	0.2	

（2）缓释片/缓释胶囊，口服，一次 0.3g，一日 2 次。

（3）混悬液，口服，一次 15~20mL，一日 3~4 次。12 岁以下儿童，根据体重，一次 3~10mL，每 4~6h 一次，24h 不超过 4 次。

4. 吡罗昔康 片剂，饭后口服，一次 20mg，一日 1 次；或一次 10mg，一日 2 次。一日最大剂量不超过 20mg。

5. 萘普生

（1）片剂/胶囊，口服，首次 0.5g，以后一次 0.25g，每 6~8h 一次。

（2）缓释片/缓释胶囊，口服，一次 0.5g，一日 1 次。

二、抑制尿酸合成药

别嘌醇[※] 片剂，口服，成人初始剂量一次 50mg，一日 1~2 次，每周可递增 50~100mg，至一次 100mg，一日 2~3 次。每 2 周测血和尿尿酸水平，如已达正常水平，则不再增量，如仍高，可再递增。但一日最大量不得超过 600mg。儿童 6 岁以内一次 50mg，一日 1~3 次；6~10 岁，一次 100mg，一日 1~3 次。

三、促进尿酸排泄药

1. 丙磺舒 片剂，口服，初始剂量一次 0.25g，一日 2 次，一周后可增至一次 0.5g，一日 2 次。

2. 苯溴马隆 片剂/胶囊，口服，一次 50mg，一日 1 次，早餐后服用。在后续治疗中，成人和 14 岁以上的年轻人一日 50~100mg，或遵医嘱。

四、糖皮质激素

糖皮质激素对急性关节炎的发作具有迅速缓解的作用，但停药后容易复发，且长期应用易致糖尿病、高血压等并发症，故不宜长期应用，仅对用秋水仙碱和非甾体抗炎药治疗无效、不能耐受或有禁忌证者，可考虑短期使用。症状缓解后逐渐减量，以免复发。

【注意事项】

（1）服用秋水仙碱期间如发生呕吐、腹泻等反应，应减小用量，严重者应立即停药。对骨髓增生低下、肝肾功能不全者禁用。

（2）别嘌醇不能控制痛风性关节炎的急性炎症症状，不能作为抗炎用药。必须在急性炎症症状消失后（一般在发作后 2 周左右）开始使用。服药期间多饮水以利尿酸排泄。用药期间定期检查血尿酸及 24h 尿尿酸水平，以调整用药剂量。

（3）丙磺舒及苯溴马隆在急性炎症症状尚未控制时不宜服用。服药期间多饮水以利尿酸排泄，防止肾结石或尿酸结晶形成。老年人、肝肾功能不全者、有活动性消化性溃疡病史者及肾结石患者不宜服用。

尿 崩 症

【疾病概述】

尿崩症是由于下丘脑抗利尿激素（ADH）合成、分泌不足或肾脏对 ADH 反应缺陷（抵抗）引起的一组临床综合征。主要表现为多尿、烦渴多饮和低渗尿。

【用药原则】

治疗原发病的同时要低盐饮食，限制咖啡、茶类或高渗饮料，适当补充糖、蛋白质及多种维生素。另外，口渴时饮用淡水，少量多次；酌情给予镇静安眠等心理障碍治疗。

【治疗药物】

1. 去氨加压素[※]

（1）片剂，口服，一次 0.1mg，一日 3 次。根据疗效调整剂量。每日总剂量为 0.2 ~ 1.2mg。

（2）注射剂，静脉注射，成人一次 1 ~ 4μg，一日 1 ~ 2 次；一岁以上儿童一次 0.1 ~ 1μg，一日 1 ~ 2 次；一岁以下小儿建议首剂为 0.05μg，然后根据尿量和电解质状态进行调整。

2. 鞣酸加压素

（1）注射剂，肌内注射，初始剂量 0.1mL，以后递增至一次 0.2 ~ 0.5mL。以一次注射能控制多尿症状 3 ~ 6d 为宜。

（2）吸入剂，一次 30 ~ 40mg，用特制小匙取出本品一小匙（每匙 30 ~ 40mg）倒在纸上，卷成纸卷，用左手压住左鼻孔，用右手将纸卷插在右鼻孔内，抬头轻轻将药粉吸入鼻腔内。作用消失后再继续吸入。

3. 氢氯噻嗪※　　片剂，口服，一次 25 ~ 50mg，一日 3 次。

4. 卡马西平※　　片剂，口服，一次 0.1g，一日 3 次。

5. 吲达帕胺※　　片剂/胶囊，口服，一次 2.5 ~ 5mg，一日 1 ~ 2 次。

【注意事项】

（1）使用去氨加压素必须特别注意水潴留的危险性，尽量减少水的摄入并定期测体重。去氨加压素不适用于急迫性尿失禁患者、器官病变导致的尿频或多尿患者；禁用于习惯性或精神性烦渴症患者、心功能不全或其他疾病需服用利尿药的患者、中度肾功能不全患者、抗利尿激素分泌异常综合征患者、低钠血症患者。

（2）鞣酸加压素注射前需振荡摇匀 5min 以上；必须注射在肌肉内；上次注射作用过后才可进行下一次注射；用药期间避免过量饮水。使用吸入剂时应注意避免打喷嚏，以保证疗效；亦不应吸入过猛、过多、过深，否则可引起咽喉发紧、气短、气闷、胸痛、咳嗽，甚至腹部胀痛。

（3）服用卡马西平期间的不良反应有头疼、恶心、疲乏、眩晕、肝损害与白细胞减低等。

（4）服用氢氯噻嗪和吲达帕胺期间应监测血钾变化。服用氢氯噻嗪过程中需要限制钠盐摄入，同时应补充钾盐。

生长激素缺乏性侏儒症

【疾病概述】

生长激素缺乏性侏儒症又称垂体性侏儒症或垂体性矮小，是指在青春期以前，因下丘脑－垂体先天性或获得性病变引起的生长激素缺乏或周围组织对生长激素不敏感而导致的生长发育障碍。生长激素缺乏有两方面含义，即生长激素合成、分泌量减少但活性正常和生长激素含量正常但活性降低或缺乏。临床表现为生长发育缓慢，身材矮小，但比例匀称。

【用药原则】

主要是生长激素替代治疗,及时、适量补充生长激素是治疗本病的关键和根本措施。

【治疗药物】

重组人生长激素(rhGH) 注射剂,皮下注射,推荐剂量为 0.1~0.15IU/kg,一日 1 次。疗程为 3 个月至 3 年。

【注意事项】

在激素替代治疗之前,首先要确定患者长骨骨骺端尚未融合。骨骺闭合的儿童禁用。有肿瘤进展症状的患者禁用。严重全身感染等危重患者在机体休克期内禁用。生长激素可引起一过性高血糖现象,通常随用药时间延长或停药后恢复正常。

原发性醛固酮增多症

【疾病概述】

原发性醛固酮增多症(简称原醛症)是一种因肾上腺皮质肿瘤或增生、分泌过多的醛固酮,导致水钠潴留,血容量增多,肾素-血管紧张素系统的活性受抑制,以高血压、低血钾、低血浆肾素及高醛固酮为主要特征的疾病。主要包括肾上腺醛固酮瘤(APA)、特发性醛固酮增多症(IHA)、原发性(单侧)肾上腺皮质增生(PAH)、糖皮质激素可抑制性醛固酮增多症(GRA)、分泌醛固酮的肾上腺皮质癌、分泌醛固酮的异位肿瘤或癌等。此处主要介绍前四种。

【用药原则】

APA 和 PAH 患者应首选手术治疗。而 GRA 和 IHA 患者除原发性肾上腺增生者可采用肾上腺次全或全切除术外,不宜采用手术治疗,可采用相应的药物治疗。

【治疗药物】

1. 螺内酯※ 片剂,口服,术前一日 100~400mg,分 2~4 次服用。不宜手术者,则用小剂量维持,一日 50~120mg。

2. 阿米洛利 片剂,口服,一日 10~20mg,分次口服,必要时可增至 40mg。

3. 氨苯蝶啶※ 片剂,口服,一次 50mg,一日 3 次。

4. 地塞米松※ 片剂,口服,清晨 0.5mg,睡前 1.5mg。症状及生化改变恢复正常后逐渐减量至每日 0.5mg,长期维持治疗。

【注意事项】

（1）螺内酯、阿米洛利禁用于严重肾功能减退者，螺内酯还禁用于高钾血症患者。肝功能不全、低血钠、酸中毒、乳房增大或月经不调者慎用。

（2）地塞米松用药注意事项参考"风湿免疫疾病"一章。

甲状腺癌

【疾病概述】

甲状腺癌是最常见的甲状腺恶性肿瘤，绝大部分起源于甲状腺滤泡上皮细胞。按病理类型可分为乳头状癌、滤泡状腺癌、未分化癌和髓样癌。其中以乳头状癌在临床上较为多见。

【用药原则】

甲状腺癌患者术后内分泌治疗的原则是：①所有患者均应及时、长期、足量地接受促甲状腺激素（TSH）抑制治疗；②治疗药物首选左甲状腺素钠口服制剂。

【治疗药物】

左甲状腺素钠[※]　片剂，口服，一日 1 次，清晨顿服。对于甲状腺切除术后患者，多根据体重计算，一般为 $1.3 \sim 1.6 \mu g/kg$，根据肿瘤远期复发风险不同，确定不同的 TSH 抑制水平。其中高危患者应使 $TSH < 0.1 mIU/L$，而低危者 TSH 控制在 $0.1 \sim 0.5 mIU/L$ 即可。

【注意事项】

合并冠心病、心绞痛、动脉硬化、高血压、垂体功能不足、肾上腺功能不足和自主性高功能腺瘤的患者不宜使用左甲状腺素钠。用药或调整剂量 4 周后查 TSH，调整用药剂量以使 TSH 控制在达标范围。2015 年美国甲状腺协会（ATA）新指南审阅稿中，强调动态评估患者用左甲状腺素钠治疗的副作用风险和对治疗的反应，以调整 TSH 抑制治疗目标。

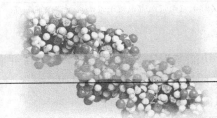

第六章

神经系统疾病

面神经炎

【疾病概述】

面神经炎即特发性面神经麻痹,是指由茎乳突孔内面神经非特异性炎症引起的、急性发病的面神经麻痹,也称贝尔麻痹。确切的病因未明。

【用药原则】

药物治疗常使用糖皮质激素,以减轻神经水肿和减轻疼痛;给予 B 族维生素等神经营养药;疑由病毒感染所致的,应尽早使用抗病毒药物。急性期可采用红外线照射、超短波透热等方法治疗,也可局部热敷。

【治疗药物】

一、糖皮质激素类药

1. 地塞米松[※]　注射液,静脉滴注,一次 10 ~ 20mg,一日 1 次,疗程 7 ~ 10d。

2. 泼尼松[※]　片剂,口服,一日 20 ~ 40mg,顿服,维持 7 ~ 10d 后随病情好转逐渐减量停药。

二、维生素类药

1. 维生素 B_1

(1)注射剂[※],肌内注射,一次 100mg,一日 1 次,症状改善后口服。

(2)片剂[#],口服,一次 10mg,一日 3 次。

2. 维生素 B_{12}[#]　注射剂,肌内注射,一次 $500\mu g$,一日 1 次。

3. 腺苷钴胺[#]　片剂,口服,一次 $500\mu g$,一日 3 次。

三、抗病毒药

阿昔洛韦　片剂/胶囊,口服,一次 0.2g,一日 5 次,疗程 7 ~ 10d。

【注意事项】

（1）糖皮质激素治疗总疗程应控制在 4 周以内。

（2）病毒感染所引起的面神经炎，应尽早应用阿昔洛韦。

多发性神经病

【疾病概述】

多发性神经病也称末梢性神经炎、周围神经炎或多发性神经炎，是由各种原因所致，表现为四肢远端对称性或非对称性的运动、感觉以及自主神经功能障碍性疾病。

【用药原则】

去除病因，积极治疗原发病，根据不同的病因采取针对性强的措施，以消除或阻止其病理性损害。改善周围神经的营养代谢，应用大剂量 B 族维生素，以利于神经损伤的修复和神经的再生。

【治疗药物】

一、镇痛药

1. 卡马西平[#]　片剂，口服，一次 0.1g，一日 2～3 次。

2. 布洛芬[※]　片剂，口服，一次 0.2～0.3g，一日 2～3 次。

二、维生素类药

1. 维生素 B_1

（1）片剂[#]，口服，一次 10mg，一日 3 次。

（2）注射液[※]，肌内注射，一次 100mg，一日 1 次，症状改善后口服。

2. 维生素 B_{12}[#]　注射液，肌内注射，一次 500μg，一日 1 次。

3. 腺苷钴胺[#]　片剂，口服，一次 500μg，一日 3 次。

【注意事项】

应注意卡马西平的肝损害和过敏反应以及非甾体镇痛药的胃肠道不良反应，可联合胃黏膜保护剂，定期检查肝功能。

急性炎症性脱髓鞘性多发性神经根神经病

【疾病概述】

急性炎症性脱髓鞘性多发性神经根神经病，又称吉兰－巴雷综合征，是主要累及周围神经和神经根的自身免疫性疾病。确切病因不清楚，目前认为是一种感染后免疫介导疾病,可能的感染性病原体有巨细胞病毒、非淋巴细胞瘤病毒、肺炎支原体、乙型肝炎病毒和空肠弯曲杆菌等。各年龄段人群均可发病。

【用药原则】

对症支持治疗,密切注意患者的呼吸功能,保持呼吸通畅;注意水、电解质与酸碱平衡;预防坠积性肺炎、褥疮、下肢静脉血栓形成等并发症;预防下肢深静脉血栓形成和由此引发的肺栓塞。出现呼吸肌麻痹前尽早进行静脉注射免疫球蛋白疗法。

【治疗药物】

一、免疫调节药

人免疫球蛋白　注射剂,静脉注射,一日 0.4g/kg,连续应用 5d。

二、维生素类药

1. 维生素 B_1

(1)片剂[#],口服,一次 10mg,一日 3 次。

(2)注射液[※],肌内注射,一次 100mg,一日 1 次,症状改善后口服。

2. 维生素 $B_{12}^{\#}$　注射液,肌内注射,一次 500μg,一日 1 次。

3. 腺苷钴胺[#]　片剂,口服,一次 500μg,一日 3 次。

【注意事项】

(1)静脉注射免疫球蛋白疗法禁用于对免疫球蛋白过敏者、高球蛋白血症及先天性 IgA 缺乏患者。

(2)本病尚可使用以下治疗方法:

1)血浆置换法:一次交换血浆量按 40mL/kg 或 1~1.5 倍血浆容量计算,血容量恢复主要依靠 5% 人血白蛋白。严重感染、心律失常、心功能不全和凝血功能异常的患者禁用。

2)免疫抑制剂:吉兰-巴雷综合征急性期,在其他药物效果不佳或有用药禁忌的情况下可以使用硫唑嘌呤,使用时应注意其细胞毒性。

急性脊髓炎

【疾病概述】

急性脊髓炎是各种感染后引起的自身免疫反应所致的急性横贯性脊髓炎性病变,又称急性横贯性脊髓炎,是临床上最常见的一种脊髓炎。病因不明,可能与病毒感染后自身免疫反应有关。包括感染后和疫苗接种后脊髓炎、脱髓鞘性脊髓炎、坏死性脊髓炎和副肿瘤性脊髓炎等不同的临床综合征。

【用药原则】

本病尚无病因治疗方法,发病后需加强护理,防治并发症,促进功能恢复。急性期可考虑使用皮质类固醇激素,调整免疫功能,减轻脊髓水肿和炎性反应。根据病原学检测和药敏试验结果,及时使用抗感染药物,治疗呼吸道和泌尿系统感染。使用 B 族维生素有助于神经功能的恢复。

【治疗药物】

一、糖皮质激素类药

1.地塞米松※　注射液,静脉滴注,一次 10 ~ 20mg,一日 1 次,疗程 7 ~ 14d。

2.甲泼尼龙#　注射剂,静脉滴注,一次 500 ~ 1 000mg,一日 1 次,连用3 ~ 5 次。

3.泼尼松※　片剂,口服,一日 1mg/kg 或一日 30 ~ 60mg,维持 4 ~ 6 周后可随病情好转逐渐减量停药。

二、维生素类药

1.维生素 B_1

(1)片剂#,口服,一次 10mg,一日 3 次。

(2)注射液※,肌内注射,一次 100mg,一日 1 次,症状改善后口服。

2.维生素 B_{12}#　注射液,肌内注射,一次 500μg,一日 1 次。

3.腺苷钴胺#　片剂,口服,一次 500μg,一日 3 次。

三、抗感染药

根据病原学检测和药敏试验结果,及时使用相应的抗感染药物治疗,抗感染药物参照相关章节。

【注意事项】

(1)早期进行康复治疗,将瘫痪肢体保持在功能位,防止关节挛缩,促进肌力恢复。注意寻找和排除一些可治性脊髓炎的病因,如结核、梅毒等。

(2)急性上升性脊髓炎和横贯性脊髓炎急性期可使用免疫球蛋白治疗,成人一日 0.4g/kg,静脉滴注,连用 3 ~ 5d 为一个疗程。

短暂性脑缺血发作

【疾病概述】

短暂性脑缺血发作是由颅内动脉病变引起的一过性或短暂性、局灶性脑或视网膜功能障碍。临床症状持续时间一般为 10～20min，多在 1h 内恢复，不超过 24h，不遗留神经体征，可反复发作。

【用药原则】

治疗冠心病、心律失常、瓣膜病等原发病，控制和去除高血压、糖尿病、高脂血症等危险因素。避免低灌注可能，补充血容量，防止低血压。急性期应首选抗血小板聚集药物，对于频发性和反复发作的患者可考虑抗凝药物治疗，尤其是有心源性栓子来源的可能时。钙通道阻滞药可用于扩张血管和防止动脉血管痉挛。

【治疗药物】

一、抗血小板药

1. 阿司匹林※　肠溶片，口服，急性期一日 75～300mg，顿服。连续 4 周后以小剂量维持，一次 75～100mg，一日 1 次。

2. 双嘧达莫※　片剂，口服，一次 25～100mg，一日 3～4 次，并联合应用小剂量阿司匹林。

3. 氯吡格雷※　片剂，口服，一次 50mg 或 75mg，一日 1 次。

二、抗凝药

1. 肝素※　注射剂，静脉滴注，100mg 加入 500mL 生理盐水中持续滴注，一日 1 次，疗程 7～14d。

2. 低分子肝素※　注射剂，皮下注射，4 000～5 000IU，一日 2 次，疗程 7～14d。

3. 华法林※　片剂，口服，第 1～3 日，一日 4.5～6.0mg，3d 后根据国际标准化比值（INR）调整剂量，使 INR 控制在 2.0～3.0，或凝血酶原时间（PT）为正常值的 1.5 倍。

三、钙通道阻滞药

1. 尼莫地平※　片剂/胶囊，口服，20～30mg，一日 3 次。

2. 氟桂利嗪※　片剂/胶囊，口服，5～10mg，一日 3 次，睡前服用。

【注意事项】

使用抗凝药物治疗应密切监测凝血功能，根据患者具体情况调整剂量，注意消化道出血、颅内出血等严重并发症。

脑血栓形成

【疾病概述】

脑血栓形成是脑梗死最常见的类型,是在各种原因引起的血管壁病变基础上,脑动脉主干或分支动脉管腔狭窄、闭塞或血栓形成,引起脑局部血流减少或供血中断,使脑组织缺血、缺氧、坏死,出现的局灶性神经系统症状和体征。

【用药原则】

维持营养和水、电解质平衡,保持呼吸道通畅,及时处理并发症。发病超早期(6h 内)进行溶栓治疗,是恢复梗死区血流的主要方法。大面积脑梗死有明显颅内高压时,应使用脱水降颅内压药物。抗血小板聚集药物和抗凝药物可用于溶栓后的辅助治疗。对于脑血流低灌注所致的急性脑梗死患者可应用扩容治疗。

【治疗药物】

一、脱水药

1. 甘露醇[※]　注射剂,静脉滴注,0.25 ~ 2g/kg(1g 甘露醇相当于 20% 甘露醇 5mL),一日 6 次,一日最大剂量 2g/kg。

2. 呋塞米[※]　注射剂,静脉滴注,一次 10 ~ 20mg,每 2 ~ 8h 一次。

二、溶栓药

尿激酶[※]　注射用无菌粉末,100 万 ~ 150 万 IU 加入 100 ~ 200mL 生理盐水中,持续静脉滴注 30min,用药期间严密监护患者。

三、抗凝血药

1. 肝素[※]　注射剂,静脉滴注,100mg 加入 500mL 生理盐水中持续滴注,一日 1 次,疗程 7 ~ 14d。

2. 低分子肝素[※]　注射剂,皮下注射,4 000 ~ 5 000IU,一日 2 次,疗程 7 ~ 14d。

3. 华法林[※]　片剂,口服,第 1 ~ 3 日,一日 4.5 ~ 6.0mg,3d 后根据 INR 调整剂量,使 INR 控制在 2.0 ~ 3.0,或 PT 为正常值的 1.5 倍。

四、抗血小板药

1. 阿司匹林[※]　肠溶片,口服,急性期一日 150 ~ 300mg,顿服;连续 4 周后以小剂量维持,一次 75 ~ 100mg,一日 1 次。

2. 双嘧达莫※ 片剂,口服,一次 25 ~ 100mg,一日 3 ~ 4 次,并联合应用小剂量阿司匹林。

3. 氯吡格雷※ 片剂,口服,一次 50mg 或 75mg,一日 1 次。

五、血容量扩充药

1. 羟乙基淀粉※ 注射剂,静脉滴注,一次 250 ~ 500mL,一日 1 次,日最大剂量为 33mL/kg。

2. 右旋糖酐※ 注射剂,静脉滴注,一次 250 ~ 500mL,一日或隔日 1 次,7 ~ 10 次为一个疗程,缓慢静脉滴注。

【注意事项】

(1)超早期治疗是关键,争取在起病小于 6h 的治疗时间窗内应用溶栓药物治疗,以抢救梗死灶周围缺血的神经细胞,防止梗死范围进一步扩大。

(2)重视脑梗死的二级预防:控制血管病危险因素如高血压、高血糖和高血脂等,服用抗血小板药物、他汀类药物和抗高血压药物等均对预防复发有益。

脑 栓 塞

【疾病概述】

脑栓塞是指血液中的各种栓子(如心脏内的附壁血栓、动脉粥样硬化的斑块、脂肪、肿瘤细胞、纤维软骨或空气等)随血流进入脑动脉,使血管管腔急性闭塞,侧支循环无法及时代偿时,引起该动脉供血区脑组织缺血性坏死及脑功能障碍,占脑梗死的 15% ~ 20%。

【用药原则】

与脑血栓形成的药物治疗类似,一般不用脱水治疗,强调不同病因采用不同的治疗方法。治疗原发病有利于病情控制和防止复发,对感染性栓塞应使用抗菌药并禁用溶栓和抗凝治疗以防止感染扩散;对脂肪栓塞可采取肝素、5% 碳酸氢钠治疗;纠正心律失常。非感染性心源性栓塞应采用抗凝药物治疗;房颤或有再栓塞风险的心源性疾病、动脉夹层或高度狭窄的患者可用肝素预防再栓塞及栓塞继发血栓形成;抗凝治疗期间应定期监测凝血功能并调整剂量。

【治疗药物】

一、抗凝血药

1. 肝素※ 注射剂,静脉滴注,100mg 加入 500mL 生理盐水持续滴注,一日 1 次,疗程 7 ~ 14d。

2. 低分子肝素※　皮下注射:注射剂,4 000 ~ 5 000IU,一日 2 次,疗程 7 ~ 14d。

3. 华法林※　口服:片剂,第 1 ~ 3 日,一日 4.5 ~ 6.0mg,3d 后根据 INR 调整剂量,使 INR 控制在 2.0 ~ 3.0,或 PT 为正常值的 1.5 倍。

二、抗血小板药

1. 阿司匹林※　肠溶片,口服,一日 75 ~ 150mg,顿服。

2. 双嘧达莫※　片剂,口服,一次 25 ~ 100mg,一日 3 ~ 4 次,并联合应用小剂量阿司匹林。

3. 氯吡格雷※　片剂,口服,一次 50mg 或 75mg,一日 1 次。

【注意事项】

(1)脑栓塞合并出血性梗死时,应停用抗凝药、溶栓药和抗血小板药,以免出血加重。

(2)抗凝治疗中要定期监测凝血功能并调整剂量。

脑　出　血

【疾病概述】

脑出血是指原发性非外伤性脑实质内出血,也称自发性脑出血,占急性脑血管病的 20% ~ 30%。按出血的部位、稳定性及病因等分为不同类型的脑出血。一般认为长期高血压促使的微小动脉瘤或小血管玻璃样变性节段破裂是脑出血的主要原因,出血部位约 70% 在基底节区,其次为脑叶、脑干和小脑等部位。

【用药原则】

急性期应积极抢救患者生命,以对症治疗为主,维持生命体征稳定和水、电解质平衡,控制血压,脱水降低颅内压,防止继续出血,预防并发症;恢复期加强功能锻炼,减少神经功能残障,针对病因治疗,降低复发率。

【治疗药物】

一、抗高血压药

(一)血管紧张素转化酶抑制药

1. 卡托普利※　片剂,口服,初始剂量一次 12.5mg,一日 2 ~ 3 次,可逐渐增加至 50mg,一日 2 ~ 3 次。

2. 依那普利※　片剂,口服,初始剂量一次 5 ~ 10mg,一日 1 ~ 2 次。维持剂量 10～20mg,最大剂量一日 40mg,分 1～2 次服用。

3. 贝那普利# 片剂,口服,一次 5～20mg,一日 1～2 次。

4. 培哚普利# 片剂,口服,一次 4～8mg,一日 1 次。

(二)钙通道阻滞药

1. 硝苯地平

(1)片剂※,口服,初始剂量一次 10mg,一日 3 次;维持剂量一次 10～20mg,一日 3 次。

(2)缓释片※,口服,一次 10～20mg,一日 2 次。

(3)控释片#,口服,一次 30～60mg,一日 1 次。

2. 氨氯地平※ 片剂,口服,初始剂量一次 2.5～5mg,一日 1 次,最大剂量可加至 10mg,一日 1 次。

3. 尼群地平※ 片剂,口服,初始剂量一次 10mg,一日 1 次,以后可调整为一次 10mg,一日 2～3 次,或一次 20mg,一日 2 次。

(三)β 受体阻断药

1. 美托洛尔※ 片剂,口服,一次 25～50mg,一日 2 次。

2. 阿替洛尔※ 片剂,口服,初始剂量一次 6.25～12.5mg,一日 2 次,按需要及耐受量渐增至一日 50～100mg。

3. 普萘洛尔※ 片剂,口服,初始剂量 10mg,一日 3～4 次;剂量应逐渐增加,最大剂量一日 100mg。

4. 比索洛尔※ 片剂/胶囊,口服,初始剂量一次 2.5mg,一日 1 次;常规剂量一次 5mg,一日 1 次。最大剂量不超过 10mg。

(四)利尿药

1. 氢氯噻嗪※ 片剂,口服,一次 12.5～25mg,一日 1～2 次。

2. 螺内酯※ 片剂,口服,一次 20～40mg,一日 1～2 次。

3. 氨苯蝶啶※ 片剂,口服,一次 25～50mg,一日 2 次,最大日剂量不超过 200mg。

4. 呋塞米

(1)片剂,口服,一次 20～80mg,一日 1～2 次服用,通常早晨服用,最大剂量不超过 80mg。

(2)注射剂※,肌内或静脉注射,高血压急症或高血压危象时需用 20mg。

5. 吲达帕胺#

(1)片剂,口服,一次 1.25～2.5mg,一日 1 次。

(2)缓释片,口服,一次 1.5mg,一日 1 次。

（五）血管紧张素Ⅱ受体拮抗药

1.缬沙坦※　胶囊,口服,一次 80～160mg,一日 1 次,可逐渐增量至一次 320mg,一日 1 次。

2.厄贝沙坦#　片剂,口服,一次 75～150mg,一日 1 次,可逐渐增加至一次 300mg,一日 1 次。

3.坎地沙坦#　片剂,口服,一次 8～32mg,一日 1 次。

4.替米沙坦　片剂,口服,一次 20～80mg,一日 1 次。

二、脱水药

1.甘露醇※　注射剂,静脉滴注,一次 0.25～2g/kg(1g 甘露醇相当于 20% 甘露醇 5mL),一日 3～4 次。

2.甘油果糖#　注射剂,静脉滴注,一次 250～500mL,一日 2～3 次。

3.呋塞米※　注射剂,静脉滴注,一次 10～20mg,必要时每 2h 追加剂量,直至达到满意疗效。

三、止血药

1.鱼精蛋白※　注射剂,静脉滴注,肝素治疗时并发的脑出血须应用,一次不超过 5mL(50mg),缓慢滴注,滴速不超过 5mg/min。

2.维生素 K_1※　注射剂,肌内或静脉注射,华法林治疗时并发的脑出血须应用,一次 10～50mg,时间不超过 1 周。

四、抗癫痫药

1.苯妥英钠※　片剂,口服,成人一日 250～300mg,开始时 100mg,分 2 次服,1～3 周增加至 250～300mg,分 3 次服。极量为一次 300mg,一日 500mg。

2.丙戊酸钠※　片剂,口服,按体重一日 15mg/kg 或一日 600～1 200mg,分 2～3 次服。开始时按 5～10mg/kg,一周后递增,至发作控制为止。当一日用量超过 250mg 时应分次服用,以减少胃肠刺激。最大剂量为一日 30mg/kg 或一日 1.8～2.4g。

3.地西泮※　注射剂,肌内或静脉注射,开始静脉注射 10～20mg,静脉注射宜缓慢,每分钟 2～5mg,每间隔 10～15min 可按需增加剂量,甚至达最大剂量。如有效,再将 60～100mg 地西泮溶于 5% 葡萄糖氯化钠注射液,于 12h 内缓慢静脉滴注。老年和体弱患者,肌内注射或静脉注射时用量减半。

4.卡马西平※　片剂,口服,起始剂量一次 2～3mg/kg,一日 1～2 次,一周后逐渐增加至治疗剂量,常规治疗剂量一日 10～20mg/kg。

5.苯巴比妥※

(1)片剂,口服,镇静,一次 15～30mg,一日 2～3 次;抗惊厥,90～180mg

晚上顿服,或一次 30～60mg,一日 3 次。

(2)注射剂,肌内注射,催眠,一次 100mg;极量一次 250mg,一日 500mg。

6.拉莫三嗪　片剂,口服,成人起始剂量一日 25mg,之后缓慢加量,维持剂量一日 100～300mg;儿童起始剂量一日 2mg/kg,维持剂量一日 5～15mg/kg。

五、抗凝血药

1.肝素[※]　注射液,静脉滴注,100mg 加入 500mL 生理盐水持续滴注,一日 1 次,疗程 7～14d。

2.低分子肝素[※]　注射液,皮下注射,4 000～5 000IU,一日 2 次,疗程 7～14d。

3.华法林[※]　口服,片剂,第 1～3 日,一日 4.5～6.0mg,3d 后根据 INR 调整剂量,使 INR 控制在 2.0～3.0,或 PT 为正常值的 1.5 倍。

【注意事项】

(1)脑出血患者血压的控制尚无统一的意见,应个体化处理,若颅内压高,应首先脱水降颅内压,再根据血压情况决定是否进行降血压治疗。一般对原血压正常且无严重颅内压增高的患者,将血压控制在出血前原有水平或略高;血压≥200/110mmHg 时,应平稳降血压,使血压维持在高于发病前水平或 180/105mmHg 左右;收缩压在 180～200mmHg 或舒张压 100～110mmHg 时,可暂时不进行降血压治疗,先脱水降颅内压,严密观察血压情况,必要时再使用降压药,且不宜过快、过低降血压;收缩压<165mmHg 或舒张压<95mmHg 时,不宜降血压治疗。

(2)脑出血患者偶见血压低者(收缩压<90mmHg),应积极寻找原因,及时补充血容量,并给予适当的增压处理。

(3)使用脱水药过程中应注意监测肾功能和水、电解质平衡。

蛛网膜下腔出血

【疾病概述】

蛛网膜下腔出血是指多种原因导致脑底面或脑表面血管破裂,血液直接流入蛛网膜下腔引起的临床综合征,又称原发性蛛网膜下腔出血。因脑实质出血,血液穿透脑实质流入蛛网膜下腔,则称为继发性蛛网膜下腔出血。蛛网膜下腔出血的病因依次为颅内动脉瘤、颅内血管畸形和高血压性动脉硬化,少见病因有肿瘤、血液病、脑动脉炎、结缔组织病、抗凝治疗并发症等。

【用药原则】

急性期治疗的目的是防止再出血,降低颅内压,防止继发性脑血管痉挛,减少并发症。寻找出血原因,治疗原发病和预防复发。绝对卧床休息 4～6 周,密切监测血压,通便镇咳,营养支持,防止并发症,烦躁者可给予镇静药,疼痛者可给予镇痛药。

选用 β 受体阻断药和钙通道阻滞药调控血压;选用脱水药控制颅内压;选用抗纤维蛋白溶解药降低再出血发生率;应用止血药可增加脑血管痉挛和脑梗死的发生率,建议与钙通道阻滞药同时使用,预防脑动脉痉挛及脑缺血。

【治疗药物】

一、抗高血压药

(一)β 受体阻断药

1. 比索洛尔※　片剂/胶囊,口服,一次 5mg,一日 1 次,一日最大剂量不超过 10mg。

2. 美托洛尔#　片剂,口服,一次 25～50mg,一日 2～3 次。

(二)钙通道阻滞药

1. 氨氯地平※　片剂,口服,成人一次 5mg,一日 1 次,最大剂量一次 10mg。

2. 尼群地平※　片剂,口服,初始剂量一次 10mg,一日 1 次,以后调整为一次 10mg,一日 2～3 次,或一次 20mg,一日 2 次。

(三)血管紧张素转化酶抑制药

1. 卡托普利※　片剂,口服,初始剂量一次 5～10mg,一日 1 次;维持剂量一次 10～20mg,一日 1 次。

2. 依那普利※　片剂,口服,初始剂量一次 5～10mg,一日 1 次;维持剂量一次 10～20mg,一日 1 次。

3. 贝那普利#　片剂,口服,一次 10mg,一日 1 次。

二、脱水药

1. 甘露醇※　注射液,静脉滴注,按体重 0.25～2g/kg 计算剂量,成人一般选用 20% 甘露醇,滴注时间控制在 30～60min。

2. 甘油果糖#　注射液,静脉滴注,一日 1～2 次,一次 250～500mL (250mL 滴注时间控制在 1～1.5h)。

三、促凝血药

1. 氨甲苯酸※　注射液,静脉注射或滴注,一次 0.1～0.3g,一日不超过 0.6g。

2. 氨甲环酸※　注射液,静脉注射或滴注,一次 0.25～0.5g,一日 3～4 次。

四、预防脑血管痉挛药

尼莫地平[※] 片剂,口服,一次 40～60mg,一日 3～4 次,3～4 周为一个疗程。

五、镇静药

地西泮[※] 注射液,肌内注射或静脉注射,成人使用量 5～10mg,以后按需每隔 3～4h 加 5～10mg。24h 总量以 40～50mg 为限。严重频发抽搐者,开始静脉注射 10mg,每隔 10～15min 可按需增加剂量,甚至达最大限用量。静脉注射宜缓慢,每分钟 2～5mg。

【注意事项】

(1)β 受体阻断药的耐受量个体差异大,用量必须个体化。首次使用本类药物需从最小剂量开始,逐渐增加剂量并密切观察患者反应,以免发生意外。

(2)β 受体阻断药可使糖尿病患者血糖降低,对非糖尿病患者无降糖作用,因此对特定患者应监测血糖。

(3)应用促凝血药患者要监护血栓形成并发症的发生。氨甲环酸用于蛛网膜下腔出血的止血优于其他抗纤维蛋白溶解药,但必须注意并发脑水肿或脑梗死的危险性,对于有手术指征的重症患者,氨甲环酸仅可作辅助用药。

(4)尼莫地平注射液给药时需监测血压,以血压不下降或略下降为宜。

偏 头 痛

【疾病概述】

偏头痛是一种原因不清、反复发作、以单侧或双侧头痛为特征的头痛疾病,常伴有恶心、呕吐,以及对光、火、声音刺激敏感,少数患者典型发作前有各种视觉、感觉、运动障碍等先兆。

根据不同临床表现可分为多种类型,如普通型、典型、基底动脉型、眼肌麻痹型、偏瘫型偏头痛等。

【用药原则】

减轻或终止头痛发作,缓解伴发症状,预防头痛复发。在一般治疗的基础上,进行预防性用药和治疗性用药。发作期药物治疗以镇痛和镇静为主,应当以过去发作时对药物治疗的反应、发作的严重程度及患者年龄为指导用药,中重度偏头痛频繁发作达每周 1 次以上严重影响日常工作和生活者,可在头痛发作先兆期或早期应用康复药物预防发作。

【治疗药物】

一、发作期用药

（一）非甾体抗炎药

1. 阿司匹林※　片剂/肠溶片，口服，一次 50～100mg，一日 1 次。

2. 布洛芬※

（1）片剂/胶囊/颗粒剂/混悬液，口服，一次 400～800mg，每 6h 一次。

（2）缓释片/缓释胶囊，口服，一次 300mg，一日 2 次。

3. 对乙酰氨基酚

（1）片剂※/颗粒剂※/口服溶液剂※/咀嚼片#/胶囊#/滴剂#，口服，一次 300mg，间隔 4～6h 可重复用药 1 次。

（2）口服混悬液※/干混悬剂※/混悬滴剂#，一次 650～1 300mg，每 8h 用药 1 次，24h 内不超过 2g。

（二）麦角生物碱类

1. 麦角胺咖啡因※　片剂，口服，一次 1～2 片（每片含酒石酸麦角胺 1mg、咖啡因 100mg），如无效，可间隔 0.5～1h 后再服 1～2 片，一日总量不超过 6 片。

2. 双氢麦角胺

（1）片剂，口服，一次 1～3mg，一日 2～3 次。

（2）注射剂，肌内注射，一次 1～2mg，一日 1～2 次。

（三）5-HT$_1$ 受体激动剂

1. 舒马普坦　片剂，口服，单次口服的推荐剂量为 50mg，若服用 1 次后无效，不必再加服。如在首次服药后有效，但症状仍持续发作者可于 2h 后再加服 1 次。单次口服的最大推荐剂量为 100mg。24h 内总剂量不得超过 200mg。

2. 佐米曲普坦　片剂，口服，一次 2.5mg，再次发作偏头痛或偏头痛持续状态 2h 后可以重复使用（使用 2.5mg 未达到满意缓解的患者再次发作可以加量至 5mg），最大剂量 24h 内不超过 10mg。

（四）D$_2$ 受体阻断药

甲氧氯普胺※

（1）片剂，口服，一次 5～10mg，一日 3 次，餐前半小时口服。

（2）注射剂，一次 10～20mg，一日剂量不超过 0.5kg/mg，肌内注射。

（五）镇静催眠药

1. 地西泮※　片剂，口服，第 1 日一次 10mg，以后按需要减少到一次 5mg，一日 3～4 次。

2. 佐匹克隆[※]　片剂,口服,一次 7.5mg,每晚 1 次,睡前服用。

(六)抗组胺药

苯噻啶[#]　片剂,口服,一次 0.5~1mg,一日 1~3 次。

二、预防性用药

中度或严重偏头痛频繁发作,尤其是每周发作 1 次以上严重影响日常生活和工作的患者,可在头痛发作先兆期或早期应用康复药物预防发作。

(一)β 受体阻断药

普萘洛尔[※]　片剂,口服,一次 10~60mg,一日 2 次。

(二)钙通道阻滞药

维拉帕米[※]　片剂,口服,一次 40~380mg,一日 3 次。

(三)抗癫痫药

丙戊酸钠　口服,一次 200~400mg,片剂[※]/口服液[#],一日 2~3 次;缓释片[#],一日 1~2 次。

(四)抗抑郁药

阿米替林[※]　片剂,口服,一次 25~75mg,一日 1 次,睡前服用。

【注意事项】

(1)麦角胺咖啡因有催产作用,孕妇禁用;老年人慎用。

(2)麦角胺咖啡因在偏头痛刚发作时立即服用效果好,偏头痛发作过后不宜服用。应用过频,会引起药物过量使用性头痛,为避免这种情况发生,建议每周用药不超过 3d。常见手、趾、面部麻木和刺痛,足部和下肢肿胀,肌痛;少见焦虑或精神错乱、幻视、胸痛、胃痛、气胀等。逾量可引起严重中毒,急性中毒症状为精神错乱、共济失调、惊厥、手足灰白发冷、感觉障碍,甚至因昏迷与呼吸肌麻痹而死亡。

(3)有潜在心脏病者及心脏病易感人群、肝肾功能不全者、使用时会出现胸痛或有胸部紧迫感者、有癫痫病史或脑组织损伤者慎用舒马普坦。

(4)佐米曲普坦常见不良反应为恶心、头晕、嗜睡、无力、潮热感、口干。少数患者可出现感觉异常或感觉障碍,咽喉部、颈部、四肢及胸部可出现沉重感、紧缩感或压榨感(心电图没有缺血改变的证据)。还可见肌痛、肌无力、感觉迟钝。

帕金森病

【疾病概述】

帕金森病,又名震颤麻痹,是一种常见的中老年人神经系统变性疾病,临床表现以静止性震颤、运动迟缓、肌强直和姿势步态异常为主要特征。

【用药原则】

用药原则以有效改善症状,提高生活质量为目标。坚持滴定剂量,以最小剂量达到满意效果,尽量避免或减少药物的不良反应,防止并发症。一般疾病初期多予单药治疗,但也可采用优化的小剂量多种药物的联合应用(体现多靶点),力求达到疗效最佳、维持时间更长而运动并发症发生率最低的目标。对中晚期帕金森病患者的治疗,一方面要继续改善患者的运动症状;另一方面要妥善处理一些运动并发症和非运动症状。

【治疗药物】

一、抗胆碱药

1. 苯海索[※]　片剂,口服,开始一日 1 ~ 2mg,以后每 3 ~ 5d 增加 2mg,至疗效最好而又不出现不良反应为止,一般一日不超过 10mg,分 3 ~ 4 次服用,须长期服用。极量一日 20mg。

2. 苯甲托品　片剂,口服,一次 1 ~ 2mg,一日 3 次。

二、拟多巴胺药

(一)复方制剂

多巴丝肼[※]　片剂,口服,初始剂量为一次 62.5 ~ 125mg,一日 2 ~ 3 次,根据病情而渐增剂量至疗效满意和无不良反应为止。一般有效剂量为一次 125 ~ 250mg,一日 3 次,餐前 1h 或餐后 1.5h(空腹)服药。

(二)单胺氧化酶 B(MAO - B)抑制药

1. 司来吉兰　片剂,口服,一次 2.5 ~ 5mg,一日 2 次。

2. 雷沙吉兰　片剂,口服,一次 1mg,一日 1 次,早晨服用。

(三)儿茶酚胺氧位甲基转移酶(COMT)抑制药

1. 恩托卡朋　片剂,口服,一次 100 ~ 200mg,一日 2 ~ 3 次。

2. 托卡朋　片剂,口服,一次 100mg,一日 3 次,一日最大剂量为 600mg。

(四)多巴胺受体激动药

1. 溴隐亭　片剂,口服,一次 0.625mg,一日 1 次,每隔 5d 增加 0.625mg。

有效剂量为一日 3.75～15mg,分 3 次口服。

2. 培高利特　片剂,口服,初始剂量为一次 0.025mg,一日 1 次,每隔 3～5d 增加 0.025mg,逐渐增量。一般有效剂量为一日 0.75～1.5mg,分 3 次口服。

3. 吡贝地尔　缓释片,口服,初始剂量一次 50mg,一日 1 次,易产生不良反应的患者可改为一次 25mg,一日 2 次,第二周增至一次 50mg,一日 2 次。有效剂量一日 150mg,分 3 次口服,一日最大剂量不超过 250mg。

4. 普拉克索　片剂,口服,初始剂量一次 0.125mg,一日 3 次,每周增加 0.125mg,一日 3 次。一般有效剂量为一次 0.5～0.75mg,一日 3 次,一日最大剂量不超过 4.5mg。

(五)促多巴胺释放药

金刚烷胺[※]　片剂,口服,起始剂量一次 50mg,一日 2 次;可用至 100mg,一日 1 次;一周后增加至 100mg,一日 2 次。通常与其他药物联合治疗,一日极量 400mg。

【注意事项】

(1)在疾病早期(尚未影响日常生活和工作能力),主要采用功能锻炼和物理治疗的方法,尽量推迟使用药物,尤其是左旋多巴类药物。

(2)在功能失代偿初期应尽可能首选非左旋多巴类药物(抗胆碱药、金刚烷胺、多巴胺受体激动药、单胺氧化酶抑制药等)。

(3)强调治疗方案个体化,从小剂量开始,缓慢增加剂量,应坚持"细水长流,不求全效"的原则,达到"用最小的剂量达到最满意的效果"。

(4)单药不能维持疗效时,可考虑联合用药,不能随意增减药物,避免突然停药。服用金刚烷胺过程中一旦出现意识模糊和幻觉等精神症状,不管患者对药物反应如何,均应缓慢撤药。联合应用多种药物出现不良反应时,应逐步减量或停药,应根据"后上先撤"原则。

(5)使用苯海索时注意按时服药,如果发生漏服,应尽快补服,如离下次服药时间不到 2h,则不宜补服,且下次剂量不需要加倍。长期应用可能影响认知功能,因此 70 岁以上老年人慎用。

(6)恩托卡朋需与复方左旋多巴同服,服用次数与复方左旋多巴次数相同,单用无效;托卡朋,第一剂与复方左旋多巴同服,此后间隔 6h 服用,可以单用。

(7)司来吉兰应在早晨和中午服用,勿在傍晚或晚上服用,以免引起失眠。

癫　痫

【疾病概述】

癫痫是一组由不同原因引起的脑部神经元高度同步化、阵发性异常放电所致的中枢神经系统功能失调的慢性脑部疾病。临床上一次或每种发作的过程称为痫性发作，一个患者可以有一种或多种形式的痫性发作。在癫痫发作中，一组具有相似症状和体征特性所组成的特定癫痫现象统称为癫痫综合征。

【用药原则】

抗癫痫药的选择主要依据癫痫发作和癫痫综合征的类型以及以前用药及疗效情况选择抗癫痫药物。部分性发作首选卡马西平、丙戊酸钠；强直阵挛发作（大发作）首选卡马西平、丙戊酸钠；失神发作（小发作）首选丙戊酸钠；肌阵挛发作首选丙戊酸钠；非典型失神、失张力和强直发作可以选用丙戊酸钠。此外，癫痫确诊前或仅发作 1 次，可以继续观察，不要应用抗癫痫药；尽可能单药治疗；正确选择药物，一线药物应作为首选抗癫痫药使用，一线药物包括丙戊酸钠、卡马西平、苯妥英钠和苯巴比妥；必要时需合理地联合用药；严密观察不良反应；为了保持稳态有效血浓度，发挥最佳疗效，应长期规则用药；增减药物、停药及换药应严格遵循药物使用原则。

【治疗药物】

1. 卡马西平[※]　片剂，口服，成人初始剂量 100～200mg，一日 1～2 次，24h 后逐渐增加剂量至最佳疗效，最高日剂量不超过 1.2g，分 2～3 次口服。

2. 丙戊酸钠

（1）片剂[※]/溶液剂[#]，口服，按体重一日 15mg/kg 或一日 600～1 200mg，分 2～3 次服。

（2）缓释片[#]，口服，按体重一日 15mg/kg 或一日 600～1 200mg，分 1～2 次服。开始时按 5～10mg/kg，一周后递增，至发作控制为止。当一日用量超过 250mg 时应分次服用，以减少胃肠刺激。最大剂量为一日 30mg/kg 或一日 1.8～2.4g。

3. 苯妥英钠[※]　片剂，口服，成人一日 250～300mg，开始时 100mg，分 2 次服，1～3 周增加至 250～300mg，分 3 次服。极量一次 300mg，一日 500mg。

4. 苯巴比妥[※]

（1）片剂，口服，镇静，一次 15～30mg，一日 2～3 次；抗惊厥，90～180mg，晚上顿服，或 30～60mg，一日 3 次。

(2)注射剂,肌内注射,催眠,一次 100mg;极量一次 250mg,一日 500mg。

5. 地西泮[※]　注射液,肌内或静脉注射,开始静脉注射 10～20mg,静脉注射宜缓慢,每分钟 2～5mg,每间隔 10～15min 可按需增加剂量,甚至达最大限量。如有效,再将 60～100mg 地西泮溶于 5% 葡萄糖氯化钠注射液,于 12h 内缓慢静脉滴注。老年和体弱患者,肌内注射或静脉注射时用量减半。

6. 拉莫三嗪　片剂,口服成人起始剂量 25mg/d,之后缓慢加量,维持剂量 100～300mg/d。

【注意事项】

(1)一般半年内发作 2 次以上者,一经诊断明确,就应用药。

(2)抗癫痫药尽可能单药治疗,一般从小剂量开始,逐渐增加,直到控制癫痫发作而又无不良反应或不良反应较轻,此时剂量即为最低有效剂量。有条件者可以监测血药浓度以指导用药。

(3)在单药治疗无效时才能考虑两种或两种以上的抗癫痫药联合治疗。

(4)严密观察药物不良反应,用药前应检查肝肾功能和血尿常规,用药后每月检测血尿常规,每 3 个月查肝肾功能,至少持续半年。对较少见不良反应如剥脱性皮炎、中毒性表皮坏死松懈症等应高度警惕,一旦发生,积极治疗。

(5)增药可以适当快,但减少剂量应循序渐减,如巴比妥类,撤药可能需要几个月的时间甚至更长。

(6)减药应谨慎,如果一种一线药物已经到达最大可耐受剂量仍然不能控制发作,可加用另一种一线或二线药物,至发作控制或达到最大耐受剂量后(新药达稳态血浓度的时间约为该药的 5 个半衰期时间,一般 1～2 周过渡期)才可渐减第一种药物。

(7)服用几种抗癫痫药物时,不能同时停药,应先停一种,无不良反应时再停另一种。

(8)抗癫痫药应长期规则用药,除非必需,应避免突然停药,尤其是巴比妥类及苯二氮䓬类药物,以免使发作加重。

(9)在专科医生指导下遵循缓慢和逐渐减量的原则。停药前应有缓慢减量的过程,一般不少于 1 年半的减量期。一般来说,全面强直阵挛发作、强直发作、阵挛发作完全控制 4～5 年后,失神发作停止半年后可考虑停药。避免在青春期、月经期、妊娠期等停药。

重症肌无力

【疾病概述】

重症肌无力是一种神经肌肉接头传递功能障碍的获得性自身免疫性疾病。主要是由于神经肌肉接头突触后膜上乙酰胆碱受体受损引起。

【用药原则】

重症肌无力的治疗应个体化,视患者的年龄、全身健康情况、疾病的类型、疾病的严重性、疾病进展的快慢、并发疾病和合并症的有无等因素而定。初次起病的单纯眼型重症肌无力患者,尤其是小儿,有 1/4 可于 2 年内自行缓解。初次起病可先单纯用胆碱酯酶抑制药治疗,以期自行缓解,若胆碱酯酶抑制药治疗 1 ~ 3 个月确实无效,则考虑用免疫抑制药物。全身型重症肌无力患者,单用胆碱酯酶抑制药不足以完全改善症状,在应用胆碱酯酶抑制药的基础上,早期联合使用糖皮质激素和免疫抑制药如硫唑嘌呤、环孢素、他克莫司或吗替麦考酚酯(MMF)等。危象是重症肌无力患者最危急的状态,不论何种危象,均应注意确保呼吸道通畅,当经早期处理病情无好转时,应立即进行气管插管或气管切开,应用人工呼吸器辅助呼吸;停用胆碱酯酶抑制药以减少气管内的分泌物;选用有效、足量和对神经肌肉接头无阻滞作用的抗生素积极控制肺部感染;静脉给予皮质类固醇激素或大剂量丙种球蛋白进行治疗;必要时进行血浆置换。

【治疗药物】

一、胆碱酯酶抑制药

1. 溴吡斯的明※　片剂,口服,一次 60 ~ 120mg,一日 3 ~ 4 次,饭前 30 ~ 40min 服用。

2. 新斯的明※　注射液,皮下注射或肌内注射,一次 0.25 ~ 1mg,一日 1 ~ 3 次,极量一日 5mg。

3. 溴新斯的明#　片剂,口服,一次 15 ~ 30mg,一日 3 ~ 4 次,饭前 15 ~ 30min 服用。

二、糖皮质激素类药

（一）大剂量递减法

泼尼松※　片剂,口服,每晨 60 ~ 80mg,约 2 周后症状逐渐缓解,常于数月后疗效达高峰,然后逐渐减量。

（二）小剂量递增法

泼尼松※　片剂，口服，一次 20mg，隔日每晨顿服，每周递增 10mg，直至隔日每晨顿服 60~80mg。待症状稳定改善 4~5d 后，逐渐减量至隔日 5~15mg 维持数年。

（三）大剂量冲击疗法

1. 甲泼尼龙#　注射液，静脉滴注，一次 1 000mg，一日 1 次，连用 3~5d 后改用地塞米松。

2. 地塞米松※　注射液，静脉滴注，一次 10~20mg，一日 1 次，连用 7~10d，临床症状稳定改善后停用，改为泼尼松。

3. 泼尼松※　片剂，口服，一次 60~100mg，隔日顿服，当症状基本消失后，逐渐减量至 5~15mg 长期维持，至少 1 年以上。

三、免疫抑制药

1. 环磷酰胺※

（1）片剂，口服，一次 50mg，一日 2~3 次。

（2）注射液，静脉注射，一次 200mg，每周 2~3 次。

2. 硫唑嘌呤※　片剂，口服，一次 25~100mg，一日 2 次。

【注意事项】

（1）有胸腺瘤或胸腺增生者，应行胸腺切除，但部分患者仍需继续激素或其他治疗。

（2）重症肌无力患者应避免劳累，慎用对神经肌肉接头传递有影响的药物，如各种氨基糖苷类抗生素、奎宁、奎尼丁、普鲁卡因、普萘洛尔、氯丙嗪以及各种肌肉松弛剂等。

（3）肾上腺皮质激素类药物主要适用于住院危重病例、已用气管插管或呼吸机者。

（4）大剂量激素治疗初期可使病情加重，甚至出现危象，导致呼吸肌麻痹，应做好气管切开、使用人工呼吸器的准备。小剂量递增法可避免用药初期病情加重。

（5）长期应用激素应注意激素的不良反应，如胃溃疡出血、血糖升高、库欣综合征、股骨头坏死、骨质疏松等，应同时注意补钾及补钙等。

（6）密切关注危象的发生，一旦发生呼吸肌麻痹，应立即给予气管插管和加压人工呼吸。若呼吸短时间内不能改善，应尽快行气管切开，呼吸机辅助呼吸。

化脓性脑膜炎

【疾病概述】

化脓性脑膜炎是由细菌引起的化脓性脑膜感染,为严重的中枢神经系统感染,其病死率、致残率高,须及时救治。化脓性脑膜炎在不同年龄与身体状况的人群中,致病菌有所区别,大肠埃希菌脑膜炎多发生于新生儿;学龄前儿童多见流感嗜血杆菌脑膜炎;肺炎链球菌感染好发于婴幼儿和老年人,患脑脊液漏者也多见肺炎链球菌脑膜炎;金黄色葡萄球菌与铜绿假单胞菌感染者多发生在颅脑手术后。

【用药原则】

及早使用抗菌药,通常在确定病原菌之前使用广谱抗菌药,明确病原菌后选用敏感的品种。抗菌治疗考虑不同年龄、不同基础疾病人群感染病原菌差别极大,临床应积极进行脑脊液细菌检查(涂片与培养),指导临床用药,疗程以 2 周左右为宜。其他进行一般治疗与对症治疗,伴发高热者使用物理降温或使用退热剂,伴发癫痫发作者给予抗癫痫药物以终止发作。

【治疗药物】

一、抗菌药

(一)β-内酰胺类药

1.头孢曲松※ 注射用无菌粉末,肌内注射、静脉注射或静脉滴注,成人、青少年、伴中耳炎和脑脊液漏者及 50 岁以上感染者,一次 2g,一日 1 次;新生儿及婴幼儿,100mg/kg,每 12h 一次,疗程 5 ~ 7d;青少年 2g,常作为化脓性脑膜炎首选用药,对脑膜炎双球菌、肺炎球菌、流感嗜血杆菌引起的化脓性脑膜炎疗效比较肯定。

2.头孢他啶※ 注射用无菌粉末,静脉滴注,一次 2g,每 8h 一次。脑外伤和颅脑手术后感染者可使用头孢他啶。

3.青霉素※ 注射用无菌粉末,肌内注射、静脉滴注或缓慢静脉注射,肌内注射一日 80 万 ~ 200 万 U,分 3 ~ 4 次给药;静脉滴注适用于重症感染,一日 200 万 ~ 2 000 万 U,分 2 ~ 4 次静脉滴注,给药速度不能超过每分钟 50 万 U。肺炎球菌、脑膜炎球菌感染者首选青霉素。

4.氨苄西林※ 注射用无菌粉末,静脉滴注,新生儿 150 ~ 200mg/kg,每 6h 给药 1 次,与头孢曲松合用;50 岁以上感染者,2g/kg,每 6h 给药 1 次,与头孢曲松合用。

181

（二）氨基糖苷类药

阿米卡星※　注射液,肌内注射,静脉滴注,一次 0.2g,每 8h 一次,与头孢他啶合用于脑外伤和颅脑手术后感染者。

（三）糖肽类药

万古霉素　注射用无菌粉末,静脉滴注,成人一日 2g,分每 6h 给药 1 次或每 12h 给药 1 次,与头孢他啶合用于脑外伤和颅脑手术后感染者。

二、抗惊厥药

苯二氮䓬类药

地西泮※　注射液,肌内注射。成人常用量:开始 10mg,以后按需每隔 3～4h 加 5～10mg。24h 总量以 40～50mg 为限。严重频发抽搐者,开始静脉注射 10mg,每隔 10～15min 可按需增加剂量,甚至达最大限用量。静脉注射宜缓慢,每分钟 2～5mg。小儿常用量:出生 30d 至 5 岁,以静脉注射为宜,每 2～5min 注射 0.2～0.5mg,最大限用量为 5mg。5 岁以上每 2～5min 注射 1mg,最大限用量 10mg。如需要,2～4h 后可重复治疗。小儿静脉注射宜缓慢,3min 内按体重不超过 0.25mg/kg,间隔 15～30min 可重复。新生儿慎用。

三、脱水药

20% 甘露醇※　注射液,快速静脉滴注,一次 1～2g/kg。

【注意事项】

（1）化脓性脑膜炎是危及生命的严重感染,基层医疗机构在进行积极处理后,尽量转送三级综合医院或专科医院进一步治疗。

（2）所推荐的抗感染治疗药物为基本药物中可能有效的药物,在治疗 48h 后效果不明显者,需要进行药物调整,包括应用非基本药物。

（3）部分化脓性脑膜炎患者有基础疾病,如中耳炎、乳突炎、肺炎、败血症等,也需要一并治疗。

流行性脑脊髓膜炎

【疾病概述】

流行性脑脊髓膜炎是由脑膜炎球菌感染引起的化脓性脑膜炎,致病菌通过鼻咽部侵入血液循环,形成败血症,最后局限于软脑膜,形成化脓性感染。流行性脑脊髓膜炎多发于儿童。脑膜炎球菌是革兰氏阴性双球菌,引起我国人群发病的主要菌群为 A 群。

【用药原则】

流行性脑脊髓膜炎是威胁患者生命的严重感染,病情发展迅速,一旦发现、确诊本病,应就地积极治疗。我国临床流行的脑膜炎球菌以 A 群为主,一般以大剂量青霉素为首选治疗药物;使用去甲肾上腺素和多巴胺进行抗感染性休克治疗;对于颅内压升高者使用 20% 甘露醇进行降压;高热、频繁惊厥者可用氯丙嗪 + 异丙嗪肌内注射,并配合冰敷降温;呼吸衰竭者可用洛贝林、尼可刹米等呼吸兴奋药物,必要时行人工辅助呼吸。

【治疗药物】

一、抗菌药

（一）β - 内酰胺类药

1. 青霉素※　注射用无菌粉末,静脉滴注,成人一日 20 万 ~ 30 万 U/kg,儿童一日 15 万 ~ 25 万 U/kg,每 4h 一次,疗程 5 ~ 7d。

2. 头孢曲松※　注射用无菌粉末,静脉滴注,成人一次 2g,一日 1 次;儿童 100mg/kg,一日 1 次,疗程 5 ~ 7d。

3. 氨苄西林※　注射用无菌粉末,静脉滴注,成人一次 2g,儿童 50mg/kg,每 6h 一次。

（二）磺胺类药

1. 复方磺胺甲噁唑※　片剂,口服,成人一次 2g,一日 2 次;儿童一日 40 ~ 80mg/kg,分 2 次服用。疗程 5 ~ 7d。

2. 磺胺嘧啶　注射液#,静脉滴注,一次 2g,每 12h 一次。

二、抗感染性休克药

（一）α 受体激动药

去甲肾上腺素※　注射液,起始剂量为每分钟 0.04 ~ 0.2μg/kg,逐渐调节至有效剂量,可达每分钟 5 ~ 20μg/kg。

（二）α、β 受体激动药

多巴胺※　注射液,起始剂量为每分钟 1 ~ 5μg/kg,10min 内以每分钟 1 ~ 4μg/kg 的速度递增,以达到最大疗效。多巴胺的推荐剂量为每分钟 5 ~ 20μg/kg。

三、脱水药

20% 甘露醇※　注射液,静脉滴注,一次 1 ~ 2g/kg,每 4 ~ 6h 一次。

四、退热药

氯丙嗪注射液※（0.5 ~ 1mg/kg）+ 异丙嗪注射液※（0.5 ~ 1mg/kg）,肌内

注射。

五、呼吸中枢兴奋药

1. 洛贝林※　注射液,静脉注射,成人一次 3mg,剂量一次 6mg,一日 20mg,必要时 1～2h 后重复给药。极量一次 1.25g。

2. 尼可刹米※　注射液,成人一次 0.25～0.5g,必要时 1～2h 后重复给药。极量一次 1.25g。

【注意事项】

(1)流行性脑脊髓膜炎是危及生命的严重感染,基本药物中的抗菌药物基本能满足治疗需要,但本病发展迅速,诊断后应就地积极治疗。

(2)流行性脑脊髓膜炎属于法定乙类传染病,需要报告疫情。

(3)与流行性脑脊髓膜炎患者密切接触者,可口服复方磺胺甲噁唑 3d 预防。

(4)复方磺胺甲噁唑用药期间需要大量补液,以预防大量磺胺药物经肾脏排泄结晶,造成肾功能损害。

新型隐球菌脑膜炎

【疾病概述】

新型隐球菌脑膜炎是由新型隐球菌感染所致的中枢神经系统侵袭性真菌病,主要发生在免疫功能缺陷患者,正常人也可发生。

【用药原则】

联合使用两性霉素 B、氟胞嘧啶和氟康唑等药物进行抗真菌治疗,在临床症状消失和脑脊液检查正常后还需连续检查 3 次脑脊液,无隐球菌后方可考虑停药。在抗真菌治疗的同时,使用药物进行脱水降颅内压、保护视神经和防止脑疝发生等对症支持治疗。

【治疗药物】

一、抗真菌药

1. 氟康唑※

(1)片剂,口服,一次 400～800mg,一日 1 次,治疗期一般为脑脊液细菌检查转阴后再持续 6～8 周。

(2)注射液,静脉滴注,第 1 日 400mg,以后一日 200～400mg,疗程视临床和真菌学疗效而定,疗程一般至少为 6～8 周。

2．两性霉素 B[#]

（1）注射用无菌粉末，静脉滴注，先试以 1～5mg 或按体重一次 0.02～0.1mg/kg 给药，以后根据患者耐受情况一日或隔日增加 5mg，当增至一次 0.6～0.7mg/kg 时即可暂停增加剂量。

（2）脂质体，静脉滴注，起始剂量一日 0.1mg/kg，加强监护，如无毒副作用，第二日开始增加 0.25～0.5mg/kg，剂量逐日递增至维持剂量一日 3mg/kg。输液浓度以不大于 0.15mg/mL 为宜。

3．氟胞嘧啶

（1）片剂，口服，一次 1～1.5g，一日 4 次。

（2）注射液，静脉滴注，一日 50～150mg/kg，分 2～3 次使用。

【注意事项】

（1）两性霉素 B 副作用较大，包括肾毒性及高热、寒战、血栓性静脉炎、头痛、恶心、呕吐、血压降低、低钾血症、氮质血症等，偶可出现心律失常、癫痫发作、白细胞或血小板减少。肾功能受损患者应使用两性霉素 B 的脂质体剂型。

（2）新型隐球菌脑膜炎主要表现为慢性脑膜炎，需要与结核性脑膜炎、脑瘤、脑脓肿、部分治疗后化脓性脑膜炎等相鉴别。

（3）美国感染病学会《隐球菌病处理临床实践指南》提出：对于新型隐球菌脑膜炎引发的颅内压升高，没有证据显示使用甘露醇有益，因此不常规推荐，同时乙酰唑胺和皮质类固醇（除非用于免疫重建炎症综合征的治疗）也应避免用于控制颅内压升高。

（4）对于肿块效应及周围水肿，使用皮质类固醇辅助治疗；对于大的（≥3cm）、易于接近且有肿块效应的病灶，考虑开放性手术或立体定向引导的减瘤和（或）摘除，而且病灶增大不能用免疫重建炎症综合征解释时，需要进一步进行组织学诊断。

结核性脑膜炎

【疾病概述】

结核性脑膜炎是由结核分枝杆菌引起的非化脓性脑膜炎，可以是全身结核的部分，也可以单独发生，临床单独发生的结核性脑膜炎更常见。

【用药原则】

进行综合性治疗，其中抗结核治疗是整体治疗的中心环节，抗结核治疗的原则是早期、联合、足量和长期用药,一般应用三联或者四联抗结核治疗,疗程1~1.5年,并针对颅内压增高与神经系统症状(如抽搐)进行一般对症治疗。

【治疗药物】

一、对症治疗药

(一)脱水药

20%甘露醇※　注射液,静脉滴注,按体重0.25~2g/kg,配制为15%~25%浓度,于30~60min静脉滴注。当患者衰弱时,剂量应减小至0.5g/kg。

(二)镇静药

地西泮※　注射液,肌内或静脉注射,10~20mg。

二、抗结核药

1.异烟肼※

(1)注射液,静脉滴注,成人一次0.6~0.9g,一日1次;儿童一次15~20mg/kg,一日1次。

(2)片剂,口服(患者病情稳定后改为口服用药),成人一次0.4~0.6g,儿童一次10mg/kg,一日1次。

2.利福平　片剂※/胶囊※/胶丸#,口服,成人一次0.45g,儿童一次10~20mg/kg,一日1次。

3.吡嗪酰胺※　片剂/胶囊,口服,成人一次1.5~2.0g,儿童一次20~30mg/kg,一日1次。

4.乙胺丁醇※　片剂/胶囊,口服,成人一次0.75g,一日1次。

5.链霉素※　注射用无菌粉末,肌内注射,成人一次0.75g,一日1次。

三、糖皮质激素类药

必须在有效抗结核药物治疗的情况下使用。早期应用可减轻炎症及脑水肿。

1.泼尼松※　片剂,口服,一次20mg,一日1次,1~2周,以后每周递减5mg,用药时间为5~8周。

2.地塞米松※　注射液,以5%葡萄糖注射液稀释,首剂静脉注射10mg,随后每6h肌内注射4mg,一般12~24h患者可有所好转,2~4d后逐渐减量,5~7d停药。

【注意事项】

(1)异烟肼:

1)口服维生素B_6可防止和减轻异烟肼引起的周围神经炎及维生素B_6缺乏症状,一日用量50~100mg,分1~2次服用,但不应作为一种常规药物普遍应用。遇到异烟肼急性中毒时，大剂量维生素 B_6 可对抗，并需进行其他对症治疗。

2）与利福平合用，有协同抗结核杆菌作用，肝毒性可能增强。定期检查肝功能。

3）药物相互作用：①异烟肼可加强香豆素类抗凝血药、某些抗癫痫药、降压药、抗胆碱药、三环类抗抑郁药等药物的作用，合用时须注意。②异烟肼在体内主要通过乙酰化和水解而代谢，阿司匹林乙酰化作用较强，可使异烟肼部分乙酰化，使异烟肼的疗效降低。③抗酸药尤其是氢氧化铝可抑制异烟肼的吸收，故不宜同服。

（2）利福平：

1）对本品过敏者、严重肝功能不全者、胆道阻塞者、妊娠早期妇女禁用。肝功能不全者、婴儿、妊娠 3 个月以上的妇女慎用。

2）服药期间应检查肝功能。

3）食物可阻碍本品吸收，宜空腹服药。服药后尿、唾液、汗液等排泄物均可显橘红色。

4）药物相互作用：①利福平有酶促作用，可使双香豆素类抗凝血药、口服降糖药、洋地黄类、皮质激素、氨苯砜等药物代谢加速而降效。②与乙胺丁醇合用有加强视力损害的可能。③长期服用本品，可降低口服避孕药的作用而导致避孕失败。

（3）吡嗪酰胺：

1）对本品过敏者、孕妇和 12 岁以下儿童禁用。糖尿病、痛风患者以及严重肝功能减退者慎用。过敏反应如发热和皮疹，亦需停药进行抗过敏治疗。

2）本品可引起食欲减退、发热、异常乏力、眼或皮肤黄染（肝毒性）。用药期间应定期检查肝功能。

3）用药期间血尿酸增高，可引起急性痛风发作，须进行血清尿酸测定。

4）药物相互作用：吡嗪酰胺与别嘌醇、秋水仙碱、丙磺舒合用，吡嗪酰胺可增加血尿酸浓度，从而降低上述药物对痛风的疗效。合用时应调整剂量以便控制高尿酸血症和痛风。

5）对诊断的干扰，诸如可使丙氨酸转氨酶、门冬氨酸转氨酶测定值增高。

（4）乙胺丁醇：

1）对本品过敏者、酒精中毒者、糖尿病已发生眼底病变者、乳幼儿禁用。

2）不良反应多见视力模糊、眼痛、红绿色盲或视力减退、视野缩小（视神经炎一日按体重剂量 25mg/kg 以上时易发生）。治疗期间应做眼部检查，如视野、视力、红绿鉴别力等。

3）服用本品可使血尿酸浓度测定值增高，干扰检测结果，易引起痛风发作。

4）肾功能减退的患者应用时需减量。

5）单用时细菌可迅速产生耐药性，必须与其他抗结核药联合应用。

（5）链霉素：

1）对链霉素或其他氨基糖苷类过敏的患者禁用。

2）不良反应还包括第Ⅷ对脑神经损害、肾脏损害等。

3）用药期间应定期检查肾功能和听力。

（6）颅内压升高严重者，加用呋塞米。

（7）使用20%甘露醇时，严密随访肾功能。

（8）糖皮质激素具有抗炎、免疫抑制、抗毒、抗休克等多种药理作用，但长期使用可引起以下不良反应：医源性库欣综合征面容和体态、精神症状、并发感染、停药综合征等。需注意，糖皮质激素干扰血糖等项目的测定和结果诊断。

流行性乙型脑炎

【疾病概述】

流行性乙型脑炎，简称乙脑，是由乙脑病毒引起的虫媒传染病，经蚊子传播，属于我国乙类传染病。乙脑病毒为 RNA 病毒，属于黄病毒属，为嗜神经病毒。

【用药原则】

乙脑缺乏有效的病原治疗，以对症治疗为主，主要处理高热、抽搐、呼吸衰竭等症状，尽量减少患者脑组织损害，减少后遗症发生。高热以物理降温为主、药物降温为辅。使用脱水药和镇静药控制惊厥和抽搐。对呼吸衰竭者应积极采取包括使用呼吸兴奋药治疗在内的综合抢救措施。对早期和重症患者可使用糖皮质激素类药物抗炎、减轻脑水肿、保护血脑屏障。

【治疗药物】

一、退热药

高热伴抽搐者，可用亚冬眠疗法：

1. 氯丙嗪※　注射液，肌内注射，一次 0.5～1mg/kg，每 4～6h 一次，疗程 3～5d。

2. 异丙嗪※　注射液，肌内注射，一次 0.5～1mg/kg，每 4～6h 一次，疗程 3～5d。

幼儿或年老体弱者，可用50%安乃近滴鼻。

二、脱水药

1.20%甘露醇※　注射液,静脉滴注,按体重0.25～2g/kg,配制为15%～25%浓度,于30～60min应用。

2.呋塞米※　注射液,静脉注射,开始20～40mg,必要时每2h追加剂量,直至出现满意疗效。维持用药阶段可分次给药。

3.50%高渗葡萄糖　注射液,快速静脉注射20～50mL。但作用短暂。应注意防止高血糖,目前少用。

三、镇静药

地西泮※　注射液,肌内注射或缓慢静脉注射,成人一次10～20mg,小儿一次0.1～0.3mg/kg(一次不超过10mg)。

四、呼吸兴奋药

洛贝林※　注射液,静脉注射或静脉滴注,成人一次3～6mg,小儿一次0.15～0.2mg/kg。

五、糖皮质激素类药

地塞米松※　注射液,应以5%葡萄糖注射液稀释,首剂静脉注射10mg,随后每6h肌内注射4mg,一般12～24h患者可有所好转,2～4d后逐渐减量,5～7d停药。

【注意事项】

(1)重型乙型脑炎后期,循环衰竭常与呼吸衰竭同时出现,可根据病情选用强心药、升压药,补充血容量,注意水、电解质平衡。

(2)肾上腺皮质激素(地塞米松、氢化可的松)具有抗炎、退热、减轻脑水肿、保护血脑屏障等作用,对早期和重症患者具有使用价值。

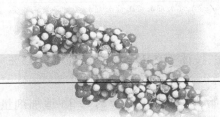

第七章

精神障碍疾病

双相障碍

【疾病概述】

双相障碍也称双相情感障碍,一般是指既有躁狂或轻躁狂发作,又有抑郁发作的一类心境障碍。躁狂发作时,表现为情感高涨、言语增多、活动增多;而抑郁发作时则出现情绪低落、思维缓慢、活动减少等症状。病情严重者在发作高峰还可出现幻觉、妄想或紧张性症状等精神病性症状。双相障碍一般呈发作性病程,躁狂和抑郁常反复循环或交替出现,但也可以混合方式存在,一次发作症状往往持续相当时间(躁狂发作持续1周以上,抑郁发作持续2周以上),并对患者的日常生活及社会功能等产生不良影响。

【用药原则】

双相障碍应采用以药物治疗为主,辅以电抽搐治疗(必要时)、心理治疗及危机干预等综合治疗措施。

【治疗药物】

一、躁狂、轻躁狂及混合性发作的治疗

心境稳定剂均适合于躁狂及轻躁狂症状的控制,但首选碳酸锂;而混合性发作时,应选用丙戊酸盐或卡马西平。当兴奋突出或行为障碍时可临时加用苯二氮䓬类口服或用氯硝西泮肌内注射,或加用镇静作用较强的第一代或第二代抗精神病药物(药物及用法详见相应章节)。第二代抗精神病药同样有良好的抗躁狂作用,可根据情况与心境稳定剂合用,用于维持治疗期,以提高防复发效果。

1. 碳酸锂

(1)片剂[※],口服,用于急性躁狂,一般从小剂量开始,一次0.25g,一日3次,之后根据患者需要、服药反应及血锂浓度逐日增加0.25~0.5g,一般一日不超过 2.0g。维持治疗,一日不超过 1.0g。剂量最好根据血锂浓度调整。

（2）缓释片#,口服,一日 0.9～1.5g,分 1～2 次服用。维持治疗,一日 0.6～0.9g。

2. 丙戊酸钠

（1）片剂※,口服,起始剂量一次 250mg,一日 2 次;第 3 日一次 500mg,一日 2 次;第 1 周末一次 750mg,一日 2 次。一日最大剂量不超过 3 000mg。

（2）缓释片#,口服,成人起始剂量 500mg/d,一日 2 次。一周递增至 1 500 mg/d。维持剂量一日 1 000～2 000mg。

3. 卡马西平

（1）片剂※/胶囊#,口服,一日 400～1 600mg。常用剂量为一日 400～600mg,分 2～3 次服用。

（2）缓释片#/缓释胶囊#,口服,用量遵医嘱。

二、双相障碍抑郁发作的治疗

双相障碍抑郁发作时应慎用抗抑郁药,原则上不单一使用抗抑郁药。严重双相障碍抑郁时可酌情联用抗抑郁药。如抑郁症状十分严重且持续时间超过 4 周以上,既往发作以抑郁为主要临床相,则可以在充分使用心境稳定剂的前提下,选用抗抑郁药。首选用转躁作用较轻的选择性 5－羟色胺再摄取抑制剂、去甲肾上腺素受体及特异性 5－羟色胺受体拮抗剂;尽量不用转躁作用强的三环类抗抑郁药。当伴有焦虑时选用 5－羟色胺及去甲肾上腺素再摄取抑制剂类、去甲肾上腺素受体及特异性 5－羟色胺受体拮抗剂。一旦抑郁得到控制,即应逐渐停用抗抑郁药,并继续原心境稳定剂维持治疗。

（一）选择性 5－羟色胺再摄取抑制剂

1. 帕罗西汀 片剂※,口服,成人一次 20mg,一日 1 次,早上服用,根据临床反应增减剂量,一次增减 10mg,间隔不得少于 1 周,最大剂量一日 50mg。老年人或肝肾功能不全者,可从一日 10mg 开始,一日最大剂量不得超过 40mg。限严重抑郁症二线用药。

2. 氟西汀# 片剂/胶囊/分散片/肠溶片,口服,成人一次 20mg,一日 1 次,如必要 3～4 周后加量,一日最大剂量不超过 60mg。

3. 舍曲林 片剂/胶囊/分散片,口服,成人初始剂量一次 50mg,一日 1 次,数周后增加 50mg,最大剂量为一日 200mg。限严重抑郁症二线用药。

4. 西酞普兰 片剂/胶囊,口服,一次 20mg,一日 1 次,早晚服用,通常有效剂量为一日 20～40mg,最大剂量为一日 60mg。长期用药者应根据疗效调整剂量,并维持在最低有效治疗剂量。老年人及肝肾功能不全者应适当减少剂量,最大剂量为一日 40mg。肝功能不全者一日剂量不超过 30mg。限严重抑郁症二线用药。

(二)5 - 羟色胺及去甲肾上腺素再摄取抑制剂

1. 文拉法辛　片剂/胶囊,口服,起始推荐剂量一日 75mg,分 2 ~ 3 次服用,必要时一日可增加至 225mg。

2. 米安色林　片剂,口服,开始一日 30mg,根据临床反应可调整至一日 30 ~ 90mg,睡前 1 次服,维持量一日 60mg。老年人开始剂量不得超过 30mg,增量宜缓慢。

(三)去甲肾上腺素受体拮抗剂和特异性 5 - 羟色胺受体拮抗剂

米氮平　片剂,口服,成人起始剂量为一次 15mg,一日 1 次(可睡前顿服),逐渐加大剂量至最佳疗效,有效剂量通常为一日 15 ~ 45mg。肝肾功能不全者应减量。

三、快速循环发作的治疗

除控制急性发作外,最主要的是阻断其反复频繁发作。锂盐疗效欠佳,宜选用丙戊酸盐或卡马西平。常需两种以上的心境稳定剂联合治疗。对快速循环病程中的抑郁发作,原则上不宜使用抗抑郁药,可以选用有抗抑郁作用的拉莫三嗪或第二代抗精神病药物奥氮平等。

1. 丙戊酸钠

(1)片剂[※],口服,起始剂量一次 250mg,一日 2 次;第 3 日一次 500mg,一日 2 次;第 1 周末一次 750mg,一日 2 次。最大一日剂量不超过 3 000mg。

(2)缓释片[#],口服,成人起始剂量 500mg/d,一日 2 次。一周递增至 1 500mg/d。维持剂量一日 1 000 ~ 2 000mg。

2. 卡马西平

(1)片剂[※]/胶囊[#],口服,一日 400 ~ 1 600mg。常用剂量为一日 400 ~ 600mg,分 2 ~ 3 次服用。

(2)缓释片[#]/缓释胶囊[#],口服,用量遵医嘱。

【注意事项】

(1)双相障碍的自然病程多变,而治疗不当又会发生转相,促使发作变频及转为快速循环病程,使疾病恶化,增加治疗的复杂性及影响预后。以上虽然按不同发作形式分别介绍其治疗方案,但必须认识到它们是共同组成双相情感障碍的总体临床表现。因此,在治疗时必须纵向分析病程,以一个疾病的整体来全面考虑治疗方案,注意治疗的连贯性。

(2)长期治疗需要得到患者及其家属的合作。为此应向他们说明疾病的本质、特点及预后,特别是全程病程治疗的需要,解答婚育及遗传倾向等问题,以提高他们的依从性,提高他们对引致复发的可能因素以及早期表现的认识,以便自我监测,增强预防复发的效果。

(3)治疗首先必须保证患者的安全,临床医生需要判断患者是否应住院治疗。住院的指征是:有自伤、自杀和伤人等危险;患者总体能力下降至不能进食且回避环境;症状迅速恶化,如有高度兴奋、冲动、自伤等严重损害自身和危及他人等行为;缺少或丧失家庭和社会支持系统的支持。

(4)目前国产的丙戊酸钠尚没有治疗双相障碍的适应证,应当引起注意。卡马西平由于不良反应严重,临床已较少使用。

(5)在双相障碍治疗中,应用抗抑郁药可能诱发躁狂或轻躁狂发作,或使循环频率增加,或促发快循环发作而使治疗更加困难。

(6)双相障碍几乎终生以循环方式反复发作,其发作的频率远较抑郁障碍为高,尤以快速循环为甚。因此双相障碍常是慢性障碍,除缓解急性期症状外,还应坚持长期治疗以阻断反复发作。

抑　郁　症

【疾病概述】

抑郁症是一种常见的精神障碍,以持续的心境恶劣与情绪低落、兴趣缺失、精力不足等为主要临床特征,常伴随认知或精神运动障碍、躯体症状等。

【用药原则】

(1)因人而异使用抗抑郁药,须全面考虑患者的症状特点、年龄、躯体状况、对药物的耐受性、有无合并症,予以个体化合理用药。

(2)使用抗抑郁药时,应该从小剂量开始,逐步递增剂量,尽可能采用最小有效量,使不良反应减至最少,以提高患者的服药依从性。当小剂量疗效不佳时,可根据药物不良反应和患者对药物的耐受情况,逐渐增至足量(有效剂量上限)。

(3)药物起效都需要一定时间,大多数药物起效时间较慢,需要足够长的疗程,一般4~6周方显效,即便是起效较快的抗抑郁药如米氮平和文拉法辛,也需要1周左右的时间,因此要有足够的耐心,切忌频繁换药。

(4)换用抗抑郁药时要谨慎,只有在足量、足疗程使用某种抗抑郁药物仍无效时,方可考虑换用同类另一种或作用机制不同的另一类药物。换用不同种类的抗抑郁药物时,应该停药一定的时间,以利于药物的清除,防止药物相互作用。氟西汀需停药 5 周才能换用单胺氧化酶抑制药,其他 5-羟色胺再摄取抑制剂需 2 周。单胺氧化酶抑制药在停用 2 周后才能换用 5-羟色胺再摄取抑制剂。

(5)使用抗抑郁药应尽可能单一用药,以避免发生药物相互作用,只有在足量、足疗程单一用药治疗无效时,方可考虑两种作用机制不同的抗抑郁药联合使用。一般情况不主张联用两种以上抗抑郁药。

(6)治疗期间应该密切观察病情变化和不良反应,倘若患者的经济条件允许,最好使用一日服用 1 次、不良反应轻微、起效较快的新型抗抑郁药,如 5-羟色胺再摄取抑制剂类的氟西汀、帕罗西汀、舍曲林等,5-羟色胺及去甲肾上腺素再摄取抑制剂类的文拉法辛,去甲肾上腺素受体及特异性 5-羟色胺受体抑制剂类的米氮平等。

(7)注意选择性 5-羟色胺再摄取抑制剂与其他药物可能发生的代谢性相互作用。

【治疗药物】

一、选择性 5-羟色胺再摄取抑制剂

1. 帕罗西汀　片剂※,口服,成人一次 20mg,一日 1 次,早上服用,根据临床反应增减剂量,一次增减 10mg,间隔不得少于 1 周,最大剂量一日 50mg。老年人或肝肾功能不全者可从一日 10mg 开始,一日最大剂量不得超过 40mg。限严重抑郁症二线用药。

2. 氟西汀#　片剂/胶囊/分散片/肠溶片,口服,成人一次 20mg,一日 1 次,如必要,3~4 周后加量,一日最大剂量不超过 60mg。

3. 舍曲林　片剂/胶囊/分散片,口服,成人初始剂量一次 50mg,一日 1 次,数周后增加 50mg,最大剂量为一日 200mg。限严重抑郁症二线用药。

4. 西酞普兰　片剂/胶囊,口服,一次 20mg,一日 1 次,早晚服用,通常有效剂量为一日 20~40mg,一日最大剂量为 60mg。

二、四环类抗抑郁药

马普替林

(1)片剂,口服,成人开始一日 25~75mg,分 2~3 次给药,2 周以后根据需要一日增加 25mg,有效治疗量一日不宜超过 150mg。老年人开始一次 10mg,一日 3 次,或一次 75mg,一日 1 次,根据需要一日增加 25mg,有效治疗量一日不宜超过 75mg。

(2)注射剂,重症患者可静脉输注,每日 50~200mg,加入生理盐水 250~500mL 中滴注。

三、三环类抗抑郁药

1. 阿米替林　片剂※，口服，成人常用量开始一日75mg，分2～3次服用，然后根据病情和耐受情况逐渐增至一日150～250mg，一日最大剂量不超过300mg。

2. 氯米帕明

（1）片剂※，口服，成人开始一次25mg，一日2～3次，然后根据需要和耐受情况调整用量，一日不超过150mg。老年人开始一日10mg，根据耐受情况调整用药剂量，一日以不超过50mg为宜。

（2）注射剂※，静脉滴注，开始用25～50mg稀释于250～500mL葡萄糖氯化钠注射液中，1.5～3h滴完，一日1次，缓慢增加至一日50～150mg，一日最大剂量不超过200mg。

3. 多塞平　片剂※，口服，开始一次25mg，一日2～3次，根据病情逐渐增加至一日150～300mg。

4. 丙米嗪　片剂，口服，成人开始一次25～50mg，一日2～4次，以后渐增至一日总量100～300mg，老年人一日总量30～40mg，分次服用。须根据耐受情况调整用量。

四、去甲肾上腺素受体及特异性5-羟色胺受体拮抗剂

米氮平　片剂，口服，成人起始剂量为一次15mg，一日1次（可睡前顿服），逐渐加大剂量至最佳疗效，有效剂量通常为一日15～45mg。肝肾功能不全者应减量。

五、5-羟色胺受体拮抗及5-羟色胺再摄取抑制剂

1. 曲唑酮　片剂，口服，起始剂量一日50～100mg，常用量一日100～150mg，最大剂量一日不超过400mg，分2次服用。

2. 噻奈普汀　片剂，口服，推荐剂量为一日3次，一次1片（12.5mg），于三餐（早、中、晚）前口服。对于慢性酒精中毒患者，无论是否存在肝硬化，均无必要改变剂量。对于超过70岁的患者及存在肾功能不全的患者，剂量应限制在一日2片。

六、5-羟色胺及去甲肾上腺素再摄取抑制剂

1. 文拉法辛　片剂/胶囊，口服，起始推荐剂量一日75mg，分2～3次服用（缓释制剂一日1次），必要时可增加至一日225mg。

2. 米安色林　片剂，口服，开始一日30mg，根据临床反应可调整至一日30～90mg，睡前顿服，维持量一日60mg。

七、单胺氧化酶抑制药

吗氯贝胺 片剂/胶囊,口服,起始剂量一日 100～300mg,一日 2～3 次,常用量一日 300～450mg。疗效不佳者可增加剂量,一日最大剂量不超过 600mg。

八、其他抗抑郁药

圣·约翰草提取物 片剂,口服,成人和 12 岁以上儿童一次 300mg,一日 2～3 次。

【注意事项】

(1)预防自杀是首要原则。对于有明确自杀倾向的患者,应及时转诊到有资质的三级综合医院或专科医院治疗。

(2)药物治疗遵循单一用药原则,应足量、足疗程治疗。

(3)治疗采取剂量逐步递增的原则,尽可能采用最小有效量,使不良反应减至最少,以提高患者的服药依从性。

(4)减药宜慢,突然停药可能出现胆碱能活动过度,引起失眠、焦虑、易激惹、胃肠道症状、抽动等撤药反应症状。

(5)抑郁症为高复发性疾病,目前倡导全程治疗。抑郁的全程治疗分为急性治疗、巩固治疗和维持治疗三期。

(6)对于有严重消极、自杀言行或拒食、紧张性木僵的患者,电抽搐治疗是首选;对使用抗抑郁药治疗无效的抑郁症患者也可采用电抽搐治疗。

(7)对有明显心理社会因素的抑郁症患者,在药物治疗的同时常需合并心理治疗。通过支持性心理治疗、认知治疗、行为治疗、人际心理治疗、婚姻及家庭治疗等心理治疗技术的运用,减轻、缓和患者的抑郁症状;提高正在接受抗抑郁药治疗的患者对服药的依从性;改善患者人际交往能力和心理适应功能,提高患者家庭和婚姻生活的满意度;纠正患者的不良人格,提高其解决问题的能力和应对、处理应激的能力,最大限度地使患者达到心理社会功能和职业功能的康复;并可协同抗抑郁药维持治疗,节省患者的医疗费用,促进患者康复,预防疾病复发。心理治疗和社会支持系统对预防抑郁症的复发有非常重要的作用。

焦 虑 症

【疾病概述】

焦虑症又称焦虑性神经症,是一种以焦虑情绪为主要特征的神经症。主要表现为发作性或持续性的焦虑、紧张、惊恐不安等情绪,并伴有自主神经症状和运动性不安等症状。临床上有惊恐障碍和广泛性焦虑两种发病形式。惊恐障碍是一种以反复的惊恐发作作为主要原发症状的焦虑症。惊恐发作并不局限于任何特定的情景,具有不可预测性。广泛性焦虑是指以缺乏明确对象和具体内容的提心吊胆及紧张不安为主的焦虑症,并有显著的自主神经症状、肌肉紧张及运动性不安,患者因难以忍受又无法解脱而感到痛苦。

【用药原则】

焦虑障碍的治疗包括心理治疗和药物治疗。心理治疗可采取支持性心理治疗(倾听、理解、解释、宣泄、保证等)使患者对疾病本身有正确的认识,消除患者对疾病本身的错误认识和疑虑,增强其配合治疗和自我战胜疾病的信心并付诸行动。对于急性发作或严重的病例应予以药物治疗。

【治疗药物】

一、苯二氮䓬类药

1. 地西泮

（1）片剂※,口服,一次 2.5~10mg,一日 2~4 次。

（2）注射液※/注射剂#,开始 10mg,以后按需每隔 3~4h 加 5~10mg。24h 总量以 40~50mg 为限。

2. 氯硝西泮　片剂※,口服,应从小剂量开始,一次 1mg,一日 2~3 次;根据病情逐渐增加剂量,成人一日最大量不超过 20mg。

3. 劳拉西泮　片剂※,口服,成人一次 1~2mg,一日 2~3 次。年老体弱者应减量。12 岁以下儿童用药的安全性与剂量尚未确定。

4. 艾司唑仑　片剂※,口服,一次 1~2mg,一日 3 次。老年人较敏感,开始宜用小剂量并注意剂量调整。

5. 阿普唑仑　片剂※/胶囊#,口服,开始一次 0.4mg,一日 3 次,用量按需递增。最大限量一日可达 4mg。老年和体弱患者开始用小剂量,一次 0.2mg,一日 3 次,逐渐递增至最大耐受量。

6. 咪达唑仑　片剂,口服,一般推荐一次 7.5mg,一日 1 次。成人一次 7.5~15mg,一日 1 次。每晚睡前服。应从小剂量开始,治疗期限以数日至 2 周为宜。老年及虚弱患者,推荐剂量为 7.5mg,一日 1 次。

7. 氟西泮　胶囊,口服,一次 15~30mg,睡前服。年老体弱者开始时一次服用 15mg,根据反应适当加量。15 岁以下青少年及儿童不宜使用。

8. 硝西泮　片剂,口服,一次 5~10mg,一日 1 次,睡前服用。

二、非苯二氮䓬类药

1. 丁螺环酮　片剂，口服，开始时一次 5mg，一日 2～3 次。以后根据病情和耐受情况调整剂量，每隔 2～3d 增加 5mg 至一日 20～40mg。最高耐受剂量为 30～90mg。

2. 氯美扎酮　片剂，口服，一次 0.2g，一日 1 次，睡前服。

【注意事项】

（1）服用苯二氮䓬类药物期间不宜驾驶机动车辆或操作大型机械，以免发生意外。

（2）对某一类苯二氮䓬类药物过敏者，对其他同类药也可能过敏。

（3）苯二氮䓬类药物大都可以通过胎盘，有致畸的危险。孕妇长期使用可引起依赖性，使新生儿呈现撤药症状。在妊娠最后数周用于催眠，可使新生儿中枢神经活动有所抑制，在分娩前或分娩时使用本类药，可导致新生儿肌力软弱。

（4）老年、体弱者，幼儿以及肝病和低蛋白血症患者，对苯二氮䓬类药物的中枢抑制作用较敏感。注射给药时易引起呼吸抑制、低血压、肌无力、心动过缓或心搏停止。高龄、危重、肺功能不全以及心血管功能不稳定患者等，静脉注射过速或与中枢抑制药合用时，发生率更高，情况也更严重。

（5）下列情况应慎用苯二氮䓬类药物：①中枢神经系统处于抑制状态的急性中毒。②昏迷或休克时，注射地西泮，其清除半衰期延长。③有药物滥用或成瘾史。④肝肾功能损害，可延长本类药物的清除半衰期。⑤严重的精神抑郁，使用本类药物可使患者病情加重，甚至产生自杀倾向，应采取预防措施，但阿普唑仑除外。⑥伴呼吸困难的重症肌无力患者，使用本类药物病情可加重。⑦急性或隐性闭角型青光眼发作，因本类药可能有抗胆碱反应。⑧严重慢性阻塞性肺部疾病，使用本类药物可加重通气衰竭。

（6）不宜长期服用苯二氮䓬类药物，避免成瘾。长期使用本类药物，停药前应逐渐减量，不要骤停。

（7）治疗时应联合心理治疗或其他治疗（如放松训练、生物反馈等）以获得良好效果。

癔　　症

【疾病概述】

癔症，又名"歇斯底里"，是一种分离症状，主要表现为各种躯体症状、精神症状,但症状和体征缺乏病理解剖学和病理生理学基础,发病与心理社会因素有密切关系。本病临床上主要表现为转换性障碍(分离性障碍)和癔症性精神病。

【用药原则】

主要是对症治疗。针对抑郁、焦虑可给予相应的抗抑郁和抗焦虑药物治疗;对于精神性症状或兴奋躁动的患者可给予抗精神病药物治疗。对于癔症性情感爆发、抽搐发作或癔症性精神病状态,可肌内或静脉注射抗精神病药物、抗焦虑药物,使患者安静入睡。醒后发作性症状常可控制,可改用小剂量口服制剂。药物治疗与心理治疗和物理治疗联用可获得更好的疗效。

【治疗药物】

一、分离性障碍

根据不同的症状如情感爆发、情感麻木、鬼神附体、冲动等,选择镇静催眠类药物、抗抑郁药或抗精神病药。

(一)镇静催眠药

1. 地西泮

(1)片剂※,口服,10~20mg/d,分2~4次服用。

(2)注射液※/注射剂#,缓慢静脉注射(超过10min),开始10mg,以后按需每隔3~4h加5~10mg。24h总量以40~50mg为限。

2. 氯硝西泮　片剂※,口服,应从小剂量开始,一日2~4mg,分2~3次服用。

(二)抗精神病药

氯丙嗪

(1)片剂※,口服,初始剂量一日25~50mg,分2~3次服用。

(2)注射液※/注射剂#:①肌内注射,一次25~50mg,可根据需要和耐受情况6~8h重复给药一次。②静脉滴注,从小剂量开始,25~50mg稀释于500mL葡萄糖氯化钠注射液中缓慢静脉滴注,一日1次,每隔1~2d缓慢增加25~50mg,治疗剂量一日100~200mg;不宜静脉注射。年老或体弱者均应注意从小剂量开始,根据耐受情况缓慢加量,注射用药时尤应注意患者耐受情况,缓慢给药。

二、转换性障碍

特别是将药物作为暗示治疗的一种形式,常可获得明显疗效。

三、癔症性精神病

以药物治疗为主,根据病情及临床表现可选用不同的抗精神病药,如氯丙嗪,并视病情改善情况决定用药剂量。

【注意事项】

(1)地西泮静脉注射宜慢,否则可引起心脏停搏和呼吸抑制。

(2)氯硝西泮禁用于急性闭角型青光眼、严重过敏、肝脏疾病患者。

(3)氯丙嗪禁用于基底神经节病变、帕金森病及帕金森综合征、骨髓抑制、青光眼、昏迷及对吩噻嗪类药过敏者。

(4)其他苯二氮䓬类使用时注意事项见"焦虑症"章节。

(5)使用苯二氮䓬类药物时剂量以能控制症状的低剂量为佳。

(6)对于抗精神病药物,当病情得到控制以后,逐渐减量,停药视病情而定,一般不需长期服用抗精神病药。精神症状消除后,可根据病情选择有关的心理治疗。

(7)分离是对创伤的急性反应中的常见成分,分离性漫游症、失忆症及身份障碍经常有创伤性病因。

(8)对分离性障碍的治疗主要涉及不同的心理治疗,包括催眠、创伤相关心理治疗及认知治疗。

(9)常见的需要治疗的共患精神障碍包括抑郁、物质滥用障碍以及边缘型人格障碍。

(10)服用抗精神病药物对分离症状基本无效,对于控制冲动行为,其疗效不一。使用抗精神病药物治疗前应充分评估利弊,注意抗精神病药物的不良反应,尤其是迟发型运动障碍的发生。

(11)其他治疗包括艾灸、电针、点刺激等,结合暗示治疗可获得更好的疗效。

精神分裂症

【疾病概述】

精神分裂症是一组常见的、病因不明的精神病,多起病于青壮年,常有特殊的感知、思维、情感和行为等多方面的障碍和精神活动的互不协调;一般无意识障碍;病程多迁延,易复发;慢性状态时致残率甚高。

【用药原则】

精神分裂症的治疗目前仍以抗精神病药物治疗为主,且剂量和疗程要足够。必要时可进行电抽搐治疗,控制紧张症状群和兴奋冲动。在缓解期需加强心理和康复治疗,以增加患者对治疗的依从性和对疾病的认识,促进患者社会功能的恢复,使患者及早回归社会。

【治疗药物】

一、吩噻嗪类药

1. 奋乃静

(1)片剂※,口服,从小剂量开始,一次 2～4mg,一日 2～3 次。以后每隔 1～2d 增加 6mg,逐渐增至常用治疗剂量一日 20～60mg。维持剂量一日 10～20mg。

(2)注射液※/注射剂#:①肌内注射,一次 5～10mg,每 6h 一次,或根据耐受情况调整用量。②静脉注射,一次 5mg,用生理盐水稀释至 0.5mg/mL,注射速度每分钟不得超过 1mg。待患者合作后改为口服。

2. 氯丙嗪

(1)片剂※,口服,从小剂量开始,初始剂量一次 25～50mg,一日 2～3 次,逐渐增至一日 400～600mg,分次服用。

(2)注射液※/注射剂#:①肌内注射,一次 25～50mg,可根据需要和耐受情况 6～8h 重复给药一次。②静脉滴注,从小剂量开始,25～50mg 稀释(溶解)于 500mL 葡萄糖氯化钠注射液中缓慢静脉滴注,一日 1 次,每隔 1～2d 缓慢增加 25～50mg,治疗剂量一日 100～200mg;不宜静脉注射。年老、体弱者均应注意从小剂量开始,根据耐受情况缓慢加量,注射用药时尤应注意患者的耐受情况,缓慢给药。

3. 三氟拉嗪 片剂,口服,从小剂量开始,一次 5mg,一日 2～3 次,每隔 3～4d 逐渐增量,至一次 5～10mg,一日 2～3 次。

4. 氟奋乃静

(1)片剂,口服,从小剂量开始,一次 2mg,一日 2～3 次。逐渐增至一日 10～20mg,一日最大剂量不超过 30mg。

(2)注射液,肌内注射,一次 2～5mg,一日 1～2 次。

5. 哌泊噻嗪 注射剂,肌内注射,在医生指导下使用,供深部肌内注射用,一般每隔 2～4 周注射 50～200mg,一次用药量应结合疗效和不良反应严重程度,逐渐递增至适当药量。

6. 硫利达嗪 片剂,口服,开始剂量为一次 25mg,一日 3 次。每隔 2～3d 增加 25mg,逐渐增加至一日 300～600mg。

二、丁酰苯类药

1. 氟哌啶醇

(1)片剂※,口服,起始量一次 2～4mg,一日 2～3 次。逐渐增至常用量一

201

日 10～40mg,维持量一日 4～20mg。

(2)注射液※/注射剂#:①肌内注射,用于控制兴奋躁动,一次 5～10mg,一日 2～3 次,安静后改为口服。以后根据病情需要与耐受情况每 2～4 周重复 1 次。巩固治疗时,根据病情需要与耐受情况,每 3～4 周肌内注射 50～200mg。②静脉滴注,10～30mg 加入 250～500mL 葡萄糖注射液内静脉滴注。

2. 五氟利多 片剂※,口服,治疗剂量 20～120mg,一周 1 次。宜从每周 10～20mg 开始,逐渐增量,每一周或两周增加 10～20mg,以减少锥体外系反应。通常治疗量为一周 30～60mg,待症状消失后用原剂量继续巩固 3 个月,维持剂量一周 10～20mg。

3. 氟哌利多 注射剂,肌内注射,一日 5～10mg。

三、苯甲酰胺类药

1. 舒必利

(1)片剂※,口服,开始剂量为一次 100mg,一日 2～3 次,逐渐增至治疗量一日 400～800mg,维持剂量为一日 200～600mg;6 岁以上儿童按成人剂量换算,缓慢增加剂量。

(2)注射剂#:①肌内注射,一次 100mg,一日 2 次。②静脉滴注,对木僵、违拗患者可用本品 100～200mg 稀释于 250～500mL 葡萄糖氯化钠注射液中缓慢静脉滴注,一日 1 次,可逐渐增量至一日 300～600mg,一日量不超过 800mg,滴注时间不少于 4h。

2. 硫必利 注射剂,静脉注射或用 5% 葡萄糖注射液或生理盐水稀释后静脉滴注,一次 100～200mg,一日 200～600mg。用量宜自小剂量逐渐递增。静脉注射应缓慢。

四、硫杂蒽类药

1. 氟哌噻吨

(1)片剂,口服,开始剂量一次 3mg,一日 2 次。常用剂量为一次 3～9mg,一日 2 次。

(2)注射液,肌内注射,一次 20mg,疗效维持 2～3 周。如病情稳定可一次 20mg,每 4 周 1 次。(5mg 规格,初始剂量 5mg,一日 1 次,1 周内渐增至一日 3 次,一次 10mg,必要时可加到一日 40mg,分 2～3 次注射。维持治疗,5～20mg,一日 1 次)。

2. 氯哌噻吨 注射液,肌内注射,慢性患者可每 2～4 周肌内注射 1 次氯哌噻吨癸酸酯注射液,一次 200～400mg。

3. 氯普噻吨

（1）片剂，口服，成人常用量开始一次 25～50mg，一日 2～3 次。然后根据临床需要与耐受程度增至一日 400～600mg。年老体弱者须从小剂量开始，缓慢增至可耐受的较低的治疗用量。6～12 岁儿童常用量为一次 10～25mg，一日 3～4 次。

（2）注射液，肌内注射，一次 30mg，一日 2～3 次。

五、二苯氧氮平类药

1. 氯氮平 片剂※/分散片#/口腔崩解片#，口服，从小剂量开始，初始剂量为一次 25mg，一日 2～3 次，然后一日增加 25～50mg，如耐受良好，可在开始治疗的第 2 周末将一日总量增至常用治疗量 200～400mg。如病情需要，可继续每周加量 1～2 次，一次增加 50～100mg。维持剂量一日 200～400mg，最高日剂量不超过 600mg。

2. 喹硫平 片剂※，口服，第 1 日 50mg，第 2 日 100mg，第 3 日 200mg，第 4 日 300mg，以后根据患者临床反应和耐受性逐渐调整剂量为一日 150～750mg，分 2 次服。

3. 奥氮平 片剂，口服，建议起始剂量为一日 10mg，根据病情和耐受情况调整剂量，治疗剂量为一日 5～20mg。不吸烟的老年女性、有低血压倾向者、严重肾功能损害或中度肝功能损害患者，起始剂量为 5mg，逐步递增剂量，一次 5mg，间期至少 1 周。

六、苯丙异噁唑类药

利培酮 由使用其他抗精神病药改用本品者：开始使用时，应渐停原先使用的抗精神病药。若患者原来使用的是长效抗精神病药，则可用本品替换该药治疗。已用的抗帕金森综合征药是否需要继续使用，则应定期进行再评定。

（1）片剂※/胶囊#/分散片#，口服，成人一般初始剂量为一次 1mg，一日 1～2 次，以后每隔 3～5d 酌情增加 1mg，一般剂量为 4～6mg，分 1～2 次服用。一日剂量一般不超过 10mg。老年患者初始剂量为一次 0.5mg，一日 1 次，根据耐受情况一次酌情增加 0.5mg，一般治疗剂量为 1～4mg，分 2 次服，高龄患者通常日剂量 1～2mg。

（2）口腔崩解片#，服用时将片剂置于舌上，几秒内即可崩解，无须用水即可吞服（也可以用水吞服）。成人：一日 1 次或一日 2 次。推荐起始剂量为一次 1mg，一日 2 次，第 2 日增加到一次 2mg，一日 2 次；如能耐受，第 3 日可增加到一次 3mg，一日 2 次。此后，可维持此剂量不变或根据个人情况进一步调整。老年人：建议起始剂量为一次 0.5mg，一日 2 次。根据个体需要，剂量逐渐增加到一次 1~2mg,一日 2 次。剂量调整间隔应不少于 1 周,剂量增减幅度为一次 0.5mg,一日 2 次。在获得更多经验前,老年人应慎用利培酮。肝病和肾病患者:建议起始剂量为一次 0.5mg,一日 2 次。根据个体需要,剂量逐渐增大到一次 1~2mg,一日 2 次。剂量调整间隔应不少于 1 周,剂量增减幅度为一次 0.5mg,一日 2 次。这些患者的临床应用经验有限,用药应慎重。

(3)口服液#,成人:一日 1 次或一日 2 次。推荐起始剂量为一日 2 次,一次 1mg,第 2 日增加到一日 2 次,一次 2mg;如能耐受,第 3 日可增加到一日 2 次,一次 3mg,此后可维持此剂量不变,或根据个人情况进一步调整。

七、其他药

阿立哌唑 片剂※/口腔崩解片※/胶囊※,初始剂量一次 10mg,一日 1 次,用药 2 周后可根据疗效和耐受情况逐渐增加剂量,最大剂量为一日 30mg,此后可维持此剂量不变。

【注意事项】

(1)以单一药物治疗为主,包括各种精神病性障碍的急性发作、复发和病情恶化的病例。疗效不满意时,若无严重不良反应,可在治疗剂量范围内适当增加剂量。经足够剂量、适当疗程(6~8 周)治疗仍无效时,可考虑换用另一类化学结构不同的抗精神病药。

(2)经上述治疗,若疗效仍不满意,可考虑两种药物合用,以化学结构不同、作用机制不同的药物联合应用较好,在达到预期疗效后仍以单一用药为原则。

(3)药物种类、剂量和用法均应个体化,因人而异。

(4)治疗中应密切观察,正确评价疗效,注意药品不良反应,及时处理并调整剂量。

(5)给药时一般由小剂量开始,逐步增加至有效治疗量。剂量应递减,不宜骤停。调整给药速度和增减幅度,应根据患者情况和药物性质而定。疗程应充足,急性期治疗至病情缓解后,应有相当时间的巩固治疗,然后减少剂量做较长时间维持治疗,对精神分裂症等病程长的疾病,一般不少于 2~5 年,以预防疾病复发。

(6)氯丙嗪、奋乃静和氟哌啶醇是第一代抗精神病药,对核心的阴性症状作用微小,药物不良反应较大。

(7)目前对于首发患者,如果条件允许,应尽量选用第二代抗精神病药物治疗。

妄想性障碍

【疾病概述】

妄想性障碍是以持久妄想为特征的精神障碍,妄想内容及出现时间常与患者的生活处境有关,常为被害、诉讼、嫉妒、疑病或夸大性的。除了与妄想或妄想系统直接相关的行为和态度外,情感、言语和行为均正常。可偶有幻觉或抑郁症状。包括偏执狂、偏执性精神病和偏执状态、妄想痴呆(晚发性)、关系妄想。

【用药原则】

一般与精神分裂症治疗相同。

【治疗药物】

一、吩噻嗪类药

1. 奋乃静

(1)片剂※,口服,从小剂量开始,一次 2～4mg,一日 2～3 次。以后每隔 1～2d 增加 6mg,逐渐增至常用治疗剂量一日 20～60mg。维持剂量一日 10～20mg。

(2)注射液※/注射剂#:①肌内注射,一次 5～10mg,每 6h 一次或根据耐受情况调整用量。②静脉注射,一次 5mg,用生理盐水稀释至 0.5mg/mL,注射速度每分钟不得超过 1mg。待患者合作后改为口服。

2. 氯丙嗪

(1)片剂※,口服,从小剂量开始,初始剂量一次 25～50mg,一日 2～3 次,逐渐增至一日 400～600mg,分次服用。

(2)注射液※/注射剂#:①肌内注射,一次 25～50mg,可根据需要和耐受情况 6～8h 重复给药一次。②静脉滴注,从小剂量开始,25～50mg,一日 100～200mg;不宜静脉注射。年老或体弱者均应注意从小剂量开始,根据耐受情况缓慢加量,注射用药时尤应注意耐受情况,缓慢给药。

3. 三氟拉嗪　片剂,口服,从小剂量开始,一次 5mg,一日 2～3 次。每隔 3～4d 逐渐增至一次 5～10mg,一日 2～3 次。日剂量为 15～30mg,最大剂量为一日 45mg。

4. 氟奋乃静

(1)片剂,口服,从小剂量开始,一次 2mg,一日 2～3 次。逐渐增至一日 10～20mg,一日最大剂量不超过 30mg。

(2)注射液,肌内注射,一次 2~5mg,一日 1~2 次。

5.哌泊噻嗪　注射剂,肌内注射,在医生指导下使用,供深部肌内注射用,一般每隔 2~4 周注射 50~200mg,一次用药量应结合疗效和不良反应严重程度而定,逐渐递增至适当药量。

6.硫利达嗪　片剂,口服,开始剂量为一次 25mg,一日 3 次,每隔 2~3d 一次增加 25mg,逐渐增加至一日 300~600mg。

二、丁酰苯类药

1.氟哌啶醇

(1)片剂※,口服,起始量一次 2~4mg,一日 2~3 次。渐增至常用量一日 10~40mg,维持量一日 4~20mg。

(2)注射液※/注射剂#:①肌内注射,用于控制兴奋躁动,一次 5~10mg,一日 2~3 次,安静后改为口服。以后根据病情需要与耐受情况每 2~4 周重复 1 次。巩固治疗时,根据病情需要与耐受情况,每 3~4 周肌内注射 50~200mg。②静脉滴注,10~30mg 加入 250~500mL 葡萄糖注射液内静脉滴注。

2.五氟利多　片剂※,口服。治疗剂量范围 20~120mg,一周 1 次。宜从每周 10~20mg 开始,逐渐增量,每一周或两周增加 10~20mg,以减少锥体外系反应。通常治疗量为一周 30~60mg,待症状消失用原剂量继续巩固 3 个月,维持剂量一周 10~20mg。

3.氟哌利多　注射剂,肌内注射,一日 5~10mg。

三、苯甲酰胺类药

1.舒必利

(1)片剂※,口服,开始剂量为一次 100mg,一日 2~3 次,逐渐增至治疗量一日 400~800mg,维持剂量为一日 200~600mg。

(2)注射剂#:①肌内注射,一次 100mg,一日 2 次。②静脉滴注,对木僵、违拗患者可用本品 100~200mg 稀释于 250~500mL 葡萄糖氯化钠注射液中缓慢静脉滴注,一日 1 次,可逐渐增量至一日 300~600mg,一日量不超过 800mg。滴注时间不少于 4h。

2.硫必利　注射剂,静脉注射或 5% 葡萄糖或生理盐水稀释后静脉滴注,一次 100~200mg,一日 200~600mg。

四、硫杂蒽类药

1.氟哌噻吨

(1)片剂,口服,一次 3~9mg,一日 2 次。

(2)注射液,肌内注射,一次肌内注射 20mg,疗效维持 2~3 周。如病情稳定可 20mg 每 4 周 1 次 (5mg 规格:初始剂量 5mg,一日 1 次,1 周内渐增至一日 3 次,一次 10mg,必要时可加到一日 40mg,分 2 ~ 3 次注射。维持治疗,5 ~ 20mg,一日 1 次)。

2. 氯哌噻吨　注射液,肌内注射,慢性患者可 2 ~ 4 周肌内注射 1 次氯哌噻吨癸酸酯注射液,一次 200 ~ 400mg。

3. 氯普噻吨

(1)片剂,口服,成人常用量开始一次 25 ~ 50mg,一日 2 ~ 3 次。然后根据临床需要与耐受程度增至一日 400 ~ 600mg。老年、体弱者须从小剂量开始,缓慢增至可耐受的较低的治疗用量。6 ~ 12 岁儿童常用量为一次 10 ~ 25mg,一日 3 ~ 4 次。

(2)注射液,肌内注射,一次 30mg,一日 2 ~ 3 次。

五、二苯氧氮平类药

1. 氯氮平　片剂[※]/分散片[#]/口腔崩解片[#],口服,从小剂量开始,初始剂量为一次 25mg,一日 2 ~ 3 次,然后一日增加 25 ~ 50mg,如耐受良好,可在开始治疗的第 2 周末将一日总量增至常用治疗量 200 ~ 400mg。如病情需要,可继续每周加量 1 ~ 2 次,一次增加 50 ~ 100mg。维持剂量一日 200 ~ 400mg,最大日剂量不超过 600mg。

2. 喹硫平　片剂[※],口服,第 1 日 50mg,第 2 日 100mg,第 3 日 200mg,第 4 日 300mg,以后根据患者临床反应和耐受性逐渐调整剂量为一日 150 ~ 750mg,分 2 次服。

3. 奥氮平　片剂,口服,建议起始剂量为一日 10mg,根据病情和耐受情况调整剂量,治疗剂量为一日 5 ~ 20mg。不吸烟的老年女性、有低血压倾向者、严重肾功能损害或中度肝功能损害患者,起始剂量为 5mg,逐步递增剂量,一次 5mg,间期至少 1 周。

六、苯丙异噁唑类药

利培酮　由使用其他抗精神病药改用本品者,开始使用时,应渐停原先使用的抗精神病药。若患者原来使用的是长效抗精神病药,则可用本品替换该药治疗。已用的抗帕金森综合征药是否需要继续,则应定期进行再评定。

(1)片剂[※]/胶囊[#]/分散片[#],口服,成人初始剂量一般为一次 1mg,一日 1 ~ 2 次,以后每隔 3 ~ 5d 酌情增加 1mg,一般剂量为 4 ~ 6mg,分 1 ~ 2 次服用。一日剂量一般不超过 10mg。老年患者初始剂量为一次 0.5mg,一日 1 次,根据耐受情况一次酌情增加 0.5mg;一般治疗剂量为一日 1 ~ 4mg,分 2 次服,高龄患者通常日剂量为 1 ~ 2mg。

(2)口腔崩解片#,服用时将片剂置于舌上,几秒内即可崩解,无须用水即可吞服(也可以用水吞服)。成人一日 1 次或一日 2 次。推荐起始剂量为一次 1mg,一日 2 次,第 2 日增加到一次 2mg,一日 2 次;如能耐受,第 3 日可增加到一次 3mg,一日 2 次。此后,可维持此剂量不变或根据个人情况进一步调整。老年人:建议起始剂量为一次 0.5mg,一日 2 次。根据个体需要,剂量逐渐增大到一次 1~2mg,一日 2 次。剂量调整间隔应不少于 1 周,剂量增减幅度为一次0.5mg,一日 2 次。在获得更多经验前,老年人应慎用利培酮。肝病和肾病患者:建议起始剂量为一次 0.5mg,一日 2 次。根据个体需要,剂量逐渐增大到一次 1~2mg,一日 2 次。剂量调整间隔应不少于 1 周,剂量增减幅度为一次 0.5mg,一日 2 次。这些患者的临床应用经验有限,用药应慎重。

(3)口服液#,成人一日 1 次或一日 2 次。推荐起始剂量为一日 2 次,一次 1mg,第 2 日增加到一日 2 次,一次 2mg;如能耐受,第 3 日可增加到一日 2 次,一次 3mg,此后可维持此剂量不变,或根据个人情况进一步调整。

七、其他药

阿立哌唑 片剂※/口腔崩解片※/胶囊※,初始剂量为一次 10mg,一日 1 次,用药 2 周后可根据疗效和耐受情况渐增剂量,最大剂量为一日 30mg,此后可维持此剂量不变。

【注意事项】

(1)由于这些患者意识清晰,妄想不荒谬,某些内容接近现实,无自知力,故难以接受治疗,故难以建立良好的医患关系,必要时经监护人同意可强制治疗。

(2)如果患者仍不配合治疗,可以某些躯体症状为缺口,打开局面,进行抗精神病药物治疗。

(3)医生要随机应变,落实治疗计划。

(4)心理治疗效果欠佳。

失 眠 症

【疾病概述】

失眠症是一种以失眠为主的睡眠质量不满意状况,其他症状均继发于失眠。失眠可引起患者焦虑、抑郁或恐惧心理,并导致精神活动效率下降,妨碍社会功能。

【用药原则】

(1)明确失眠原因,同一患者可能有多种原因,对各种原因引起的失眠,应首先针对原发因素进行处理。

（2）心理咨询和心理治疗的目的是缓解或减轻失眠问题，改善患者的生活质量，对长期失眠多次复发者，还需结合更多的预防措施和行为治疗。

（3）药物治疗：应注意药物对睡眠的影响，并做适当调整；催眠药有助于睡眠，但不宜长期持续使用，以防产生依赖性。

（4）对以入睡困难为主的患者，可首选半衰期短的药物；对以早醒为主的患者，选半衰期稍长的药物；对伴有焦虑、抑郁情绪者，可使用有一定镇静作用的抗抑郁药。一些抗焦虑药也可在临床使用。

【治疗药物】

一、巴比妥类药

1. 苯巴比妥

（1）片剂，口服，成人 30～100mg，晚上顿服。老年人或虚弱患者应减量。

（2）注射液，肌内注射，成人常用量为一次 100mg；极量为一次 250mg，一日 500mg。

2. 异戊巴比妥　注射液，肌内或静脉注射，成人常用量为一次 100～200mg；成人极量为一次 250mg，一日 500mg。

3. 司可巴比妥　胶囊，口服，成人常用量为 50～200mg，睡前顿服。

二、苯二氮䓬类药

地西泮

（1）片剂※，口服，成人常用量为第 1 日一次 10mg，一日 3～4 次，以后按需要减少到一次 5mg，一日 3～4 次。

（2）注射液※/注射剂#，肌内或静脉注射，成人常用量为开始 10mg，以后按需每隔 3～4h 加 5～10mg，24h 总量以 40～50mg 为限；老年和体弱患者，肌内注射或静脉注射时用量减半；静脉注射宜缓慢，每分钟 2～5mg。

三、其他药

1. 佐匹克隆　片剂※/胶囊，口服，成人一次 7.5mg，老年、体弱或肝功能不全患者一次 3.75mg，睡前服用。

2. 咪达唑仑　注射液※，注射速度宜缓慢，一般为每分钟 1mg。剂量应根据临床需要，患者生理状态、年龄和配伍用药情况而定。肌内注射时用生理盐水稀释；静脉给药用生理盐水、5% 或 10% 葡萄糖注射液、5% 果糖注射液或林格液稀释。

3. 唑吡坦　片剂/胶囊/分散片/口腔崩解片，口服，开始应服用最低有效剂量，成人最大剂量为一次 10mg，老年人及肝肾功能不全者，一次 5mg，睡前服用,治疗时间最长不超过 4 周。

4. 扎来普隆　片剂/胶囊/分散片/口腔崩解片,口服,一次 5～10mg,睡前服用或入睡困难时服用;体重较轻的患者,推荐剂量为一次 5mg;老年患者、糖尿病患者和轻、中度肝功能不全的患者,推荐剂量为一次 5mg。每晚只服用一次,持续用药时间限制在 7～10d。如果服药 7～10d 后失眠仍未减轻,医生应对患者失眠的病因重新进行评估。

【注意事项】

(1)巴比妥类药具有依赖性,尤其是中、短效的巴比妥类药更为明显。因此,目前巴比妥类已不作为首选药,且不建议长期使用。苯二氮䓬类药也具有一定的依赖性,尤其是作用快速的药物如三唑仑、咪达唑仑、硝西泮等,依赖性更为明显。有学者认为,只要使用时间过长,无论种类或剂量,均可形成明显的药物依赖。

(2)儿童特别是幼儿的中枢神经对苯二氮䓬类药异常敏感,新生儿不易将本类药代谢为无活性的产物,因此中枢神经可被持久地抑制。处方安眠药对于儿童除了偶尔用于夜间恐惧和睡行症,其他使用均为不合理。

(3)老年人用催眠药可能出现共济失调和意识混乱,并且因此容易摔倒和受伤,故应慎用并告知注意事项。

(4)佐匹克隆大剂量长期使用突然停药可引起戒断症状。药物可泌入乳汁中,哺乳期妇女不宜使用。困倦可能延续到第二天,影响熟练技能的操作(如驾驶)。

(5)咪达唑仑静脉注射后可发生呼吸暂停、窒息、心搏暂停,甚至死亡。长期用于镇静后,患者可发生精神运动障碍,亦可出现肌肉颤动,躯体不能控制的运动或跳动,罕见的兴奋、不能安静等。

(6)药物治疗的同时应结合非药物治疗,如心理治疗、行为干预、生物反馈等。

阿尔茨海默病

【疾病概述】

阿尔茨海默病属于一组原因未明的原发性脑变性病变,起病缓慢,以逐渐加重的痴呆为主要临床症状,病情发展虽可停顿一时,但不可逆转。病理改变主要为皮质弥漫性脑萎缩,神经元大量减少,并可见老年斑、神经元纤维缠结、颗粒型空泡小体等病变,胆碱乙酰化酶及乙酰胆碱含量减少。病理检查对明确诊断和排除其他精神障碍具有重要意义。

【用药原则】

阿尔茨海默病的药物治疗主要包括提高认知功能的药物治疗和控制精神行为症状的药物治疗。

【治疗药物】

一、乙酰胆碱酯酶抑制药

1. 石杉碱甲 片剂※/胶囊※，口服，一次 0.1~0.2mg，一日 2 次，最大剂量为一日 0.45mg。

2. 多奈哌齐 片剂/胶囊/分散片/口腔崩解片，口服，开始时每日睡前服用 5mg，如需要 1 个月后可将剂量增加到最大为一日 10mg。

二、促大脑功能恢复药

1. 吡拉西坦

（1）片剂/胶囊/颗粒/分散片，口服，一次 0.8~1.6g，一日 3 次，4~8 周为一个疗程。儿童用量减半。

（2）注射剂，静脉给药，成人一日 8g，加于葡萄糖注射液中静脉滴注。儿童剂量酌减。

2. 茴拉西坦 颗粒/胶囊/分散片，口服，一次 0.1~0.2g，一日 3 次，疗程 4~8 周。

3. 奥拉西坦 胶囊，口服，一次 800mg，一日 2~3 次，或遵医嘱。

4. 甲氯芬酯 胶囊/分散片，成人一次 0.1~0.2g，一日 3 次，至少服用 1 周；儿童一次 0.1g，一日 3 次，至少服用 1 周。

三、5-羟色胺受体拮抗药

金刚烷胺 片剂※/颗粒#/胶囊#，口服，一日 100mg，一次 1~2 次，一日极量为 400mg。

四、抗精神病药和抗抑郁药

根据不同精神症状选用精神药物。此类患者的药物耐量低，应从小剂量开始，增量宜慢，治疗量宜采用个体化的最低有效量。

【注意事项】

（1）要根据患者各阶段的靶症状来选择药物，注意掌握加药的方法和剂量，还要考虑到治疗药物的不良反应对患者可能造成的影响，如要避免抗胆碱能作用的药物影响患者的意识水平及加重认知功能障碍，要避免影响患者运动系统的药物（如传统抗精神病药的锥体外系不良反应）。

（2）心理治疗和社会干预。适合患者及其家属的心理治疗、社会干预、健康教育应贯穿整个治疗过程。

(3)护理。本病各种治疗的效果尚不理想,因此护理工作尤为重要,需注意协助患者料理生活,督促和协助患者进食,预防感染;要加强管理,防止患者走失和外伤,坚持做体操、手工和有利于保持智能的康复训练等。

儿童多动症

【疾病概述】

儿童多动症又称为注意缺陷多动障碍,多发生于儿童时期,是指与同龄儿童相比,具有明显的和持续的注意力不能集中、活动过度、任性、冲动等特征的一组综合征。目前认为该病是由多种生物学因素、心理社会因素协同造成的综合征。

【用药原则】

早期发现及干预,对患儿及其父母进行心理治疗和辅导,选择使用精神兴奋剂和抗抑郁药等药物改善症状。

【治疗药物】

一、精神兴奋剂

哌醋甲酯 片剂,口服,一次 10～20mg,一日 1 次,早餐后服。

二、抗抑郁药(5－羟色胺再摄取抑制剂)

1.帕罗西汀※ 片剂,口服,一次 10～20mg,一日 1 次,早上服用。

2.氟西汀# 片剂,口服,一次 10～20mg,一日 1 次。

三、其他

可乐定,片剂,口服,一次 0.075mg,一日 1 次。

【注意事项】

(1)哌醋甲酯长期应用可引起精神依赖和成瘾,为延缓耐药性的产生或减少不良反应,在节假日可以停药。不良反应常见食欲减退,可加服健胃药,较严重者应减量。

(2)匹莫林对 6 岁以下儿童的安全性尚无足够资料证明,应避免用于 6 岁以下儿童。在治疗前应检查肝肾功能,肝肾功能有损害者慎用。其他不良反应还有眼球震颤及运动障碍等,减量或停药即可消失。

(3)5－羟色胺再摄取抑制剂对肝肾功能有损害,且可能诱发自杀观念和自伤行为,使用时应密切观察。停止治疗时要逐渐减量,防止出现突然停药引起的胃肠功能紊乱、头晕、出汗、意识模糊等症状。

(4)可乐定多用于合并有抽动症者,可减少多动,提高患儿对挫折的耐受性,增加依从性。

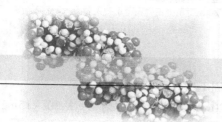

第八章

风湿免疫疾病

多发性肌炎和皮肌炎

【疾病概述】

多发性肌炎(PM)和皮肌炎(DM)是横纹肌非化脓性、自身免疫性炎性疾病。其临床特点是肢带肌、颈肌和咽肌等肌组织出现炎症、变性改变,导致对称性肌无力和一定程度的肌萎缩,并可累及多个系统和器官,亦可伴发肿瘤。PM 是指无皮肤损害的肌炎,而伴皮疹的肌炎称为 DM。

该病的确切病因并不清楚,其发病可能与遗传、免疫异常、肿瘤及多种病原体感染都有关。

【用药原则】

在劳逸结合、饮食调节、避免感染等基础上,诊断明确后,尽早选用糖皮质激素或联合应用免疫抑制剂治疗。监测药物不良反应,定期复查血常规、肝肾功能等指标,及时调整药物。

【治疗药物】

一、糖皮质激素类药

1. 泼尼松[※] 片剂,口服,通常一次 1.5～2mg/kg,晨起服用,重症者可分次口服。待肌力明显恢复、肌酶趋于正常后开始缓慢减量(约 1 年),减至维持量一日 5～10mg 后继续服用 2 年以上。

2. 甲泼尼龙[#]

(1)片剂,口服,初始剂量根据病情一日 4～48mg 调整,根据症状及肌酶水平逐渐减量。

(2)注射剂,静脉滴注,初始剂量 40～500mg,冲击治疗一日0.5～1g,连用3d,之后改为口服,再逐步减量。

二、免疫抑制药

1. 甲氨蝶呤[※]

(1) 片剂, 口服, 一次 10 ~ 15mg, 一周 1 次。

(2) 注射用无菌粉末, 加生理盐水 20mL, 缓慢静脉注射, 一次 10 ~ 15mg, 一周 1 次。可根据病情酌情加量(每周 30mg), 待病情稳定后逐渐减量。

2. 硫唑嘌呤[※]   片剂, 口服, 一次 50 ~ 150mg, 一日 1 次。病情缓解后一次 50mg, 一日 1 次。

3. 环磷酰胺[※]

(1) 片剂, 口服, 一次 50 ~ 100mg, 一日 1 次。

(2) 注射用无菌粉末, 静脉滴注, 一次 0.8 ~ 1g, 一日 1 次。

【注意事项】

(1) 糖皮质激素是治疗许多自身免疫性疾病的基础药, 但长期使用易导致的不良反应也较多, 如诱发感染、血压和血糖升高、骨质疏松和儿童生长发育受抑等。因此, 在使用前和使用过程中要注意, 必要时加用抗感染、降压、降糖药物, 并注意补充钙剂。

(2) 免疫抑制药具有不良反应, 用药期间须密切监测血常规和肝肾功能, 必要时停药。有肝肾功能和造血功能障碍者慎用; 有严重心血管疾病的老年患者慎用; 儿童、孕妇及哺乳期妇女慎用。长期使用还可增加患者发生肿瘤的危险, 应予高度关注。

风 湿 热

【疾病概述】

风湿热是由上呼吸道 A 组乙型溶血性链球菌感染引起的全身性、非化脓性、炎症性自身免疫性疾病。可累及全身结缔组织, 尤好侵犯关节、心脏、皮肤, 偶可累及神经系统、血管、浆膜及肺、肾等内脏。本病有反复发作倾向, 心肌炎的反复发作可导致风湿性心脏病的发生和发展。

【用药原则】

患者应卧床休息, 注意保暖。确诊后进行抗菌治疗, 去除诱发风湿热的病因; 单纯关节受累者首选非甾体抗炎药, 已发生心肌炎或还伴有充血性心力衰竭者采用糖皮质激素治疗。同时处理各种并发症和合并症。

【治疗药物】

一、抗菌药

1. 青霉素[※]   注射用无菌粉末, 肌内注射, 一次 160 万 U, 一日 3 次, 疗程

10～14d。

2. 苄星青霉素[※]　注射用无菌粉末,肌内注射,一次 60 万～120 万 U,每 2～4 周一次。

3. 红霉素[※]

(1)片剂/胶囊,口服,一次 0.25g,一日 4 次。

(2)注射用无菌粉末,静脉滴注,一次 0.25g,一日 4 次。

4. 罗红霉素[#]

(1)片剂/颗粒剂,口服,一次 150mg,一日 2 次。

(2)缓释片,口服,一次 300mg,一日 1 次。

二、抗炎镇痛药

1. 阿司匹林[※]

(1)片剂,口服,一日 3～4g,分 3～4 次口服。

(2)肠溶片,口服,一日 3～4g,分 3～4 次口服。

2. 吲哚美辛

(1)栓剂[※],直肠给药,一次 50～100mg,睡前塞入肛门。

(2)胶囊[#],口服,一次 25～50mg,一日 2～3 次,饭时或餐后立即服。

3. 布洛芬[※]

(1)片剂/胶囊/颗粒剂,口服,一次 0.4～0.6g,一日 3～4 次。

(2)缓释片,口服,一次 0.3g,一日 1 次。

4. 双氯芬酸钠

(1)肠溶片[※],口服,一次 25～50mg,一日 3 次。

(2)缓释片/胶囊[※],口服,一次 75～100mg,一日 1～2 次。

(3)栓剂[#],肛门塞入,一次 50mg,一日 1～2 次。

5. 萘普生

(1)片剂/胶囊,口服,一次 0.25～0.5g,一日 2 次,必要时每 6～8h 一次。

(2)缓释胶囊,口服,一次 0.5g,一日 1 次。

三、糖皮质激素类药

1. 泼尼松[※]　片剂,口服,一日 30～40mg,分 3～4 次口服,病情缓解后减量至一日 10～15mg 维持治疗。

2. 地塞米松[※]　注射液,静脉滴注,一日 5～10mg。

3. 氢化可的松[※]　注射液,静脉滴注,一日 200mg。

【注意事项】

(1)风湿热确诊后必须进行根除链球菌的治疗,并且注意预防其复发。预防期限根据患者年龄、链球菌易感程度、风湿热发作次数、有无瓣膜病遗留而定。

（2）在进行抗菌药物治疗时首选青霉素,对青霉素过敏或耐药者可改用红霉素或磺胺类口服,但要注意多饮水,定期复查血常规,以防白细胞减少。

（3）在治疗过程中,对可能出现的并发症和合并症要及时加以处理,必要时予以药物治疗。

（4）糖皮质激素类药物不能减量过快或突然停药,以免出现反跳现象与停药症状而加重病情,应遵医嘱逐步减量至停用。

类风湿关节炎

【疾病概述】

类风湿关节炎(RA)是一种病因不明的以关节滑膜炎为特征的慢性自身免疫性疾病,多见于中年女性。主要表现为对称性、慢性、进行性多关节炎,随病情进展,可出现关节软骨、骨和关节囊破坏,最终导致关节畸形和功能丧失。

RA 的病因尚不明确,一般认为遗传、内分泌以及环境因素中的反复感染、寒冷刺激、疲劳等因素在其发病中具有重要作用。

【用药原则】

在外科治疗、心理康复治疗等非药物治疗的基础上,选择使用非甾体抗炎药和糖皮质激素迅速控制关节肿痛症状,改善患者生活质量;并尽早应用改善病情的抗风湿药和植物药,改善和延缓病情的进展,避免出现不可修复的骨破坏,防止关节畸形和功能障碍。

【治疗药物】

一、非甾体抗炎药

1. 布洛芬※

（1）片剂/胶囊/颗粒剂,口服,一次 0.4 ~ 0.6g,一日 3 次。

（2）缓释片/胶囊,口服,一次 0.3g,一日 2 次。

（3）混悬液,口服,一次 5 ~ 10mg/kg,需要时每 6 ~ 8h 可重复使用,每 24h 不超过 4 次。

2. 双氯芬酸钠

（1）肠溶片※,口服,一次 25 ~ 50mg,一日 3 次。

（2）缓释片/胶囊※,口服,一次 75 ~ 100mg,一日 1 ~ 2 次,一日最大剂量为 150mg。

（3）栓剂#,肛门塞入,一次 50mg,一日 50 ~ 100mg。

3. 吲哚美辛

（1）栓剂※,肛门塞入,一次 50 ~ 100mg,一日 1 ~ 2 次。

（2）片剂[#]，口服，一次 20～50mg，一日 2～3 次，饭前或餐后立即服，一日最大剂量不超过 150mg。

（3）缓释片/胶囊[#]，口服，一次 25～50mg，一日 2 次。

（4）控释片/胶囊[#]，口服，一次 75mg，一日 1 次。

4. 尼美舒利[#]　片剂，口服，一次 100～200mg，一日 2 次。

5. 洛索洛芬　片剂，口服，一次 60mg，一日 3 次。

6. 美洛昔康　片剂，口服，一次 7.5～15mg，一日 1 次。

7. 萘丁美酮　片剂，口服，一次 1g，一日 1～2 次。

8. 萘普生

（1）片剂，一次 0.25～0.5g，一日 2 次，必要时每 6～8h 一次。一日最大剂量为 1.5g。

（2）缓释片，口服，一次 0.5g，一日 1 次。

9. 塞来昔布　片剂，口服，一次 100～200mg，一日 1～2 次。

10. 舒林酸　片剂，口服，一次 200mg，一日 2 次。

二、免疫抑制药

1. 甲氨蝶呤[※]

（1）片剂，口服，一次 7.5～15mg，一周 1 次，最大剂量一周 1 次 25mg。

（2）注射用无菌粉末，肌内或静脉注射，一次 7.5～15mg，一周 1 次。

2. 柳氮磺吡啶[※]　肠溶片，口服，一日 500mg 起，分 2 次口服，一周递增至一日 1.5～3g，分 2～3 次服用。

3. 氯喹[※]　片剂，口服，一次 250mg，一日 1 次。

4. 硫唑嘌呤[※]　片剂，口服，一次 100mg，一日 1 次。病情缓解后一次 50mg，一日 1 次。

5. 环孢素[※]　胶囊/软胶囊，口服，一日 3～5mg/kg，分 2 次服用，出现明显疗效后缓慢减至一日 2～3mg/kg，疗程 3～6 个月。

6. 环磷酰胺[※]

（1）片剂，口服，一次 100mg，一日 1 次，维持期量减半。

（2）注射用无菌粉末，静脉注射，一次 500～1 000mg/m²，每 3～4 周 1 次；或一次 200mg，隔日 1 次。疗程约 6 个月，以后每 3 个月 1 次。

7. 青霉胺[#]　片剂，口服，一次 250～750mg，一日 1 次，见效后逐渐减至维持量 250mg。

8. 来氟米特　片剂，口服，一次 10～20mg，一日 1 次。

9. 羟氯喹　片剂，口服，一次 200mg，一日 1～2 次。

10. 金诺芬　片剂，口服，一次 3mg，一日 1 次，2 周后增至一日 6mg，分 2

次服,服用 6 个月后,如服用后疗效不显著,剂量可增加至 9mg,分 3 次服用;一日 9mg 连服 3 个月,效果仍不显著者应停药。

三、糖皮质激素类药

1. 泼尼松※ 片剂,口服,一次 5 ~ 10mg,一日 1 ~ 2 次。

2. 地塞米松※

(1)片剂,口服,开始一次 0.75 ~ 3mg,一日 2 ~ 4 次;维持量一日 0.75 ~ 1.5mg。

(2)注射液,静脉注射或滴注,一次 2 ~ 20mg,2 ~ 6h 重复给药至病情稳定,但大剂量连续给药一般不超过 72h;关节腔内注射,一次 0.8 ~ 4mg,按关节腔大小而定。

3. 氢化可的松※

(1)片剂,口服,一日 20 ~ 40mg,清晨顿服。

(2)注射液,关节腔内注射,一次 12.5 ~ 5mg,加适量盐酸普鲁卡因注射液,摇匀后注射于关节腔中肌腱处。

4. 甲泼尼龙#

(1)片剂,口服,初始剂量根据病情一日 4 ~ 48mg。

(2)注射液,静脉滴注,初始剂量 40 ~ 500mg,冲击治疗一日 1g,连用 3d,之后逐步减量或改为口服给药。

5. 泼尼松龙

(1)注射剂#,肌内注射或关节腔注射,一日 10 ~ 40mg,必要时加量。

(2)片剂,口服,一日 15 ~ 40mg,需要时可达 60mg,或一日 0.5 ~ 1mg/kg,发热患者分 3 次服,体温正常者每日晨起顿服。逐渐减至维持量 5 ~ 10mg。

四、植物药

1. 雷公藤多苷※ 片剂,口服,一日 30 ~ 60mg,分 3 次餐后服用。

2. 白芍总苷 片剂,口服,一次 600mg,一日 2 ~ 3 次。

【注意事项】

(1)非甾体抗炎药最常见的不良反应为胃肠道反应,严重者可出现胃肠溃疡、出血甚至穿孔,在使用时可加用抑酸剂或胃黏膜保护剂,如雷尼替丁、奥美拉唑等。

(2)使用甲氨蝶呤等改善病情的抗风湿药在治疗过程中会出现肝酶升高、骨髓抑制、血细胞减少等,应定期检查血常规和肝肾功能。老年人、孕妇及哺乳期妇女避免使用该类药物。

(3)环磷酰胺的代谢产物对泌尿系统有刺激性,为防止肾及膀胱毒性,应让患者用药后大量饮水,必要时静脉补液。

（4）除少数轻症患者外，类风湿关节炎多采用改善病情药联合用药，如甲氨蝶呤＋氯喹、甲氨蝶呤＋柳氮磺吡啶等，但要注意不良反应的叠加。

（5）糖皮质激素虽有良好的治疗作用，但其不良反应众多。长期服用会出现库欣综合征的面部表现、血压及血糖升高、感染以及股骨头坏死。因此，在必要时应先对并发症进行治疗，给予抗感染、降压、降糖药，注意补充钙剂和维生素。

强直性脊柱炎

【疾病概述】

强直性脊柱炎（AS）是一种慢性进行性疾病，主要侵犯骶髂关节、脊柱骨突、脊柱旁软组织及外周关节，并可伴发关节外表现，严重者可发生脊柱畸形和关节强直。AS 的发病和 HLA－B_{27}密切相关，并有明显家族发病倾向，环境因素和细菌感染在 AS 的发生、发展中也发挥作用。

【用药原则】

在宣教、锻炼、手术、物理治疗等基础上，应早期应用足量的非甾体抗炎药，有效改善患者的关节症状。有外周关节受累的 AS 患者还要选用改善病情的药物。仍然控制不佳的可行关节腔内注射糖皮质激素或应用生物制剂治疗。

【治疗药物】

一、非甾体抗炎药

1. 布洛芬※

（1）片剂/胶囊/颗粒剂，口服，一次 0.4～0.6g，一日 3～4 次。

（2）缓释片/胶囊，口服，一次 0.3g，一日 2 次。

（3）混悬液，口服，一次 5～10mg/kg，需要时每 6～8h 可重复使用，每 24h 不超过 4 次。

2. 双氯芬酸钠

（1）肠溶片※，口服，一次 20～50mg，一日 3 次。

（2）缓释片/胶囊※，口服，一次 75～100mg，一日 1～2 次，一日最大剂量为 150mg。

（3）栓剂#，肛门塞入，一次 50mg，一日 50～100mg。

3. 吲哚美辛

（1）栓剂※，肛门塞入，一次 50～100mg，晚睡前用。

（2）片剂#，口服，一次 25mg，一日 3 次，饭前或餐后立即服。

（3）缓释片/胶囊#，口服，一次 25～50mg，一日 2 次。

（4）控释片/胶囊#，口服，一次 75mg，一日 1 次。

4. 尼美舒利#　片剂，口服，一次 100～200mg，一日 2 次。

5. 洛索洛芬　片剂，口服，一次 60mg，一日 3 次。

6. 美洛昔康　片剂，口服，一次 15mg，一日 1 次。

7. 萘丁美酮　片剂，口服，一次 1g，每晚 1 次。

8. 萘普生

（1）片剂，口服，一次 0.25～0.5g，一日 2 次，必要时每 6～8h 一次，一日最大剂量为 1.5g。

（2）缓释片，口服，一次 0.5g，一日 1 次。

9. 塞来昔布　片剂，口服，一次 200mg，一日 2 次。

10. 舒林酸　片剂，口服，一次 200mg，一日 2 次。

二、改善病情药

1. 柳氮磺吡啶※　肠溶片，口服，开始一次 0.25g，一日 3 次，以后每周递增 0.25g，直至一次 1.0g，一日 2 次。

2. 甲氨蝶呤※

（1）片剂，口服，一次 7.5～15mg，一周 1 次。

（2）注射液，肌内或静脉注射，一次 7.5～15mg，一周 1 次。

三、糖皮质激素类药

1. 地塞米松※　注射液，关节腔注射，一次 0.8～4mg，按关节腔大小而定。

2. 氢化可的松※　注射液，关节腔注射，一次 50mg。

3. 甲泼尼龙#　注射液，一日 15mg/kg，冲击治疗，连续 3d。

4. 泼尼松龙#　注射液，关节腔注射，一日 10～40mg，必要时可加量。

四、其他药

1. 阿米替林※　片剂，口服，一次 30mg，每晚 1 次。

2. 雷公藤多苷※　片剂，口服，一次 20mg，一日 3 次；病情控制后，减半量。

3. 沙利度胺　片剂，口服，一日 50mg，每 10d 递增 50mg，至一日 200mg 维持。

【注意事项】

（1）非甾体抗炎药的不良反应中较多的是胃肠不适，少数可引起溃疡，可酌情加用抑酸剂或胃黏膜保护剂，如雷尼替丁 150mg，一日 1～2 次；奥美拉唑 20mg，一日 1～2 次；或枸橼酸铋钾 0.3g，一日 2～3 次。

（2）柳氮磺吡啶起效较慢且抗炎作用较弱，通常可选用一种抗炎药与其并用。不良反应包括消化道反应、皮疹、血细胞减少、头痛、头晕以及男性精子减少及形态异常（停药后可恢复）。

（3）使用甲氨蝶呤前后要定期复查血常规、肝功能及其他有关指标，注意药物不良反应的影响。

（4）沙利度胺用于一些男性难治性 AS 患者，可使临床症状和红细胞沉降率及 C 反应蛋白均有明显改善。但对接受治疗者应做严密观察，定期复查血尿常规和肝肾功能，以及做神经系统检查。

（5）生物制剂用于治疗活动性或对抗炎药无效的 AS，能显著改善病情及相关指标，但应关注其易引起的感染。

系统性红斑狼疮

【疾病概述】

系统性红斑狼疮（SLE）是由自身免疫介导的，以免疫性炎症为突出表现的弥漫性结缔组织病。血清中出现以抗核抗体为代表的多种自身抗体和多系统受累是本病的两个主要临床特征。

SLE 的病因和发病机制尚未明确，目前认为，其发病既有遗传、性激素等内在因素的影响，也与环境因素、药物等有关。

【用药原则】

正确认识疾病，早期诊断和对症治疗。选用非甾体抗炎药和抗疟药控制炎症、减少疾病活动；必要时加用糖皮质激素和免疫抑制药治疗。

【治疗药物】

一、轻型 SLE 的治疗

（一）非甾体抗炎药

1. 布洛芬[※]

（1）片剂/胶囊/颗粒剂，口服，一次 0.4~0.6g，一日 3 次。

（2）缓释片/胶囊，口服，一次 0.3g，一日 2 次。

（3）混悬液，口服，一次 5~10mg/kg，需要时每 6~8h 可重复使用，每 24h 不超过 4 次。

2. 双氯芬酸钠

（1）肠溶片[※]，口服，一次 20~50mg，一日 3 次。

（2）缓释片/胶囊[※]，口服，一次 75~100mg，一日 1~2 次，一日最大剂量为 150mg。

（3）栓剂[#]，肛门塞入，一次 50mg，一日 50~100mg。

3. 吲哚美辛

（1）栓剂[※]，肛门塞入，一次 50mg，一日 50~100mg。

（2）片剂[#]，口服，一次 20 ~ 50mg，一日 2 ~ 3 次，饭前或餐后立即服，一日最大剂量不超过 150mg。

（3）缓释片/胶囊[#]，口服，一次 25 ~ 50mg，一日 2 次。

（4）控释片/胶囊[#]，口服，一次 75mg，一日 1 次。

4. 尼美舒利[#]　片剂，口服，一次 100 ~ 200mg，一日 2 次。

5. 洛索洛芬　片剂，口服，一次 60mg，一日 3 次。

6. 美洛昔康　片剂，口服，一次 7.5 ~ 15mg，一日 1 次。

7. 萘丁美酮　片剂，口服，一次 1g，一日 1 ~ 2 次。

8. 萘普生

（1）片剂，口服，一次 0.25 ~ 0.5g，一日 2 次，必要时每 6 ~ 8h 一次。一日最大剂量为 1.5g。

（2）缓释片，口服，一次 0.5g，一日 1 次。

9. 塞来昔布　片剂，口服，一次 100 ~ 200mg，一日 1 ~ 2 次。

10. 舒林酸　片剂，口服，一次 200mg，一日 2 次。

（二）免疫抑制药

1. 泼尼松[※]　片剂，口服，一次 5 ~ 10mg，一日 1 次。

2. 羟氯喹　片剂，口服，一次 200mg，一日 1 ~ 2 次。

3. 氯喹[※]　片剂，口服，一次 250mg，一日 1 次。

二、重型 SLE 的治疗

（一）糖皮质激素类药

1. 泼尼松[※]　片剂，口服，一日 0.5 ~ 1mg/kg，晨起顿服（发热者可分次服用）；病情稳定后 2 周或疗程 8 周内，开始以每 1 ~ 2 周减 10% 的速度缓慢减量，减至一日 0.5mg/kg，减药速度按病情适当调慢；维持治疗剂量一日 5 ~ 10mg。对有重要脏器受累患者，增大剂量至一日 ≥2mg/kg。

2. 甲泼尼龙[#]　注射剂，冲击治疗，一次 500 ~ 1 000mg，一日 1 次。连续 3d 为 1 个疗程，疗程间隔 5 ~ 30d，间隔期和冲击后需口服泼尼松一日 0.5 ~ 1mg/kg。

（二）免疫抑制药

1. 环磷酰胺[※]

（1）片剂，口服，一次 100mg，每周 2 ~ 3 次。

（2）注射用无菌粉末，静脉注射，一次 400mg，每 1 ~ 2 周一次。冲击治疗：0.5 ~ 1.0g/m²，加入 250mL 生理盐水中静脉滴注，每 3 ~ 4 周一次；病情缓解后，延长用药间隔至约 3 个月一次，维持 1 ~ 2 年。

2. 硫唑嘌呤[※]　片剂，口服，一次 50 ~ 150mg，一日 1 次。

3. 甲氨蝶呤[※]

（1）片剂，口服，一次 7.5～15mg，一周 1 次。

（2）注射液，肌内或静脉注射，一次 7.5～15mg，一周 1 次。

4. 环孢素[※]　胶囊/软胶囊，口服，一日 3～5mg/kg，分 2 次服用，出现明显疗效后缓慢减至一日 2～3mg/kg。

5. 雷公藤多苷[※]　片剂，口服，一次 10～20mg，一日 2～3 次。

【注意事项】

（1）轻型 SLE 患者可因过敏、感染、环境变化等因素而加重，甚至发展成为狼疮危象，治疗时根据需要可加用免疫抑制药，控制病情发展。

（2）抗疟药氯喹和羟氯喹的主要不良反应是眼底病变，用药超过 6 个月，可停用 1 个月，视力明显下降者，应检查眼底。有心脏病史者，特别是心动过缓或有传导阻滞者要禁用。

（3）用激素治疗 SLE 的疗程较长，应注意保护下丘脑–垂体–肾上腺轴，避免使用地塞米松等长效和超长效激素。另外，大剂量甲泼尼龙冲击治疗不良反应较大，应缓慢静脉滴注 60min 以上，密切关注患者情况。

（4）SLE 患者多为育龄期妇女，对有生育要求者，应注意环磷酰胺可引起性腺抑制，导致不育。在无重要脏器损害，病情稳定一年或一年以上，免疫抑制药停用半年，仅用小剂量激素维持时可以怀孕。患者的妊娠、孕期及产后用药需要产科和风湿科医生双方共同随访决定。

系统性硬化病

【疾病概述】

系统性硬化病（SSc）是临床上以局限性或弥漫性皮肤增厚和纤维化为特征的结缔组织病。除皮肤受累外，它也可影响心、肺和消化道等。SSc 的确切病因尚不明确，目前认为可能和遗传及环境因素相关。

【用药原则】

使用糖皮质激素和免疫抑制药对抗炎症和肺纤维化；缓解症状，减少胃酸，控制肺动脉高压、肺间质纤维化等损伤，预防肾危象出现。

【治疗药物】

一、糖皮质激素类药

泼尼松[※]　片剂，口服，一日 30～40mg，连用数周，渐减至一日 5～10mg 维持。

二、免疫抑制药

1. 甲氨蝶呤[※]

(1)片剂,口服,一次 7.5~15mg,一周 1 次。

(2)注射液,肌内或静脉注射,一次 7.5~15mg,一周 1 次。

2. 硫唑嘌呤[※]　片剂,口服,一次 50~100mg,一日 1 次。

3. 环磷酰胺[※]　片剂,口服,一次 50mg,一日 1 次,或一次 100mg,隔日 1 次。

4. 环孢素[※]　胶囊/软胶囊,口服,一日 3~5mg/kg,分 2 次服用,出现明显疗效后缓慢减至一日 2~3mg/kg,疗程 3~6 个月或以上。

三、抗纤维化药

1. 雷公藤多苷[※]　片剂,口服,一次 10~20mg,一日 2~3 次。

2. 秋水仙碱[※]　片剂,口服,一次 0.5g,一日 1~3 次。

3. 青霉胺[#]　片剂,口服,开始一日 0.125g,空腹服用,2~4 周后增加,酌情用至一日 0.75~1g。

四、血管活性药

1. 硝苯地平

(1)片剂[※],口服,一次 10mg,一日 3 次。

(2)控释片[#],口服,一次 20mg,一日 2 次。

2. 双嘧达莫[※]　片剂,口服,一次 50mg,一日 3 次。

3. 阿司匹林[※]　肠溶片,口服,一次 100mg,一日 1 次。

4. 苯磺酸氨氯地平[※]　片剂,口服,一日 5~10mg,顿服。

5. 哌唑嗪[※]　片剂,口服,开始一次 0.5g,一日 3~4 次,可酌情逐渐增至一次 1~2mg,一日 3~4 次。

五、抑酸药

1. 雷尼替丁[※]

(1)片剂/胶囊,口服,一次 150mg,一日 1~2 次。

(2)注射液,静脉滴注或缓慢静脉注射(超过 10min),一次 50mg,一日 2 次或每 6~8h 给药一次。

2. 法莫替丁[※]

(1)片剂/胶囊,口服,一次 20mg,一日 2 次,早晚餐后或睡前服。

(2)注射液,静脉滴注或缓慢静脉注射,一次 20mg,一日 2 次。

3. 奥美拉唑[※]

(1)肠溶片/肠溶胶囊,口服,一次 20~40mg,一日 1~2 次。

（2）注射用无菌粉末，静脉滴注或缓慢静脉注射，一次 40mg，一日 1 ~ 2 次。

4. 兰索拉唑[#]

（1）片剂，口服，一次 30mg，一日 1 次。

（2）口腔崩解片，置药片于舌上，用唾液湿润并以舌轻压，崩解后吞服或以水送服，一次 15 ~ 30mg，一日 1 次。

5. 泮托拉唑[#]

（1）肠溶片，口服，一次 40mg，一日 2 次。

（2）胶囊，口服，一次 40mg，一日 1 次，早晨餐前服用。

（3）注射用无菌粉末，静脉滴注，一次 40 ~ 80mg，一日 1 ~ 2 次。

6. 雷贝拉唑

（1）肠溶片，口服，一次 10 ~ 20mg，一日 1 次。

（2）肠溶胶囊，口服，一次 20mg，一日 1 次，早晨服用。

7. 埃索美拉唑　肠溶片，口服，一次 20 ~ 40mg，一日 1 ~ 2 次。

六、血管紧张素转化酶抑制药

1. 卡托普利[※]　片剂，口服，初始剂量一次 12.5mg，一日 2 ~ 3 次，按需要 1 ~ 2 周增至一次 50mg，一日 2 ~ 3 次。

2. 依那普利[※]　片剂，口服，一次 5mg，一日 1 次，根据需要调整剂量。

3. 贝那普利[#]　片剂，口服，初始剂量一次 10mg，一日 1 次，疗效不佳时可加至一日 20mg，最大剂量为一次 40mg，一日 1 次。

4. 培哚普利[#]　片剂，口服，一次 2mg，一日 1 次。

【注意事项】

（1）糖皮质激素不作为常规使用，且能促进肾血管闭塞性改变，对晚期特别是有氮质血症的患者应禁用。

（2）硫唑嘌呤与别嘌醇及血管紧张素酶抑制药合用时应减少剂量，肺纤维化患者慎用甲氨蝶呤。

（3）如患者出现吞咽困难，可服用多潘立酮等增加胃肠动力的药物，腹部胀满者可间断服用广谱抗生素。

（4）对于肢端硬化影响关节功能者，可予以石蜡浴或者静脉滴注依地酸钙钠治疗，临床有一定疗效。

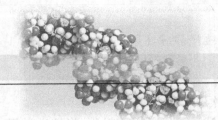

第九章

泌尿系统疾病

肾和输尿管结石

【疾病概述】

肾和输尿管结石又称为上尿路结石,为泌尿系统常见疾病,临床表现为腰部钝痛、肾绞痛、血尿、感染、发热等症状。左右侧发病率无明显差异,结石多为草酸钙结石,其次为磷酸钙、尿酸及胱氨酸结石。本病好发于青壮年,男性多于女性。

【用药原则】

对于较小的结石可采用排石疗法或化学溶石法,较大的结石可采用体外冲击波碎石和手术取石治疗。用药目的主要是缓解结石所致肾绞痛,利用解痉药、利尿药促进结石排出,控制结石伴发的感染。

【治疗药物】

一、解痉药

1. 山莨菪碱※

(1)片剂,口服,一次 5～10mg,一日 3 次。

(2)注射液:①肌内注射,成人一次 5～10mg,小儿一次 0.1～0.2mg/kg,一日 1～2 次。②静脉注射/静脉滴注,成人一次 10～40mg,小儿一次 0.3～2mg/kg,必要时每隔 10～30min 重复给药。

2. 硫酸阿托品※

(1)片剂,口服,一次 0.3～0.6mg,一日 3 次;儿童一次 0.01～0.02 mg/kg,一日 3 次。

(2)注射液,成人,皮下注射/肌内注射/静脉注射,一次 0.3～0.5mg,一日 0.5～3mg;儿童,皮下注射,一次 0.01～0.02mg/kg,一日 2～3 次。

二、非甾体解热镇痛药

1. 吲哚美辛

（1）栓剂[※]，直肠给药，一次 50mg，一日 1～2 次。

（2）片剂/胶囊[#]，首剂一次 25～50mg，继之一次 25mg，一日 3 次。

（3）缓释片/缓释胶囊[#]，一次 25～50mg，一日 2 次，或一次 75mg，一日 1 次。

2. 双氯芬酸钠[※]

（1）肠溶片，口服，首剂量 50mg，继之一次 25～50mg，一日 3～4 次；小儿用量一日 0.5～2mg/kg，分 3 次服用。

（2）缓释片/胶囊，口服，一次 75～100mg，一日 1～2 次。

三、阿片类镇痛药

1. 哌替啶[※]　注射液：①肌内注射，一次 25～100mg，一日 100～400mg。②静脉注射，一次量按体重以 0.3mg/kg 为限。

2. 曲马多[#]

（1）片剂，口服，一次 50～100mg，必要时可重复给药，日剂量不超过 400mg。

（2）缓释片，口服，一次 50～100mg，一日 1～2 次。

（3）注射液：①肌内注射，一次 50～100mg，必要时可重复给药。②静脉注射，一次 100mg，日剂量不超过 400mg。

四、排石药

1. 特拉唑嗪[※]　片剂，口服，一次 2mg，一日 1 次。

2. 坦索罗辛[※]　缓释片/胶囊，饭后口服，一次 0.2mg，一日 1 次。

3. 硝苯地平

（1）片剂[※]/胶囊[#]，口服，一次 10～20mg，一日 3 次。

（2）缓释片[※]/胶囊[#]，口服，一次 30～60mg，一日 1 次。

4. 吲达帕胺

（1）片剂[※]/胶囊[#]，口服，一次 2.5mg，一日 1 次。

（2）缓释片[※]/胶囊[#]，口服，一次 1.5mg，一日 1 次。

五、其他药

对于感染性结石和需要手术治疗的结石，要给予左氧氟沙星[※]或罗红霉素[※]等抗菌药物用于治疗或预防感染。对于因结石引起的炎症或水肿可选用相应的糖皮质激素治疗。

【注意事项】

(1)对首次发作的肾绞痛治疗应该从非甾体抗炎药开始,如果疼痛持续,可换用其他药物。哌替啶等阿片类镇痛药有一定的成瘾性和耐受性,不应连续使用,用于治疗内脏绞痛时应与阿托品、山莨菪碱等解痉药配伍应用。

(2)山莨菪碱、硫酸阿托品等解痉药可引起口干、视力模糊、眼压升高和尿潴留,因此对本药过敏者、青光眼、前列腺增生伴明显排尿困难、高热患者、颅内压增高患者、出血性疾病患者、哺乳期妇女等禁用。

(3)婴幼儿对阿托品毒性反应极其敏感,易引起中枢损伤,慎用。

(4)吲哚美辛等非甾体解热镇痛药不良反应发生率较高,特别是在消化系统方面,因此患有活动性胃溃疡、溃疡性结肠炎或其他消化道疾病的患者禁用。

良性前列腺增生

【疾病概述】

良性前列腺增生是引起中老年男性排尿障碍最常见的良性疾病,病因目前还不十分清楚。组织学上良性前列腺增生通常发生在40岁以后,表现为前列腺间质和腺体成分的增生,随着年龄的增长,临床上逐渐出现前列腺增大、膀胱刺激、排尿梗阻等症状及相关并发症。

【用药原则】

药物治疗主要适用于轻、中度良性前列腺增生患者。短期目标是缓解患者的下尿路症状,提高其生活质量;长期目标是延缓疾病的临床进展,预防或延缓急性尿潴留等并发症的发生和对外科手术的需要。由于患者需要长期服药,还需注意长期用药的安全性。

【治疗药物】

一、α受体阻断药

1. 坦洛新※　缓释片/胶囊,饭后口服,一次0.2mg,一日1次。

2. 特拉唑嗪※　片剂/胶囊,睡前口服,首次剂量为1mg,一日1次;维持剂量应逐渐增至2mg、5mg或10mg,一日1次。

3. 多沙唑嗪

(1)片剂/胶囊,睡前口服,首次剂量为1mg,一日1次;1～2周后根据临床反应和耐受情况调整剂量,维持剂量为一日1～8mg。

(2)缓释片,睡前口服,一次4mg,一日1次。

4.阿夫唑嗪

（1）片剂，口服，睡前服用，成人一次 2.5mg，一日 3 次；老年患者一次 2.5mg，一日 2 次。

（2）缓释片，晚饭后口服，一次 10mg，一日 1 次。

二、5α-还原酶抑制药

非那雄胺[#]　片剂/胶囊，口服，一次 5mg，一日 1 次，与或不与食物同服均可。

【注意事项】

（1）多数轻度良性前列腺增生患者可观察等待，对患者进行定期随访、教育、生活方式指导等非药物和非手术措施。重度良性前列腺增生患者或下尿路症状已明显影响生活质量者则需选择手术治疗，尤其是药物治疗效果不佳或拒绝接受药物治疗的患者，可以考虑外科治疗。

（2）α 受体阻断药合用其他降压药时应密切注意血压变化，特别是老年患者更容易发生直立性低血压，表现为头晕和无力。如用药中断数天，应当重新使用初始剂量方案进行治疗。

（3）肾功能不全或老年患者在服用特拉唑嗪、多沙唑嗪和非那雄胺时无须调整推荐剂量。坦洛新禁用于肾功能不全者。

前列腺炎

【疾病概述】

前列腺炎为男性常见的泌尿系统疾病，以骨盆区域疼痛或不适、排尿异常等症状为特征。临床上将其分为四型：Ⅰ型，急性细菌性前列腺炎；Ⅱ型，慢性细菌性前列腺炎；Ⅲ型，慢性前列腺炎/慢性盆腔疼痛综合征；Ⅳ型，无症状性前列腺炎。目前其发病机制、病理生理学改变还不十分清楚。前列腺炎可发生于各个年龄段的男性，尤其是 50 岁以下的成年男性。

【用药原则】

对于急性前列腺炎，在未明确致病菌前应先注射喹诺酮类抗菌药物或头孢菌素类广谱抗菌药物治疗 5～10d。如疗效不满意，再根据细菌培养结果及药敏试验结果调整药物，待症状改善后改用口服药物治疗 2～4 周。对于慢性前列腺炎患者，首先口服喹诺酮类或磺胺类抗菌药物 2～4 周。如效果不满意，可改用其他敏感抗菌药物，推荐的总疗程为 4～6 周。除了相应的抗菌药物治疗外，还可根据患者病情进行其他对症治疗，如改善下尿路症状、解痉、止痛、镇静催眠等,并对患者进行健康教育及饮食、起居、心理和行为方面的辅导。

【治疗药物】

一、抗菌药

1. 诺氟沙星※ 片剂/胶囊,饭前口服,一次200mg,一日3~4次。

2. 环丙沙星※

(1)片剂/胶囊,口服,一次500mg,一日2~3次。

(2)注射液,静脉滴注,一次500mg,一日2次。

3. 左氧氟沙星※

(1)片剂/胶囊,口服,一次500mg,一日1次。

(2)注射液,静脉滴注,一次500mg,一日1次。

4. 头孢曲松※ 注射用无菌粉末,肌内注射/静脉滴注/静脉注射,一次1~2g,一日1次;小儿按体重每日50~75mg/kg。

5. 头孢呋辛※

(1)片剂/胶囊,饭后口服,一次250mg,一日2次。

(2)注射用无菌粉末,肌内注射/静脉注射,一次0.75~1.5g,一日3次。

6. 氨苄西林※ 注射用无菌粉末:①肌内注射,一次0.5~1g,一日4次。②静脉滴注,一日4~12g,分2~4次给予。

7. 复方磺胺甲噁唑 片剂※/胶囊#,饭后口服,一次2片(甲氧苄啶160mg和磺胺甲噁唑800mg),一日2次。

8. 阿奇霉素※

(1)片剂/胶囊/肠溶片/肠溶胶囊,口服(饭前1h或饭后2h),一次250~500mg,一日1次。

(2)颗粒剂,加适量水溶解后口服,一次250~500mg,一日1次。

二、α受体阻断药

1. 特拉唑嗪※ 片剂/胶囊,睡前口服,一次2mg,一日1次。

2. 坦洛新※ 缓释片/胶囊,饭后口服,一次0.2mg,一日1次。

3. 多沙唑嗪

(1)片剂/胶囊,睡前口服,首次剂量为1mg,一日1次;1~2周后根据临床反应和耐受情况调整剂量,维持剂量为一日1~8mg。

(2)缓释片,睡前口服,一次4mg,一日1次。

4. 萘哌地尔 片剂/胶囊/分散片,睡前口服,首次剂量为25mg,一日1次;1~2周后根据临床反应和耐受情况调整剂量,一日最大剂量不超过75mg。

三、其他药物

为了缓解疼痛和不适,可服用相应的非甾体抗炎镇痛药。对合并抑郁、焦虑等心境障碍的慢性前列腺炎患者,在治疗前列腺炎的同时,可选择使用抗抑郁药及抗焦虑药治疗,用以改善患者心境障碍症状,还可缓解排尿异常与疼痛等躯体症状。

【注意事项】

(1)服用喹诺酮类药物期间应避免阳光暴晒,以免发生光敏反应;同时要多饮水,避免产生结晶尿。本品禁用于对喹诺酮类过敏者、孕妇、哺乳期妇女和 18 岁以下患者。

(2)喹诺酮类药物应避免与抗凝药,含铝、镁等金属离子的制剂,多种维生素和咖啡因等药物合用。

(3)使用青霉素类及头孢类抗菌药物前要详细询问患者过敏史并按规定进行皮试。

(4)头孢类药物可影响乙醇代谢,使血液中乙醛浓度升高,出现双硫仑样反应,使用头孢类药物期间及停药后 3d 内不得饮酒。

(5)对磺胺甲噁唑、甲氧苄啶任一成分过敏及对其他磺胺类药物过敏者,严重肝肾功能损害患者,巨幼细胞贫血患者禁用磺胺类药物。

(6)复方磺胺甲噁唑在尿中乙酰化率高,且溶解度较低,较易出现结晶尿、血尿,特别是与酸性药物如维生素 C 等合用时。因此,大剂量、长期服用时宜与碳酸氢钠合用。

附 睾 炎

【疾病概述】

附睾炎常由泌尿系统感染逆行蔓延到附睾引起,在导尿、尿道扩张、长期留置导尿管、经尿道前列腺电切术后时有发生,病原菌常为大肠埃希菌、变形杆菌、葡萄球菌等。附睾炎分为急性和慢性两种,多为单侧发病,常见于青壮年。

【用药原则】

对于附睾炎的急性发作除了要进行解热镇痛等对症治疗外,还要选用有效的抗菌药物(喹诺酮类、第三代头孢菌素类和广谱青霉素类等)控制炎症(静脉给药 1~2 周,口服抗菌药物 2~4 周),以免发展为慢性炎症。对于慢性附睾炎多采用热敷、理疗,其急性发作时可使用抗菌药物治疗。

【治疗药物】

一、氟喹诺酮类抗菌药

1. 诺氟沙星[※]　片剂/胶囊,饭前口服,一次200mg,一日3~4次。

2. 环丙沙星[※]

（1）片剂/胶囊,口服,一次500mg,一日2~3次。

（2）注射液,静脉滴注,一次500mg,一日2次。

3. 左氧氟沙星[※]

（1）片剂/胶囊,口服,一次500mg,一日1次。

（2）注射液,静脉滴注,一次500mg,一日1次。

二、头孢菌素类抗菌药

1. 头孢曲松[※]　注射用无菌粉末,肌内注射/静脉滴注,一次1~2g,一日1次。

2. 头孢他啶[※]　注射用无菌粉末,静脉注射/静脉滴注,一次1~2g,一日2次。

3. 头孢克肟[#]

（1）片剂/胶囊/分散片,口服,成人和体重30kg以上儿童一次50~100mg,一日2次。

（2）颗粒剂,温水冲服,成人和体重30kg以上儿童,一次50~100mg,一日2次。

三、青霉素类抗菌药

1. 氨苄西林[※]　注射用无菌粉末:①肌内注射,成人一日2~4g,分4次给药;儿童一日50~100mg/kg,分4次给药。②静脉注射/静脉滴注,成人一日4~12g,分2~4次给药,一日最大剂量为14g;儿童一日100~200mg/kg,分2~4次给药,一日最大剂量为300mg/kg。

2. 阿莫西林[※]

（1）片剂/胶囊,口服,成人一次500mg,一日3~4次;儿童一日20~40mg/kg,分3次给药。

（2）颗粒剂/干混悬剂,温水冲服,成人一次500mg,一日3~4次;儿童一日20~40mg/kg,分3次给药;3个月以下婴儿一日30mg/kg,分2次给药。

3. 阿莫西林克拉维酸钾[※]

（1）片剂/分散片,口服,成人及体重40kg以上儿童一次500mg(剂量按阿莫西林计算,下同),一日2次;体重≤40kg儿童一次12.5mg/kg,一日2次,或一次7mg/kg,一日3次;3个月以下婴儿一次15mg/kg,一日2次。

（2）颗粒剂/干混悬剂,温水冲服,剂量同上。

（3）注射液无菌粉末,静脉注射/静脉滴注,成人及 12 岁以上儿童一次 1 200mg,一日 3 ~ 4 次;体重≤40kg 儿童一次 30mg/kg,一日 3 ~ 4 次;3 个月以下婴儿一次 30mg/kg,一日 2 ~ 3 次。

四、其他药

除了以上的抗菌药物治疗外,针对患者伴有的发热、疼痛、全身不适等症状,有必要应用解热镇痛药等进行相应的对症处理。若疼痛未见减轻,可加用三环类抗抑郁药丙米嗪或镇静药加巴喷丁,必要时可进行局部精索封闭。

【注意事项】

（1）服用喹诺酮类药物期间应避免阳光暴晒,以免发生光敏反应;同时要多饮水,避免产生结晶尿。禁用于对喹诺酮类过敏者、孕妇、哺乳期妇女和 18 岁以下患者。

（2）喹诺酮类药物应避免与抗凝药,含铝、镁等金属离子的制剂,多种维生素和咖啡因等药物合用。

（3）使用青霉素类及头孢类抗菌药物前要详细询问患者过敏史并按规定进行皮试。

（4）头孢类药物可影响乙醇代谢,使血液中乙醛浓度升高,出现双硫仑样反应,使用头孢类药物期间及停药后 3d 内不得饮酒。

（5）急性附睾炎有脓肿形成者可行切开引流,慢性附睾炎久治不愈、疼痛不能缓解者可考虑行附睾切除。

睾　丸　炎

【疾病概述】

睾丸炎通常由细菌和病毒引起。睾丸本身很少发生细菌性感染,多数是由邻近的附睾发炎引起,所以又称为附睾 – 睾丸炎。常见的致病菌是葡萄球菌、链球菌、大肠杆菌等。病毒则可以直接侵犯睾丸,最多见的是流行性腮腺炎病毒。

【用药原则】

对于睾丸炎患者,除了解热、镇痛等对症治疗外还要进行相应的抗感染治疗,对细菌引起的感染使用有效的抗菌药物(如头孢菌素类、喹诺酮类、青霉素类、氨基糖苷类等),静脉用药 5 ~ 7d 炎症有所控制后改为口服给药。对病毒性睾丸炎,可给予相应的抗病毒治疗。

【治疗药物】

一、抗菌药

(一)氟喹诺酮类

1. 诺氟沙星※　片剂/胶囊,饭前口服,一次200mg,一日3~4次。

2. 环丙沙星※

(1)片剂/胶囊,口服,一次500mg,一日2~3次。

(2)注射液,静脉滴注,一次500mg,一日2次。

3. 左氧氟沙星※

(1)片剂/胶囊,口服,一次500mg,一日1次。

(2)注射液,静脉滴注,一次500mg,一日1次。

4. 莫西沙星#　片剂,口服,一次0.4g,一日1次。

(二)头孢菌素类

1. 头孢唑林※　注射用无菌粉末,肌内注射/静脉注射/静脉滴注,一次0.5~1g,一日2~4次。

2. 头孢呋辛※

(1)片剂/胶囊,饭后口服,一次250mg,一日2次。

(2)注射用无菌粉末:①肌内注射,一次0.25~0.5g,一日2~3次。②静脉注射,一次0.75~1.5g,一日3次。

3. 头孢克肟#

(1)片剂/胶囊/分散片,口服,成人和体重30kg以上儿童一次50~100mg,一日2次。

(2)颗粒剂,温水冲服,成人和体重30kg以上儿童,一次50~100mg,一日2次。

4. 头孢曲松※　注射用无菌粉末,肌内注射/静脉滴注,一次1~2g,一日1次。

5. 头孢他啶※　注射用无菌粉末,静脉注射/静脉滴注,一次1~2g,一日2次。

(三)青霉素类

1. 氨苄西林※　注射用无菌粉末:①肌内注射,成人一日2~4g,分4次给药;儿童一日50~100mg/kg,分4次给药。②静脉注射/静脉滴注,成人一日4~12g,分2~4次给药,一日最大剂量为14g;儿童一日100~200mg/kg,分2~4次给药,一日最大剂量为300mg/kg。

2.阿莫西林[※]

（1）片剂/胶囊，口服，成人一次500mg，一日3～4次；儿童一日20～40mg/kg，分3次给药。

（2）颗粒剂/干混悬剂，温水冲服，成人一次500mg，一日3～4次；儿童一日20～40mg/kg，分3次给药；3个月以下婴儿一日30mg/kg，分2次给药。

3.阿莫西林克拉维酸钾[※]

（1）片剂/分散片，口服，成人及体重40kg以上儿童一次500mg（剂量按阿莫西林计算，下同），一日2次；体重≤40kg儿童一次12.5mg/kg，一日2次，或一次7mg/kg，一日3次；3个月以下婴儿一次15mg/kg，一日2次。

（2）颗粒剂/干混悬剂，温水冲服，剂量同上。

（3）注射液无菌粉末，静脉注射/静脉滴注，成人及12岁以上儿童一次1 200mg，一日3～4次；体重≤40kg儿童一次30mg/kg，一日3～4次；3个月以下婴儿一次30mg/kg，一日2～3次。

（四）氨基糖苷类

1.庆大霉素[※]　注射液，肌内注射/静脉滴注，成人一次80mg，一日2～3次；儿童一日2～2.5mg/kg，每8h一次，疗程为7～14d。

2.阿米卡星[※]　注射液，肌内注射/静脉滴注，成人一次0.2g，一日2次；小儿首剂按体重10mg/kg，继以每12h 7.5mg/kg给药。

二、抗病毒药

1.利巴韦林

（1）片剂[※]/胶囊[※]，口服，一次0.15～0.3g，一日3次。

（2）注射剂[#]，静脉滴注，成人一次0.5g，一日2次；小儿按体重一日10～15mg/kg，分2次给药。

2.阿昔洛韦

（1）片剂[※]/胶囊[※]，口服，一次0.4g，一日3次。

（2）注射剂[#]，静脉滴注，成人按体重一次5～10mg/kg，一日3次；12岁以下小儿按体表面积一次250mg/m²，一日3次。

三、其他药

除了以上的抗菌、抗病毒药物治疗外，针对患者伴有的发热、疼痛、全身不适等症状有必要应用解热镇痛药等进行相应的对症处理。必要时可进行局部精索封闭。

【注意事项】

（1）服用喹诺酮类药物期间应避免阳光暴晒，以免发生光敏反应；同时要

235

多饮水，避免产生结晶尿。本品禁用于对喹诺酮类过敏者、孕妇、哺乳期妇女和 18 岁以下患者。

（2）喹诺酮类药物应避免与抗凝药，含铝、镁等金属离子的制剂，多种维生素和咖啡因等药物合用。

（3）使用青霉素类及头孢类抗菌药物前要详细询问患者过敏史并按规定进行皮试。

（4）头孢类药物可影响乙醇代谢，使血液中乙醛浓度升高，出现双硫仑样反应，使用头孢类药物期间及停药后 3d 内不得饮酒。

（5）氨基糖苷类抗生素均有不同程度的耳、肾毒性和神经肌肉阻滞等不良反应，肾功能不良者、老人、儿童和孕妇应尽量避免使用。

包皮龟头炎

【疾病概述】

包皮龟头炎是指包皮、龟头发生炎症反应，可分为感染性的和非感染性的。感染性的较多见，常由细菌、白色念珠菌、滴虫等引起。非感染性的多是由于堆积的包皮垢刺激或者药物过敏（磺胺、四环素等）等引起。

【用药原则】

包皮龟头炎患者要保持局部清洁干燥，可对症敷以消炎软膏，过敏性的需口服抗过敏药物和外用氢化可的松软膏，针对病原菌感染应酌情使用口服抗菌药物，必要时行包皮环切术。

【治疗药物】

一、抗感染药

1. 红霉素[※]　软膏剂（1%），外用，涂于患处，一日 2 次。

2. 咪康唑[※]　乳膏剂（2%），外用，涂于洗净的患处，早、晚各 1 次，症状消失（通常需 2~5 周）后，应连续用药 10d，以免复发。

3. 氟康唑[※]

（1）片剂/胶囊，口服，一次 0.15g，一日 1 次。

（2）氯化钠注射液/注射剂，静脉滴注，一次 0.15g，一日 1 次。

4. 伊曲康唑[#]　胶囊/分散片，饭后口服，一次 200mg，一日 2 次，疗程为 1d；或一次 200mg，一日 1 次，疗程为 3d。

5. 酮康唑[#]

（1）片剂/胶囊，口服，一次 0.4g，一日 1 次。

（2）软膏剂,外用,涂搽于洗净的患处,早、晚各 1 次。

6. 曲安奈德益康唑[#]　软膏剂,外用,涂搽于洗净的患处,早、晚各 1 次。

二、抗过敏药

1. 氯苯那敏[※]　片剂,口服,成人一次 4mg,一日 3 次。

2. 赛庚啶[※]　片剂,口服,成人一次 2~4mg,一日 2~3 次。

3. 氯雷他定[※]　片剂/胶囊,口服,成人及≥12 岁的儿童一次 10mg,一日 1 次。2~12 岁儿童体重 >30kg 者,一次 10mg,一日 1 次;体重≤30kg 者,一次 5mg,一日 1 次。

4. 西替利嗪[#]

（1）片剂/胶囊,口服,成人及≥12 岁的儿童一次 10mg,一日 1 次;6~11 岁儿童一次 5~10mg,一日 1 次;2~5 岁儿童一次 2.5mg,一日 1 次。

（2）滴剂,口服,成人一次 10mg,一日 1 次;6 岁以上儿童一次 5mg,一日 2 次;2~6 岁儿童一次 2.5mg,一日 2 次。

5. 酮替芬[#]　片剂/胶囊,口服,一次 1mg,一日 2 次。

三、其他药

1. 氢化可的松[※]（含醋酸酯/丁酸酯）　乳膏剂（1%）,外用,涂于患处,一日 2~3 次。

2. 氟轻松[※]　软膏剂/乳膏剂（0.025%）,外用,均匀涂于患处,一日 2 次。

3. 曲安奈德[#]　软膏剂,外用,涂于患处,并轻揉片刻,一日 2~3 次。

4. 地塞米松[#]　软膏剂,外用,涂于患处,一日 2~3 次。

【注意事项】

（1）服用具有中枢神经抑制作用的抗过敏药期间不得驾驶飞机、车、船,不得从事高空作业、机械作业及操作精密仪器。

（2）抗组胺药可抑制过敏原性物质的皮试反应,因此在皮试前若干天应停止用药,以免影响皮试结果。

（3）氢化可的松等属于激素类药物,不易长期、大面积使用,用药 1 周后症状未缓解应咨询医生;涂布部位如有烧灼感、瘙痒、红肿等应立即停药,儿童、孕妇及哺乳期妇女慎用。

（4）为防止因长时间局部使用皮质类固醇治疗停药后出现反跳现象,建议在早晨持续小剂量局部使用皮质类固醇,晚上使用抗菌类乳膏,随后需要 2~3 周时间逐渐停止类固醇的治疗。

（5）患者平时要常清洗包皮和龟头,保持清洁、干燥。反复出现包皮龟头炎的患者应行包皮环切术。

肾病综合征

【疾病概述】

肾病综合征是由多种原发性或继发性慢性肾小球疾病所致,以大量蛋白尿、低蛋白血症、水肿、高脂血症为临床表现的一组综合征。常见的原发性肾小球疾病包括肾小球微小病变、膜性肾病、IgA 肾病、局灶节段性肾小球硬化、C_3肾病、系膜毛细血管性肾炎等;常见的继发性肾小球疾病包括狼疮性肾炎、糖尿病肾病、系统性淀粉样变性、乙型肝炎病毒相关性肾炎等。

【用药原则】

对于肾病综合征患者的一般性治疗包括低盐(3g/d)、低蛋白饮食,少食动物性油脂,多食含可溶性纤维食品等,在水肿和低蛋白血症严重时应注意卧床休息。使用利尿药、免疫抑制药、糖皮质激素等药物进行相应的对症治疗。

【治疗药物】

一、利尿药

1. 氢氯噻嗪[※]　片剂,口服,成人一次 25～50mg,一日 1～2 次,或隔日治疗。儿童一日按体重 1～2mg/kg,分 1～2 次服用,并按疗效调整剂量。

2. 呋塞米[※]

(1)片剂,口服,成人起始剂量为一次 20～40mg,一日 1～2 次,必要时6～8h 后追加 20～40mg,最大剂量为一日 600mg。儿童起始剂量按体重 2mg/kg,必要时每 4～6h 追加 1～2mg/kg。

(2)注射液,静脉注射/静脉滴注,成人起始剂量为 20～40mg;儿童起始剂量为 1mg/kg,最大剂量为一日 6mg/kg。

3. 螺内酯[※]　片剂,口服,成人一次 20～40mg,一日 2～4 次,至少连服5d,以后酌情调整剂量;儿童一日按体重 1～3mg/kg,单次或分 2～4 次服用。

4. 氨苯蝶啶[※]　片剂,口服,成人一日 25～50mg,分 2 次服用,与其他利尿药合用时可减量,一日最大剂量不超过 300mg;儿童一日按体重 2～4mg/kg,分 2 次服用,一日最大剂量不超过 6mg/kg。

二、免疫抑制药

1. 雷公藤多苷[※]　片剂,口服,成人一次 10～20mg,一日 3 次,疗程多为 6个月。

2. 环磷酰胺[※]

(1)片剂,口服,成人一次 50mg,一日 1～2 次。

（2）注射用无菌粉末,静脉注射,一次 $0.75g/m^2$,每月 1 次。

3. 环孢素※　胶囊/软胶囊/口服液,口服,成人一日 $3 \sim 5mg/kg$,分 2 次口服,若出现肾功能不全,应酌情减量,维持血药浓度谷值为 $100 \sim 200ng/mL$,服用 $3 \sim 6$ 个月后,根据疗效和不良反应逐渐减量。

4. 硫唑嘌呤※　片剂,口服,一日 $1.5 \sim 4mg/kg$,一日 1 次或分次服用。

三、糖皮质激素类药

1. 泼尼松※　片剂,成人通常为一日 $0.8 \sim 1.0mg/kg$,早晨顿服,一日最大剂量不超过 80mg;儿童一日 $2mg/kg$(一日最大剂量为 60mg),分 $2 \sim 4$ 次顿服。

2. 地塞米松※

（1）片剂,口服,成人初始剂量为一次 $0.75 \sim 3mg$,一日 $2 \sim 4$ 次,维持剂量为一日 $0.75mg$。

（2）注射液,静脉注射/静脉滴注,一次 $2 \sim 20mg$,可 $2 \sim 6h$ 重复给药。

3. 氢化可的松※

（1）片剂,口服,成人一日 $20 \sim 30mg$,早晨服 $2/3$,午餐后服 $1/3$;儿童一日 $20 \sim 25mg/m^2$,分 3 次服用。

（2）注射液/注射用无菌粉末:①肌内注射,一次 $20 \sim 40mg$,一日 1 次。②静脉滴注,一次 100mg,一日 1 次。

4. 甲泼尼龙#　注射剂,静脉滴注,冲击疗法,推荐剂量为 $15 \sim 30mg/kg$,一日 1 次。

5. 泼尼松龙

（1）注射剂#,肌内注射,一日 $10 \sim 40mg$。

（2）片剂,口服,成人一日 $15 \sim 40mg$,必要时可达 60mg。

【注意事项】

（1）呋塞米注射液宜静脉给药,常规剂量静脉注射时间应超过 2min,大剂量静脉注射时每分钟不超过 4mg,本品为钠盐注射液,宜用氯化钠注射液稀释。

（2）无尿、肝肾功能损害、糖尿病、低钠血症、胰腺炎、红斑狼疮、前列腺肥大、高尿酸血症或有痛风病史患者慎用利尿药。

（3）环磷酰胺副作用比较大,患者一定要在医生指导下使用。由于环磷酰胺水溶液仅能稳定 $2 \sim 3h$,需要现配使用。

（4）由于环孢素不同制剂工艺的口服剂型生物利用度的个体差异较大,为减少疗效波动和药物不良反应,建议在治疗过程中固定使用同一种商品名称的环孢素。

(5)孕妇和哺乳期妇女,有严重心血管疾病、肝肾功能损害的患者禁用免疫抑制药。肾小球肾炎急性期患者不宜使用雷公藤多苷,以免引起急性肾衰竭。

(6)大剂量服用泼尼松时,可出现严重不良反应或并发症,如感染、股骨头坏死和骨折、活动性出血、高血压、电解质紊乱等,患者在用药期间应定期就诊,根据病情变化和不良反应、并发症等及时调整剂量。

终末期肾病

【疾病概述】

终末期肾病是由各种原因引起的慢性肾病持续进展的共同转归,以代谢产物和毒素潴留,水、电解质紊乱和酸碱平衡失调为主要病理生理特征。临床表现为恶心、呕吐、纳差、皮肤瘙痒、水肿、尿量减少等,并可出现贫血、恶性高血压、心功能不全、精神神经症状等一系列并发症,预后严重。

【用药原则】

患者除了低盐、优质低蛋白饮食治疗外还需要使用相应的药物纠正那些可导致肾功能迅速恶化的因素,如积极控制高血压(血压力求控制在 140/90mmHg 以下),纠正酸中毒和水、电解质紊乱,纠正钙磷代谢异常,防治感染,透析治疗等,以逆转肾功能。

【治疗药物】

一、降血压药

1. 硝苯地平

(1)片剂[※],口服,初始剂量一次 10mg,一日 3 次,维持剂量一次 10 ~ 20mg,一日 3 次。

(2)缓释片[※],口服,一次 10 ~ 20mg,一日 2 次。

(3)控释片[#],口服,一次 30 ~ 60mg,一日 1 次。

2. 氨氯地平 片剂[※]/胶囊[#],口服,初始剂量一次 2.5 ~ 5mg,一日 1 次,最大可加至 10mg。

3. 尼群地平 片剂[※]/胶囊[#],口服,初始剂量一次 10mg,一日 1 次。以后可调整为一次 10mg,一日 2 ~ 3 次;或一次 20mg,一日 2 次。

4. 地尔硫䓬[#] 片剂,口服,起始剂量一次 30mg,一日 4 次,餐前及睡前服。

5. 卡托普利[※]　片剂,口服,初始剂量一次 12.5mg,一日 2 ~ 3 次,单次可逐渐增加至 50mg。

6. 依那普利　片剂[※]/胶囊[#],口服,初始剂量一次 5 ~ 10mg,一日 1 ~ 2 次。维持剂量 10 ~ 20mg。最大剂量一日 40mg,分 1 ~ 2 次服用。

7. 缬沙坦　胶囊[※]/片剂[#]/分散片[#],口服,一次 80mg,一日 1 次,可逐渐增加至一次 160mg,一日 1 次。

8. 厄贝沙坦[#]　片剂/胶囊/分散片,口服,一次 150mg,一日 1 次,可逐渐增加至一次 300mg,一日 1 次。

9. 氢氯噻嗪[※]　片剂,口服,成人一日 25 ~ 100mg,分 1 ~ 2 次服用;儿童一日按体重 1 ~ 2mg/kg,分 1 ~ 2 次服用。

10. 呋塞米[※]

（1）片剂,口服,成人起始剂量一日 40 ~ 80mg,分 2 次服用。

（2）注射液,静脉注射/静脉滴注,成人一日 40 ~ 80mg。

二、纠正酸中毒和水、电解质紊乱药

1. 碳酸氢钠[※]

（1）片剂,口服,成人一次 0.5 ~ 3g,一日 3 次。

（2）注射液,静脉滴注,所需剂量按下式计算:补碱量 = (2.3 - 实际测得 BE 值)×0.25 × 体重(kg)。一般先给计算剂量的 1/3 ~ 1/2,4 ~ 8h 滴注完毕。

2. 呋塞米[※]

（1）片剂,口服,成人一次 20 ~ 40mg,一日 3 次。

（2）注射液,静脉注射/静脉滴注,成人一日 40 ~ 80mg。

三、纠正钙磷代谢异常药

1. 阿法骨化醇[※]　片剂/胶囊/软胶囊,口服,成人一次 0.25 ~ 0.5μg,一日 1 次。

2. 骨化三醇[#]

（1）胶丸,晨服,成人起始剂量为每日 0.25μg,如病情未改善,每 2 ~ 4 周增加剂量。

（2）注射液,静脉注射,推荐剂量为一次 0.5μg,隔日 1 次,如病情未改善,每 2 ~ 4 周增加 0.25 ~ 0.5μg。

四、透析液

腹膜透析液[※]　注射液(腹腔用药)。成人:①采用连续性不卧床腹膜透析(CAPD)方式,一般一次 2L,一日交换 3 ~ 5 次,日间一次间隔 4 ~ 5h,夜间一次留置 9 ~ 12h,常用腹膜透析液葡萄糖浓度为 1.5%。②残肾功能较好者可行间歇性腹膜透析(IPD),一次交换 2L,留腹 4~6h,一日交换 2~4 次。儿童一次交换量一般为 50mL/kg(体重)。根据患者尿量及水负荷情况,可短期酌情选用 2.5% 或 4.25% 葡萄糖透析液。

五、其他药

细菌感染时抗生素的选择和应用原则与一般患者大致相同,需注意根据抗菌药物的药代动力学参数调整剂量和用药间隔时间,尽可能选用肾毒性较小的药物。

【注意事项】

(1)非透析患者要严格控制饮食中的蛋白质,一般为每日 0.6~0.8g/kg 体重,如已接受充分透析,则蛋白质摄入可达 1g/kg 体重,以满足其基本生理需要和预防营养不良。

(2)在选用降压药物时,尚未接受透析治疗的患者不宜使用 ACEI 或 ARB 类药物,降压药使用要从小剂量开始,应用 ACEI、ARB 期间要密切观察血钾和肾功能变化。单种降压药不能控制时,需多种降压药联合使用。

(3)骨化三醇或阿法骨化醇应在高磷血症得到有效控制后方可使用,在服药初期必须定期测定血钙水平。

(4)一次灌入或放出腹膜透析液时,应严格按腹膜透析操作规范进行无菌操作,使用前应将透析液加热至 37℃ 左右,糖尿病患者还应严密观察血糖水平。严重肝功能不全患者,不宜使用含乳酸盐的腹膜透析液。

急性膀胱炎

【疾病概述】

急性膀胱炎是常见的尿路感染,多因细菌经尿道上行感染而致。主要表现是膀胱刺激症状,即尿频、尿急、尿痛,严重者甚至出现尿失禁、血尿;多伴有下腹部疼痛与压痛,发热少见。

【用药原则】

急性感染患者应卧床休息,多饮水,勤排尿。服用碳酸氢钠碱化尿液,减轻膀胱刺激。选用适当抗菌药物清除致病菌,减轻症状,并防止反复发作。

【治疗药物】

一、氟喹诺酮类

1.诺氟沙星[※] 片剂/胶囊,口服,一次 400mg,一日 2 次,服用 3d。

2. 环丙沙星[※]　　片剂/胶囊,口服,一次 250mg,一日 2 次,服用 3d。

3. 左氧氟沙星[※]　　片剂/胶囊,口服,一次 250mg,一日 1 次,服用 3d。

4. 氧氟沙星[#]　　片剂,口服,一次 200mg,一日 2 次,服用 3d。

二、青霉素类

阿莫西林克拉维酸钾[※]　　片剂/颗粒剂/干混悬剂,口服,一次 625mg,一日 3 次。

三、硝基呋喃类

呋喃妥因[※]　　肠溶片,口服,一次 50～100mg,一日 3 次,服用 5～7d。

四、磺胺类

复方磺胺甲噁唑[※]　　片剂,口服,一次 2 片(每片含磺胺甲噁唑 400mg、甲氧苄啶 80mg),一日 2 次,服用 3d。

五、其他抗生素

磷霉素氨丁三醇[※]　　散剂,口服,成人一次 3g,服用前用适量水溶解;单纯性尿路感染空腹单剂量口服一次;复杂性尿路感染,可连服 3d,一日 1 次。

【注意事项】

(1)膀胱炎分为急性膀胱炎和复发性膀胱炎,两者的临床表现和治疗是相同的,但复发性膀胱炎患者要积极寻找复发原因,治疗相关基础疾病。

(2)选用抗菌药物时应根据药敏试验结果,在得到结果之前宜先选用对革兰氏阴性杆菌有效,且在尿和肾内的浓度高但肾毒性较小的抗菌药。

(3)对常规治疗无效者,需要进行尿培养,根据细菌种类与药物敏感性选择治疗药物。

(4)对于孕妇、老年患者、糖尿病患者、机体免疫力低下者及男性患者不宜使用 3d 短程疗法,应持续抗菌药治疗 7d。

(5)无论是何种疗法,在停用抗菌药物 7d 后,都需进行尿细菌定量培养。如结果阴性,表示急性细菌性膀胱炎已治愈;如仍有细菌尿,应继续给予 2 周抗菌药治疗。

肾盂肾炎

【疾病概述】

肾盂肾炎是指肾盂、肾盏及肾实质的感染,根据临床表现与病程分为急性肾盂肾炎和慢性肾盂肾炎。

【用药原则】

肾盂肾炎大部分由细菌感染而致,其常见病原菌主要有大肠埃希菌、克雷伯菌、变形杆菌、肠杆菌,治疗上主要是控制感染。

【治疗药物】

一、急性肾盂肾炎的治疗药物

1. 环丙沙星※

(1)片剂※/胶囊※,口服,一次0.5g,一日2次。

(2)缓释片#,口服,一次0.5g,一日1次,疗程为7d。

(3)注射液#,静脉滴注,轻至中度感染者,一次0.2g,每12h一次,疗程为7～14d;严重或复杂性感染者,一次0.4g,每12h一次,疗程为7～14d。

2. 左氧氟沙星※

(1)片剂※/胶囊※,口服,一次0.75g,一日1次,疗程5d;大肠埃希菌感染患者,一次250mg,每24h一次,疗程为10d;大肠埃希菌感染并发菌血症患者,一次750mg,每24h一次,疗程5d。

(2)注射液#,静脉滴注,大肠埃希菌感染患者,一次250mg,每24h一次,疗程为10d;大肠埃希菌感染并发菌血症患者,一次750mg,每24h一次,疗程为5d。

3. 阿莫西林克拉维酸钾※

(1)片剂※,口服,按阿莫西林计一次500mg,一日3次。

(2)混悬液#,口服,按阿莫西林计一次500mg,一日3次。

4. 头孢曲松#　注射剂,静脉滴注,一次1g,一日1次,疗程1～2周。

二、慢性肾盂肾炎的治疗药物

慢性肾盂肾炎可选用上述药物,但疗程应为4～6周。

【注意事项】

(1)肾盂肾炎抗菌治疗最好参考细菌培养结果。

(2)妊娠及哺乳期避免服用氟喹诺酮类药物。

(3)患有中枢神经系统病变的患者和以往有神经、精神病史及癫痫病史者禁用氟喹诺酮类药物。

(4)使用阿莫西林前须做皮试。

狼疮肾炎

【疾病概述】

狼疮肾炎是系统性红斑狼疮最常见的内脏并发症,狼疮肾炎是最常见的继发性肾小球疾病之一,也是导致系统性红斑狼疮患者死亡的主要原因。

【用药原则】

不同病理类型的狼疮肾炎,免疫损伤性质不同,应根据肾活检病变性质选择治疗方案。轻型一般给予中、小剂量糖皮质激素;重型若单纯糖皮质激素反应不佳或有激素禁忌时,可给予免疫抑制药治疗。

【治疗药物】

1. 泼尼松※　片剂※,口服,冲击治疗后,一日 1mg/kg,4～8 周后逐渐减量,每 2 周减 5mg/d,至 20mg/d,再每 2 周减 2.5mg/d,直到一日或隔日 5～15mg 维持。

2. 甲泼尼龙※　注射剂,静脉滴注,一日 0.5g,冲击治疗,连续 3d 为一个疗程,必要时可重复一个疗程。

3. 环孢素※　片剂※,口服,一日 4～5mg/kg,分 2 次服用,3 个月后根据病情逐渐减量,每月减 1mg/(kg·d),至 2mg/(kg·d)维持,疗程不短于 1 年,6 个月内无效或肌酐倍增者则停药。

4. 吗替麦考酚酯　片剂/胶囊,口服,起始剂量为一日 1～2g,分 2 次口服,疗程为 6～9 个月。9 个月部分缓解者,诱导治疗可延长至 12 个月。维持剂量为一日 0.5～0.75g。

5. 他克莫司　片剂/胶囊,口服,起始剂量为一日 0.1～0.15mg/kg,分 2 次服用,空腹或餐后服用。维持剂量为 0.05～0.075mg/kg。

6. 环磷酰胺#　注射剂,静脉滴注,第一个月为 0.75g/m²,以后每个月剂量为 0.5～1g/m²,维持外周白细胞计数不低于 4.0×10^9/L。环磷酰胺置于 250mL 生理盐水中,1h 以上静脉滴注完,同时进行水化增加尿量,总疗程 6～9 个月。

7. 来氟米特　片剂,口服,维持剂量 20mg/d。

【注意事项】

(1)在使用糖皮质激素时,注意可能出现的严重不良反应或并发症,如感染、股骨头坏死、骨折、高血压、活动性出血及电解质紊乱等。严重感染、内脏手术后、急性心肌梗死、十二指肠溃疡等情况下忌用大剂量泼尼松。应根据病情变化及不良反应及时调整泼尼松的剂量。

(2)环孢素有肝肾毒性,长期使用可引起高血压、高尿酸血症、牙龈增生及多毛症。

(3)服用他克莫司注意监测血糖、血压及肾功能。

(4)治疗过程中建议监测环孢素、吗替麦考酚酯、他克莫司等药物的血药浓度。

间质性肾炎

【疾病概述】

间质性肾炎是由多种病因引起,发病机制各异,以肾小管间质炎症损伤为主的一组疾病。

【用药原则】

停用引起间质性肾炎的药物;加强对产生代谢毒物的原发性疾病的治疗,有效控制血压、纠正贫血,积极控制感染。

【治疗药物】

特发性急性肾间质纤维化或免疫病引起的急性肾间质纤维化可采用如下治疗方法。

1. 泼尼松※　　片剂※,口服,一日 60mg,疗程 10～14d。

2. 甲泼尼龙#　　注射剂,静脉滴注,一日 0.5～1g,治疗 3d。治疗时间一般为 4～6 周。

3. 霉酚酸酯#　　片剂/胶囊/分散片,口服,在体内代谢为霉酚酸而起作用,1.5～2g/d,一日 2 次,共用 3～6 个月。

【注意事项】

在使用糖皮质激素时,注意可能出现的严重不良反应或并发症,如感染、股骨头坏死、骨折、高血压、活动性出血及电解质紊乱等。严重感染、内脏手术后、急性心肌梗死、十二指肠溃疡等情况下忌用大剂量泼尼松。应根据病情变化及不良反应及时调整泼尼松的剂量。

肾病综合征

【疾病概述】

肾病综合征由多种病因引起,主要为肾小球基膜通透性增加,是以大量蛋白尿、低白蛋白血症、水肿、高脂血症为基本特征的临床综合征。

【用药原则】

去除病因,控制病情,改善临床症状。根据肾活检病理结果选择治疗药物及疗程,对于使用激素并限制水、钠摄入后仍不能消肿的患者,需适当选用合适的利尿药,适当加用调血脂药。

【治疗药物】

一、利尿药

1. 氢氯噻嗪※　片剂※,口服,一日 50~100mg,分 2~3 次服用。

2. 呋塞米※

（1）片剂※,口服,一日 20~100mg,分 2~3 次服用。

（2）注射剂※,静脉注射,一日 20~100mg,分 1~3 次静脉注射,严重者可用 100~400mg 静脉滴注。

3. 螺内酯※　片剂※,口服,一日 20~120mg,分 2~3 次服用。

4. 氨苯蝶啶　片剂,口服,一次 50mg,一日 2~3 次。

二、免疫抑制药

1. 泼尼松※　片剂※,口服,起始剂量要足［常用 1mg/（kg·d）］,连用 8 周,部分患者可依据具体情况延长至 12 周;停药要慢,每 1~2 周减原用量的 10%;常复发的肾病综合征在完成 8 周的大剂量疗程后逐渐减量,当减至 0.4~0.5mg/（kg·d）时,采用隔日顿服法维持 6~12 个月,然后再逐渐减量。

2. 泼尼松龙　肝功能损害或用泼尼松治疗效果欠佳者可选用口服泼尼松龙片,一次 5~20mg,一日 2~3 次。

3. 甲泼尼龙#

（1）片剂,口服,开始一日 0.4mg/kg,连用 27d。

（2）注射剂,肌内注射,一次 10~40mg,至少注射几分钟。

（3）静脉给药,一次 10~40mg,至少注射几分钟。大剂量治疗时,一次 30mg/kg,至少持续 30min,每 4~6h 给药一次。

4.环磷酰胺[#]

(1)片剂,口服,每次 50mg,一日 1~2 次。

(2)注射剂,静脉注射,一次 750mg/m²,每月 1 次。

5.环孢素[※] 可用于激素和细胞毒药物治疗无效的难治性肾病综合征,片剂[※],口服,起始剂量为一日 3~5mg/kg,依据环孢素血药浓度进行调整,使环孢素血药谷浓度维持在 100~200ng/mL,一般疗程为 3~6 个月。

6.霉酚酸酯[#] 片剂/胶囊,口服,在体内代谢为霉酚酸而起作用,可用于激素抵抗及细胞毒药物治疗无效的肾病综合征患者,片剂,一日 1.5~2g,一日 2 次,共用 3~6 个月,减量维持半年。

三、调血脂药

1.辛伐他汀[※] 片剂[※],口服,一日 20~40mg,一般疗程为 6~12 周。

2.洛伐他汀[#] 片剂,口服,一日 20~60mg,一般疗程为 6~12 周。

3.非诺贝特[#] 片剂,口服,一次 100mg,一日 3 次。

4.吉非罗齐 片剂,口服,一次 300~600mg,一日 2 次。

注:若肾病综合征缓解后高脂血症自行缓解,则不必使用调血脂药。

【注意事项】

(1)长期使用氢氯噻嗪应注意低钠血症和低钾血症的发生。

(2)长期使用呋塞米应注意低钠血症、低钾血症和低氯血症的发生。

(3)螺内酯为保钾利尿药,单独使用效果欠佳,与噻嗪类利尿药合用可增强利尿效果,并减少电解质紊乱,长期使用应注意高钾血症的发生,肾功能不全患者慎用。

(4)在使用糖皮质激素时,注意可能出现的严重不良反应或并发症,如感染、股骨头坏死、骨折、高血压、活动性出血及电解质紊乱等。严重感染、内脏手术后、急性心肌梗死、十二指肠溃疡等情况下忌用大剂量泼尼松。应根据病情变化及不良反应及时调整泼尼松的剂量。

(5)环孢素有肝肾毒性,长期使用可引起高血压、高尿酸血症、牙龈增生及多毛症。

IgA 肾 病

【疾病概述】

IgA 肾病是以反复发作性的肉眼血尿或镜下血尿,肾小球系膜区 IgA 沉积或以 IgA 沉积为主要特征的原发性肾小球病。

【用药原则】

IgA 肾病治疗需根据病理改变和临床表现制订个体化方案,以对症治疗、中西医结合治疗、免疫调节治疗等为主要治疗手段,保护肾功能,防止肾功能进行性损伤。

【治疗药物】

一、急性期的治疗

有上呼吸道感染者,应用无肾毒性的抗生素控制上呼吸道感染。

1. 青霉素[※]　钾盐注射用无菌粉末[※],肌内注射,80 万 ~ 200 万 U,一日 2 ~ 3 次。

2. 红霉素[※]

(1)肠溶片/肠溶胶囊[※],片剂/胶囊[※],口服,一次 0.5g,一日 2 ~ 3 次。

(2)注射用无菌粉末[※],静脉滴注,一次 0.5g,一日 2 ~ 3 次。

新月体肾炎若肾活检提示为细胞性新月体肾炎,应及时给予大剂量激素和细胞毒药物强化治疗。

二、慢性期的治疗

反复上呼吸道感染后发作性肉眼血尿或镜下血尿者,控制急性感染后,可考虑扁桃体摘除,手术前后需使用抗生素 2 周。单纯性血尿预后良好,无须特殊治疗,需定期观察,避免过度劳累、感染及使用肾毒性药物等。肾病综合征病理改变轻者,可选激素或联合应用细胞毒药物,病理改变较重者及大量蛋白尿难以控制者,肾脏病变呈持续进展,预后差。有高血压者,ACEI 或 ARB 可减少蛋白尿,延缓肾衰竭的进展。

（一）ACEI 类药

1. 卡托普利[※]　片剂[※]/胶囊[#]/滴丸[#],口服,成人常用量为一次 12.5mg,一日 2 ~ 3 次,按需 1 ~ 2 周增至一次 50mg,一日 2 ~ 3 次。近期大量服用利尿药者初始剂量为一次 6.25mg,一日 3 次。

2. 马来酸依那普利[※]　片剂[※]/胶囊[#],口服,一次 2.5mg,一日 1 次,并密切监测患者反应,根据血压情况逐渐调整剂量至一日 5 ~ 20mg,分 1 ~ 2 次服。

（二）ARB 类药

1. 缬沙坦[※]　胶囊[※]/分散片[#]/片剂[#],口服,初始剂量为一次 80 ~ 160mg,一日 1 次。维持剂量为一次 80 ~ 320mg,一日 1 次。

2. 厄贝沙坦[#]　片剂/胶囊/分散片,口服,初始剂量为一次 150mg,一日 1 次。维持剂量可增至一次 300mg,一日 1 次。

3. 坎地沙坦酯[#]　片剂/分散片/胶囊,口服,一次 4 ~ 8mg,一日 1 次。严重肾功能不全者应从一次 2mg 开始服用，一日 1 次，慎重用药。

三、慢性肾功能不全

慢性肾功能不全者按慢性肾衰竭处理。

【注意事项】

（1）使用青霉素类药物，须进行皮试，皮试阴性者方可使用。

（2）红霉素一般不与 pH 值低的葡萄糖注射液配伍，添加维生素 C 注射液 1g 或碳酸氢钠注射液 0.5mL 于 5% ~ 10% 葡萄糖注射液 500mL，可使其 pH 值升高到 5.0 以上，再加红霉素乳糖酸盐，则有助于稳定。

急性肾衰竭

【疾病概述】

急性肾衰竭是指肾小球滤过率突然或持续下降，导致氮质代谢产物和其他有毒产物在体内潴留的一种临床综合征。

【用药原则】

急性肾衰竭的治疗原则为纠正可逆因素，防止肾脏进一步受损，维持水、电解质的平衡。

【治疗药物】

1. 腹膜透析液[※]　注射剂[※]（腹腔用药），间歇性腹膜透析一次 2L，留置 1 ~ 2h，一日交换 4 ~ 6 次。无水潴留者，用连续性不卧床腹膜透析，一般一日 4 次，一次 2L，日间一次间隔 4 ~ 5h，夜间一次留置 9 ~ 12h，以增加中分子尿毒症毒素清除。一般一日透析液量为 8L。

2. 维生素 B_1[#]　注射剂，静脉滴注，一次 10mg，一日 1 次。

3. 维生素 B_6[#]　片剂，口服；注射剂，静脉滴注，一次 10mg，一日 1 次。

4. 维生素 C[#]　注射剂，静脉滴注，一日 1 ~ 3 次，一日补充维生素 C 1g。

【注意事项】

一次灌入或放出腹膜透析液时，严格按照无菌操作进行，使用前应将透析液加热至 37℃ 左右，低血钾时可在透析液中加入氯化钾，一般每升透析液加 10% 氯化钾溶液不超过 3mL。严格控制向腹膜透析液内加药。

慢性肾衰竭

【疾病概述】

慢性肾衰竭是指以慢性肾脏病引起的肾小球滤过率下降,以及与此相关的代谢产物潴留,水、电解质紊乱,酸碱平衡失调,全身各系统受累为主要表现的临床综合征。

【用药原则】

根据患者的肾功能情况及其他病理生理状况,选用具有特定药代动力学和药效动力学特点的药物,首选肾毒性相对较小的药物,如需要选用某些具有肾毒性的药物,应设法减少剂量或延长用药间隔,对某些治疗窗较窄的药物,可根据情况测定药物血清或血浆浓度,以实现个体化用药,减少药物不良反应的发生。

【治疗药物】

主要针对并发症进行相应的药物治疗。

1. 卡托普利※　片剂※/胶囊#/滴丸#,口服,初始剂量为一次12.5mg,一日2～3次,依据耐受情况逐渐增至一次50mg,一日2～3次。近期大量服用利尿药者初始剂量为一次6.25mg,一日3次。

2. 马来酸依那普利※　片剂※/胶囊#,口服,初始剂量为一次2.5mg,一日1次,并密切监测反应,根据耐受情况逐渐加量至一日5～20mg,分1～2次服。

3. 厄贝沙坦#　片剂/胶囊/分散片,口服,初始剂量为一次150mg,一日1次,最大剂量为一次300mg,一日1次。进行血液透析者初始剂量可考虑给予75mg。

4. 尼群地平※　片剂※/胶囊#,口服,初始剂量为一次10mg,一日1次,以后可以根据情况调整为一次20mg,一日2次。

5. 硝苯地平※　片剂※/缓释片#/控释片#/缓释胶囊#/滴丸#,口服。普通制剂,从小剂量开始服用,一般起始剂量为一次10mg,一日3次,常用维持量为一次10～20mg,一日3次。缓释剂,初始剂量为一次30mg或60mg,一日1次,剂量调整一般在1～2周完成,最大剂量为一日120mg。血液透析、腹膜透析患者无须调整剂量。

6. 硫酸亚铁※

(1)片剂※,口服,一次200mg,一日3次。

（2）缓释片[※]，口服，一次 450mg，一日 2 次。

7. 琥珀酸亚铁[※]　片剂[※]，口服，一次 100 ~ 200mg，一日 3 次。

8. 右旋糖酐铁[※]

（1）注射剂[※]，深部肌内注射，一次 100 ~ 200mg，每 1 ~ 3d 一次。

（2）注射剂[※]，静脉注射或静脉滴注，一次 2 ~ 4mL（含铁 100 ~ 200mg），每周 2 ~ 3 次。

9. 叶酸[※]　片剂[※]，口服，一次 5 ~ 10mg，一日 3 次，直至血常规恢复正常。

10. 维生素 B_{12}[※]　注射剂，肌内注射，一次 100μg，一日 1 次（或 200μg，隔日 1 次），直至血红蛋白恢复正常。

11. 腹膜透析液[※]　注射剂（腹腔用药），间歇性腹膜透析一次 2L，留置 1 ~ 2h，一日交换 4 ~ 6 次，无水潴留者，用连续性不卧床腹膜透析，一般一日 4 次，一次 2L，日间一次间隔 4 ~ 5h，夜间一次留置 9 ~ 12h，以增加中分子尿毒症毒素清除，一般一日透析液量为 8L。

12. 维生素 B_1[#]　注射剂，静脉滴注，一次 10mg，一日 1 次。

13. 维生素 B_6[#]

（1）片剂，口服，一次 10mg，一日 1 次。

（2）注射剂，静脉滴注，一次 10mg，一日 1 次。

14. 维生素 C[※]　注射剂[※]，静脉滴注，一日 1 ~ 3 次，一日补充维生素 C 1g。

15. 硫酸亚铁[※]

（1）片剂[※]，口服，一次 200mg，一日 3 次。

（2）缓释片[※]，口服，一次 450mg，一日 2 次。

【注意事项】

（1）开始服用血管紧张素转化酶抑制药后 2 周要复查肾功能指标，如血肌酐及血钾。

（2）口服铁剂宜进餐时或餐后服用，忌与茶、钙盐及镁盐同时服用，同时服用维生素 C 有助于铁的吸收。

（3）注射铁剂后可发生轻度及暂时的局部肌肉疼痛、淋巴结炎、头痛等，偶尔可出现过敏性休克，有右旋糖酐铁过敏史者禁用。

（4）一次灌入或放出腹膜透析液时，严格按照无菌操作进行，使用前应将透析液加热至 37℃ 左右，低血钾时可在透析液中加入氯化钾，一般每升透析液加 10% 氯化钾溶液不超过 3mL。严格控制向腹膜透析液内加药。

前列腺癌

【疾病概述】

前列腺癌为男性泌尿生殖系统中常见的肿瘤,病因不明确。有关资料分析,前列腺淋病、病毒及衣原体感染、激素的影响可能与本病发病有关。本病是男性人群所面临的最重要的医学难题之一。

【用药原则】

根据前列腺癌的分类和准确的临床分期,实施综合的规范治疗。

【治疗药物】

1. 顺铂[※]　　注射剂[※]/注射用无菌粉末[※],静脉滴注。一般剂量:一次 $20mg/m^2$,溶于生理盐水 200mL 中,一日 1 次,连用 5d,或一次 $30mg/m^2$,连用 3d,并适度水化利尿,间隔 3 ~ 4 周可重复用药。大剂量:一次 $80 ~ 120mg/m^2$,每 3 ~ 4 周用药一次,剂量以 $100mg/m^2$ 为宜。用本品前 2 ~ 16h 和给药后 6h 内,静脉滴注等渗葡萄糖溶液 2 000mL,使用当日静脉滴注等渗葡萄糖溶液或生理盐水 3 000 ~ 3 500mL,并用氯化钾、甘露醇及呋塞米。

2. 替加氟[※]　　片剂[※]/胶囊[※],口服,一日 600 ~ 1 200mg,分 3 ~ 4 次服用,总量 20 ~ 40g 为一个疗程。

3. 多西环素　　注射剂,静脉滴注,一次 $75mg/m^2$,滴注时间为 1h,每 3 周一次,同时持续口服泼尼松,一次 5mg,一日 2 次。

【注意事项】

(1)前列腺癌治疗上专科性强,使用上述药物需在具备条件的三级综合医院或专科医院进行,并根据前列腺癌的诊断、治疗特点和原则,正确指导患者进行治疗。

(2)使用顺铂时,避免使用肾毒性或耳毒性的药物,治疗中出现下列症状之一者停用顺铂:①周围血细胞计数低于 $3.5 \times 10^9/L$ 或血小板计数低于 $80 \times 10^9/L$。②用药后持续严重呕吐。③早期肾毒性表现。

(3)替加氟注意避光、密闭保存。

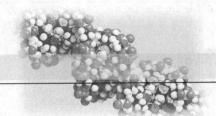

第十章

骨 科 疾 病

肌肉扭伤

【疾病概述】

肌肉扭伤是指肌肉过度收缩后部分肌纤维、肌纤维膜、韧带或筋膜撕裂导致局部发生出血、炎性渗出、水肿等改变。好发于青壮年,有运动、搬重物、外伤等病史,伤后立即或数日内出现剧痛,主要症状为疼痛、活动受限,体格检查可发现肌肉痉挛、局限性压痛、淤血肿胀、功能障碍。

【用药原则】

以镇痛药缓解局部疼痛为主,辅以物理治疗,较为严重者行封闭治疗术。

【治疗方法】

一、药物治疗

1. 双氯芬酸钠

(1)肠溶片※/缓释片※,口服,一次 25 ~ 50mg,一日 3 次。

(2)缓释胶囊※,口服,一次 25 ~ 50mg,一日 3 次。

(3)栓剂#,直肠给药,成人一次 50mg,一日 50 ~ 80mg。

2. 布洛芬※ 片剂/胶囊/颗粒剂/缓释片/缓释胶囊/混悬液,口服,一次 0.2g,一日 3 次。

3. 吲哚美辛※ 栓剂,直肠给药,一次 50mg,一日 1 次。

4. 萘普生# 常释剂型,口服,成人常用量,首次 0.5g,以后必要时每 6 ~ 8h 给予 0.25g。

二、物理治疗

受伤后应以邻近部位制动,缓解疼痛和肌肉痉挛为主,辅以冷敷。24 ~ 48h 后改热敷或热疗,温度以 38 ~ 45℃ 为宜。

【注意事项】

使用非甾体镇痛抗炎药时须注意：

（1）1 岁以下儿童不宜使用双氯芬酸钠口服制剂。

（2）本类药物有交叉过敏反应，对阿司匹林过敏者禁用。

（3）避免同时合并使用两种或两种以上非甾体镇痛抗炎药。

（4）血友病及其他出血性疾病（包括凝血功能障碍及血小板功能异常）患者慎用。

（5）有胃肠道出血病史及心血管疾病的患者易出现胃肠道不良反应，包括产生新的溃疡，应慎用。

（6）心功能不全者、高血压患者及孕妇慎用。

肩关节周围炎

【疾病概述】

肩关节周围炎简称肩周炎，是引起肩关节疼痛及运动功能障碍的一组疾病的统称。肩周炎的临床表现为肩部疼痛、活动受限、怕冷、压痛及肌肉痉挛萎缩等，肩关节周围肌肉萎缩，压痛广泛。肩周炎起病缓慢，可无明显外伤史，多见于 40 岁以上的中老年人。

【用药原则】

除进行理疗、按摩、针灸、关节功能训练外，配合使用非甾体类抗炎药缓解关节部位炎症，严重者可进行局部封闭治疗，病情顽固、保守治疗无效者可进行手术治疗。

【治疗方法】

一、药物治疗

1. 双氯芬酸钠

（1）肠溶片※/缓释片※，口服，一次 25～50mg，一日 3 次。

（2）缓释胶囊※，口服，一次 25～50mg，一日 3 次。

（3）栓剂#，直肠给药，成人一次 50mg，一日 50～80mg。

2. 对乙酰氨基酚※

（1）片剂/颗粒剂/口服溶液剂，口服，一次 0.3～0.6g，一日 3 次，不得使用超过 5d，5d 症状未缓解应及时咨询医生或药师。

（2）溶液剂，口服，一次 10～25mL，一日 3 次。

（3）混悬液，口服，用量杯量取适量。

3. 布洛芬[※]　片剂/胶囊/颗粒/缓释片/缓释胶囊/混悬液,口服,一次0.2g,一日3次。

4. 吲哚美辛[※]　栓剂,直肠给药,一次50mg,一日1次。

二、物理治疗及功能锻炼

热疗等物理治疗可以促进局部血液循环,减轻疼痛。功能锻炼是指肩关节各个方向上的活动,尤其是上举功能的训练,有利于关节功能的恢复。坚持患肩的功能锻炼,既可提高疗效,又可巩固疗效,防止复发,但多不能进行用力甩手等锻炼方式。

【注意事项】

同"肌肉扭伤"相关内容。

肱骨外上髁炎

【疾病概述】

肱骨外上髁炎俗称"网球肘",病因是前臂伸肌起点特别是桡侧伸腕短肌的慢性撕拉伤,这些肌肉反复收缩牵拉肌肉起点,进而造成累积性损伤。临床表现为肘关节外侧痛,有时波及两侧,常向前臂放射。

【用药原则】

使用非甾体镇痛抗炎药,疼痛顽固者可使用局部痛点封闭治疗,少数症状顽固者可结合理疗及石膏托制动以缓解无菌炎症。

【治疗药物】

1. 双氯芬酸钠

(1)肠溶片[※]/缓释片[※],口服,一次25~50mg,一日3次。

(2)缓释胶囊[※],口服,一次25~50mg,一日3次。

(3)栓剂[#],直肠给药,成人一次50mg,一日50~80mg。

2. 对乙酰氨基酚[※]

(1)片剂/颗粒剂,口服,一次0.3~0.6g,一日3次,不得使用超过5d,5d症状未缓解应及时咨询医生或药师。

(2)溶液剂,口服,一次10~25mL,一日3次。

(3)混悬液,口服,用量杯量取适量。

3. 布洛芬[※]　片剂/胶囊/颗粒剂/缓释片/缓释胶囊/混悬液,口服,一次0.2g,一日3次。

4. 吲哚美辛[※]　栓剂,直肠给药,一次50mg,一日1次。

【注意事项】

同"肌肉扭伤"相关内容。

骨　折

【疾病概述】

骨折是指骨结构的连续性完全或部分断裂。多见于儿童及老年人,常见身体某一个部位骨折,少数患者为多发性骨折。

【用药原则】

主要用手术方法复位、固定,并进行功能锻炼。骨折后使用镇痛药缓解疼痛,对于开放性骨折给予抗生素预防感染,给予促骨骼生长药以帮助康复。

【治疗药物】

一、骨折止痛(骨筋膜室综合征的情况下除外)

根据疼痛程度选择镇痛药。

1. 哌替啶※　注射液,50mg,肌内注射。

2. 双氯芬酸钠

(1)肠溶片※/缓释片※,口服,一次 25～50mg,一日 3 次。

(2)缓释胶囊※,口服,一次 25～50mg,一日 3 次。

(3)栓剂#,直肠给药,成人一次 50mg,一日 50～80mg。

3. 布洛芬※　片剂/胶囊/颗粒剂/缓释片/缓释胶囊/混悬液,口服,一次 0.2g,一日 3 次。

4. 吲哚美辛※　栓剂,直肠给药,一次 50mg,一日 1 次。

二、开放性骨折治疗

认真清创,尽早给予抗生素治疗以预防感染,可选用第一、二代头孢菌素类(头孢氨苄※、头孢拉定※、头孢呋辛※等)、抗真菌药甲硝唑#等。开放骨折暴露在外时不要将骨折断端送回伤口内,以避免进一步污染。

【注意事项】

(1)使用非甾体镇痛抗炎药注意事项可参照前面"肌肉扭伤"相关内容。

(2)哌替啶属于国际特殊管理麻醉药品,对未明确诊断的疼痛尽可能不用本品。肝肾功能不全者慎用。务必在单胺氧化酶抑制药停用 14d 以上再给药,且应用时勿将药液注射到外周神经干附近。

创伤性关节脱位

【疾病概述】

关节在暴力作用下,受力的关节囊、韧带等破裂,甚至合并关节骨折,导致关节的部分或全部解剖结构出现不对合的状况,称为创伤性关节脱位。直接或间接暴力均可引起关节脱位,但以间接暴力为主。

【用药原则】

主要用手术方法进行关节复位、固定,并进行功能锻炼。根据关节脱位部位及严重程度,药物治疗缓解疼痛。

【治疗方法】

一、药物治疗

根据疼痛程度选择镇痛药。

1. 哌替啶※ 注射液,50mg,肌内注射。

2. 双氯芬酸钠

(1)肠溶片※/缓释片※,口服,一次 25～50mg,一日 3 次。

(2)缓释胶囊※,口服,一次 25～50mg,一日 3 次。

(3)栓剂#,直肠给药,成人一次 50mg,一日 50～80mg。

3. 布洛芬※ 片剂/胶囊/颗粒剂/缓释片/缓释胶囊/混悬液,一次0.2g,一日 3 次。

4. 吲哚美辛※ 栓剂,直肠给药,一次 50mg,一日 1 次。

二、手术治疗

关节脱位合并骨折者,通过手术方法对骨折部位进行复位、固定,配合功能锻炼,以改善局部血液循环,促进骨折愈合,同时避免肌肉萎缩、关节僵直。

复位时使用麻醉药品:首先对骨折处皮肤进行浸润,然后逐步向深部刺入,进入骨折血肿后抽出暗红色血液,缓慢将1%普鲁卡因(注射液)或0.5%利多卡因(注射液)10mL 注入骨折血肿处进行麻醉。

【注意事项】

同"骨折"相关内容。

膝关节内、外侧副韧带断裂

【疾病概述】

膝关节内、外侧副韧带断裂是指当膝部受强大暴力而过度内翻或外翻时，被牵引的膝关节内侧或外侧韧带超出生理负荷，进而发生膝关节内、外侧副韧带断裂，附着点撕脱骨折等损伤。临床表现为膝关节肿胀、疼痛、功能障碍、压痛等，常合并膝关节关节囊撕裂、前后交叉韧带等撕裂、膝关节骨软骨挫伤等。

【用药原则】

根据损伤程度选择治疗方法，根据疼痛程度选择使用镇痛药。

【治疗方法】

一、药物治疗

根据疼痛程度选用镇痛药。

1. 哌替啶※　注射液，肌内注射，50mg。

2. 双氯芬酸钠

（1）肠溶片※/缓释片※，口服，一次 25～50mg，一日 3 次。

（2）缓释胶囊※，口服，一次 25～50mg，一日 3 次。

（3）栓剂#，直肠给药，成人一次 50mg，一日 50～80mg。

3. 布洛芬※　片剂/胶囊/颗粒剂/缓释片/缓释胶囊/混悬液，口服，一次 0.2g，一日 3 次。

4. 吲哚美辛※　栓剂，直肠给药，一次 50mg，一日 1 次。

二、辅助治疗

1. 膝内侧副韧带损伤　部分断裂者采用支具制动 2～4 周，之后练习关节伸屈活动。完全断裂者用管型石膏或支具制动 4～6 周，期间进行功能锻炼可恢复，严重患者最好在 2 周内进行韧带修补手术。

2. 膝外侧副韧带损伤　对单纯性副韧带损伤者开大关节间隙进行弹性绷带加压包扎，用石膏固定，期间进行功能训练。膝外侧副韧带完全断裂者进行手术修补，术后使用长腿前后石膏夹板固定膝关节 4～6 周，去除石膏后积极进行功能锻炼。

【注意事项】

同"骨折"相关内容。

踝关节扭伤

【疾病概述】

踝关节扭伤多指踝关节因牵拉、旋转力而导致的踝关节韧带撕裂损伤,以外侧副韧带扭伤最为多见,若治疗不当,容易反复扭伤,久之继发关节粘连或创伤性关节炎,造成功能障碍。

【用药原则】

根据踝关节损伤程度对症使用消肿、止痛药,需要时手术进行韧带修补。

【治疗方法】

一、局部制动

踝关节扭伤后应休息,避免负重,进行冰敷、加压包扎、抬高患肢等。轻度扭伤可保守治疗,用石膏或支具固定踝关节 3~6 周,去除石膏后进行功能锻炼。对重度扭伤致韧带断裂或骨折患者可采取手术修复韧带,以防踝关节不稳出现反复性扭伤,术后用石膏固定 3~6 周,去除石膏后进行相应锻炼。

二、药物治疗

根据损伤程度选择镇痛药。

1. 双氯芬酸钠

(1)肠溶片※/缓释片※,口服,一次 25~50mg,一日 3 次。

(2)缓释胶囊※,口服,一次 25~50mg,一日 3 次。

(3)栓剂#,直肠给药,成人一次 50mg,一日 50~80mg。

2. 布洛芬※　片剂/胶囊/颗粒剂/缓释片/缓释胶囊/混悬液,口服,一次 0.2g,一日 3 次。

3. 吲哚美辛※　栓剂,直肠给药,一次 50mg,一日 1 次。

【注意事项】

同"骨折"相关内容。

股骨头缺血性坏死

【疾病概述】

股骨头缺血性坏死是指因股骨头血液供应遭受破坏所致的股骨头骨质坏死。常见原因有髋部外伤、血红蛋白病、减压病、大剂量使用激素、酗酒等。

【用药原则】

首先去除与股骨头坏死有关的危险因素,根据病情对症治疗。对行植骨术、关节置换术等手术疗法的患者注意术后用药。

【治疗方法】

一、手术治疗

早期行髓芯减压后植骨,后期行人工髋关节置换术。

二、药物治疗

根据疼痛程度选择镇痛药。

1. 双氯芬酸钠

(1)肠溶片※/缓释片※,口服,一次 25～50mg,一日 3 次。

(2)缓释胶囊※,口服,一次 25～50mg,一日 3 次。

(3)栓剂#,直肠给药,成人一次 50mg,一日 50～80mg。

2. 布洛芬※　片剂/胶囊/颗粒剂/缓释片/缓释胶囊/混悬液,口服,一次 0.2g,一日 3 次。

3. 吲哚美辛※　栓剂,直肠给药,一次 50mg,一日 1 次。

【注意事项】

同"骨折"相关内容。

急性化脓性骨髓炎

【疾病概述】

急性化脓性骨髓炎是由化脓性细菌引起的骨膜、骨质和骨髓的炎症。其以骨质吸收、破坏为主,病原菌主要为金黄色葡萄球菌,其次为乙型链球菌、白色葡萄球菌。

【用药原则】

防治感染,缓解炎症症状,对症支持治疗。

【治疗药物】

一、抗菌药

1. 头孢唑林※　注射用无菌粉末,静脉滴注/静脉缓慢滴注/肌内注射,一次 0.5～1g,一日 3 次。严重感染者可增加至一日 6g,分 3 次给药。儿童常用剂量为一日 50～100mg/kg,分 3 次给药。

2. 头孢拉定

(1)片剂/胶囊※,口服,成人常用剂量为一次 250～500mg,一日 3～4 次。

小儿常用剂量为按体重一次 6.25 ~ 12.5mg/kg,一日 3 次。

(2)注射剂#,静脉滴注/静脉注射/肌内注射,成人一次 0.5 ~ 1g,一日 3 次。小儿(1 周岁以上)按体重一次 12.5 ~ 25mg/kg,一日 3 次。

3. 左氧氟沙星※

(1)片剂/胶囊,口服,一次 0.1 ~ 0.2g,一日 2 次,病情偏重者可增至一日 3 次。

(2)氯化钠注射液,静脉滴注,成人一次 0.5g,一日 1 次。

二、镇痛抗炎药

1. 布洛芬※

(1)片剂/胶囊/颗粒/缓释片/缓释胶囊,口服,一次 0.2g,一日 3 次。

(2)混悬剂,口服,一次 15 ~ 20mL,一日 3 次。

2. 双氯芬酸钠

(1)肠溶片/缓释片/缓释胶囊※,口服,一次 25 ~ 50mg,一日 3 次。

(2)栓剂#,直肠给药,一次 1 枚,一日不得超过 2 枚。

3. 吲哚美辛※　栓剂,直肠给药,一次 1 枚,一日不得超过 2 枚。

【注意事项】

(1)使用非甾体镇痛抗炎药时须注意:

1)1 岁以下儿童不宜使用双氯芬酸钠口服制剂。

2)本类药物有交叉过敏反应,对阿司匹林过敏者禁用。

3)避免同时合并使用两种或两种以上非甾体镇痛抗炎药。

4)血友病及其他出血性疾病(包括凝血功能障碍及血小板功能异常)患者慎用。

5)有胃肠道出血病史及心血管疾病的患者易出现胃肠道副作用,包括产生新的溃疡,应慎用。

6)心功能不全者、高血压患者及孕妇慎用。

(2)使用抗生素如在 3d 内无明显疗效,应及时调整,尽快根据培养出的致病菌种,选用敏感抗生素。

(3)非甾体镇痛抗炎药用于对症治疗,而急性期主张尽早静脉给予足量抗生素,通常宜用两种或两种以上联合使用,并根据药敏试验结果进行调整。

急性化脓性关节炎

【疾病概述】

急性化脓性关节炎为化脓性细菌引起的关节急性炎症,多见于儿童,好发于髋、膝关节。

【用药原则】

防治感染,缓解炎症症状,对症支持治疗。

【治疗药物】

一、抗菌药

1. 头孢唑林※　注射用无菌粉末,静脉滴注/静脉缓慢滴注/肌内注射,一次 0.5～1g,一日 3 次。严重感染者可增加至一日 6g,分 3 次静脉给药。儿童常用剂量为一日 50～100mg/kg,分 3 次静脉给药。

2. 头孢拉定

(1)片剂/胶囊※,口服,成人常用剂量为一次 250～500mg,一日 3～4 次。小儿常用剂量为按体重一次 6.25～12.5mg/kg,一日 3 次。

(2)注射剂#,静脉滴注/静脉注射/肌内注射,成人一次 0.5～1.0g,一日 3 次。小儿(1 周岁以上)按体重一次 12.5～25mg/kg,一日 3 次。

3. 左氧氟沙星※

(1)片剂/胶囊,口服,一次 0.1～0.2g,一日 2 次,病情偏重者可增至一日 3 次。

(2)氯化钠注射液,静脉滴注,成人 0.5g,一日 1 次。

二、镇痛抗炎药

1. 对乙酰氨基酚※

(1)片剂/颗粒剂,口服,一次 0.3～0.6g,一日 3 次。

(2)溶液剂,口服,一次 10～25mL,一日 3 次。

(3)混悬液,口服,用量杯量取适量。

2. 布洛芬※

(1)片剂/胶囊/颗粒/缓释片/缓释胶囊,口服,一次 0.2g,一日 3 次。

(2)混悬剂,口服,一次 15～20mL,一日 3 次。

3. 双氯芬酸钠

(1)肠溶片/缓释片/缓释胶囊※,口服,一次 25～50mg,一日 3 次。

（2）栓剂[#]，直肠给药，一次 1 枚，一日不得超过 2 枚。

4.吲哚美辛[※]　栓剂，直肠给药，一次 1 枚，一日不得超过 2 枚。

【注意事项】

（1）儿童不宜使用喹诺酮类(左氧氟沙星)抗菌药物。

（2）抗菌药物应根据实际情况和细菌培养结果及时调整。

（3）使用非甾体镇痛抗炎药注意事项可参照前面有关内容。

骨关节炎

【疾病概述】

骨关节炎是以关节软骨退行性变及继发性骨质增生为特征的，常见于中老年的慢性关节炎。

【用药原则】

解除疼痛症状，维持或改善关节功能，保护关节结构。关节症状严重患者应进行手术治疗。

【治疗药物】

一、镇痛抗炎药

1.对乙酰氨基酚[※]

（1）片剂/颗粒剂，口服，一次 0.3～0.6g，一日 3 次。

（2）溶液剂，口服，一次 10～25mL，一日 3 次。

（3）混悬液，口服，用量杯量取适量。

2.布洛芬[※]

（1）片剂/胶囊/颗粒剂/缓释片/缓释胶囊，口服，一次 0.2g，一日 3 次。

（2）混悬剂，口服，一次 15～20mL，一日 3 次。

3.双氯芬酸钠[※]

（1）肠溶片/缓释片/缓释胶囊[※]，口服，一次 25～50mg，一日 3 次。

（2）栓剂[#]，直肠给药，一次 1 枚，一日不得超过 2 枚。

4.吲哚美辛[※]　栓剂，直肠给药，一次 1 枚，一日不得超过 2 枚。

二、糖皮质激素类药

急性发作期间，关节腔内注入泼尼松龙(注射液)或醋酸氢化可的松[※](注射液)控制症状，但不作为常规方法使用。

【注意事项】

（1）药物治疗应结合休息、理疗、减肥和适当运动。

（2）使用非甾体镇痛抗炎药注意事项可参照前面有关内容。

髌骨软骨软化症

【疾病概述】

髌骨软骨软化症是髌骨软骨面在慢性损伤后,软骨肿胀、侵蚀、龟裂、破碎、脱落,最后与之相对的股骨髁软骨也发生相同的病理改变,从而形成髌股关节的骨关节炎。

【用药原则】

保护关节软骨,促进关节软骨的愈合和再生,缓解疼痛和增加关节活动度。

【治疗药物】

一、镇痛抗炎药

双氯芬酸钠※

（1）肠溶片/缓释片/缓释胶囊※,口服,一次25～50mg,一日3次。

（2）栓剂#,直肠给药,一次1枚,一日不得超过2枚。

二、其他药

1. 马栗种子提取物　片剂,口服,一次0.4～0.8g,一日2次。

2. 氨基葡萄糖　片剂/胶囊#,口服,一次240～480mg,一日3次。

3. 玻璃酸钠　注射液,关节腔内注射,一次2mL,一周1次。

【注意事项】

（1）髌骨软骨软化症出现症状后,首先限制膝关节剧烈活动1～2周,同时进行股四头肌阻力锻炼,增加膝关节稳定性。

（2）关节腔内注射糖皮质激素虽然可以缓解症状,但由于抑制糖蛋白和胶原的合成,对软骨修复不利,无菌操作不合格时甚至发生关节细菌性感染导致严重后果,故应慎用。

颈　椎　病

【疾病概述】

颈椎病又称颈椎综合征,是颈椎骨关节炎,增生性颈椎炎、颈神经根综合征、颈椎间盘脱出症的总称,是一种以退行性病理改变为基础的疾病。

【用药原则】

消炎止痛,促进受压神经恢复。

【治疗药物】

一、镇痛抗炎药

1. 对乙酰氨基酚[※]

(1)片剂/颗粒剂,口服,一次 0.3~0.6g,一日 3 次。

(2)溶液剂,口服,一次 10~25mL,一日 3 次。

(3)混悬液,口服,用量杯量取适量。

2. 布洛芬[※]

(1)片剂/胶囊/颗粒剂/缓释片/缓释胶囊,口服,一次 0.2g,一日 3 次。

(2)混悬剂,口服,一次 15~20mL,一日 3 次。

3. 双氯芬酸钠[※]

(1)肠溶片/缓释片/缓释胶囊[※],口服,一次 25~50mg,一日 3 次。

(2)栓剂[#],直肠给药,一次 1 枚,一日不得超过 2 枚。

4. 吲哚美辛[※] 栓剂,直肠给药,一次 1 枚,一日不得超过 2 枚。

二、其他药

1. 甲钴胺[#]

(1)片剂,口服,一次 0.5mg,一日 3 次。

(2)注射液,肌内注射/静脉注射,一次 500μg,一日 1 次。

2. 牛痘疫苗接种家兔炎症皮肤提取物[#]

(1)片剂,口服,一次 4 片,一日 2 次。

(2)注射液,皮下注射/肌内注射/静脉注射,一次 1 支,一日 1 次。

【注意事项】

(1)有颈椎病症状患者,应当减少工作量,适当休息。症状较重、发作频繁者,应当停止工作,绝对休息,而且最好能够卧床休息。

(2)使用非甾体镇痛抗炎药注意事项可参照前面有关内容。

腰椎间盘突出症

【疾病概述】

腰椎间盘突出症是指腰椎间盘发生退行性改变以后,在外力作用下,纤维环部分或全部断裂,单独或者连同髓核、软骨终板向外突出,刺激或压迫窦椎神经和神经根引起的以腰腿痛为主要症状的一种病变。

【用药原则】

消退椎间盘突出部分和受到刺激的神经根的炎性水肿,减轻神经根刺激或压迫。

【治疗药物】

一、抗炎镇痛药

1. 对乙酰氨基酚※

（1）片剂/颗粒剂,口服,一次 0.3~0.6g,一日 3 次。

（2）溶液剂,口服,一次 10~25mL,一日 3 次。

（3）混悬液,口服,用量杯量取适量。

2. 布洛芬※

（1）片剂/胶囊/颗粒剂/缓释片/缓释胶囊,口服,一次 0.2g,一日 3 次。

（2）混悬剂,口服,一次 15~20mL,一日 3 次。

3. 双氯芬酸钠※

（1）肠溶片/缓释片/缓释胶囊※,口服,一次 25~50mg,一日 3 次。

（2）栓剂#,直肠给药,一次 1 枚,一日不得超过 2 枚。

4. 吲哚美辛※　栓剂,直肠给药,一次 1 枚,一日不得超过 2 枚。

二、其他药

1. 甲钴胺#

（1）片剂,口服,一次 0.5mg,一日 3 次。

（2）注射液,肌内注射/静脉注射,一次 500μg,一日 1 次。

2. 马栗种子提取物　片剂,口服,一次 0.4~0.8g,一日 2 次。

3. 牛痘疫苗接种家兔炎症皮肤提取物#

（1）片剂,口服,一次 4 片,一日 2 次。

（2）注射液,皮下注射/肌内注射/静脉注射,一次 1 支,一日 1 次。

【注意事项】

（1）腰椎间盘突出疼痛时须严格卧床休息 3 周,带腰围逐步下地活动。

（2）如反复发作,经半年以上非手术治疗无效,影响工作和生活时应进行手术治疗。

（3）使用非甾体镇痛抗炎药注意事项可参照前面有关内容。

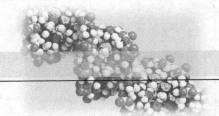

第十一章

皮肤科疾病

单纯疱疹

【疾病概述】

单纯疱疹是由人类单纯疱疹病毒感染所致,并以簇集性水疱为特征的皮肤病。可分为原发性和复发性单纯疱疹。病毒分为 I 型和 II 型。I 型主要引起口鼻、眼周感染,通过接触和飞沫传染;II 型主要引起外阴和生殖器部位感染,通过性接触传染。病程具有自限性,但易复发。

【用药原则】

抗病毒,防治继发感染,缩短病程。局部禁止使用肾上腺皮质激素类药物。

【治疗药物】

一、抗病毒药

1. 阿昔洛韦

(1)片剂[※]/胶囊[※]/分散片[#]/咀嚼片[#],口服,成人一次 0.2g,一日 5 次,共 10d,或一次 0.4g,一日 3 次,共 5d;复发性感染,一次 0.2g,一日 5 次,共 5d;复发性感染的慢性抑制疗法,一次 0.2g,一日 3 次,共 6 个月,必要时一次 0.2g,一日 5 次,共 6 ~ 12 个月。

(2)乳膏剂[※],外用,适量涂于患处,每2h 一次,一日 4 ~ 6 次,共 7d。

(3)滴眼剂[※],外用,滴入眼睑内,每2h 一次。

(4)注射剂[#],静脉滴注,成人按体重每 8h 5 ~ 10mg/kg,静滴 1h 以上,共 7 ~ 10d;小儿每 8h 按体表面积 250mg/m²,共 5 ~ 7d。

2. 泛昔洛韦　片剂/胶囊/分散片,口服,一次 0.25g,一日 3 次,疗程 7 ~ 10d,复发者疗程可缩短为 5d。频繁复发者,一次 0.25g,一日 2 次,疗程 6 ~ 12 月。

二、抗感染药

1. 红霉素[※]　软膏剂,外用,适量涂于患处,一日2次。

2. 莫匹罗星　软膏剂,外用,适量涂于患处,一日3次,5d一个疗程,必要时可重复一个疗程。

【注意事项】

(1)使用阿昔洛韦时应补充足够的水分,防止药物在肾小管内沉积。

(2)肾功能不全的成年人按肌酐清除率调整阿昔洛韦和泛昔洛韦剂量,与丙磺舒合用可导致阿昔洛韦和泛昔洛韦在体内蓄积。

(3)阿昔洛韦与曲氟尿苷、阿糖腺苷、干扰素、免疫增强剂、糖皮质激素合用,具有协同作用;与齐多夫定合用,可引起肾毒性,表现为深度昏睡和疲劳。

(4)阿昔洛韦治疗生殖器复发性疱疹感染以间歇短程给药有效,长程疗法不应超过6个月。

(5)对脱水、严重肝肾功能不全、精神异常者及2岁以下儿童慎用阿昔洛韦。

(6)阿昔洛韦静脉用药液的配制:用生理盐水或5%葡萄糖注射液稀释至至少100mL,使最后药物浓度不超过7g/L,否则易引起静脉炎。阿昔洛韦注射液专供静脉滴注,药液至少在1h内匀速滴入,避免快速滴入或静脉注射,否则可发生肾小管内药物结晶沉积,引起肾功能损害(发生率可达10%)。配制后的溶液应在12h内使用。放置在冰箱内会产生沉淀。本品不可用含苯甲醇的稀释液稀释。成人急性或慢性肾功能不全者不宜用阿昔洛韦注射液静脉滴注,因滴速过快时可引起肾衰竭。

(7)孕妇、哺乳期妇女一般不推荐使用泛昔洛韦,肾功能不全患者应注意调整用法、用量。

(8)红霉素与氯霉素及林可霉素有拮抗作用,应避免合用。

(9)莫匹罗星慎用于有中度或重度肾损害者及孕妇。

(10)软膏剂仅供皮肤给药,应用时避免接触眼睛和其他黏膜(如口、鼻黏膜等)。误入眼内时用水冲洗即可。用药部位如有烧灼感、瘙痒、红肿等情况应停药,并将局部药物洗净。

毛　囊　炎

【疾病概述】

毛囊炎为发生于毛囊的化脓性感染,以炎性丘疹或脓疱为主要表现。病原菌主要为凝固酶阳性的金黄色葡萄球菌。

【用药原则】

注意清洁卫生,去除一切可能诱因及加重因素,如搔抓、摩擦、挤压等。早期可用紫外线或超短波局部照射。用药以局部外用杀菌、止痒为主。对炎症浸润明显,侵犯较深的深部毛囊炎,可口服抗菌药物。局部避免使用肾上腺皮质激素类药物。

【治疗药物】

一、抗感染药

1. 阿莫西林 片剂※/肠溶片#/分散片※/胶囊※/干混悬剂※/颗粒剂※,口服,成人一次 0.5g,每 6~8h 一次,一日总量不超过 4g;3 个月以上小儿一日 25~50mg/kg,每 8h 一次;3 个月以下婴儿,一日 30mg/kg,每 12h 一次。

2. 头孢氨苄 片剂※/胶囊※/干混悬剂#/颗粒剂※,口服,成人一次 0.25~0.5g,一日 4 次,一日总量不超过 4g;儿童一日 25~50mg/kg,分 4 次服用。

3. 头孢拉定 片剂※/胶囊※/干混悬剂#/分散片#,口服,成人轻度感染一次 0.25~0.5g,一日 3~4 次;中度感染一次 0.5~1g,一日 3~4 次。儿童一次 6.25~12.5mg/kg,每 6~8h 一次。

4. 红霉素※ 软膏剂,外用,取适量涂于患处,一日 2 次。

5. 磺胺嘧啶银 乳膏剂※/软膏剂#,外用,取适量涂于患处,涂药厚度约为 1.5mm,一日最多外涂 30g。

6. 莫匹罗星 软膏剂,外用,取适量涂于患处。必要时,患处可用敷料包扎或覆盖,一日 3 次,5d 为一个疗程,必要时可重复一个疗程。

二、角质溶解药

鱼石脂※ 软膏剂,外用,取适量涂于患处,一日 2 次。

【注意事项】

(1)对阿莫西林或其他青霉素类过敏者禁用阿莫西林。传染性单核细胞增多症、巨细胞病毒感染、淋巴细胞白血病和淋巴瘤患者等使用本品易引发皮疹,应避免使用。宜饭后服用。

(2)对头孢菌素过敏及有青霉素过敏性休克或即刻反应史者禁用头孢类抗生素,肝肾功能不全者、有胃肠道疾病史者慎用。使用前须进行皮试。肾功能严重损害者应酌减用量。与丙磺舒合用,可增加这两类药的血药浓度。服用头孢类药物后饮酒可出现双硫仑样反应。长期应用头孢类和青霉素可出现二重感染。

(3)磺胺嘧啶银禁用于对磺胺类药物及银盐过敏者、孕妇及哺乳期妇女、小于 2 个月的婴儿、严重肝肾功能不全者。长期使用时可发生银中毒,长疗程用药者应定期检查血、尿常规。本药与其他磺胺药或有相似结构的药物可有交叉过敏反应。

(4)应用红霉素时避免接触眼睛和其他黏膜(如口、鼻黏膜等)。用药部位如有烧灼感、瘙痒、红肿等情况应停药,并将局部药物洗净。红霉素与氯霉素及林可霉素有拮抗作用,应避免合用。

(5)莫匹罗星慎用于有中度或重度肾损害者及孕妇。本品仅供皮肤给药,勿用于眼、鼻、口黏膜等部位。误入眼内时用水冲洗即可。

(6)鱼石脂不得用于皮肤溃烂处。连续使用一般不超过 7d。与酸、碱、生物碱、碘化物、铁和铅盐有配伍禁忌。

脓　疱　疮

【疾病概述】

脓疱疮,又名脓痂疹,俗称"黄水疮",是由化脓性球菌感染引起的一种急性、传染性、化脓性皮肤病。病原菌主要为凝固酶阳性的金黄色葡萄球菌和溶血性链球菌。临床上分为三种类型:寻常型脓疱疮、深脓疱疮、大疱性脓疱疮。

【用药原则】

注意个人及环境卫生,及时处理瘙痒性皮肤病,防止各种皮肤损伤。儿童应适当隔离治疗,用具要消毒。药物治疗以杀菌、消炎、收敛、干燥的局部治疗为主。皮损广泛或全身症状明显者,可选用适当抗生素系统应用。瘙痒明显者,可选用抗组胺类药物。局部避免使用肾上腺皮质激素类药物。

【治疗药物】

一、抗感染药

1.阿莫西林　片剂※/肠溶片#/分散片#/胶囊※/干混悬剂※/颗粒剂※,口服,成人一次 0.5g,每 6～8h 一次,一日总量不超过 4g;3 个月以上小儿一日 25～50mg/kg,每 8h 一次;3 个月以下婴儿一日 30mg/kg,每 12h 一次。

2.头孢氨苄

(1)片剂※/胶囊※/干混悬剂#/颗粒剂※,口服,成人一次 0.25～0.5g,一日 4 次,一日总量不超过 4g;儿童一日 25～50mg/kg,分 4 次服用。

(2)缓释片/缓释胶囊,口服,成年人及体重 20kg 以上儿童常用量为一日 1～2g,一日 2 次。

3.头孢拉定　片剂※/胶囊※/干混悬剂#/分散片#,口服,成人轻度感染,一次 0.25 ~ 0.5g,一日 3 ~ 4 次;中度感染,一次 0.5 ~ 1g,一日 3 ~ 4 次。儿童一次 6.25 ~ 12.5mg/kg,每 6 ~ 8h 一次。

4. 红霉素※　软膏剂,外用,取适量涂于患处,一日 2 次。

5. 莫匹罗星　软膏剂,外用,取适量涂于患处。必要时,患处可用敷料包扎或覆盖,一日 3 次,5d 一个疗程,必要时可重复一个疗程。

6. 新霉素　软膏剂,外用,一日 2 ~ 4 次,连续外用不应超过 7d。

二、角质溶解药

鱼石脂※　软膏剂,外用,取适量涂于患处,一日 2 次。

三、抗组胺药

1. 氯苯那敏※　片剂,口服,成人一次 4mg,一日 3 次。

2. 氯雷他定　片剂※/胶囊※/干混悬剂#/分散片#,成人及大于 12 岁的儿童一次 10mg,一日 1 次;2 ~ 12 岁儿童体重 >30kg 者一次 10mg,一日 1 次;体重≤30kg 者一次 5mg,一日 1 次。

3. 赛庚啶※　片剂,口服,成人一次 2 ~ 4mg,一日 2 ~ 3 次。

4. 苯海拉明※　片剂,口服,成人一次 25 ~ 50mg,一日 2 ~ 3 次;儿童一日 5mg/kg,分次给药。

5. 异丙嗪※　片剂,成人一次 12.5mg,一日 4 次,饭后及睡前服用,必要时睡前服 25mg。儿童一次按体重 0.125mg/kg 或按体表面积 3.75mg/m^2,每隔 4 ~ 6h 一次,或睡前按体重 0.25 ~ 0.5mg/kg 或按体表面积 7.5 ~ 15mg/m^2;或按年龄计算,一日量 1 岁以内 5 ~ 10mg,1 ~ 5 岁 5 ~ 15mg,5 岁以上 10 ~ 25mg,可 1 次或分 2 次给予。

6. 西替利嗪#　片剂/胶囊/分散片,口服,成人一次 10mg,若对不良反应敏感,可早、晚各 1 次,一次 5mg;6 ~ 12 岁儿童一次 10mg,一日 1 次,或一次 5mg,一日 2 次;2 ~ 5 岁儿童一日 1 次,一次 5mg,或一次 2.5mg,一日 2 次。

7. 茶苯海明#　片剂,口服,一次 10mg,一日 1 次。

8. 酮替芬#　片剂/胶囊/分散片,口服,一次 1mg,一日 2 次。

四、其他药

依沙吖啶※　溶液剂,外用,洗涤或取适量涂于患处。

【注意事项】

(1)对阿莫西林或其他青霉素类过敏者禁用阿莫西林。传染性单核细胞增多症、巨细胞病毒感染、淋巴细胞白血病和淋巴瘤患者等使用本品易引发皮疹,应避免使用。宜饭后服用。

(2)对头孢菌素过敏及有青霉素过敏性休克或即刻反应者禁用头孢类抗

生素,肝肾功能不全者、有胃肠道疾病史者也慎用。使用前须进行皮试。肾功能严重损害者应酌减用量。与丙磺舒合用,可提高这两类药的血药浓度。服用头孢类药物后饮酒可出现双硫仑样反应。长期应用头孢类和青霉素可出现二重感染。

(3)红霉素应用时避免接触眼睛和其他黏膜(如口、鼻黏膜等)。用药部位如有烧灼感、瘙痒、红肿等情况应停药,并将局部药物洗净。红霉素与氯霉素及林可霉素有拮抗作用,应避免合用。

(4)莫匹罗星慎用于有中度或重度肾损害者及孕妇。本品仅供皮肤给药,勿用于眼、鼻、口黏膜等部位。误入眼内时用水冲洗即可。

(5)若大面积使用新霉素时需注意耳毒性及肾毒性,特别是儿童、老年人以及肾功能受损者。对其过敏者禁用。

(6)鱼石脂不得用于皮肤溃烂处。连续使用一般不超过 7d。与酸、碱、生物碱、碘化物、铁和铅盐有配伍禁忌。

(7)依沙吖啶见光易分解变色,应避光保存。不应与含氯溶液、氯化物、碘化物、苯酚、碘制剂以及碱性药物配伍应用。

(8)服用抗组胺药期间不得驾驶飞机、车、船,不得从事高空作业、机械作业及操作精密仪器。膀胱颈梗阻、幽门十二指肠梗阻、甲状腺功能亢进、青光眼、消化性溃疡、高血压和前列腺肥大者,孕妇及哺乳期妇女慎用本类药。新生儿和早产儿对本类药物的抗胆碱作用敏感性较高,禁用。抗组胺药可抑制过敏原性物质的皮试反应,因此在皮试前若干天应停止使用一切抗组胺药,以免影响皮试结果。

(9)抗组胺药与乙醇及其他中枢神经抑制药合用,可增强抗组胺药的中枢神经抑制作用;与抗胆碱药合用,可增强本类药物的抗胆碱作用。

痤　疮

【疾病概述】

痤疮是一种由于毛囊皮脂腺导管被角质物阻塞,造成皮脂排出不畅,从而引起的毛囊皮脂腺慢性炎症皮肤病。临床将痤疮分为 Ⅰ～Ⅳ度,即轻度、中度、重度、重度集簇性。

【用药原则】

注意清洁,用温水、肥皂洗涤患处,少食油腻及刺激性食物,避免挤捏、搔抓等刺激,纠正便秘。药物治疗以去脂、溶解角质、杀菌、消炎及调节激素水平为主。严重患者可口服抗雄激素药物,但不作为常规用药。局部避免使用肾上腺皮质激素类药物。

【治疗药物】

一、抗感染药

1. 红霉素※

(1)片剂/胶囊,口服,一日 1~2g,分 3~4 次服用。

(2)软膏剂,外用,取适量涂于患处,一日 2 次。

2. 阿奇霉素　片剂※/胶囊※/颗粒剂※/软胶囊/分散片/干混悬剂,口服,第一日 0.5g,顿服;第 2~5 日,一日 0.25g,顿服;或一日 0.5g,顿服,连服 3d。

3. 克拉霉素

(1)片剂※/胶囊※/颗粒剂※/软胶囊/干混悬剂/分散片,口服,轻症患者一次 250mg,重症患者一次 500mg,均为每 12h 一次,疗程 7~14d。

(2)缓释片#/缓释胶囊#,口服,成人常用推荐剂量为一次 1 片(0.5g),一日 1 次。餐中服用,不能压碎或咀嚼。在感染更为严重时,剂量可增至一日 1 次,一次 1g,治疗周期通常为 7~14d。禁用于严重肾功能损害患者(肌酐清除率 <30mL/min)。肾功能中度受损(肌酐清除率为 30~60mL/min)的患者,应将剂量减少 50%,其最大剂量为一日 0.5g。

4. 多西环素　片剂※/胶丸#/胶囊#/干混悬剂#/分散片#/肠溶胶囊#,成人第一日 100mg,每 12h 一次,继以 100~200mg,一日 1 次,或 50~100mg,每 12h 一次。儿童,体重 <45kg 者,第一日 2.2mg/kg,每 12h 一次;体重 ≥45kg 的小儿用量同成人。

5. 克林霉素

(1)片剂※/胶囊※,口服,成人一次 0.15~0.3g,一日 3~4 次;儿童以克林霉素计,日剂量为 8~25mg/kg(一般感染 8~16mg/kg),分 3~4 次服用(体重在 10kg 以下的幼儿一次服药应不少于 37.5mg,一日 3 次)。

(2)软膏剂#,局部外用,取适量涂于患处,早、晚各 1 次。

6. 琥乙红霉素#　片剂/胶囊/颗粒剂/干混悬剂/分散片,口服,一次 0.25~0.5g,一日 3~4 次。

7. 罗红霉素#

(1)片剂/胶囊/干混悬剂/分散片,餐前口服,一次 150mg,一日 2 次,老年人与肾功能减退者一般不需调整剂量。严重肝硬化者,一日 150mg。

(2)颗粒剂,餐前口服,一次 150mg,一日 2 次。

(3)缓释片/缓释胶囊,口服,一次 300mg,一日 1 次,疗程 7~10d。

8. 乙酰螺旋霉素[#]　片剂/胶囊,口服,一次 0.2g,一日 4 ~ 6 次,重症患者一日可用至 1.6 ~ 2g。

9. 四环素[#]　片剂/胶囊,口服,一次 0.25 ~ 0.5g,每 6h 一次,疗程一般为7 ~ 14d。

10. 硫黄[#]　软膏剂,外用,取本品适量,加热水溶化后,洗涤患处。

11. 林可霉素

(1)片剂/胶囊,空腹口服,一次 0.25 ~ 0.5g,一日 3 ~ 4 次。

(2)软膏剂,外用,取适量涂于患处,一日 2 次。

12. 过氧苯甲酰　软膏剂/凝胶剂,取适量涂于患处,一日 2 ~ 3 次。

二、角质溶解药

水杨酸[※]　软膏剂,外用,取适量涂于患处,一日 2 次。

三、维 A 酸类药

1. 维 A 酸

(1)片剂[※]/胶囊[#],口服,一日 2 ~ 3 次,一次 10mg。

(2)乳膏剂[※]/软膏剂[#]/凝胶剂[#],取适量涂于患处,每晚 1 次,或遵医嘱。一日量不应超过 20g。

2. 异维 A 酸　软胶囊,口服,开始量为一日 0.5mg/kg,4 周后改用维持量,一日按 0.1 ~ 1mg/kg 计,视患者耐受情况决定,但最高一日也不得超过 1mg/kg。饭间或饭后服用,用量大时分次服,一般 16 周为一个疗程。如需要,停药 8 周后,再进行下一个疗程。

四、肾上腺皮质激素类药物

1. 氢化可的松[※]　片剂,口服,成人一日 20 ~ 40mg,清晨顿服;儿童一日 4 ~ 8mg/kg,分 3 ~ 4 次服。

2. 泼尼松[※]　片剂,口服,成人一次 5 ~ 10mg,一日 20 ~ 40mg,症状减轻后减量,每隔 1 ~ 2d 减少 5mg;儿童一日 0.05 ~ 2mg/kg,分 1 ~ 4 次服用。

3. 地塞米松[※]　片剂,口服,成人开始一次 0.75 ~ 3mg,一日 2 ~ 4 次,维持量为一日 0.75mg,视病情而定;儿童一日 0.03 ~ 0.15mg/kg($1 ~ 5mg/m^2$),每 6 ~ 12h 一次。

4. 甲泼尼龙[#]　片剂,口服,开始一日 16 ~ 24mg,分 2 次服,维持量为一日4 ~ 8mg。

5. 泼尼松龙　片剂,口服,成人开始一日剂量按病情轻重缓急 15 ~ 40mg,需要时可用到 60mg,或一日 0.5 ~ 1mg/kg,晨起顿服。病情稳定后逐渐减量,维持量为 5 ~ 10mg,视病情而定。

【注意事项】

(1)过氧苯甲酰和维 A 酸与肥皂,清洁剂,含有过氧苯甲酰、间苯二酚、硫、异维 A 酸等的痤疮制剂,含有乙醇的制剂及药用化妆品等同用,会增加局部刺激或干燥作用。

(2)维 A 酸可引起肝损害,肝肾功能不全者慎用。本品宜夜间睡前使用,用药部位应避免强光照射。口服本品出现不良反应时,应控制剂量或与谷维素、维生素 B$_1$、维生素 B$_6$ 等同服,可使头痛等症状减轻或消失。避免与维生素 A 及四环素同服。

(3)异维 A 酸有致畸作用,用药期间应确保无妊娠。可发生光敏反应,服药期间避免过度日光照射。不宜用于皮肤褶皱处,避免接触眼睛和其他黏膜。与卡马西平合用,可导致卡马西平的血药浓度下降;与华法林合用,可增强华法林的作用;与甲氨蝶呤合用,可因后者血药浓度增加而加重对肝脏的损害。避免与光敏药物、四环素同时服用。与阿维 A 酯、维 A 酯或维 A 酸合用,可增加不良反应的发生率和严重程度。

(4)肝功能不全者慎用多西环素,饭后服药可减轻胃肠道不良反应。

(5)红霉素为抑菌药物,应按一定的时间间隔给药。片剂应整片吞服。与氯霉素、林可霉素类药物相互拮抗。肝肾功能不全者慎用。

(6)阿奇霉素慎用于肝肾功能不全者、孕妇和哺乳期妇女、心功能不全者及心律失常患者。宜在饭前 1h 或饭后 2h 口服。

(7)克拉霉素禁用于对其过敏或对其他大环内酯类药物过敏者。慢性肝病及肝功能损害者、心脏病患者、孕妇禁用。

(8)琥乙红霉素慎用于肝功能不全者、孕妇及哺乳期妇女。受食物影响较小,可餐后服用。

(9)乙酰螺旋霉素受胃酸影响较轻,可饭后服用。

(10)对林可霉素或克林霉素过敏者禁用二者。肝功能不全者和严重肾功能不全者,孕妇和哺乳期妇女,胃肠疾病、哮喘、未完全控制的糖尿病患者及免疫力低下者慎用。用药期间出现腹泻应立即停药,必要时可用去甲万古霉素治疗。长期应用应定期检查血常规和肝功能。林可霉素与氯霉素、红霉素、克林霉素相互拮抗。避免与其他神经肌肉阻滞药合用。不宜与抗蠕动止泻药合用,以免增加引起伪膜性肠炎的危险。

(11)硫黄不可与铜制品接触,不可与含汞制剂共用。

(12)水杨酸应避免接触口腔、眼睛及其他黏膜。不能用于发炎及破溃的皮肤。不宜大面积长期使用,特别是年轻患者。

（13）有四环素类过敏史者、8岁以下小儿及孕妇、哺乳期妇女一般应禁用四环素。饭后服用可减轻胃肠道不良反应。

（14）肾上腺皮质激素类药物禁用于抗生素不能控制的病毒和真菌感染、水痘、活动性消化性溃疡、胃或十二指肠溃疡、严重高血压、动脉硬化、糖尿病、角膜溃疡、骨质疏松、孕妇、创伤或手术修复期、骨折、肾上腺皮质功能亢进症、严重的精神病和癫痫、心或肾功能不全者。

（15）肾上腺皮质激素类药物不良反应：

1）长期大量应用：①皮质功能亢进综合征。满月脸、水牛背、高血压、多毛、糖尿、皮肤变薄等。②诱发或加重感染。主要原因为激素降低机体对病原微生物的抵抗力。③诱发或加重溃疡病。④诱发高血压和动脉硬化。⑤骨质疏松、肌肉萎缩、伤口愈合延缓。⑥诱发精神病和癫痫。⑦抑制儿童生长发育。⑧其他，如负氮平衡、食欲增加、低血钙、高血糖倾向、消化性溃烂等。

2）停药反应：①肾上腺皮质萎缩或功能不全。长期用药者减量过快或突然停药，可引起肾上腺皮质功能不全。久用可致皮质萎缩。突然停药后，如遇到应激状态，可因体内缺乏肾上腺皮质激素而引发肾上腺危象。②反跳现象与停药症状。

丹　毒

【疾病概述】

丹毒是由乙型溶血性链球菌感染引发的皮肤浅层淋巴管网及其周围软组织的急性炎症。下肢丹毒多由足癣诱发，面部丹毒多由挖鼻等诱发。

【用药原则】

早期足量足疗程应用抗菌药物，同时辅以外用药物。应同时治疗原发病，如足癣或鼻炎等，避免挖鼻。下肢丹毒患者应抬高患肢，全身症状严重或年老体弱者，应加强支持疗法。

【治疗药物】

一、抗感染药

1.青霉素※（钠盐/钾盐）注射用无菌粉末：①静脉滴注，适用于重症感染。成人一日200万~2 000万U，分2~4次静脉滴注；儿童一日5万~20万U/kg，分2~4次静脉滴注；新生儿（足月产）一次按体重5万U/kg，出生第一周每12h一次，一周以上者每8h一次，严重感染者每6h一次。②肌内注射，成人一日量为80万~320万U；儿童一日量为3万~5万U/kg。分为2~4次给予。

2. 苯唑西林※

(1)片剂/胶囊,口服,成人一次 0.5～1g,一日 4 次。

(2)注射用无菌粉末:①静脉滴注,一次 1～2g,必要时可用到 3g,一日 3～4 次;小儿一日用量 50～100mg/kg,分次给予。②肌内注射,一次 1g,一日 3～4 次。肾功能轻、中度不足者可按正常用量,重度不足者应适当减量。

3. 头孢唑林※ 注射用无菌粉末,肌内或静脉注射,一次 0.5～1g,一日 3～4 次。革兰氏阳性菌所致轻度感染者一次 0.5g,一日 2～3 次;中度或重度感染者,一次 0.5～1g,一日 3～4 次;极重度感染者一次 1～1.5g,一日 4 次;儿童一日量为 20～40mg/kg,分 3～4 次给予,重症者可用到一日 100mg/kg;新生儿一次不超过 20mg/kg,一日 2 次。

4. 头孢拉定

(1)片剂※/胶囊※/分散片/干混悬剂,口服,成人一日 1～2g,分 3～4 次服用;小儿一日 25～50mg/kg,分 3～4 次服用。

(2)注射剂#,静脉滴注、静脉注射或肌内注射,成人一次 0.5～1g,每 6h 一次,一日最大剂量为 8g;儿童(1 周岁以上)按体重一次 12.5～25mg/kg,每 6h 一次。肌酐清除率 >20mL/min、5～20mL/min 或 <5mL/min 时,剂量宜分别调整为每 6h 0.5g、0.25g 和每 12h 0.25g。

5. 头孢氨苄※

(1)片剂※/胶囊※/干混悬剂,口服,成人一日 1～2g,分 3～4 次服用,空腹服用;小儿一日 25～50mg/kg,分 3～4 次服用。

(2)颗粒剂※,口服,成人一次 500mg,每 12h 一次;儿童一次12.5～50mg/kg,一日 2 次。

(3)缓释片/缓释胶囊,口服,成年人及体重在 20kg 以上的儿童常用量为一日 1～2g,一日 2 次。

6. 头孢呋辛

(1)(钠盐)注射用无菌粉末※,肌内注射或静脉滴注,成人一次 0.75～1.5g,一日 3 次;严重感染者一次 1.5g,一日 4 次;3 个月以上儿童一日 50～100mg/kg,每 6～8h 一次。肾功能不全者按患者的肌酐清除率制订给药方案:肌酐清除率 >20mL/min 者,一次 0.75～1.5g,一日 3 次;10～20mL/min 者,一次 0.75g,一日 2 次;<10mL/min 者,一次 0.75g,一日 1 次。

(2)(头孢呋辛酯)片剂※/胶囊※/分散片/干混悬剂,口服,成人一次口服 250mg,一日 2 次,重症者可一次服 500mg;儿童一次 125mg,一日 2 次。一般疗程为7d。

7. 红霉素※

（1）（琥珀酸乙酯）肠溶片/肠溶胶囊,成人一日1～2g,分3～4次服用,整片吞服;儿童一日30～50mg/kg,分3～4次服用。

（2）软膏剂,外用,取适量涂于患处,一日2次。

（3）注射用无菌粉末,成人一日1～2g,分3～4次滴注;小儿一日30～50mg/kg,分3～4次滴注。

8. 阿奇霉素

（1）片剂※/胶囊※/颗粒剂※/软胶囊/肠溶※（片剂/胶囊）/分散片/干混悬剂,口服,第一日0.5g,顿服;第2～5日,一日0.25g,顿服。或成人一日0.5g,顿服;儿童10mg/kg,连服3d。

（2）注射剂#,静脉滴注,重症患者,一次500mg,一日1次,约2d症状控制后改成口服巩固疗效。

9. 克拉霉素

（1）片剂※/胶囊※/颗粒剂※/软胶囊/干混悬剂/分散片,口服,轻症者一次250mg,重症者一次500mg,均为每12h一次,疗程7～14d;12岁以上儿童按成人量;6个月以上小儿至12岁以下儿童一日15mg/kg,分2次服。或按以下方法口服给药:体重8～11kg者一次62.5mg,12～19kg者一次125mg,20～29kg者一次187.5mg,30～40kg者一次250mg,一日用药2次。

（2）缓释片#/缓释胶囊#,口服,成人常用推荐剂量为一次1片（0.5g）,一日1次。在感染更为严重时,剂量可增至一日1次,一次1g,治疗周期通常为7～14d。禁用于严重肾功能损害患者（肌酐清除率<30mL/min）;肾功能中度受损（肌酐清除率为30～60mL/min）的患者,应将剂量减少50%,其最大剂量为一日0.5g。

10. 琥乙红霉素# 片剂/胶囊/颗粒剂/干混悬剂/分散片,口服,一次0.25～0.5g,一日3～4次;小儿一日30～50mg/kg,分3～4次用。

11. 罗红霉素#

（1）片剂/胶囊/干混悬剂/分散片,餐前口服,成人一次150mg,一日2次;幼儿一次2.5～5mg/kg,一日2次。

（2）颗粒剂,餐前口服,一次150mg,一日2次。儿童体重24～40kg者一次100mg,一日2次;12～23kg者一次50mg,一日2次。婴幼儿按体重一次2.5～5mg/kg,一日2次。

（3）缓释片/缓释胶囊,口服,成人一次300mg,一日1次;儿童一次2.5～

5mg/kg，一日2次。疗程7~10d。

12. 乙酰螺旋霉素[#]　片剂/胶囊，口服，成人一次0.2g，一日4~6次，重症者一日可用至1.6~2g；儿童一日30mg/kg，分4次给予。

13. 诺氟沙星[※]　片剂/胶囊，空腹口服，成人一次0.1~0.2g，一日3~4次，一般疗程3~8d，少数病例可达3周。

14. 环丙沙星

（1）（盐酸）片剂[※]/胶囊[※]，口服，成人一次250mg，一日2次，重症患者可加倍用量，但一日最高量不可超过1 500mg。肾功能不全者（肌酐清除率<30mL/min）应减少用量。

（2）（乳酸盐）注射液[※]，静脉滴注，一次100~200mg，一日2次。

15. 左氧氟沙星

（1）片剂[※]/胶囊[※]/分散片[#]，口服，一次100mg，一日2次，根据感染程度可增量，最多一次200mg，一日3次。

（2）注射液[※]，静脉滴注，肾功能正常的成年患者常用剂量为250mg或500mg，缓慢滴注，滴注时间不少于60min，每24h滴注1次；或750mg，缓慢滴注，时间不少于90min，每24h滴注一次。

16. 莫匹罗星　软膏剂，外用，取适量涂于患处。一日3次，5d为一个疗程，必要时可重复一个疗程。

二、角质溶解药

鱼石脂[※]　软膏剂，外用，取适量涂于患处，一日2次。

三、其他药

1. 依沙吖啶[※]　外用溶液剂，洗涤或取适量涂于患处。

2. 硫酸镁[#]　散剂，外用，配成50%硫酸镁溶液，湿敷于患处。

【注意事项】

（1）应用青霉素前应询问过敏史，无过敏史者按规定进行皮试。与丙磺舒、阿司匹林、吲哚美辛和磺胺类药物合用，可使本品血药浓度升高；与四环素类、红霉素、氯霉素和磺胺类等抑菌药合用，可能降低本品的抗菌作用。

（2）对头孢菌素过敏及有青霉素过敏性休克或即刻反应史者禁用头孢类抗生素，肝肾功能不全者、有胃肠道疾病史者也慎用。使用前须进行皮试。与丙磺舒合用，可增加这两类药的血药浓度。服用头孢类药物期间禁止饮酒，因可出现双硫仑样反应。

（3）红霉素为抑菌药物，应按一定的时间间隔给药。片剂应整片吞服。与氯霉素、林可霉素类药物相互拮抗。肝肾功能不全者慎用。

（4）阿奇霉素慎用于肝肾功能不全者、孕妇和哺乳期妇女、心功能不全者、心律失常患者。宜在饭前1h或饭后2h口服。

（5）克拉霉素禁用于过敏或对其他大环内酯类药物过敏者。慢性肝病及肝功能损害者、心脏病患者及孕妇禁用。

（6）琥乙红霉素慎用于肝功能不全者、孕妇及哺乳期妇女。本药受食物影响较小，可餐后服用。

（7）乙酰螺旋霉素受胃酸影响较轻，可饭后服用。

（8）喹诺酮类禁用于对其过敏者、18岁以下青少年、孕妇及哺乳期妇女。用药期间多饮水，避免过度暴露于阳光下。有严重肾功能不全、癫痫病史、胃溃疡病史及中枢神经系统疾病者慎用。老年人及肾功能不全者应调整剂量。

（9）莫匹罗星慎用于有中度或重度肾损害者及孕妇。本品仅供皮肤给药，勿用于眼、鼻、口黏膜等部位。误入眼内时用水冲洗即可。

（10）鱼石脂不得用于皮肤溃烂处。连续使用一般不超过7d。与酸、碱、生物碱、碘化物、铁和铅盐有配伍禁忌。

（11）依沙吖啶见光易分解变色，应避光保存。不应与含氯溶液、氯化物、碘化物、苯酚、碘制剂以及碱性药物配伍应用。

蜂窝织炎

【疾病概述】

蜂窝织炎是由溶血性链球菌或金黄色葡萄球菌引起的皮肤和皮下组织的急性弥漫性化脓性感染。

【用药原则】

早期应用足量有效的抗菌药物，同时辅以外用药物。预防皮肤损伤，及时处理各种感染性病灶。加强支持疗法，必要时可给予解热镇痛药对症处理。配合物理治疗，如照射紫外线、超短波等。

【治疗药物】

一、抗感染药

1. 青霉素※　（钠盐/钾盐）注射用无菌粉末：①静脉滴注，适用于重症感染，成人一日200万~2 000万U，分2~4次静脉滴注，给药速度不能超过每分钟50万U；儿童一日5万~20万U/kg，分2~4次静脉滴注；新生儿（足月产）一次按体重5万U/kg，出生第一周每12h一次，一周以上者每8h一次，严重感染者每6h一次。②肌内注射，成人一日量80万~320万U，儿童一日量为 3 万 ~5 万 U/kg,分 2 ~4 次给予。

2. 苯唑西林※

(1)片剂/胶囊,口服,成人一次 0.5 ~1g,一日 4 次。

(2)注射用无菌粉末:①静脉滴注,一次 1 ~2g,必要时可用到 3g,一日 3 ~4 次;小儿一日用量 50 ~100mg/kg,分次给予。②肌内注射,一次 1g,一日 3 ~4 次。肾功能轻、中度不足者可按正常用量,重度不足者应适当减量。

3. 头孢唑林※　注射用无菌粉末,肌内或静脉注射,一次 0.5 ~1g,一日 3 ~4 次。革兰氏阳性菌所致轻度感染一次 0.5g,一日 2 ~3 次;中度或重度感染一次 0.5 ~1g,一日 3 ~4 次;极重度感染一次 1 ~1.5g,一日 4 次。儿童一日量为 20 ~40mg/kg,分 3 ~4 次给予。新生儿一次不超过 20mg/kg,一日 2 次。

4. 头孢拉定

(1)片剂※/胶囊※/分散片/干混悬剂,口服,成人一日 1 ~2g,分 3 ~4 次服用;小儿一日 25 ~50mg/kg,分 3 ~4 次服用。

(2)注射剂#,静脉滴注、静脉注射或肌内注射,成人一次 0.5 ~1g,每 6h 一次,一日最大剂量为 8g;儿童(1 周岁以上)按体重一次 12.5 ~25mg/kg,每 6h 一次。

5. 头孢氨苄※

(1)片剂※/胶囊※/干混悬剂,口服,成人一日 1 ~2g,分 3 ~4 次服用,空腹服用;小儿一日 25 ~50 mg/kg,分 3 ~4 次服用。

(2)颗粒剂※,口服,成人一次 500mg,每 12h 一次;儿童一次 12.5 ~50 mg/kg,一日 2 次。

(3)缓释片/缓释胶囊,口服,成年人及体重 20kg 以上儿童,常用量为一日 1 ~2g,一日 2 次。

6. 头孢呋辛

(1)(钠盐)注射用无菌粉末※,肌内注射或静脉滴注,成人一次 0.75 ~1.5g,一日 3 次;严重感染者,一次 1.5g,一日 4 次;3 个月以上儿童,一日 50 ~100mg/kg,每 6 ~8h 一次。肾功能不全者按患者的肌酐清除率制订给药方案:肌酐清除率 >20mL/min 者,一次 0.75 ~1.5g,一日 3 次;10 ~20mL/min 者,一次 0.75g,一日 2 次;<10mL/min 者,一次 0.75g,一日 1 次。

(2)片剂※/胶囊※/分散片/干混悬剂,口服,成人一次口服 250mg,一日 2 次,重症者可一次服 500mg;儿童一次 125mg,一日 2 次。一般疗程为 7d。

7. 头孢曲松※　注射用无菌粉末,肌内注射或静脉滴注,一般感染,一日

1g,一日1次;严重感染,一日2g,一日2次。

8.头孢他啶※ 注射用无菌粉末,轻症者一日剂量为1g,分2次肌内注射;中度感染者一次1g,一日2~3次,肌内或静脉注射;重症者一次可用2g,一日2~3次,静脉滴注或静脉注射。

9.红霉素※

(1)肠溶片/肠溶胶囊,成人一日1~2g,分3~4次服用,整片吞服;儿童一日30~50mg/kg,分3~4次服用。

(2)软膏剂,外用,取适量涂于患处,一日2次。

(3)注射用无菌粉末,成人一日1~2g,分3~4次滴注;小儿一日30~50mg/kg,分3~4次滴注。

10.阿奇霉素

(1)片剂※/胶囊※/颗粒剂※/软胶囊/肠溶※(片剂/胶囊)/分散片/干混悬剂,口服,第一日0.5g,顿服。第2~5日,一日0.25g,顿服;或成人一日0.5g,顿服;儿童10mg/kg,连服3d。

(2)注射剂#,静脉滴注,重症患者一次500mg,一日1次,约2d症状控制后改成口服巩固疗效。

11.克拉霉素

(1)片剂※/胶囊※/颗粒剂※/软胶囊/干混悬剂/分散片,口服,轻症者一次250mg,重症者一次500mg,均为每12h一次,疗程7~14d;12岁以上儿童按成人量;6个月以上小儿至12岁以下儿童用量为一日15mg/kg,分2次服或按以下方法口服给药:体重8~11kg者一次62.5mg,12~19kg者一次125mg,20~29kg者一次187.5mg,30~40kg者一次250mg,一日用药2次。

(2)缓释片#/缓释胶囊#,口服,成人常用推荐剂量为一次1片(0.5g),一日1次。在更为严重感染时,剂量可增至一日1次,一次1g,治疗周期通常为7~14d。禁用于严重肾功能损害患者(肌酐清除率<30mL/min)。肾功能中度受损(肌酐清除率为30~60mL/min)的患者,应将剂量减少50%,其最大剂量为一日0.5g。

12.琥乙红霉素# 片剂/胶囊/干混悬剂/分散片/颗粒剂,口服,一次0.25~0.5g,一日3~4次;小儿一日30~50mg/kg,分3~4次用。

13.罗红霉素#

(1)片剂/胶囊/干混悬剂/分散片,餐前口服,成人一次150mg,一日2次;幼儿一次2.5~5mg/kg,一日2次。

(2)颗粒剂,餐前口服,一次150mg,一日2次。儿童,体重24~40kg者,一次 100mg,一日 2 次;12 ~ 23kg 者,一次 50mg,一日 2 次。婴幼儿按体重一次 2.5 ~ 5mg/kg,一日 2 次。

(3)缓释片/缓释胶囊,口服,成人一次 300mg,一日 1 次;儿童一次 2.5 ~ 5mg/kg,一日 2 次。疗程 7 ~ 10d。

14. 乙酰螺旋霉素[#] 片剂/胶囊,口服,成人一次 0.2g,一日 4 ~ 6 次,重症者一日可用至 1.6 ~ 2g;儿童一日量为 30mg/kg,分 4 次给予。

15. 诺氟沙星 片剂/胶囊,空腹口服,成人一次 0.1 ~ 0.2g,一日 3 ~ 4 次。一般疗程 3 ~ 8d,少数病例可达 3 周。

16. 环丙沙星[※]

(1)片剂[※]/胶囊[※],口服,成人一次 250mg,一日 2 次,重症患者可加倍用量,但一日最高量不可超过 1 500mg。肾功能不全者(肌酐清除率 < 30mL/min)应减少用量。

(2)注射液[※],静脉滴注,一次 100 ~ 200mg,一日 2 次。

17. 左氧氟沙星

(1)片剂[※]/胶囊[※]/分散片[#],口服,一次 100mg,一日 2 次,根据感染程度可增量,最多一次 200mg,一日 3 次。

(2)注射液[※],静脉滴注,肾功能正常的成年患者常用剂量为 250mg 或 500mg,缓慢滴注,滴注时间不少于 60min,每 24h 滴注一次;或 750mg,缓慢滴注,时间不少于 90min,每 24h 滴注一次。

18. 莫匹罗星 软膏剂,外用,取适量涂于患处。一日 3 次,5d 一个疗程,必要时可重复一个疗程。

二、角质溶解药

1. 鱼石脂[※] 软膏剂,外用,取适量涂于患处,一日 2 次。

三、其他药

1. 依沙吖啶[※] 溶液剂,外用,洗涤或取适量涂于患处。

2. 硫酸镁[#] 散剂,外用,配成 50% 硫酸镁溶液,湿敷于患处。

【注意事项】

(1)应用青霉素前应询问过敏史,无过敏史者按规定进行皮试。与丙磺舒、阿司匹林、吲哚美辛和磺胺类药物合用,可使本品血药浓度升高;与四环素类、红霉素、氯霉素和磺胺类等抑菌药合用,可能降低本品的抗菌作用。

(2)对头孢菌素过敏及有青霉素过敏性休克或即刻反应史者禁用头孢类抗生素,肝肾功能不全者、有胃肠道疾病史者也慎用。使用前须进行皮试。与丙磺舒合用,可增加这两类药的血药浓度。服用头孢类药物期间饮酒可出现双硫仑样反应。

（3）头孢曲松不能加入哈特曼氏液以及林格液等含有钙的溶液中使用。禁用于正在或准备接受含钙的静脉注射用产品的新生儿。

（4）头孢他啶不可与碳酸氢钠配伍。长期用药可发生菌群失调和二重感染。

（5）红霉素为抑菌药物，应按一定的时间间隔给药。片剂应整片吞服。与氯霉素、林可霉素类药物相互拮抗。肝肾功能不全者慎用。

（6）阿奇霉素慎用于肝肾功能不全者、孕妇和哺乳期妇女、心功能不全者、心律失常患者。宜在饭前 1h 或饭后 2h 口服。

（7）克拉霉素禁用于对其过敏或对其他大环内酯类药物过敏者。慢性肝病及肝功能损害者、心脏病患者及孕妇禁用。

（8）琥乙红霉素慎用于肝功能不全者、孕妇及哺乳期妇女。受食物影响较小，可餐后服用。

（9）乙酰螺旋霉素受胃酸影响较轻，可饭后服用。

（10）喹诺酮类禁用于对其过敏者、18 岁以下青少年、孕妇及哺乳期妇女。用药期间多饮水，避免过度暴露于阳光下。有严重肾功能不全、癫痫病史、胃溃疡病史及中枢神经系统疾病者慎用。老年人及肾功能不全者应调整剂量。

（11）莫匹罗星慎用于中度或重度肾损害者及孕妇。本品仅供皮肤给药，勿用于眼、鼻、口黏膜等部位。误入眼内时用水冲洗即可。

（12）鱼石脂不得用于皮肤溃烂处。连续使用一般不超过 7d。与酸、碱、生物碱、碘化物、铁和铅盐有配伍禁忌。

（13）依沙吖啶见光易分解变色，应避光保存。不应与含氯溶液、氯化物、碘化物、苯酚、碘制剂以及碱性药物配伍应用。

手、足、体、股癣

【疾病概述】

手、足、体、股癣是由皮肤癣菌感染而引起的皮肤浅部真菌病。依据发病部位不同而命名。最常见的致病菌为红色毛癣菌，部分患者有接触小动物史，往往出现小孢子菌感染。

【用药原则】

首选外用抗真菌药，对于顽固病例或局部治疗无效者可系统应用抗真菌药物。保持局部干燥，并避免接触传染源。避免局部使用肾上腺皮质激素类药物。避免继发细菌感染。

【治疗药物】

1. 咪康唑

(1)乳膏剂※,外用,涂于洗净的患处,早、晚各1次,症状消失后应继续用药10d,通常手、足癣不少于4周,体、股癣不少于2周,以防复发。

(2)胶囊#,口服,成人一次0.25～0.5g,一日0.5～1g;小儿口服初始剂量为一日30～60mg/kg,而后减为一日10～20mg/kg;婴儿一日30mg/kg,分2次给药。疗程视病情而定。

2. 氟康唑 片剂※/胶囊※/分散片#,口服,一次150mg,每周1次,连续2～3周;一次150～300mg,每周1次,连续3～4周。

3. 酮康唑# 软膏剂,外用,取适量涂于患处,一日1～2次。

4. 克霉唑#

(1)软膏剂,外用,取适量涂于洗净患处,一日2～3次。

(2)片剂,口服,一次0.25～1g,一日0.75～3g;小儿按体重一日20～60mg/kg,分3次服用。

5. 曲安奈德/益康唑# 软膏剂,外用,取适量涂于患处,早、晚各1次,用至炎症反应消退,疗程不超过4周。

6. 伊曲康唑# 胶囊/分散片,口服,体、股癣一日100mg,手、足癣一日200mg,服用2周;或者体、股癣一日200mg,手、足癣一日400mg,服用1周。

7. 益康唑 软膏剂,外用,取适量涂于患处,早、晚各1次。疗程2～4周。

8. 环吡酮胺 软膏剂,外用,取适量涂于患处,一日2次。疗程一般为1～4周。

9. 联苯苄唑 软膏剂/外用液体剂,外用,取适量涂于患处,一日1次。疗程一般为2～4周。

10. 特比萘芬

(1)片剂,口服,一日250mg,体、股癣服用1～2周,手、足癣服用2～4周。

(2)软膏剂,外用,一日1次,取适量涂于患处。疗程1～2周。

11. 布替萘芬 喷剂,外用,均匀喷适量于患处。治疗趾间足癣时,一日给药1次,连续4周。治疗体、股癣时,应一日给药1次,连续2周。

【注意事项】

(1)外用药避免接触眼睛和其他黏膜(如口、鼻黏膜等),应用时偶可见局部过敏反应。

(2)口服抗真菌药应定期检查肝肾功能。过敏者禁用。肝肾功能不全者用量酌减。

（3）氟康唑可口服给药，也可以不超过 10mL/min 的速度静脉滴注，给药途径应根据患者的临床状态确定。从静脉改为口服给药时，不需要改变一日用药剂量；反过来也是如此。氟康唑注射液由生理盐水配制而成，每 200mg（每瓶 200mg/100mL）中分别含 15mmol 钠离子和氯离子。由于氟康唑注射液为盐水稀释液，对需要限制钠盐或液体摄入量的患者，应考虑液体输注的速率。

（4）氟康唑为 CYP2C9 的强效抑制剂和 CYP3A4 的中效抑制剂。使用氟康唑治疗的患者，如同时使用经 CYP2C9 及 CYP3A4 代谢且治疗窗较窄的药物时需密切监测。

（5）氟康唑与红霉素联合用药可能会增加心脏毒性（QT 间期延长、尖端扭转型室性心动过速）的风险，因此可能增加心脏性猝死的风险。应避免这两种药物联合使用。

（6）1 岁以下婴儿、孕妇、肝功能障碍患者及对氟康唑过敏者禁用。

（7）曲安奈德益康唑连续使用不能超过 4 周，面部、腋下、腹股沟及外阴等皮肤细薄处连续使用不能超过 2 周。

（8）应用伊曲康唑时定期检查肝功能，肝功能异常患者慎用。孕妇禁用，哺乳期妇女不宜使用。

（9）环吡酮胺慎用于孕妇及哺乳期妇女。

（10）在怀孕头 3 个月，未经咨询医师，请勿使用联苯苄唑。哺乳期间，不得将联苯苄唑涂抹于胸部。

（11）特比萘芬乳膏涂敷后不必包扎，不得用于皮肤破溃处。片剂疗程不超过 4 周。

（12）软膏剂仅供皮肤给药，应用时避免接触眼睛和其他黏膜（如口、鼻黏膜等）。误入眼内时用水冲洗即可。用药部位如有烧灼感、瘙痒、红肿等情况应停药，并将局部药物洗净。

接触性皮炎

【疾病概述】

接触性皮炎是由于皮肤或黏膜单次或多次接触某些外源性物质后，在皮肤黏膜接触部位发生的急性或慢性炎症反应。根据发病机制分为原发刺激性和变态反应性接触性皮炎两种。原发刺激性接触性皮炎又可分为两种，一种是刺激很强，接触后短时间内发病，如强酸或强碱引起的皮炎；另一种是刺激较弱,较长时间接触后发病,如肥皂、有机溶剂等引起的皮炎。变态反应性接触性皮炎多属Ⅳ型变态反应,接触物基本上是无刺激的,少数人在接触该物质致敏后,再接触该物质,经12~48h在接触部位及附近发生皮炎。

【用药原则】

寻找病因、迅速脱离接触物并积极对症处理,避免搔抓。局部治疗以消炎、止痒、预防感染的外用药物为主。系统用药以止痒和脱敏为主,内用组胺药、维生素 C 及葡萄糖酸钙等。病情急重时可短期使用糖皮质激素类药物。有严重感染时可应用抗菌药物。

【治疗药物】

一、糖皮质激素类药

1. 氢化可的松

(1)(含醋酸酯/丁酸酯)乳膏剂※/软膏剂#,外用,取适量涂于患处,一日 2~3 次。

(2)片剂※,口服,成人一日 20~40mg,清晨顿服;儿童一日 4~8mg/kg,分 3~4 次服。

(3)注射液※/注射用无菌粉末※,静脉滴注,成人一次 100~200mg;儿童一日 1~5mg/kg(或 30~150mg/m²),每 12~24h 一次。

2. 泼尼松※ 片剂,口服,成人一次 5~10mg,一日 20~40mg,症状减轻后减量,每隔 1~2d 减少 5mg;儿童一日 0.05~2mg/kg,分 1~4 次服用。

3. 氟轻松※ 软膏剂/乳膏剂,外用,取适量涂于患处,一日 2 次。

4. 地塞米松

(1)软膏剂#,外用,取适量涂于患处,一日 2~3 次。

(2)片剂※,口服,成人开始一次 0.75~3mg,一日 2~4 次,维持量为一日 0.75mg,视病情而定;儿童一日 0.03~0.15mg/kg(1~5mg/m²),分为每 6~12h 一次。

(3)注射液※,成人一次 2~20mg,2~6h 重复给药至病情稳定,一般大剂量连续给药不超过 72h。

5. 曲安奈德#

(1)软膏剂,外用,取适量涂于患处,一日 2~3 次。

(2)注射剂,肌内注射,20~80mg/次,每周 1 次,每次注入均须更换注射部位。对皮肤病可于皮损部位或分数个部位注射,每处剂量为 0.2~0.3mg,一日剂量不超过 30mg,每周总量不超过 75mg,用前应充分摇匀。

6. 倍氯米松# 软膏剂,外用,取适量涂于患处,一日 2~3 次。

7. 甲泼尼龙[#]

（1）片剂，口服，开始一日 16～24mg，分 2 次服，维持量为一日 4～8mg。

（2）注射剂：①静脉滴注，推荐剂量为按体重 10～30mg/kg，至少滴注 30min。②肌内注射，一日 10～40mg。

8. 泼尼松龙[#]

（1）片剂，口服，成人开始一日 15～40mg，需要时可用到 60mg 或一日 0.5～1mg/kg，病情稳定后逐渐减量，维持量为 5～10mg，视病情而定。

（2）注射剂：①静脉滴注，一次 10～25mg。②肌内注射，一次 10～30mg。

二、角质促成剂及溶解药

1. 糠馏油　软膏剂，外用，取适量涂于患处，一日 1 次，厚涂。

2. 煤焦油

（1）软膏剂，外用，取适量涂于患处，一日可多达 4 次。

（2）外用液体剂，外用，直接涂在皮肤或头皮上，或以 4～6 匙溶液加在一桶温水中洗澡用。

三、抗组胺药

1. 氯苯那敏[※]　片剂，口服，成人一次 4mg，一日 3 次。

2. 氯雷他定　片剂[※]/胶囊[※]/干混悬剂[#]/分散片[#]，口服，成人及大于 12 岁的儿童一次 10mg，一日 1 次。2～12 岁儿童体重 >30kg 者，一次 10mg，一日 1 次；体重 ≤30kg 者一次 5mg，一日 1 次。

3. 赛庚啶[※]　片剂，口服，成人一次 2～4mg，一日 2～3 次。

4. 苯海拉明[※]　片剂，口服，成人一次 25～50mg，一日 2～3 次，饭后服；儿童一日 5mg/kg，分次给药。

5. 异丙嗪[※]　片剂，成人一次 12.5mg，一日 4 次，饭后及睡前服用，必要时睡前 25mg。儿童一次 0.125mg/kg 或 3.75mg/m^2，每隔 4～6h 一次，或睡前 0.25～0.5mg/kg 或 7.5～15mg/m^2；或按年龄计算，一日量 1 岁以内 5～10mg，1～5 岁 5～15mg，5 岁以上 10～25mg，可 1 次或分 2 次给予。

6. 西替利嗪[#]　片剂/胶囊/分散片，口服，成人一次 10mg，若对不良反应敏感，可早、晚各 1 次，一次 5mg；6～12 岁儿童一次 10mg，一日 1 次，或一次 5mg，一日 2 次；2～5 岁儿童，一日 1 次，一次 5mg，或一次 2.5mg，一日 2 次。

7. 茶苯海明[#]　片剂，口服，一次 10mg，一日 1 次。

8. 酮替芬[#]　片剂/胶囊/分散片，口服，一次 1mg，一日 2 次，早、晚服。

四、抗感染药

1. 红霉素[※]　软膏剂，外用，取适量涂于患处，一日 2 次。

2. 克林霉素[#]　软膏剂,外用,取适量涂于患处,早、晚各 1 次。

3. 林可霉素　软膏剂,外用,取适量涂于患处,一日 2 次。

4. 莫匹罗星　软膏剂,外用,局部适量涂于患处。一日 3 次,5d 为一个疗程,必要时可重复一个疗程。

五、其他药

1. 炉甘石[※]　洗剂,外用,用前需振摇混匀。一日多次。

2. 氧化锌[※]　软膏剂,外用,一日 1～2 次。

3. 维生素 C

(1)片剂[#],口服,用于补充维生素 C,成人一日 50～100mg。用于治疗维生素 C 缺乏,成人一次 100～200mg,一日 3 次;儿童一日 100～300mg,至少服 2 周。

(2)注射液[※],静脉注射或肌内注射,一日 0.25～0.5g,至少 2 周;儿童一日 0.1～0.3g,至少 2 周。

4. 葡萄糖酸钙[※]

(1)片剂,口服。一次 1～4 片,一日 3 次。

(2)注射液,一次 1～2g,需要时可重复。

【注意事项】

(1)糖皮质激素类药物不宜长期、大面积使用。

(2)糖皮质激素类药物禁用于抗生素不能控制的病毒和真菌感染、水痘、活动性消化性溃疡、胃或十二指肠溃疡、严重高血压、动脉硬化、糖尿病、角膜溃疡、骨质疏松、孕妇、创伤或手术修复期、骨折、肾上腺皮质功能亢进症、严重的精神病和癫痫、心或肾功能不全者。

(3)糖皮质激素类药物的不良反应:

1)长期大量应用:①皮质功能亢进综合征。满月脸、水牛背、高血压、多毛、糖尿、皮肤变薄等。②诱发或加重感染。主要原因为激素降低机体对病原微生物的抵抗力。③诱发或加重溃疡病。④诱发高血压和动脉硬化。⑤骨质疏松、肌肉萎缩、伤口愈合延缓。⑥诱发精神病和癫痫。⑦抑制儿童生长发育。⑧其他,如负氮平衡、食欲增加、低血钙、高血糖倾向、消化性溃疡,欣快。

2)停药反应:①肾上腺皮质萎缩或功能不全。长期用药者减量过快或突然停药,可引起肾上腺皮质功能不全。久用可致皮质萎缩。②突然停药后,如遇到应激状态,可因体内缺乏肾上腺皮质激素而引发肾上腺危象发生。③反跳现象与停药症状。

(4)氟轻松不可用于眼部,避免用于面部及皮肤褶皱部位。

（5）炉甘石不宜用于有显著渗出损害的皮肤。

（6）氧化锌用于有渗出的皮损，最好先做冷湿敷。使用糊剂前，可先用纱布蘸石蜡油或植物油清洁皮损表面。头皮、外阴部位涂药时需将毛发剪短。

（7）煤焦油不可用于儿童。对急性炎症、开放性伤口及皮肤感染不宜应用。用药部位72h内应避免日光照射并避免接触眼睛。

（8）服用抗组胺药期间不得驾驶飞机、车、船，不得从事高空作业、机械作业及操作精密仪器。膀胱颈梗阻、幽门十二指肠梗阻、甲状腺功能亢进、青光眼、消化性溃疡、高血压和前列腺肥大者慎用。孕妇及哺乳期妇女慎用。新生儿和早产儿对本类药物的抗胆碱作用的敏感性较高，禁用。抗组胺药可抑制过敏原性物质的皮试反应，因此在皮试前若干天应停止使用一切抗组胺药，以免影响皮试结果。

（9）抗组胺药与乙醇及其他中枢神经抑制药合用，可增加抗组胺药的中枢神经抑制作用；与抗胆碱药合用，可加强本类药物的抗胆碱作用。

（10）红霉素与氯霉素及林可霉素有拮抗作用，应避免合用。

（11）莫匹罗星慎用于有中度或重度肾损害者及孕妇。

（12）克林霉素和林可霉素，过敏者禁用，有局限性肠炎、溃疡性肠炎或有抗生素相关肠炎病史患者禁用。局部吸收后，也可能引起腹泻，此时应立即停药。

（13）软膏剂仅供皮肤给药，应用时避免接触眼睛和其他黏膜（如口、鼻黏膜等）。误入眼内时用水冲洗即可。用药部位如有烧灼感、瘙痒、红肿等情况应停药，并将局部药物洗净。

（14）高钙血症、高钙尿症患者禁用葡萄糖酸钙。

过敏性皮炎

【疾病概述】

过敏性皮炎是一种由过敏原引起的皮肤黏膜的急性炎症性皮肤病。皮损因患者个人体质及过敏原不同而呈现多样性，表现为红斑、肿胀、丘疹、水疱、大疱甚至糜烂。

【用药原则】

寻找病因并尽可能去除和避免，注意饮食，多饮水，促进过敏原排泄。轻症患者口服抗组胺药物即可；重症患者可给予糖皮质激素治疗，并据病情调整激素用量。有感染时可外用抗菌药物,必要时系统使用抗菌药物。

【治疗药物】

一、抗组胺药

1. 氯苯那敏※　片剂,口服,一次4mg,一日3次。

2. 苯海拉明※　片剂,口服,成人饭后服用,一次25~50mg,一日2~3次;儿童一日5mg/kg,分次给药。

3. 赛庚啶※　片剂,口服,一次2~4mg,一日2~3次。

4. 异丙嗪※　片剂,口服,成人一次12.5mg,一日4次,饭后及睡前服用,必要时睡前25mg。儿童一次0.125mg/kg或3.75mg/m²,每隔4~6h一次,或睡前0.25~0.5mg/kg或7.5~15mg/m²;或按年龄计算,一日量1岁以内5~10mg,1~5岁5~15mg,6岁及以上10~25mg,可1次或分2次给予。

5. 氯雷他定※　片剂/胶囊,口服,成人及大于12岁的儿童一次10mg,一日1次。2~12岁儿童体重>30kg者一次10mg,一日1次;体重≤30kg者一次5mg,一日1次。

6. 西替利嗪#　片剂,口服,成人一次10mg,若对不良反应敏感,可早、晚各1次,一次5mg;6~12岁儿童一次10mg,一日1次,或一次5mg,一日2次;2~5岁儿童,一日1次,一次5mg,或一次2.5mg,一日2次。

7. 咪唑斯汀#　缓释片,口服,一次10mg,一日1次。

二、糖皮质激素类药

1. 氢化可的松※

(1)乳膏剂,取适量涂于患处,一日2~3次。

(2)片剂,口服,成人一日20~40mg,清晨顿服;儿童一日4~8mg/kg,分3~4次服。

(3)注射液,静脉滴注,成人一次100~200mg;儿童一日1~5mg/kg(或30~150mg/m²),每12~24h一次。

2. 氟轻松※　软膏剂/乳膏剂,外用,0.025%,取适量均匀涂于患处,一日2次。

3. 地塞米松

(1)软膏剂#,外用,取适量涂于患处,一日2~3次。

(2)片剂※,口服,成人开始一次0.75~3mg,一日2~4次,维持量为0.75mg,视病情而定;儿童一般用量,一日0.03~0.15mg/kg(1~5mg/m²),每6~12h一次。

4. 曲安奈德#　软膏剂,外用,取适量涂于患处,一日2~3次。

5.倍氯米松[#]　软膏剂,外用,取适量涂于患处,一日2~3次。

三、抗感染药

1.红霉素[※]　软膏剂,外用,取适量涂于患处,一日2次。

2.莫匹罗星[#]　软膏剂,外用,取适量涂于患处,必要时,患处可用敷料包扎覆盖,一日3次。

【注意事项】

(1)糖皮质激素类外用药物不宜长期大面积使用。

(2)有中度或重度肾损害者慎用莫匹罗星。

(3)使用抗组胺药时应特别注意:服药期间不得驾驶飞机、车、船,不得从事高空作业、机械作业及操作精密仪器;患闭角型青光眼、尿潴留、前列腺增生、幽门十二指肠梗阻、癫痫的患者慎用;孕妇、哺乳期妇女慎用;新生儿和早产儿禁用本类药物,因其对本类药物的抗胆碱作用敏感性较高;皮试前若干天应停止使用本类药物,因其可抑制过敏原性物质的皮试反应,影响皮试结果。

(4)乙醇及中枢神经抑制药(如巴比妥类、镇静催眠药、抗焦虑药等)可增强抗组胺药的中枢神经抑制作用;抗胆碱药(如阿托品、三环类抗抑郁药等)可增强抗组胺药的抗胆碱作用。

(5)咪唑斯汀禁用于对其过敏和严重肝功能损害者。

荨　麻　疹

【疾病概述】

荨麻疹俗称风疹块,是由于皮肤、黏膜小血管扩张及通透性增加而出现的一种局限性水肿反应,临床上特征性表现为红斑、风团伴瘙痒,可伴有血管性水肿。其病因复杂,多数患者很难找出具体病因。常见诱因有食物及食物添加剂、吸入物、药物、昆虫叮咬、日光等。

【用药原则】

寻找并去除病因,避免诱发因素。内服抗组胺药物,外用炉甘石洗剂等,以止痒、减轻血管扩张、降低血管通透性。

【治疗药物】

一、抗组胺药

1.氯苯那敏[※]　片剂,口服,一次4mg,一日3次。

2.苯海拉明[※]　片剂,口服,成人饭后服用,一次25~50mg,一日2~3次;儿童一日5mg/kg,分次给药。

3. 赛庚啶[※]　片剂,口服,一次 2～4mg,一日 2～3 次。

4. 氯雷他定[※]　片剂/胶囊,口服,成人及大于 12 岁的儿童,一次 10mg,一日 1 次。2～12 岁儿童,体重>30kg 者一次 10mg,一日 1 次;体重≤30kg 者一次 5mg,一日 1 次。

5. 雷尼替丁[※]　片剂,口服,成人一次 150mg,一日 2 次,于清晨和睡前服用;或一次 300mg,睡前顿服。

6. 西替利嗪[#]　片剂,口服,成人一次 10mg,若对不良反应敏感,可早、晚各 1 次,一次 5mg;6～12 岁儿童一次 10mg,一日 1 次,或一次 5mg,一日 2 次;2～5 岁儿童,一日 1 次,一次 5mg,或一次 2.5mg,一日 2 次。

7. 西咪替丁[#]　片剂,口服,起始剂量为一日 2.5～3.5mg/kg,分 2 次口服,一般每日不超过 5mg/kg,病情控制后可渐减至最小量维持。

8. 酮替芬[#]　片剂,口服,一次 1mg,一日 2 次,早、晚服。

二、糖皮质激素类药

1. 氢化可的松[※]

(1)乳膏剂,外用,取适量涂于患处,一日 2～3 次。

(2)注射液,静脉滴注,成人一次 100～200mg;儿童一日 1～5mg/kg(或 30～150mg/m^2),每 12～24h 一次。

2. 地塞米松[#]　片剂,口服,成人开始一次 0.75～3mg,一日 2～4 次,维持量为一日0.75mg,视病情而定;儿童一日 0.03～0.15mg/kg(1～5mg/m^2),每 6～12h 一次。

三、免疫抑制药

1. 环孢素[※]　片剂,口服,一日 3～5mg/kg,分 2～3 次口服。

2. 硫唑嘌呤[※]　片剂,口服,开始 1～3mg/kg,维持量为一次 0.5～3mg,一日 1 次。

四、其他药

炉甘石[※]　洗剂,外用,用前需振摇混匀,一日多次。

【注意事项】

(1)药物治疗首选第二代非镇静或低镇静抗组胺药(如西替利嗪、氯雷他定等),治疗有效后逐渐减少剂量。第一代抗组胺药(如氯苯那敏、苯海拉明等)因其中枢镇静、抗胆碱能作用等不良反应限制,应在注意禁忌证、不良反应及药物相互作用等的前提下,酌情选择。

(2)对急性荨麻疹,可选用 1～2 种抗组胺药。在去除病因及口服抗组胺药不能有效控制症状时,可选择糖皮质激素。皮下或肌内注射 0.1% 肾上腺素 0.2～0.4mL,可用于急性荨麻疹休克或严重的荨麻疹血管性水肿。

（3）对顽固性荨麻疹可尝试联合应用 H₁ 受体拮抗剂与 H₂ 受体拮抗剂。

（4）原则上,孕妇和哺乳期妇女应尽量避免使用抗组胺药物,如必须采用抗组胺药治疗,可选择在乳汁中分泌水平较低、相对安全可靠的西替利嗪、氯雷他定,并尽可能使用较小剂量。

（5）免疫抑制药的不良反应发生率高,只用于具有自身免疫基础且病情反复一般治疗不能取得满意疗效的慢性荨麻疹患者。

（6）有细菌感染者,应及时选用有效抗菌药物治疗。

湿　疹

【疾病概述】

湿疹是由多种内、外因素引起的一种瘙痒剧烈的皮肤炎症。据皮损表现分为急性、亚急性、慢性三种。病因复杂,一般认为与变态反应有关。皮疹具有多形性、瘙痒剧烈、易反复发作和慢性化倾向等特点。

【用药原则】

寻找可能诱因,避免诱发或加重因素。根据皮疹类型选用适当剂型的外用药物,内服抗组胺药物,继发感染时配合使用抗生素治疗。

【治疗药物】

一、糖皮质激素类药

1. 氢化可的松※

（1）乳膏剂,外用,取适量涂于患处,一日 2～3 次。

（2）注射液,静脉滴注,成人一次 100～200mg;儿童一日 1～5mg/kg(或 30～150mg/m²),每 12～24h 一次。

2. 氟轻松※　软膏剂/乳膏剂,外用,0.025%,取适量均匀涂于患处,一日 2 次。

3. 泼尼松※　片剂,口服,成人一日 20～40mg,症状减轻后减量,每隔 1～2d 减少 5mg;儿童一日 0.05～2mg/kg,分 1～4 次服用。

4. 地塞米松

（1）软膏剂#,外用,取适量涂于患处,一日 2～3 次。

（2）片剂※,口服,成人开始一次 0.75～3mg,一日 2～4 次,维持量 0.75mg,视病情而定;儿童一般用量,一日 0.03～0.15mg/kg(1～5mg/m²),每 6～12h 一次。

5.卤米松[#]　乳膏剂,以薄层适量涂于患处,一日 1 ~ 2 次。

二、抗感染药

1.硼酸[#]

(1)外用洗液,湿敷时用 6 ~ 8 层纱布浸于本品冷液中,轻挤压后敷于患处,5 ~ 10min 后更换,连续使用 1h。一日重复上法 4 次。

(2)软膏剂,外用,取适量涂于患处,一日 1 ~ 2 次。

2.莫匹罗星[#]　软膏剂,外用,局部适量涂于患处,必要时,患处可用敷料包扎覆盖,一日 3 次。

3.曲安奈德[#]　软膏剂,外用,取适量涂于患处,一日 2 ~ 3 次。

三、抗组胺药

1.氯苯那敏[※]　片剂,口服,一次 4mg,一日 3 次。

2.苯海拉明[※]　片剂,成人饭后服用,一次 25 ~ 50mg,一日 2 ~ 3 次;儿童一日 5mg/kg,分次给药。

3.赛庚啶[※]　片剂,口服,一次 2 ~ 4mg,一日 2 ~ 3 次。

4.氯雷他定[※]　片剂/胶囊,口服,成人及大于 12 岁的儿童一次 10mg,一日 1 次。2 ~ 12 岁儿童,体重 >30kg 者一次 10mg,一日 1 次;体重≤30kg 者一次 5mg,一日 1 次。

5.西替利嗪[#]　片剂,口服,成人一次 10mg,若对不良反应敏感,可早、晚各 1 次,一次 5mg;6 ~ 12 岁儿童一次 10mg,一日 1 次,或一次 5mg,一日 2 次;2 ~ 5 岁儿童一日 1 次,一次 5mg,或一次 2.5mg,一日 2 次。

6.西咪替丁[#]　片剂,口服,起始剂量为一日 2.5 ~ 3.5mg/kg,分 2 次口服,一般每日不超过 5mg/kg,病情控制后可渐减至最小量维持。

7.酮替芬[#]　片剂,口服,一次 1mg,一日 2 次,早、晚服。

四、其他药

1.炉甘石[※]　洗剂,外用,用前需振摇混匀,一日多次。

2.氧化锌[#]　软膏剂,外用,取适量涂患处,一日 2 ~ 3 次。

【注意事项】

(1)硼酸软膏剂禁用于皮肤破溃者。

(2)炉甘石洗剂不宜用于有渗出的皮肤。

(3)有下列情况者系统用药时应慎用泼尼松与地塞米松:急性心力衰竭或其他心脏病患者、糖尿病患者、憩室炎患者、情绪不稳定和有精神病倾向者、高脂蛋白血症患者、甲状腺功能减退者、重症肌无力患者、骨质疏松患者、胃炎或食管炎患者、肾功能不全或有结石者、结核病患者、肝功能不全者。

（4）泼尼松、地塞米松在体内经细胞色素 P450 氧化酶代谢，应注意与经该酶系统代谢的药物可能存在的相互作用。

（5）只有在急性湿疹严重、皮疹广泛或湿疹性红皮病患者，采用其他治疗无效而又无糖皮质激素应用禁忌证时可酌情选用糖皮质激素。在使用时应注意不宜减、停药过快，以免出现反跳现象使病情反复。

脂溢性皮炎

【疾病概述】

脂溢性皮炎是发生在脂溢部位的一种皮肤慢性、浅表性炎症。在皮脂发达部位较易发生，如头皮、面部、胸背部等部位，常伴有不同程度的瘙痒，成年人多见，亦可见于新生儿。发病原因尚不明确，可能与免疫、遗传、环境因素、疲劳甚至饮食习惯等有一定关系。

【用药原则】

限制多糖、多脂饮食，忌酒及辛辣刺激性食物。局部治疗以溶解脂肪、角质剥脱、消炎止痒为主。系统治疗宜根据病情补充 B 族维生素，选用适当的抗感染、抗组胺药等。

【治疗药物】

一、角质促成剂及溶解药

1. 水杨酸[※]　软膏剂，外用，取适量涂于患处，一日 2 次。

2. 二硫化硒[#]　洗剂，外用，治疗头皮脂溢性皮炎时，用肥皂清洗头发和头皮后，取 2.5% 二硫化硒洗剂 5 ～ 10g 外搽头皮，轻揉至形成泡沫，保留 3 ～ 5min，然后用清水洗净，每周 2 次，2 ～ 4 周为一个疗程，必要时可重复 1 ～ 2 个疗程。

3. 复方硫黄

（1）洗剂，外用，用前摇匀，涂患处，一日 2 次。

（2）软膏剂，外用，用水溶解后洗涤患处。本品亦可用于洗澡、洗头。

二、抗感染药

1. 咪康唑[※]　乳膏剂，外用，涂于洗净的患处，早、晚各 1 次，症状消失后应继续用药 10d，以防复发。

2. 红霉素[※]

（1）软膏剂，外用，取适量涂于患处，一日 2 次。

（2）肠溶片/肠溶胶囊/胶囊，口服，成人一日 1 ～ 2g，分 3 ～ 4 次服用，整片

(个)吞服;儿童一日 30 ~ 50mg/kg,分 3 ~ 4 次服用。

(3)(琥珀酸乙酯)片剂,口服,成人一日 1.6g,分 2 ~ 4 次服用。小儿按体重一次 7.5 ~ 12.5mg/kg,一日 4 次,或一次 15 ~ 25mg/kg,一日 2 次。严重感染者一日量可加倍,分 4 次服用。

3. 酮康唑

(1)软膏剂[#],外用,直接取适量涂于患处,一日 2 次。

(2)发用洗剂,外用,取适量本品涂于已润湿的头发上,搓揉 3 ~ 5min 后用清水洗净,每周 2 次,连用 2 ~ 4 周。

4. 联苯苄唑[#]

(1)溶液,外用,一日 1 次,2 ~ 4 周为一个疗程。

(2)软膏剂,外用,一日 1 次,2 ~ 4 周为一个疗程,涂布患处,并轻轻揉搓几分钟。

5. 克霉唑[#] 软膏剂,外用,涂患处,一日 2 ~ 3 次。

6. 四环素[#] 片剂,口服,成人一次 0.25 ~ 0.5g,每 6h 一次;8 岁以上小儿一次 6.25 ~ 12.5mg/kg,每 6h 一次。

7. 米诺环素[#] 片剂,口服,成人首次剂量为 0.2g,以后每 12h 服用本品 0.1g,或每 6h 服用 50mg。

三、维生素类药

1. 维生素 B_2[※] 片剂,口服,成人一次 5 ~ 10mg,一日 3 次;儿童一日 3 ~ 10mg,分 2 ~ 3 次服。

2. 维生素 B_6[※]

(1)片剂,口服,成人一日 1 ~ 2 片,儿童一日 0.5 ~ 1 片,连用 3 周。

(2)注射液,皮下注射或肌内注射,一次 50 ~ 100mg,一日 1 次。

3. 复合维生素 B[#] 片剂,口服,成人一次 1 ~ 3 片,一日 3 次;儿童一次 1 ~ 2 片,一日 3 次。

四、抗组胺药

1. 氯苯那敏[※] 片剂,口服,一次 4mg,一日 3 次。

2. 赛庚啶[※] 片剂,口服,一次 2 ~ 4mg,一日 2 ~ 3 次。

3. 氯雷他定[※] 片剂/胶囊,口服,成人及大于 12 岁的儿童,一次 10mg,一日 1 次。2 ~ 12 岁儿童,体重 > 30kg 者一次 10mg,一日 1 次;体重 ≤ 30kg 者一次 5mg,一日 1 次。

【注意事项】

(1)二硫化硒洗剂头皮用药后应完全冲洗干净,以免头发脱色。

（2）联苯苄唑软膏剂一日使用1次，最好在晚上休息前使用。

（3）维生素B₂饭后吸收比较完全，进食时服用可增加吸收。

（4）四环素可致肝损害，加重氮质血症，已有肝病或肾功能损害者不宜使用。

（5）某些用四环素的患者日晒时会有光敏现象，故建议患者服用本品期间不要直接暴露于阳光或紫外线下，一旦皮肤有红斑，应立即停药。

（6）四环素可透过胎盘屏障进入胎儿体内，沉积在牙齿和骨的钙质区内，引起胎儿牙齿变色、牙釉质再生不良及抑制胎儿骨骼生长，且在动物实验中有致畸作用，故孕妇不宜使用。四环素可自乳汁分泌，乳汁中浓度较高，哺乳期妇女应用时应暂停哺乳。

（7）四环素在牙齿发育期间可在任何骨组织中形成稳定钙化物，导致恒齿黄染、牙釉质发育不良和骨生长抑制，故8岁以下儿童不宜用本品。

（8）红霉素为抑菌性药物，应按一定的时间间隔给药，以保持体内药物浓度，利于作用发挥。

银　屑　病

【疾病概述】

银屑病俗称牛皮癣，是一种常见的以红斑、鳞屑为主要特征的慢性复发性炎症性皮肤病。该病病因不明，一般认为与遗传因素、免疫因素、感染、外伤或精神神经因素等有关。根据皮损的特点，临床上将银屑病分为寻常型、脓疱型、关节病型和红皮病型四种类型，其中寻常型银屑病最常见。

【用药原则】

寻找并去除诱发因素，根据患者病情治疗，轻度患者主要给予适当的外用保护剂和皮质类固醇药物，中、重度患者在外用药物治疗的基础上，适当选用抗生素、维A酸类、免疫抑制剂等药物，结合物理疗法联合治疗。

【治疗药物】

一、角质促成剂

1. 水杨酸※　软膏剂（2%浓度），外用，取适量涂于患处，一日2次。

2. 煤焦油#

（1）软膏剂，外用，取适量涂于患处，一日2~3次。

（2）溶液，外用，涂于头部，揉搓后保留10min，用清水洗净，每日1次或隔日1次。

3. 糠馏油[#]　软膏剂,外用,涂搽患处,一日 1 次,厚涂。

4. 地蒽酚[#]　软膏剂,外用。①浓度递增疗法:开始治疗时使用低浓度至少 5d,待皮肤适应后,再增加浓度,递增浓度从 0.05%、0.1%、0.25%、0.5%、0.8%、1% 到 3%。门诊患者一日 1 次,睡前涂药,第 2 日清晨用肥皂洗去,白天涂润肤剂。住院患者一日 2 次,早、晚各 1 次,一次治疗前进行焦油浴可增加疗效。②短程接触疗法:经不同浓度和接触时间的试验,发现以 3% 浓度为终剂量,作用 20min 后洗去,一日 1 次治疗,效果最佳;也可采用低浓度、短程接触疗法,即用 0.1% 软膏作用 5~20min,或用 1% 软膏作用 5min 后洗去,均可产生足够的抗银屑病活性,且副作用最小。

二、角质松解剂

1. 水杨酸[※]　软膏剂(2% 浓度),外用,取适量涂于患处,一日 2 次。

2. 尿素[※]　软膏剂/乳膏剂,外用,一日 2~3 次。

三、维生素

1. 维生素 D_2[※]

(1)软胶囊,口服,成人预防维生素 D 缺乏,一日 0.01~0.02mg;维生素 D 缺乏,一日 0.025~0.05mg,以后减至一日 0.01mg。儿童维生素 D 缺乏,一日 0.025~0.1mg(1 000~4 000U),以后减至一日 0.01mg(400U)。

(2)注射液,肌内注射,一次 7.5~15mg,病情严重者可于 2~4 周后重复注射一次。

2. 维生素 A[#]　软胶囊/胶丸,口服:①严重维生素 A 缺乏症,成人,一日 10 万 U,3d 后改为一日 5 万 U,给药 2 周后,一日 1 万~2 万 U,再用药 2 个月。②轻度维生素 A 缺乏症,一日 3 万~5 万 U,分 2~3 次口服,症状改善后减量。

四、维生素 D 类衍生物

1. 卡泊三醇　软膏剂或搽剂,外用,取少量本品涂于患处,一日 1~2 次,每周用量不宜超过 100g。

2. 他卡西醇　软膏剂,外用,取适量涂于患处,一日 2 次。

五、糖皮质激素类药

1. 氢化可的松[※]　乳膏剂,外用,取适量涂于患处,一日 2~3 次。

2. 氟轻松[※]　软膏剂/乳膏剂,外用,0.025%,取适量均匀涂于患处,一日 2 次。

3. 泼尼松[※]　片剂,口服,成人一日 20~40mg,症状减轻后减量,每隔 1~2 日减少 5mg;儿童一日 0.05~2mg/kg,分 1~4 次服用。

4. 丙酸氯倍他索# 软膏剂,外用,薄薄一层涂于患处,一日 2 次,疗程不得超过 2 周,每周总剂量不得超过丙酸氯倍纯品 10mg。

5. 莫米松# 软膏剂,局部外用,取本品适量涂于患处,一日 1 次。

6. 地塞米松#

(1)软膏剂,外用,取适量涂于患处,一日 2 ~ 3 次。

(2)片剂,口服,成人开始一次 0.75 ~ 3mg,一日 2 ~ 4 次,维持量为一日 0.75mg,视病情而定;儿童一日 0.03 ~ 0.15mg/kg(1 ~ 5mg/m^2),每 6 ~ 12h 一次。

(3)注射液,静脉注射成人一次 2 ~ 20mg,2 ~ 6h 重复给药至病情稳定,一般大剂量连续给药不超过 72h。

六、抗感染药

1. 青霉素※ 注射用无菌粉末,肌内注射或静脉滴注。成人肌内注射,一日 80 万 ~ 200 万 U,分 3 ~ 4 次给药;静脉滴注,一日 200 万 ~ 2 000 万 U,分 2 ~ 4 次给药。小儿肌内注射,按体重 2.5 万 U/kg,每 12h 给药一次;静脉滴注,一日按体重 5 万 ~ 20 万 U/kg,分 2 ~ 4 次给药。

2. 红霉素※

(1)肠溶片/肠溶胶囊/胶囊,口服,成人一日 1 ~ 2g,分 3 ~ 4 次服用,整片(个)吞服;儿童,一日 30 ~ 50mg/kg,分 3 ~ 4 次服用。

(2)(琥珀酸乙酯)片剂,口服,成人一日 1.6g,分 2 ~ 4 次服用;小儿按体重一次 7.5 ~ 12.5mg/kg,一日 4 次,或一次 15 ~ 25mg/kg,一日 2 次。严重感染者一日量可加倍,分 4 次服用。

3. 头孢拉定※ 片剂/胶囊,口服,成人轻度感染一次 0.25 ~ 0.5g,一日 3 ~ 4 次;中度感染一次 0.5 ~ 1g,一日 3 ~ 4 次,一日总量不超过 4g。儿童一次 6.25 ~ 12.5mg/kg,每 6 ~ 8h 一次。

七、维 A 酸类

1. 维 A 酸※ 乳膏剂,外用,取适量涂于患处,每晚 1 次,或遵医嘱。一日量不应超过 20g。

2. 阿维 A# 胶囊,口服,本品个体差异较大,须个体化给药。开始治疗:剂量应为一日 25mg 或 30mg,作为一个单独剂量与主餐一起服用。若 4 周后治疗效果不佳,且无毒性反应,一日最大剂量可逐渐增加至 75mg,如果需要把不良反应减至最小,此剂量还可减少。维持治疗:治疗开始有效后,可给予一日 25 ~ 50mg 的维持剂量。维持剂量以临床效果和耐受性作为依据。

3. 阿维 A 酯 胶囊,口服,成人开始剂量一日 0.75 ~ 1mg/kg,红皮病型银屑病患者可一日口服 0.25mg/kg,每周递增 0.25mg/kg,直至获得最满意效果。维持量为一日 0.5～0.75mg/kg,通常在开始治疗 8～16 周后采用。成人最高限量为一日 1.5mg/kg。

八、免疫抑制药

1. 甲氨蝶呤※　片剂,口服,成人一次 5～10mg,一日 1 次,每周 1～2 次,一个疗程安全量为 50～100mg。

2. 环孢素※　胶囊/软胶囊,口服,初始剂量为一日 2.5mg/kg,分 2 次口服;若治疗 4 周后病情无改善,可每月增加 0.5～1mg/kg,但一日剂量不应超过 5mg/kg;若一日 5mg/kg 使用 4 周后仍不能改善皮损,则应停药。

3. 他克莫司　软膏剂,外用,成人使用含量为 0.03% 或 0.1% 本品,在患处皮肤涂上一薄层,轻轻擦匀,并完全覆盖,一日 2 次;儿童使用含量为 0.03%本品,在患处涂上一薄层,轻轻擦匀,并完全覆盖。

九、其他药

1. 氮芥　搽剂,外用,取本品 1mL 用乙醇稀释至 200mL(含盐酸氮芥0.05%),涂擦患处。

2. 硫黄#　软膏剂,外用,涂于洗净的患处,一日 1～2 次。

【注意事项】

(1)少数患者对地蒽酚高度敏感,甚至在浓度低至 0.000 5% 时也会引起接触性皮炎,故宜从小面积开始使用。

(2)维 A 酸与肥皂等清洁剂、含脱屑药制剂(如过氧苯甲酰、间苯二酚、水杨酸、硫黄等)、含乙醇制剂、异维 A 酸等合用,可加剧皮肤刺激或干燥,因此必须慎用。

(3)维 A 酸与四环素类、氟喹诺酮类、吩噻嗪类、磺胺类等光敏感药合用时可增加光毒性的可能。

(4)水杨酸软膏不可用于发炎或破溃的皮肤。

(5)卡泊三醇禁用于对其过敏者或钙代谢失调者。

(6)卡泊三醇软膏用药后可出现局部红斑和轻微刺痛,故一般不宜用于面部,且孕妇慎用。

(7)氮芥搽剂如果不慎接触健康皮肤应立即用 2% 硫代硫酸钠溶液洗涤,防止皮肤溃烂。

(8)使用他克莫司软膏过程中,患者应最大限度地减少或避免自然或人工日光暴露,即使在皮肤上没有药物时;并应避免用于可能恶化的皮肤病和恶性皮肤病,且本品不适用于 2 岁以下的儿童。

（9）应用青霉素前需详细询问过敏史，有过敏史者一般不宜做皮试，无过敏史者需按规定方法进行皮试。

（10）孕妇、哺乳期妇女、肝肾功能不全者、维生素 A 过多症或对维生素 A 及其代谢物过敏者禁用阿维 A 和阿维 A 酯。

（11）应用甲氨蝶呤前和用药期间需定期检查患者肝肾功能和白细胞计数等，且服药期间禁怀孕和哺乳。

（12）与葡萄柚汁同时服用可增加环孢素的生物利用度。

水 痘

【疾病概述】

水痘是由水痘－带状疱疹病毒所引起的急性呼吸道传染病，主要通过飞沫和直接接触传播。多见于儿童，也可发生于成年人。病后获得持久免疫，但可发生带状疱疹。临床表现以散在分布的红斑、丘疹、水疱为特征。

【用药原则】

隔离患者，对症处理，保持皮肤清洁，避免手抓水疱，防止继发感染。局部治疗以止痒和防止感染为主，继发感染时系统治疗可使用抗生素，重症患者可静脉滴注丙种球蛋白。

【治疗药物】

一、抗感染药

1. 红霉素[※] 软膏剂，外用，取适量涂于患处，一日 2 次。

2. 利巴韦林[※] 片剂/胶囊，口服，成人一日 600mg；儿童一日 10mg/kg，分 4 次口服，疗程 7～14d；6 岁以下小儿口服剂量未定。

3. 甲基紫[#] 2% 溶液，外用，涂患处，一日 2～3 次。

4. 新霉素[#] 软膏剂，外用，取适量涂于患处，一日 2～3 次。

5. 莫匹罗星[#] 软膏剂，外用，取适量涂于患处，一日 3 次，5d 为一个疗程，必要时可重复一个疗程。

6. 阿昔洛韦

（1）乳膏剂[※]，外用，适量涂于患处，成人与小儿均为白天每 2h 一次，一日 4～6 次，共 7d。

（2）片剂/胶囊[※]，口服，成人一次 0.8g，一日 5 次，共 7～10d。

（3）注射液[#]，严重患者静脉滴注，按体重一次 5～10mg/kg，滴注时间为 1h 以上，隔 8h 滴注一次，共 7～10d。

7. 环丙沙星[#]　软膏剂，外用，取适量涂于患处，一日 2～3 次。

8. 阿糖腺苷[#]　注射液，成人按体重一次 5～10mg/kg，一日 1 次。

二、抗组胺药

1. 氯苯那敏[※]　片剂，口服，一次 4mg，一日 3 次。

2. 氯雷他定[※]　片剂/胶囊，口服，成人及大于 12 岁的儿童，一次 10mg，一日 1 次。2～12 岁儿童，体重 >30kg 者一次 10mg，一日 1 次；体重 ≤30kg 者一次 5mg，一日 1 次。

三、其他药

1. 炉甘石[※]　洗剂，外用，用前需振摇混匀，一日多次。

2. 静脉注射用人免疫球蛋白（pH 4.0）　注射剂，静脉注射或以 5% 葡萄糖溶液稀释 1～2 倍静脉滴注，一日 200～300mg/kg，连续 2～3d。

【注意事项】

（1）孕妇及哺乳期妇女慎用阿昔洛韦、红霉素、环丙沙星。

（2）老年患者或肾功能不全者使用阿昔洛韦应适当减量。

（3）口服阿昔洛韦时应补充足够的水分，防止药物在肾小管内沉积。

（4）新霉素不可长期大面积应用，用于面部及皮肤皱褶部位应慎重权衡利弊。

（5）炉甘石洗剂破溃处不宜使用。

（6）阿糖腺苷不宜与血液、血浆及蛋白质输液剂配伍；与干扰素同用可加重不良反应。

（7）利巴韦林禁用于对其过敏者、心脏病患者、自身免疫性肝炎患者、严重肾功能不全者和孕妇。

（8）静脉注射用人免疫球蛋白（pH 4.0）禁用于对人免疫球蛋白过敏或有其他严重过敏史者，禁用于有抗 IgA 抗体的选择性 IgA 缺乏者；且本品应单独输注，不得与其他药物混合输注。

带状疱疹

【疾病概述】

带状疱疹是由水痘–带状疱疹病毒引起的急性疱疹性皮肤病。其临床特征主要为沿单侧周围神经分布的水疱、红斑，同时伴有明显的神经痛。多见于成年人，病程为 2～3 周，有自限性，愈后很少复发。

【用药原则】

根据患者病情选用适当药物止痛、抗病毒、消炎和预防感染。

【治疗药物】

一、抗感染药

1.红霉素※ 软膏剂,外用,取适量涂于患处,一日 2 次。

2.泛昔洛韦# 片剂,口服,成人一次 0.25g,一日 3 次,连用 7d。

3.阿昔洛韦

(1)乳膏剂※,外用,取适量涂于患处,成人与小儿均为白天每 2h 一次,一日 4~6 次,共 7d。

(2)片剂/胶囊※,口服,成人一次 0.8g,一日 5 次,共 7~10d。

(3)注射液#,严重患者静脉滴注,按体重一次 5~10mg/kg,滴注时间为 1h 以上,隔 8h 滴注一次,共 7~10d。

4.新霉素# 软膏剂,外用,取适量涂于患处,一日 2~3 次。

5.硼酸#

(1)洗液,湿敷时用 6~8 层纱布浸于本品冷液中,轻挤压后敷于患处,5~10min 后更换,连续使用 1h,一日重复上法 4 次。

(2)软膏剂,取适量涂于患处,一日 1~2 次。

二、镇痛药

1.布洛芬※

(1)片剂/胶囊/颗粒剂/混悬液,口服,成人一次 0.2~0.4g,每 4~6h 一次,成人最大限量一般为一日 2.4g,12 岁以上儿童用法和用量同成人;儿童混悬滴剂,口服,需要时每 6~8h 可重复使用,每 24h 不超过 4 次,一次 10mg/kg。

(2)缓释片/缓释胶囊,口服,成人一次 1 粒(含药量 0.3g),一日 2 次。

2.卡马西平※ 片剂,口服,成人开始一次 0.1g,一日 2 次,第 2 日后每隔 1d 增加 0.1~0.2g,直到疼痛缓解,维持量为一日 0.4~0.8g,分次服用,一日最大剂量不超过 1.2g;儿童一日 10~20mg/kg,维持血药浓度应在 4~12μg/mL。

3.罗通定# 片剂,口服,成人一次 60~120mg,一日 3 次。

三、维生素

1.维生素 B_1※ 注射液,肌内注射,成人一次 50~100mg,一日 1 次;儿童一日 10~25mg。症状改善后口服。

2. 维生素 $B_6^※$

(1)片剂,口服,成人一日 10~20mg,儿童一日 5~10mg,连用 3 周。

(2)注射液,皮下注射或肌内注射,一次 50~100mg,一日 1 次。

3. 维生素 $B_{12}^※$　注射液,肌内注射,治疗维生素 B_{12} 缺乏症,成人起始一日 25~100μg,或隔日 50~200μg,共 2 周,如伴有神经系统表现,一日用量可增加至 500μg,以后每周肌内注射 2 次,一次 50~100μg,直至血常规恢复正常,维持量为每月 1 次,一次 100μg;小儿一次 25~50μg,隔日 1 次,共 2 周,维持量为每月 1 次,一次 25~50μg。

四、糖皮质激素类药

泼尼松$^※$　片剂,口服,成人一日 20~40mg,症状减轻后减量,每隔 1~2d 减少 5mg;儿童一日 0.05~2mg/kg,分 1~4 次服用。

五、其他药

炉甘石$^※$　洗剂,外用,用前需振摇混匀,一日多次。

【注意事项】

(1)阿昔洛韦与干扰素、糖皮质激素合用,具有协同作用。

(2)新霉素不可长期大面积应用,用于面部及皮肤皱褶部位应慎重权衡利弊。

(3)驾驶飞机、车、船,从事高空作业、机械作业及操作精密仪器者工作期间慎用罗通定。

(4)卡马西平与对乙酰氨基酚合用,尤其是单次超量或长期大量使用,肝脏中毒的危险增加,且有可能使后者疗效降低。

(5)卡马西平可引起严重的药疹,过敏体质者慎用。

(6)使用维生素 B_1 偶见过敏反应,个别患者可发生过敏性休克,应在注射前将其稀释 10 倍后取 0.1mL 做皮试,以防过敏反应。不宜静脉注射。

(7)维生素 B_{12} 禁用于家族遗传性球后视神经炎及抽烟性弱视症患者。

瘙 痒 症

【疾病概述】

瘙痒症是一种常见的仅有皮肤瘙痒而无原发性损害的皮肤病。根据皮肤瘙痒范围及部位将其分为全身性和局限性两种。其致病因素比较复杂,如内分泌疾病、肝胆疾病、感染性疾病、神经障碍性疾病、环境因素、物理或化学性刺激等。

【用药原则】

去除可疑病因,根据病情外用止痒剂、润肤剂,内服镇静药、抗组胺药治疗。

【治疗药物】

一、角质促成剂及溶解剂

1. 水杨酸[※]　软膏剂,外用,取适量涂于患处,一日2次。

2. 尿素[※]　软膏剂/乳膏剂,外用,一日2~3次。

二、糖皮质激素类药

1. 氢化可的松[※]　乳膏剂,取适量涂于患处,一日2~3次。

2. 氟轻松[※]　软膏剂/乳膏剂,0.025%,取适量均匀涂于患处,一日2次。

3. 地塞米松[#]　软膏剂,取适量涂于患处,一日2~3次。

4. 曲安奈德[#]　软膏剂,取适量涂于患处,一日2~3次。

三、抗组胺药

1. 氯苯那敏[※]　片剂,口服,一次4mg,一日3次。

2. 赛庚啶[※]　片剂,口服,一次2~4mg,一日2~3次。

3. 氯雷他定[※]　片剂/胶囊,口服,成人及大于12岁的儿童,一次10mg,一日1次。2~12岁儿童,体重>30kg者一次10mg,一日1次;体重≤30kg者一次5mg,一日1次。

4. 雷尼替丁[※]　片剂,口服,成人一次150mg,一日2次,于清晨和睡前服用;或一次300mg,睡前顿服。

四、镇静催眠药

1. 地西泮[※]

(1)片剂,口服给药,成人一次2.5~5mg,一日3次。儿童,6个月以下不用;6个月以上,一次1~2.5mg,或按体重40~200μg/kg或按体表面积1.17~6mg/m²,一日3~4次,用量根据情况酌情增减,最大剂量不超过10mg。

(2)注射液,成人开始10mg,以后按需每隔3~4h加5~10mg,24h总量以40~50mg为限。

2. 佐匹克隆[※]　片剂,口服,7.5mg,临睡时服;老年人、肝功能不全者,最初临睡时服3.75mg,必要时服7.5mg;肝功能不全者,服3.75mg为宜。

五、维生素、矿物质类药

1. 维生素C[※]　注射液,静脉注射,一日0.25~0.5g,至少2周;儿童一日0.1~0.3g,至少2周。

307

2.葡萄糖酸钙[※]　注射液,静脉注射,用10%葡萄糖注射液稀释后缓慢注射,每分钟不超过5mL。

六、其他药

炉甘石[※]　洗剂,外用,用前需振摇混匀,一日多次。

【注意事项】

(1)糖皮质激素类外用药物不宜长期大面积使用。

(2)维生素C注射液不宜与碱性药物溶液配伍。

(3)在肝肾功能损害者地西泮的清除半衰期延长。

(4)失代偿的呼吸功能不全患者,重症肌无力、重症睡眠呼吸暂停综合征及严重肝功能不全的患者,孕妇、哺乳期妇女及15岁以下儿童禁用佐匹克隆。

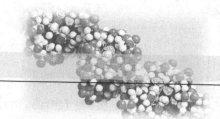

第十二章

妇产科疾病

单纯性外阴炎

【疾病概述】

单纯性外阴炎是在多种致病因子的作用下,由于不洁或异物刺激,发生于外阴皮肤、黏膜组织的非特异性炎症。本病是单纯的细菌感染,常见的病原菌有葡萄球菌、乙型溶血性链球菌、大肠埃希菌以及变形杆菌等。引起外阴炎的原因非常多,最多见的为患者有宫颈炎或阴道炎,阴道分泌物多,分泌物流至外阴,刺激而引起外阴炎;其次为糖尿病患者糖尿直接刺激、粪瘘患者粪便的刺激、尿瘘患者尿液长期浸润等。此外,由于穿着尼龙内裤等,局部透气性差,外阴皮肤经常受湿润刺激,亦易引起大肠埃希菌、葡萄球菌及链球菌的混合型感染而致外阴炎。应积极寻找病因,针对不同感染选用相应敏感药物。

【用药原则】

首先进行病因治疗,如治疗糖尿病,尿瘘、粪瘘修补,治疗子宫颈炎及阴道炎,改换棉质内裤等;然后进行局部外用红霉素软膏治疗,严重者须卧床休息。可以用 1∶5 000 高锰酸钾溶液坐浴。

【治疗药物】

一、抗细菌药

红霉素[※]　注射用无菌粉末,静脉滴注或缓慢静脉注射(超过 10min),一次 50mg,一日 2 次,或每 6～8h 给药一次。

二、抗真菌药

1. 咪康唑[#]

(1)阴道软胶囊,阴道上药,一次 400mg,一日 1 次,晚上给药,治疗 7d。

(2)栓剂,阴道上药,一次 200mg,一日 1 次,晚上给药,治疗 7d。

2. 克霉唑[#]

（1）片剂，阴道上药，一次 500mg，一日 1 次，晚上给药，治疗 7d。

（2）栓剂，阴道上药，一次 100mg，一日 1 次，晚上给药，治疗 7～14d。

3. 制霉菌素[※]　栓剂，阴道上药，一次 10 万 U，一日 1 次，晚上给药，治疗 7～14d。

4. 氟康唑[※]　片剂/胶囊，口服，一次 150mg，一日 3 次。

5. 伊曲康唑[#]　胶囊，口服，一次 200mg，一日 2 次，连续 1～3d。

【注意事项】

（1）中老年人应注意排除糖尿病伴发的外阴炎。幼儿检查肛周有无蛲虫卵，以排除蛲虫引起的外阴不适。

（2）治疗期间应避免性生活，停用引起外阴部刺激的外用药品。

（3）注意排除念珠菌性阴道炎继发的外阴炎症。

细菌性阴道炎

【疾病概述】

细菌性阴道炎是以阴道乳杆菌减少或消失、相关微生物增多为特征的临床综合征。其与盆腔炎、不孕、不育、流产、妇科和产科手术后感染、早产、胎膜早破、新生儿感染和产褥感染等的发生有关。与其发病相关的微生物包括阴道加德纳菌、普雷沃菌属、动弯杆菌、拟杆菌、消化链球菌、阴道阿托普菌和人型支原体等。

【用药原则】

对有症状的患者、妇科手术前的患者及无症状的妊娠期患者进行治疗，无须对患者的配偶进行治疗。治疗时选用抗菌药物进行治疗。

【治疗药物】

一、硝基咪唑类

甲硝唑[※]

（1）片剂/胶囊，口服，一次 400mg，一日 2 次，一个疗程为 7d。

（2）阴道栓（泡腾片），阴道上药，一次 200mg，一日 1 次，治疗 5～7d。

二、林可霉素类

克林霉素[※]

（1）片剂/胶囊，口服，一次 300mg，一日 2 次，一个疗程为 7d。

（2）软膏剂，阴道上药，一次 5g，一日 1 次，晚上使用，治疗 7d。

【注意事项】

（1）妊娠期应用甲硝唑需执行知情选择权,并对治疗效果进行随访。

（2）哺乳期治疗应选择局部用药,尽量避免全身用药。

（3）无须常规治疗性伴侣。

老年性阴道炎

【疾病概述】

老年性阴道炎常见于绝经后的老年妇女,因卵巢功能衰退,体内雌激素水平降低,阴道壁萎缩,黏膜变薄,上皮细胞内糖原含量减少,乳杆菌减少,阴道内的 pH 值升高,局部抵抗力降低,致病菌趁机入侵繁殖而引起炎症。

【用药原则】

老年性阴道炎的治疗原则是增加外阴、阴道局部抵抗力及抑制细菌生长。常进行局部治疗和抗菌药物治疗。

【治疗药物】

一、硝基咪唑类

甲硝唑[※]

（1）片剂/胶囊,口服,一次 400mg,一日 2 次,一个疗程为 7d。

（2）阴道栓,阴道上药,一次 200mg,一日 1 次,治疗 7～10d。

二、林可霉素类

克林霉素[※]　片剂/胶囊,口服,一次 300mg,一日 2 次,一个疗程为5～7d。

【注意事项】

顽固病例酌情局部使用雌激素制剂或应用激素替代疗法,如使用己烯雌酚、尼尔雌醇。

滴虫性阴道炎

【疾病概述】

滴虫性阴道炎是由阴道毛滴虫感染引起的下生殖道炎症。主要经性接触直接传播,也可通过公共浴池、浴盆、浴巾、游泳池、坐便器、衣物、污染的器械等间接传播。滴虫性阴道炎与沙眼衣原体感染、淋病奈瑟菌感染、盆腔炎性疾病、宫颈上皮肉瘤样病变、HIV 感染,以及孕妇发生早产、胎膜早破及分娩低出生体重儿相关。

【用药原则】

治疗滴虫性阴道炎主要使用硝基咪唑类药物。滴虫性阴道炎经常合并其他部位的滴虫感染,故不推荐局部用药。对于不能耐受口服药物或不适宜全身用药者,可选择阴道局部用药,但疗效低于口服用药。

【治疗药物】

1. 甲硝唑※

(1)片剂/胶囊,口服,一次0.2g,一日4次,一个疗程为7d。可同时用栓剂,每晚0.5g置入阴道内,连用7~10d。

(2)阴道泡腾片,阴道给药,一次0.2g,一日1次,晚上给药,治疗7d为一个疗程。

2. 替硝唑※

片剂/胶囊,口服,单剂量2g顿服,饭后服用。性伴侣以相同剂量同时治疗。

【注意事项】

(1)对性伴侣应进行治疗,并告知患者及其性伴侣治愈前应避免无保护性交。

(2)哺乳期治疗于服用甲硝唑后12~24h内避免哺乳,以减少甲硝唑对婴儿的影响;服用替硝唑后3d内避免哺乳。

(3)患者服用甲硝唑24h内或服用替硝唑72h内应禁酒。

外阴阴道念珠菌病

【疾病概述】

外阴阴道念珠菌病系念珠菌侵犯阴道上皮细胞所致的炎症。85%~90%为白色念珠菌所致。本病是常见的阴道炎类型。当阴道内糖原增多、酸度增高时,如孕妇、糖尿病患者及接受大量雌激素或糖皮质激素等治疗时,白色念珠菌能迅速繁殖引起炎症;长期应用广谱抗生素亦易使白色念珠菌繁殖,25%~70%的外阴阴道念珠菌病与抗生素有关。该病与手、足癣疾病无直接关系,因前者病原菌属酵母菌、后者属癣菌,但存在于口腔、肠道与阴道三个部位的念珠菌可以相互传染,在局部环境适合时发病。外阴阴道念珠菌病分为单纯性外阴阴道念珠菌病和复杂性外阴阴道念珠菌病。

【用药原则】

无症状带菌者一般不主张治疗。药物治疗可选择抗真菌药经阴道给药或口服,未婚、月经期或复发性外阴阴道念珠菌病者宜选口服抗真菌药治疗。单纯性外阴阴道念珠菌应选用短疗程、低剂量治疗方案;重度外阴阴道念珠菌首选口服用药,症状严重者可局部加用低浓度糖皮质激素软膏或唑类霜剂缓解症状,阴道用药短疗程治疗效果往往欠佳,需延长疗程。复发性外阴阴道念珠菌病治疗前应做真菌培养及药敏试验。

【治疗药物】

1. 咪康唑# 　栓剂,阴道上药,一次200mg,一日1次,晚上给药,一个疗程为7d;或一次400mg,一日1次,晚上给药,一个疗程为3d。

2. 克霉唑※ 　片剂,阴道上药,一次500mg,单次给药。

3. 制霉菌素※ 　栓剂,阴道上药,一次10万U,一日1次,晚上给药,一个疗程为14d。

4. 氟康唑※ 　片剂/胶囊,口服,一次150mg,单次给药。

【注意事项】

(1)早孕期权衡利弊慎用药物,以阴道用药为宜,而不选用口服抗真菌药,可选择对胎儿无害的唑类药,如克霉唑、咪康唑。

(2)外阴阴道念珠菌病不是通过性交获得的,无须夫妻同时治疗。有真菌性龟头炎或阴茎包皮炎的男性性伴侣可局部应用抗真菌药物治疗。

(3)去除易感因素,如避免长期全身或局部用糖皮质激素类药物及广谱抗生素,以及积极治疗糖尿病等。

(4)局部用药时应注意放药深度。

前庭大腺腺脓肿

【疾病概述】

前庭大腺又称巴氏腺,位于两侧大阴唇1/3深部,直径为0.5~1cm,其出口管长1.5~2cm,开口处位于小阴唇内侧近处女膜处。在流产、分娩等情况污染外阴部时,病原体可侵入引起炎症。当急性炎症发作时,细菌先侵犯腺管,腺管口因炎症肿胀阻塞,渗出物不能排出可形成脓肿。

【用药原则】

急性期须卧床休息,对有全身反应者建议酌情选择抗菌药物治疗。

【治疗药物】

一、青霉素类

青霉素※ 　粉针剂,肌内注射,一次160万U,一日2次。

二、头孢菌素类

头孢氨苄[※]　片剂/胶囊,口服,一次500mg,一日3次。

三、喹诺酮类

1.环丙沙星[※]　片剂/胶囊,口服,一次500mg,一日1~2次。

2.诺氟沙星[※]　片剂/胶囊,口服,一次200mg,一日3次。

【注意事项】

(1)有条件的医院可自巴氏腺开口部挤压出分泌物做病原微生物检查及药敏试验。

(2)如脓肿尚未形成,可局部治疗,促使炎症局限症状逐渐好转、吸收;对于已形成脓肿者,可将脓肿切开引流。

(3)保持外阴部清洁卫生,可选用清热解毒中药局部热敷或坐浴。

生殖器疱疹

【疾病概述】

生殖器疱疹是由单纯疱疹病毒感染引起的性传播疾病。根据血清学及流行病学的研究结果,单纯疱疹病毒可分为Ⅰ型和Ⅱ型两种。单纯疱疹病毒Ⅰ型主要引起口、咽、鼻、眼及皮肤感染,即单纯疱疹。单纯疱疹病毒Ⅱ型主要引起生殖器疱疹,估计约85%的原发性生殖器疱疹和98%的复发患者与单纯疱疹病毒Ⅱ型有关。

【用药原则】

抗病毒治疗。

【治疗药物】

阿昔洛韦

(1)片剂[※]/胶囊[※],口服,一次200mg,一日5次,连续7~10d;或一次400mg,一日3次,连续5d;也可一次800mg,一日2次,连续5d。

(2)粉针剂[#],静脉注射,一日15mg/kg,连续3d。

【注意事项】

(1)生殖器疱疹的治疗包括支持治疗和抗病毒治疗。细致的局部治疗能减轻患者的痛苦及局部并发症。

(2)为了防止局部继发性细菌感染,应保持局部清洁,尽可能保持局部干燥。大腿、臀部及生殖器部位病损每天用生理盐水轻轻洗2~3次,特别注意勿让疱顶脱落,长时间浸泡或坐浴可引起皮肤浸渍或念珠菌感染,则需要应用适当的抗生素。

（3）局部止痛可用局部表面麻醉药。

（4）生殖器疱疹患者应避免性交,避孕套不能完全防止病毒传播。目前尚无特异性疱疹疫苗。

宫颈炎症

【疾病概述】

宫颈炎包括宫颈阴道部及宫颈管黏膜炎。临床多见的宫颈炎是宫颈管黏膜炎,尤其是黏液脓性宫颈炎。宫颈炎的病原体包括淋病奈瑟球菌、沙眼衣原体、疱疹病毒、葡萄球菌、大肠埃希菌及链球菌和生殖道支原体等,部分宫颈炎的病原体与引起细菌性阴道病的病原体相同;还有部分患者的病原体不清楚。宫颈炎通常与子宫内膜炎、宫旁组织炎和急性盆腔炎并存,可有全身性炎症表现。

【用药原则】

针对病原体进行治疗。如果宫颈炎内膜或尿道分泌物检出淋病奈瑟菌,应按照成人无并发症淋病治疗,主张大剂量、单次给药,首选头孢曲松;如果未检出淋病奈瑟菌,应按照成人无并发症沙眼衣原体感染治疗,首选阿奇霉素或多西环素。

【治疗药物】

一、头孢菌素类

头孢曲松[※]　粉针剂,肌内注射,一次250mg,一日1次。

二、大环内酯类

1.阿奇霉素[※]　片剂/胶囊/肠溶片/肠溶胶囊/颗粒剂,口服,一次1g,单次口服。

2.红霉素[※]　肠溶片/肠溶胶囊/琥珀酸乙酯片剂/琥珀酸乙酯胶囊,口服,一次500mg,一日4次,连续7d。

三、四环素类

多西环素[※]　片剂,口服,一次100mg,一日2次,连续7d。

四、氟喹诺酮类

左氧氟沙星[※]　片剂/胶囊,口服,一次500mg,一日1次,连续7d。

【注意事项】

（1）卧床休息,忌阴道灌洗和房事。

（2）保持外阴及阴道清洁。

（3）淋病奈瑟菌或沙眼衣原体感染所致黏液性宫颈炎患者的男性性伴侣应进行 STD（性传播疾病）的有关检查及治疗。

（4）宫颈肥大无临床症状者无须治疗；宫颈腺囊肿无特殊临床意义，可定期随访，不需治疗；宫颈息肉首选手术摘除。

盆腔炎症性疾病

【疾病概述】

女性内生殖器及其周围组织的结缔组织、盆腔腹膜发生炎症时，称为盆腔炎症性疾病（PID）。性传播感染的病原体是主要的致病原。一些需氧菌、厌氧菌、病毒和支原体等也参与 PID 的发病过程。

【用药原则】

以抗感染治疗为主，必要时行手术治疗。根据经验选择广谱抗生素以覆盖可能的病原体，包括淋病奈瑟菌、沙眼衣原体、支原体、厌氧菌和需氧菌等。所有的治疗方案都必须对淋病奈瑟菌和沙眼衣原体有效；目前推荐的治疗方案中，抗菌谱应覆盖厌氧菌；一经诊断立即开始治疗，因为及时合理地应用抗生素与远期预后直接相关；选择治疗方案应综合考虑有效性、费用、患者依从性和药物敏感性等因素。

【治疗药物】

1. 头孢呋辛※　注射剂，静脉注射，成人一次 0.75～1.5g，一日 3 次。严重感染，一次 1.5g，一日 4 次。儿童平均一日量为 60mg/kg。酌情加入抗厌氧菌药物，如甲硝唑。

2. 头孢曲松※　注射剂，静脉注射，成人一日常用剂量为 1～2g，一日剂量不宜超过 4g，酌情加入抗厌氧菌药物，如甲硝唑；或 250mg 肌内注射，单次给药，加用多西环素 100mg，口服，每 12h 一次；或加用阿奇霉素 0.5g，口服，一日 1 次，共 14d；也可加用甲硝唑 400mg，口服，一日 2 次，共 14d。肌内注释常需加用 1% 利多卡因 0.5mL。

3. 克林霉素※　注射剂，一次 900mg，静脉滴注，每 8h 一次；加用硫酸庆大霉素负荷剂量（2mg/kg），静脉滴注或肌内注射，维持剂量为 1.5mg/kg，每 8h 一次；也可采用一日 1 次给药。临床症状改善后，继续静脉给药至少 24h，继续口服克林霉素 300mg，一日 3 次，共 14d，使用过程中需注意庆大霉素的不良反应。

4.左氧氟沙星[※]

（1）注射液，静脉滴注，一次 100～200mg，一日 2 次。严重感染，一次 300mg，一日 2 次；或一次 500mg，一日 1 次。加用甲硝唑 500mg，静脉滴注，每 8h 一次。

（2）片剂/胶囊，口服，一次 100mg，一日 2 次；根据感染严重程度可增量，最多一次 200mg，一日 3 次。

5.阿莫西林克拉维酸钾[※]　注射剂，静脉滴注，一次 1.2g，每 6h 一次，加用多西环素 100mg，口服，每 12h 一次；或加用阿奇霉素 0.5g，静脉滴注或口服，一日 1 次。

【注意事项】

（1）患者应在开始治疗 3d 内出现临床情况的改善，如退热，腹部压痛或反跳痛、子宫及附件压痛、宫颈举痛减轻等。在此期间病情无好转的患者，应酌情住院治疗，进一步检查或手术治疗。对于药物治疗的患者，应在 72h 内随诊，明确有无临床情况的改善。如未见好转，则建议住院接受静脉药物治疗以及进一步检查。对于沙眼衣原体和淋病奈瑟菌感染的盆腔炎症性疾病患者，还应在治疗结束后 4～6 周时，重新复查上述病原体。

（2）头孢曲松禁止与含钙的药品同时静脉给药，包括继续静脉输注胃肠外营养液等含钙的输液。

（3）使用头孢类抗生素前均应仔细询问过敏史。如发生过敏反应，须立即停药，就地抢救，予以肾上腺素，保持呼吸道通畅，吸氧，给予糖皮质激素及抗组胺药等急救。

（4）左氧氟沙星用于滴注时滴注时间应控制在 1h 以上，以免发生静脉炎。同时该药需要避光保存，注射后的患者应尽量避免户外运动，以免发生光敏反应。

（5）沙眼衣原体感染筛查和高危妇女的治疗能有效降低盆腔炎症性疾病的发病率，对高危妇女的宫颈分泌物的病原体筛查可指导预防大部分盆腔炎症性疾病的发生。

不　孕　症

【疾病概述】

夫妻结婚后同居 1～2 年，性生活正常，且未避孕而未受孕者为原发性不孕；若曾有妊娠史，而后未避孕连续 1～2 年未孕者为继发性不孕。

【用药原则】

一般首先采用精神治疗,给予患者心理安慰,解说受孕知识,必要时指导性生活。妇科疾病方面,如生殖道畸形、子宫肌瘤等需手术治疗。药物方面多选用促排卵药,如黄体酮、枸橼酸氯米芬、溴隐亭等。男性不育可选择人工授精等。

【治疗药物】

一、促排卵药

1. 枸橼酸氯米芬　片剂/胶囊,口服,从月经周期第 5 日起,一日服 50mg,连续 5d,若无卵泡生长,下一周期剂量增至一日服 100～150mg,连续 5d,对一日服 150mg 治疗无反应者,视为氯米芬抵抗,建议更换促排卵药物。一般建议氯米芬用药不超过 6 个周期,用药期间可加用小剂量雌激素,改善宫颈黏液及提高对氯米芬的反应。

2. 溴隐亭[#]　片剂,口服,根据血 PRL(催乳素)水平决定所需剂量。初次 1.25mg/d,进餐时口服,如无反应,每 1～3d 增加 1.25mg,直到足量,一般为 5～7.5mg/d。必要时可与氯米芬或绒促性素(HCG)合用诱发排卵。

3. 促卵泡激素(FSH)或促性腺激素(HMG)　不同个体对促性腺激素的敏感性不同,因此应在医生的指导下,根据患者的年龄、诊断决定用药方案。

4. 绒促性素[※]

(1)下丘脑垂体功能低下或不协调的无排卵性不孕症:注射剂,肌内或皮下注射给药,如与氯米芬配合,可在停用氯米芬后的第 7 日,一次肌内注射 5 000U。如与尿促性素配合,应从月经周期第 8 周起 B 超监测卵泡发育,或进行尿雌激素测定,如卵泡平均直径达 18～20mm,或尿雌激素高峰后 24h,则一次给予本品 5 000～10 000U,并建议患者在 36h 内同房。

(2)黄体功能不足:注射剂,于排卵后第 3 日开始肌内注射 HCG 500～1 000U,每周 2 次,共 3～4 次。或肌内注射黄体酮 20mg,一日 1 次,连续 7～10d。

(3)未破裂卵泡黄体综合征(LUFS):注射剂,在肯定卵泡成熟后用 HCG 10 000U 肌内注射,以促进卵泡破裂。

二、孕激素

黄体酮[※]　注射液,肌内注射,先兆流产一般一日 20～50mg,待疼痛及出血停止后,减为一日 10～20mg;有习惯性流产史者,自妊娠开始,一次 5～20mg,一日 1 次,或一周 2～3 次,直至妊娠第 4 个月。

【注意事项】

（1）有下列情况者慎用 HCG：癫痫、偏头痛、哮喘心脏病、高血压、肾功能损害。

（2）促排卵可增加多胎率，从而使胎儿发育不成熟，并有发生早产的可能。

（3）有下列情况的患者慎用黄体酮：有抑郁史、水肿、肾脏疾病。

（4）绒促性素常于氯米芬停药 7d 加用。

（5）引起不孕的原因很多，除了药物治疗，首先要增强体质和增进健康，戒烟，不嗜酒，养成良好的生活习惯。掌握性知识，学会预测排卵，选择适当日期性交，性交次数亦适度，可增加受孕机会。

功能失调性子宫出血

【疾病概述】

功能失调性子宫出血简称功血，是由于调节生殖的神经内分泌机制失常引起的异常子宫出血，而全身及内外生殖器官无器质性病变。分为无排卵性功血和排卵性功血。其中无排卵性功血多见于青春期及绝经期女性，排卵性功血多见于育龄妇女。

【用药原则】

无排卵性功血出血阶段应迅速有效地止血及纠正贫血。止血后应尽可能明确无排卵的病因，选择合适的方案及最小有效剂量，控制月经周期或诱导排卵。排卵性功血则应根据患者有无避孕要求，选择子宫内膜萎缩治疗或抗前列腺素合成药。

【治疗药物】

一、无排卵性功血

（一）激素类药

1. 炔诺酮片　片剂/丸剂，口服，一日 5～10mg，顿服，2～3d 血止后可每隔 3d 递减 1/3 量，至维持量一日 5mg，持续用至血止后 21d 停药。用于绝经过渡期功血。

2. 醋酸甲羟孕酮[※]　片剂/胶囊，口服，雌激素止血的基础上，血止日算起第 10 日始，6～10mg，一日 1 次，服至第 21 日，与雌激素同时停药。血红蛋白 >80g/L，一般情况好的患者，可用黄体酮 20～40mg，肌内注射，连续使用 3～5d；或醋酸甲羟孕酮，口服 6～10mg，连服 10d。

3. 丙酸睾酮[※] 注射液,肌内注射,一日 25～50mg,总剂量每月小于 300mg;或甲睾酮一次 5mg,一日 2～3 次,舌下含服。

(二)止血药

氨甲苯酸 片剂[※]/胶囊[#],口服,一次 0.25～0.5g,一日 2～3 次,一日总量为 2g。

(三)调整月经周期药

醋酸甲羟孕酮[※] 片剂/胶囊,月经周期后半期服用,一次 10mg,一日 1 次;或肌内注射黄体酮 20mg,一日 1 次,连用 10d 为一个周期,连续 3 个周期为一个疗程。

二、排卵性功血

(一)黄体功能不足用药

1. 绒促性素[※] 注射剂,肌内注射,于基础体温上升后,隔日肌内注射 1 000～2 000U,共 5 次,使血浆孕酮明显升高,延长黄体期,常用于有生育要求的妇女。

2. 黄体酮[※] 注射液,肌内注射,于月经第 15 日开始,一日 10mg 肌内注射,共 10～14d,补充黄体酮分泌不足。或加用醋酸甲羟孕酮 6～10mg/d,口服,连服 10d。

(二)黄体萎缩不全用药

醋酸甲羟孕酮[※] 片剂/胶囊,口服,于月经第 15 日开始,一次 10mg,一日 1 次,连服 10d。

【注意事项】

(1)有子宫肌瘤、高血压及吸烟者慎用炔诺酮。

(2)有下列情况者慎用丙酸睾酮:青春期前儿童、心脏病患者、肝肾疾病患者。

(3)有下列情况的患者慎用黄体酮:有抑郁史、水肿、肾脏疾病。

(4)使用黄体酮前后及使用时应当做乳房、盆腔等检查。长期用药须注意检查肝功能,特别注意乳房检查。

(5)对于大量出血的患者,使用性激素治疗应在 24h 内明显见效,如治疗后效果不明显,应考虑有无器质性病变存在,需进一步检查。

(6)无排卵性青春期及生育年龄功血以止血、调整月经周期、促排卵为主;绝经过渡期以止血、调整月经周期、减少经量,防止子宫内膜病变为治疗原则。

(7)在诊断功血前,必须排除生殖器官病变或全身性疾病所导致的生殖器官出血,如异常妊娠或妊娠并发症、生殖器官的肿瘤或感染、激素类药物使用不当及宫内节育器引起的出血、全身性疾病如血液病等。

经前期综合征

【疾病概述】

经前期综合征是指妇女反复在黄体期周期性出现躯体、精神以及行为方面改变,严重影响生活质量,月经来潮后,症状自然消失。

【用药原则】

应首先给予心理安慰及疏导,包括调整心态,减少来自环境的刺激,纠正饮食习惯和行为等,使患者精神松弛。对于精神症状,可酌情选用抗抑郁药缓解;对于躯体症状可选用前列腺素合成抑制剂,以减轻疼痛症状。月经后半周期使用溴隐亭,以减轻乳房胀痛。使用利尿药减轻水肿,补充维生素等。

【治疗药物】

一、缓解精神症状药

1. 氟西汀[#]　片剂/胶囊/分散片,口服,每日 20mg。

2. 帕罗西汀[※]　片剂,口服,每日 10 ~ 30mg。

3. 氯丙嗪[#]　片剂,口服,每日 25 ~ 75mg。

二、缓解躯体症状药

1. 溴隐亭[#]　片剂,口服,一次 1.25 ~ 2.5mg,一日 2 次,月经后半周期使用,以减轻乳房胀痛。

2. 螺内酯[※]　片剂,口服,一次 25mg,一日 2 ~ 3 次,减轻水肿。

【注意事项】

(1)螺内酯与肾毒性药物合用,肾毒性增加。

(2)溴隐亭禁用于罕见的遗传性半乳糖不耐受、严重乳糖酶缺乏或葡萄糖、半乳糖吸收不良的患者。

(3)患有心血管疾病(如心力衰竭、心肌梗死、传导异常)者、癫痫患者慎用氯丙嗪。

(4)肝肾功能不全者使用氯丙嗪时应减量,定期检查肝功能与白细胞计数。且用药期间不宜驾驶车辆、操作机械或高空作业。

(5)诊断时需与轻度精神病及心、肝、肾疾病等引起的水肿做鉴别。

(6)维生素 B_6 一日剂量超过 500mg 可致感觉神经障碍。

痛　经

【疾病概述】

痛经是指月经前或行经期有下腹部疼痛等不适,程度较重以致影响工作和生活,而生殖器官和盆腔无器质性病变。本病的发生主要与经期子宫内膜合成释放前列腺素增多,引起子宫肌层过度痉挛性收缩、子宫腔张力过高、子宫肌层缺血有关。

【用药原则】

一般治疗首先考虑给予精神安慰,解除患者的顾虑,可采取卧床休息或局部热敷等措施。经期不要过食生冷,注意保暖,避免过重体力劳动及剧烈运动。必要时可用非甾体抗炎药止痛或给予避孕药抑制排卵,抑制前列腺素的合成,从而止痛。

【治疗药物】

一、解痉止痛药

1. 阿托品※

(1)片剂,口服,0.3mg,于疼痛时口服。必要时4h后可重复一次。

(2)注射液,0.5mg,皮下注射。

2. 吲哚美辛※　栓剂,肛门塞入,25mg,一次1/3~1/2栓。

二、激素类药

醋酸甲羟孕酮※　片剂/胶囊,口服,一日4~8mg,从经前12日开始连服10d;或用黄体酮肌内注射,一次10mg,一日1次,从经前7日开始连用5d,一般用3周。

三、其他

对于年轻有避孕需求者可选用短效避孕药,可抑制排卵,抑制前列腺素合成,从而止痛。

【注意事项】

(1)下列情况应慎用阿托品:①脑损害,尤其是儿童。②心脏病,特别是心律失常、充血性心力衰竭、冠心病、二尖瓣狭窄等。③反流性食管炎、食管与胃的运动减弱、下食管括约肌松弛。本品可使胃排空延迟,从而促成胃潴留,并增加胃食管的反流。④20岁以上患者存在潜隐性青光眼时。本品有诱发青光眼的危险。⑤溃疡性结肠炎。用量大时肠蠕动度降低,可导致麻痹性肠梗阻,并可诱发加重中毒性巨结肠症。⑥前列腺肥大引起的尿路感染(膀胱张力减低)及尿路阻塞性疾病。使用本品可导致完全性尿潴留。

(2)吲哚美辛与阿司匹林存在交叉过敏。由阿司匹林过敏引起的哮喘患者,应用本药时可引起支气管痉挛。对于其他非甾体抗炎药过敏者也可能对本药过敏。

(3)有下列情况的患者慎用醋酸甲羟孕酮:心脏病、哮喘、糖尿病、癫痫、精神抑郁和偏头痛。

(4)本病一定要通过病史、体检以及辅助检查排除器质性病变,对已婚者宫颈狭窄导致经血流通不畅,可行宫颈扩张术。

宫缩乏力

【疾病概述】

宫缩乏力的原因包括产妇精神过度紧张,头盆不称,胎位异常,子宫过度膨胀或感染,失去正常收缩力。另外,内分泌失调、镇静剂使用过多或产程中热量摄入不足,均可导致宫缩乏力。

【用药原则】

药物治疗主要包括三方面:协调宫缩、加强宫缩和促进宫颈扩张。产程中应鼓励产妇进食,适当运动,放松心情,还应鼓励产妇排尿,避免因膀胱充盈阻碍胎先露下降和导致宫缩乏力。

【治疗药物】

一、协调宫缩用药

1.盐酸哌替啶※　注射液,潜伏期使用,肌内注射,100mg,4h后检查阴道,了解宫口扩张情况。使用前应进行电子胎心监护,必要时提前人工破膜,了解羊水性状。

2.地西泮※　注射液,活跃期使用,10mg,静脉缓慢注射(大于5min)。

二、加强宫缩用药

缩宫素※　注射液,静脉滴注,一次2.5~5U,用生理盐水注射稀释至每1mL中含有0.01U。

三、松弛宫颈平滑肌、软化宫颈和促进宫颈扩张用药

地西泮※　注射液,10mg,静脉缓慢注射。也可酌情选择地西泮或阿托品局部使用。

【注意事项】

(1)下列情况慎用缩宫素:心脏病、临界性头盆不称、曾有宫腔内感染史、宫颈曾经手术治疗、宫颈癌、早产、胎头未衔接、产妇年龄超过35岁。用药时应警惕胎儿异常及子宫破裂的可能。

(2)加强缩宫时,缩宫素浓度及滴速应逐步增加,最大浓度不超过1:1 000,滴速不超过40滴/min。

(3)骶管阻滞时用缩宫素可发生严重的高血压,甚至脑血管破裂。

(4)用药前及用药时需检查及监护:①子宫收缩的频率、持续时间及强度。②产妇脉搏及血压。③胎儿心率。④静止期间子宫肌张力。⑤胎儿成熟度。⑥骨盆大小及胎先露下降情况。⑦出入液量的平衡(尤其是长时间使用者)。⑧用于催产时必须明确指征并在密切监测下进行,以免产妇和胎儿发生危险。

产后出血

【疾病概述】

产后出血是指胎儿娩出24h内出血量超过500mL者。产后出血是产科常见的严重并发症,常见原因有宫缩乏力、胎盘残留、软产道损伤和凝血功能障碍。

【用药原则】

药物治疗主要针对宫缩乏力和凝血功能障碍进行治疗。如因胎盘滞留或残留,则需进行手术治疗。

【治疗药物】

一、止血药

氨甲苯酸   片剂※/胶囊#,口服,一次0.25~0.5g,一日2~3次,一日总量为2g。

二、加强宫缩、使胎盘剥离面血窦闭合用药

1.缩宫素※   注射液,10U宫底注射或20U加入5%葡萄糖注射液500mL中静脉滴注,24h内用量不宜超过60U。

2.麦角新碱※   注射液,肌内或静脉注射,一次0.2mg,必要时可2~4h重复注射一次,最多5次。静脉注射时需稀释后缓慢注入,至少1min。

3.垂体后叶素※   注射液,静脉滴注,一次2.5~5U,用生理盐水稀释至每1mL中含有0.01U。

【注意事项】

（1）应用氨甲苯酸患者要监护血栓形成并发症。对于有血栓形成倾向（如急性心肌梗死）者宜慎用。

（2）下列情况慎用麦角新碱：①冠心病，血管痉挛时可造成心绞痛或心肌梗死。②肝功能损害。③严重的高血压，包括妊娠高血压综合征。④低血钙。⑤可能加重闭塞性周围血管病时。⑥肾功能损害。⑦脓毒症。

（3）当出现阴道活动性出血时，应首先检查宫缩情况。

早　产

【疾病概述】

妊娠满 28 周至不足 37 周间分娩称为早产。妊娠满 24 周至不足 28 周间分娩称为早早产。早产分为自发性和治疗性两种，自发性早产包括未足月分娩发作和未足月胎膜早破，治疗性早产为因妊娠并发症或合并症而需要提前终止妊娠者。

【用药原则】

预防早产的措施有避免孕期吸烟，定期进行产前检查，积极治疗内外科并发症，避免过度劳累，卧床休息，对于各种原因导致的宫颈功能不全者应在妊娠 14 ~ 16 周时进行宫颈环扎。早产的治疗包括卧床、期待疗法、糖皮质激素的应用、宫缩抑制药的应用及母亲胎儿监护等。

【治疗药物】

一、糖皮质激素类药

地塞米松[※]　注射液，肌内注射，一次 5mg，每日 2 次，以促进胎儿肺表面活性物质生成。

二、宫缩抑制药

1.硫酸镁[※]　注射液，静脉滴注，25% 的硫酸镁注射液 20mL 加入 5% 葡萄糖注射液 100 ~ 250mL 中，于 30 ~ 60min 静脉滴注，然后再以 25% 的硫酸镁注射液 20 ~ 40mL 加于 5% 葡萄糖注射液 500mL 中，以每小时 1 ~ 2g 的速度静脉滴注，直到宫缩消失。用药过程中注意呼吸每分钟不少于 16 次，尿量每小时不少于 25mL。

2. 利托君

（1）片剂，口服，最初 24h 每 2h 10mg，此后每 4 ~ 6h 10 ~ 20mg，每日总量不超过 120mg。

325

（2）注射液,静脉滴注,100mg用500mL 5%葡萄糖注射液稀释,注意滴速控制,静滴时应保持左侧姿势,其他事项遵医嘱。本药适用于妊娠20周以后的早产,最初用静脉滴注,而后可口服维持治疗,密切监测子宫收缩和副作用,以确定最佳用量。

【注意事项】

（1）硫酸镁不能与硫酸多黏菌素B、硫酸链霉素、葡萄糖酸盐、盐酸多巴酚丁胺、盐酸普鲁卡因、四环素、青霉素和乙氧萘青霉素配伍使用。

（2）使用硫酸镁时需要监测呼吸、心率、尿量、膝腱反射,有条件者监测血镁浓度,正常情况下血镁浓度1.5~2.5mmol/L时可抑制宫缩。

（3）利托君预防早产的绝对禁忌证为心脏病、肝功能异常、先兆子痫、产前出血、未控制的糖尿病、心动过速、低血钾、肺动脉高压、甲状腺功能亢进、绒毛膜羊膜炎;相对禁忌证为糖尿病、偏头痛、偶发心动过速。

（4）治疗早产应以预防为主,保胎主要目标为争取促胎肺成熟时间48h,次要目标为争取宫内转运时间,将有先兆早产的孕妇转院至有抢救早产儿条件的三级综合医院或专科医院。

妊娠高血压疾病

【疾病概述】

妊娠高血压疾病是妊娠期特有的疾病,临床主要症状为高血压、蛋白尿等,严重时可导致昏迷、抽搐、心力衰竭、胎盘早剥,甚至死亡。通常根据其临床体征及实验室检查结果分为妊娠高血压、先兆子痫、子痫、先兆子痫合并原发性高血压以及原发性高血压。

【用药原则】

解痉、降压、镇静,必要时利尿以及适时终止妊娠是妊娠高血压疾病患者用药与治疗的基本原则。患者应定期进行检查,根据病情严重程度采取适宜的治疗措施。妊娠高血压和轻度先兆子痫患者应摄入足够的蛋白质、蔬菜、铁与钙,避免高钠饮食。采用左侧卧位以保证睡眠,必要时可使用安全的镇静催眠药。重度先兆子痫及子痫患者应立即住院治疗,及时使用解痉药控制其抽搐症状,根据情况选用安全适宜的降压药、镇静药与利尿药,适时终止妊娠。

【治疗药物】

一、解痉药

硫酸镁　注射液※/注射剂#,稀释后静脉注射或静脉滴注,负荷剂量为

2.5～4g,用25%葡萄糖注射液20mg稀释后于5min内缓慢静脉注射,维持治疗用25%硫酸镁注射液60mL加于5%葡萄糖注射液1 000mL中以1～2g/h速度静脉滴注,24h总量22～25g,最大剂量不超过30g。

二、降压药

1. 硝苯地平

(1)片剂※,口服,一次10mg,一日3～4次。

(2)缓释片※,口服,一次10～20mg,一日2次。

(3)控释片#,口服,一次30mg,一日1次。

2. 酚妥拉明　注射液※/注射用无菌粉末※/注射剂#,静脉滴注,开始10μg/min,逐渐加量至降压效果满意。

3. 硝普钠　注射用无菌粉末※/注射剂#,静脉滴注,初始剂量为50μg/min,逐渐加量至降压效果满意,最大剂量不超过300μg/min。短期用,产前用应不超过24h。

4. 拉贝洛尔　片剂,口服,一次50～150mg,一日3～4次。

三、镇静催眠药

1. 地西泮

(1)片剂※,睡前口服,一次2.5mg。

(2)注射液※/注射剂#,肌内注射或缓慢静脉注射,一次10mg。

2. 苯巴比妥

(1)片剂※,口服,一次3～6mg,一日3次。

(2)注射液※/注射用无菌粉末※/注射剂#,肌内注射,一次300mg。

四、利尿药

1. 呋塞米

(1)片剂※,口服,一次20～40mg,一日1～2次。

(2)注射液※/注射剂#,静脉注射,一次20～40mg,一日1～2次。

2. 甘露醇　注射液※/注射剂#,静脉滴注,25%甘露醇250mL半小时内滴完。

【注意事项】

(1)硫酸镁为镇静解痉的首选用药,但硫酸镁的使用也与呼吸抑制、产后出血等重大不良反应有关,也可导致新生儿低钙高镁血症、呼吸抑制等,故不建议长期使用。使用硫酸镁期间要定时监测膝反射、呼吸、尿量、血镁浓度,同时准备10%葡萄糖酸钙10mL,在出现镁中毒后5～10min静脉注射解毒。

(2)长期使用降压药可能导致胎儿生长受限。在收缩压≥160mmHg或舒张压≥105mmHg 时才使用降压药,降压不宜波动过大,不必降压至过低。

(3)通常情况下不主张使用利尿药,在左心室衰竭时可使用呋塞米,颅内压增高时可使用 25% 甘露醇 250mL,半小时内静脉滴注完毕。

(4)应采用左侧卧位保证充足睡眠,必要时可使用安全的镇静催眠药,饮食上应摄入足够的蛋白质、蔬菜、铁与钙,避免高钠饮食。患者应定期进行检查,根据病情严重程度采取适宜的治疗措施。

药物避孕

【疾病概述】

避孕药物是指能通过阻断生殖过程中某一环节而达到抗生育目的的药物。按其作用机制与作用环节的不同,目前常用的避孕药物有抑制排卵的药物(雌激素与孕激素组成的复方制剂)、阻碍受精的药物(小剂量孕激素)、抗着床的药物(大剂量的孕激素)等。其中,口服避孕药由于其方便、安全,在药物避孕中占据主要地位。

【用药原则】

药物避孕通常根据夫妇生活习惯的不同,采用有针对性的避孕药物。按周期使用短效避孕药物或长效注射避孕药可用于长期同居的夫妇避孕;探亲避孕药可用于异地夫妇探亲时避孕;事后避孕药可用于事后紧急避孕。

【治疗药物】

一、短效避孕药

1. 复方炔诺酮　片剂(含炔诺酮 0.6mg、炔雌醇 0.035mg),口服,从月经周期第 5 日开始用药,一日 1 片,连服 22d,不能间断,服完等月经来后第 5 日继续服药。

2. 复方醋酸甲地孕酮　片剂(含醋酸甲地孕酮 1mg、炔雌醇 0.035mg),口服,方法同上。

3. 复方炔诺孕酮　片剂或滴丸(含炔诺孕酮 0.3mg、炔雌醇 0.03mg),口服,方法同上。

4. 复方左炔诺孕酮　片剂或滴丸(含左炔诺孕酮 0.15mg、炔雌醇0.03mg),口服,方法同上。

二、探亲避孕药

炔诺酮　片剂(0.625mg),口服,于探亲前一日或者当日中午起服用 1 片,此后每晚服 1 片,至少连服 10~14d。如果需要,可以接着改服短效口服避孕药。

三、紧急避孕药

左炔诺孕酮　片剂(0.75mg)，口服，在无防护性生活或避孕失败 72h 以内，服药越早，预防妊娠效果越好，单次口服 1 片。

四、注射用避孕药

复方甲地孕酮注射液　注射剂(每毫升含醋酸甲地孕酮 25mg、雌二醇 3.5mg)，肌内注射，第一个月于月经周期第 5 日和第 12 日各注射 1 支，以后在每个月经周期的第 10～12 日注射 1 支。

【注意事项】

(1)使用前应排除妊娠的可能。

(2)服用短效避孕药时，按规定方法服药，漏服药不仅可发生突破性出血，还可导致避孕失败。一旦发生漏服，除按常规服药外，应在 24h 内加服 1 片。

(3)哺乳期妇女应于产后半年开始服用。

(4)短效避孕药服用 22d 后，如 7d 内不来月经，即应开始服用下一个月的药物。

药物流产

【疾病概述】

药物流产是近年来发展起来的抗生育手段，通常适用于 49d 以内的妊娠。药物流产既达到了终止妊娠的目的，又避免了手术的痛苦，服用药物方便，效果可靠。

【用药原则】

药物流产的基本原理是使用米非司酮使孕酮水平下降，子宫脱膜，再服用前列腺素类药物使子宫发生强烈兴奋、收缩，迫使妊娠组织排出体外。

【治疗药物】

1. 米非司酮　片剂[※]/胶囊，口服，一次 25～50mg，一日 2 次，连服 2～3d，总量 150mg，每次服药前后各禁食 2h，第 3～4 日清晨口服米索前列醇 0.6mg，或于阴道后穹隆放置卡前列甲酯栓 1 枚(1mg)，或使用其他同类前列腺素药物。卧床休息 1～2h，门诊观察 6h。注意用药后出血情况，有无妊娠产物和副反应。

2. 米索前列醇　片剂[※]，口服，与米非司酮序贯合并使用，在服用米非司酮 36～72h 后，单次空腹口服米索前列醇 0.6mg。

3. 卡前列甲酯　栓剂,阴道后穹隆放置,与米非司酮序贯合并使用,在服用米非司酮 36～72h 后,清晨于阴道后穹隆放置卡前列甲酯栓 1 枚(1mg)。

【注意事项】

(1)早孕有严重妊娠反应者,可加重反应,不宜用本品。

(2)该终止妊娠方法适用于妊娠 49d 以内者,孕期时间短者,效果好。

(3)由于少数妇女可出现大出血,因此药物流产必须在医生监护下使用。

(4)用药 8～15d 应确诊流产效果,若流产失败,应行负压吸宫术或清宫。

乳　腺　癌

【疾病概述】

乳腺癌是女性最常见的恶性肿瘤之一。暴露于雌激素的时间过长、乳腺癌家族史、生育晚、乳腺良性病变、避孕药的使用等均与乳腺癌的发生有关。患者通常以乳腺肿块为主诉,若癌细胞侵袭皮肤,可表现为皮肤橘皮样变,严重者可转移至腋窝、锁骨淋巴结、肺、骨等组织器官,表现出相应的临床症状。

【用药原则】

乳腺癌好发血型转移,除了需要清除病灶,还应该控制患者体内潜在的转移癌灶以防止或减慢其远期转移。治疗原则是外科手术或放疗等局部治疗,配合化疗或内分泌治疗等全身治疗,二者序贯运用,才能达到更加理想的治疗效果。

乳腺癌的化疗方案多种,用药也不尽相同。在国内外较多使用的化疗方案有 CMF[环磷酰胺(C)、甲氨蝶呤(M)和氟尿嘧啶(F)]、CAF[环磷酰胺(C)、阿霉素(A)和氟尿嘧啶(F)]等。内分泌治疗用药最多且疗效较稳定的是他莫昔芬。

【治疗药物】

一、影响 DNA 结构与功能药

环磷酰胺　注射用无菌粉末※/注射剂#,静脉滴注,第 1 日,400mg/m²,每 3 周重复(CAF 方案中);第 1、8 日,400mg/m²,每 3 周重复(CAP 方案、CMF 方案中)。

二、影响核酸生物合成药

1. 氟尿嘧啶　注射液※/注射剂#,静脉滴注,第 1 日,400mg/m²,每 3 周重复(CAF 方案中);第 1、8 日,400mg/m²,每 3 周重复(CMF 方案中)。

2. 甲氨蝶呤　注射用无菌粉末※/注射剂#,静脉滴注,第 1、8 日,40mg/

m^2,每 3 周重复(CMF 方案中)。

三、干扰转录过程和阻止 RNA 合成药

阿霉素[#]　注射剂,静脉滴注,第 1 日,40mg/m^2,每 3 周重复(CAF 方案中);第 1、8 日,40mg/m^2,每 3 周重复(CAP 方案中)。

四、抑制蛋白质合成与功能药

长春新碱　注射用无菌粉末[※]/注射剂[#],静脉滴注,一次 1~1.4mg/m^2,一次量不超过 2mg,每周 1 次。

五、内分泌治疗用药

1. 他莫昔芬　片剂[※],口服,一次 10~20mg,一日 2 次。

2. 丙酸睾酮　注射液[※],肌内注射,一次 50~100mg,每周 3 次。

3. 阿那曲唑　片剂,口服,一次 1mg,一日 1 次。

4. 醋酸甲地孕酮　片剂/分散片/胶囊,一日 160mg,一次或分次服用。

【注意事项】

(1)化疗药物在杀伤肿瘤细胞的同时又能杀伤正常组织的细胞,在使用过程中均有不同程度的毒副作用。恶心、呕吐是化疗患者常见的不良反应,可使用 5-羟色胺拮抗剂如甲氧氯普胺等减轻症状;由于其对肝肾的毒性作用,肝肾功能障碍者应慎用,化疗时应监测肝肾功能,必要时停用化疗药物;常用化疗药物均有不同程度的骨髓抑制,用药期间应检测血常规,必要时停药,严重时可输入新鲜血液或血制品。

(2)甲氨蝶呤有免疫抑制活性,可能导致严重的甚至致死性的感染,特别是肺孢子虫病。

卵 巢 癌

【疾病概述】

卵巢癌是常见的妇科恶性肿瘤之一,死亡率占妇科恶性肿瘤的首位,好发于中老年妇女。肿瘤早期多无症状或出现食欲减退、消化不良等非特异性症状,较难发现。随着肿瘤增大、产生腹水,出现不明原因的腹痛、腹胀,而约有25%的患者有不规则阴道出血,此时均应进行彻底检查,以免延误病情。

【用药原则】

卵巢癌的治疗采用以手术治疗为主的综合治疗,不管肿瘤大小、是否有腹腔转移,在患者耐受范围内,手术以尽量切除肿瘤为原则。化疗通常以含铂类药物的化疗方案作为一线治疗方案。

对于恶性卵巢癌的化疗,通常认为联合化疗优于单药化疗,通常根据不同的病理分型选用不同的化疗方案。上皮性卵巢恶性肿瘤疗效较好的方案有CAP方案[环磷酰胺(C)、阿霉素(A)和顺铂(P)]、CP方案[环磷酰胺(C)和顺铂(P),与CAP相比C和P的剂量更大]、TP方案[紫杉醇(T)和顺铂(P)]等。生殖细胞性肿瘤的治疗方案有VBP方案[长春新碱(V)、博来霉素(B)和顺铂(P)]等。

【治疗药物】

一、影响DNA结构与功能药

(一)烷化剂

环磷酰胺 注射用无菌粉末※/注射剂#,静脉滴注,第1日,600mg/m²,每3~4周重复(CAP方案中);第1日,700mg/m²,每3~4周重复(CP方案中)。

(二)破坏DNA的铂类配合物

顺铂 注射液※/注射用无菌粉末※/注射剂#,静脉滴注,第1日,50~75mg/m²,每3~4周重复(CAP方案中);第1日,75mg/m²,每3~4周重复(CP方案、TP方案中);第1~5日,25mg/m²,每3~4周重复(VBP方案中)。

(三)破坏DNA的抗生素

博来霉素# 注射剂,静脉滴注,第2、9、16日,15mg/d,每3~4周重复(VBP方案中)。

二、干扰转录过程和阻止RNA合成药

阿霉素# 注射剂,静脉滴注,第1日,50mg/m²,每3~4周重复(CAP方案中)。

三、抑制蛋白质合成与功能药

1. 紫杉醇 注射液※/注射剂#,静脉注射,135mg/m²,每4周重复。

2. 长春新碱# 注射剂,静脉滴注,第1、2日,1.5mg/m²,每3~4周重复(VBP方案中)。

【注意事项】

(1)出院后应定期复查,第一年应每1~2个月复查一次,第二年每季度复查一次,以后可适当延长。如有异常症状,应随时就诊。

(2)紫杉醇浓缩注射剂在滴注前必须稀释于生理盐水或5%葡萄糖注射液中,浓度为0.3~1.2mg/mL。

(3)顺铂可在体内累积,导致肾小球滤过功能下降和不可逆的听力不良,发生骨髓抑制等毒性反应。在使用顺铂时,应注意其毒性,定期测定血液学及肝肾功能指标。指标达到可接受的限度才可进行下一周期给药。

宫　颈　癌

【疾病概述】

宫颈癌又称子宫颈癌,是妇女常见恶性肿瘤之一。早期临床症状不明显,表现为接触性阴道出血等,但定期的妇科检查可早发现。淋巴转移是宫颈癌的主要转移方式,最早受累的是宫颈旁、髂内外淋巴结,晚期甚至可累及左锁骨上淋巴结。也可直接蔓延至阴道。血行转移仅见于晚期。

【用药原则】

宫颈癌治疗方案的选择应综合考虑临床分期、肿瘤范围、患者年龄、重要器官功能、患者对治疗方案的承受能力等,全面权衡各方法的利弊。通常对早期患者以手术治疗为主,中、晚期及不宜手术者以放疗为主,化疗则适用于晚期及复发患者的综合治疗和手术或放疗的辅助治疗。

单用一种药物治疗效果较差,故常采用多药联合的方式。鳞癌常用的治疗方案有 PVB 方案[顺铂(P)、长春新碱(V)和博来霉素(B)]、BIP 方案[博来霉素(B)、异环磷酰胺(I)、美司钠和顺铂(P)]等,腺癌常用的化疗方案有 PM 方案[顺铂(P)、丝裂霉素(M)]、FAP 方案[5 - 氟尿嘧啶(F)、阿霉素(A)和顺铂(P)]等。

【治疗药物】

一、影响 DNA 结构与功能药

(一)烷化剂

异环磷酰胺[#]　注射剂,静脉滴注,第 1 ~ 3 日,$1.5g/m^2$,每 3 周重复(BIP 方案中)。

(二)破坏 DNA 的铂类配合物

顺铂　注射液[※]/注射用无菌粉末[※]/注射剂[#],静脉滴注,第 1 日,$60mg/m^2$,每 3 周重复(PVB 方案中);第 1 日,$50mg/m^2$,每 3 周重复(BIP 方案中);第 1 ~ 3 日,$25mg/m^2$,每 4 周重复(PM 方案、FAP 方案中)。

(三)破坏 DNA 的抗生素

1. 丝裂霉素　注射用无菌粉末[※]/注射剂[#],静脉滴注,第 1 日,$10mg/m^2$,每 4 周重复(PM 方案中)。

2. 博来霉素[#]　注射剂,静脉滴注,第 1、8 日,$20mg/m^2$,每 3 周重复(PVB 方案中)。

二、影响核酸生物合成药

氟尿嘧啶 注射液[※]/注射剂[#],静脉滴注,第 1～3 日,500mg/m^2,每 4 周重复(FAP 方案中)。

三、干扰转录过程和阻止 RNA 合成药

阿霉素[#] 注射剂,静脉滴注,第 1 日,30mg/m^2,每 4 周重复(FAP 方案中)。

四、抑制蛋白质合成与功能药

长春新碱 注射用无菌粉末[※]/注射剂[#],静脉滴注,第 1 日,1.4mg/m^2,每 4 周重复(PVB 方案中)。

【注意事项】

(1)加强卫生宣教与防癌普查,积极治疗相关感染及良性瘤变。

(2)出院后定期复查,第一年 2～3 个月复查一次,第二年 3～6 个月复查一次,第 3～5 年每半年复查一次,以后每年复查一次。复查中有复发或可疑转移者应明确诊断并积极治疗。

(3)使用长春新碱过程中,如出现严重四肢麻木、膝反射消失、麻痹性肠梗阻、腹绞痛、心动过速等,应停药或减量。注射时药液漏至血管外,应立即停止注射,以生理盐水稀释局部,或以 1% 普鲁卡因注射液局部封闭,温湿敷或冷敷,发生皮肤破溃后按溃疡处理。

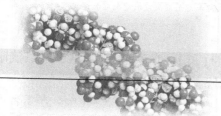

第十三章

眼科疾病

睑 腺 炎

【疾病概述】

睑腺炎是化脓性细菌侵入眼睑腺体引起的一种急性炎症病变,其中睑板腺受累称为内睑腺炎,眼睑皮脂腺或汗腺感染称为外睑腺炎。其多数致病菌为葡萄球菌,特别是金黄色葡萄球菌。

【用药原则】

根据患者病情,在局部热敷或理疗等非药物治疗措施的基础上,局部应用敏感的抗菌药物滴眼液和眼膏;症状较重或发展为眼睑蜂窝织炎者口服或肌内注射抗菌药物控制感染,保护眼组织及其功能。

【治疗药物】

1. 氯霉素※　滴眼剂,滴眼,一次1~2滴,一日3~5次。

2. 左氧氟沙星※　滴眼剂,滴眼,一次1~2滴,一日3~5次,根据症状可适当增减。

3. 红霉素※　眼膏剂,涂于眼睑内,一次适量,一日2~3次,最后一次宜在睡前使用。

4. 利福平※　滴眼剂,将滴丸放入缓冲液中,振摇,使之完全溶解后滴眼,一次1~2滴,一日4~6次。

5. 金霉素#　眼膏剂,涂于眼睑内,一次适量,一日1~2次,最后一次宜在睡前使用。

6. 四环素醋酸可的松#　眼膏剂,涂于眼睑内,一次适量,一日3~4次。

7. 妥布霉素地塞米松#

（1）滴眼剂,滴眼,一次1~2滴,每4~6h用一次;在最初1~2d剂量可增加至每2h一次。根据临床症状的改善状况逐渐减少用药的频度,注意不要过早停止治疗。

(2)眼膏剂,涂于结膜囊内,一次适量(长1~1.5cm),一日3~5次;滴眼液可与眼膏联合使用,即白天用滴眼液,晚上使用眼膏。

8. 复方妥布霉素[#] 滴眼剂,滴眼,一次1~2滴,一日3~5次。严重者可增至2h一次,用前摇匀。

9. 环丙沙星[#] 滴眼剂,滴眼,一次1~2滴,一日3~6次。

10. 诺氟沙星[#] 滴眼剂,滴眼,一次1~2滴,一日3~6次。

11. 氧氟沙星[#]

(1)滴眼剂,滴眼,一次1~2滴,一日3次,根据症状可适当增减。

(2)眼膏剂,涂于眼睑内,一次适量,一日3次。

12. 庆大霉素 滴眼剂,滴眼,一次1~2滴,一日3~5次。

【注意事项】

(1)使用上述滴眼液或眼膏时,如果出现药物反应或者过敏,应立即停用。

(2)使用抗菌药物滴眼液时,为了防止耐药菌的出现,原则上应确认敏感性,尽量将用药时间控制在治疗疾病所需的最短时间以内。

(3)氟喹诺酮类药对婴幼儿的安全性尚未确定,可能会对软骨发育有影响,因此对18岁以下儿童不推荐使用,孕妇及哺乳期妇女慎用。

(4)由于滴用氯霉素滴眼液后存在不易被发现的再生障碍性贫血的风险,因此在临床中应当慎用。大剂量长期(超过3个月)使用可引起视神经炎或视神经乳头炎(特别是小儿)。长期应用本品的患者,应事先做眼部检查,并密切注意患者的视功能和视神经炎的症状,一旦出现即停药,同时服用维生素C和B族维生素。

(5)利福平可能引起白细胞和血小板减少,并导致牙龈出血和感染、伤口愈合延迟等。此时应避免拔牙手术,并注意口腔卫生,刷牙及剔牙均需慎重,直至血常规恢复正常。

(6)滴眼液或眼膏瓶口勿接触眼睛以免污染,使用后应将瓶盖拧紧,在首次开封后除非另有说明,使用时间不应当超过4周。

眶蜂窝织炎

【疾病概述】

眶蜂窝织炎是眶内软组织的急性化脓性炎症,发病急剧,严重者可危及生命。多数致病菌为金黄色葡萄球菌和溶血性链球菌,多由眶周围结构化脓性炎性病灶所引起,偶见眼眶穿通伤感染或植物性异物滞留所致者。

【用药原则】

去除病因,积极治疗原发病。尽早全身足量使用广谱抗菌药物,根据病情适当配合使用糖皮质激素,眼局部同时使用抗菌药物滴眼液或眼膏保护暴露的角膜。如炎症已化脓且局限,可在波动最明显处切开引流;若并发海绵窦血栓,应按败血症的治疗原则进行抢救。

【治疗药物】

一、全身抗感染药

1. 阿莫西林※ 片剂/胶囊/颗粒剂/干混悬剂,口服,成人一次 0.5g,每 6～8h 一次,一日剂量不超过 4g;小儿一日 20～40mg/kg,每 8h 一次;3 个月以下婴儿一日剂量按体重 30mg/kg,每 12h 一次。

2. 头孢唑林※ 注射用无菌粉末,缓慢静脉注射、静脉滴注或肌内注射,成人一次 0.5～1g,一日 2～4 次,严重感染可增加至一日 6g,分 2～4 次给予;儿童一日 50～100mg/kg,分 2～3 次给予。

3. 阿奇霉素

(1)片剂※/胶囊※/肠溶片(胶囊)※/颗粒剂※,口服,成人第 1 日,0.5g 顿服,第 2～5 日,一日 0.25g 顿服;或一日 0.5g 顿服,连服 3d。

(2)注射剂#,静脉滴注,一次 0.5g,一日 1 次,1～2d 后继以阿奇霉素口服序贯治疗,一日 0.25g,给药 1 次,静脉和口服总疗程为 7d。

4. 左氧氟沙星※

(1)片剂/胶囊(盐酸盐、乳酸盐),口服,一次 0.5g,一日 1 次。

(2)注射液(盐酸盐、乳酸盐),静脉滴注,一次 0.5g,一日 1 次。

(3)氯化钠注射液(盐酸盐、乳酸盐),静脉滴注,一次 0.5g,一日 1 次。

二、局部抗感染药

1. 氯霉素※ 滴眼剂,滴眼,一次 1～2 滴,一日 3～5 次。

2. 红霉素※ 眼膏剂,涂于眼睑内,一次适量,一日 2～3 次,最后一次宜在睡前使用。

3. 左氧氟沙星※ 滴眼剂,滴眼,一次 1～2 滴,一日 3～5 次,根据症状可适当增减。

4. 妥布霉素地塞米松#

(1)滴眼剂,滴眼,一次 1～2 滴,每 4～6h 用一次。在最初 1～2d 剂量可增加至每 2h 一次。根据临床症状的改善状况逐渐减少用药的频度,注意不要过早停止治疗。

(2)眼膏剂,涂于结膜囊内,一次适量(长 1 ~ 1.5cm),一日 3 ~ 5 次。滴眼液可与眼膏联合使用,即白天滴用滴眼液,晚上使用眼膏。

5. 复方妥布霉素[#] 滴眼剂,滴眼,一次 1 ~ 2 滴,一日 3 ~ 5 次。严重者可增至 2h 一次,用前摇匀。

6. 氧氟沙星[#]

(1)滴眼剂,滴眼,一次 1 ~ 2 滴,一日 3 次,根据症状可适当增减。

(2)眼膏剂,涂于眼睑内,一次适量,一日 3 次。

7. 环丙沙星[#] 滴眼剂,滴眼,一次 1 ~ 2 滴,一日 3 ~ 6 次,疗程为 6 ~ 14d。

8. 诺氟沙星[#] 滴眼剂,滴眼,一次 1 ~ 2 滴,一日 3 ~ 6 次。

9. 庆大霉素 滴眼剂,滴眼,一次 1 ~ 2 滴,一日 3 ~ 5 次。

三、其他药

一些原发病引起的眼部蜂窝织炎,例如鼻渊性及牙源性眼部蜂窝织炎,特别是形成眼眶深部脓肿者,应酌情考虑使用抗厌氧菌药物,常用甲硝唑[※]、奥硝唑[#]等;与单用抗菌药物比较,早期当角膜上皮完好时,合用糖皮质激素可有效控制眼部炎症,消除角膜水肿,明显缩短疗程,常用地塞米松[※]等。

【注意事项】

(1)含铝、钙、镁、铁、锌等的制剂与喹诺酮类可在胃肠道发生螯合,形成难溶性物质,影响药物吸收,应避免使用。

(2)青霉素类药物偶可致过敏性休克,尤多见于有青霉素或头孢菌素过敏史的患者。用药前必须详细询问药物过敏史并做青霉素皮试。如发生过敏性休克,应就地抢救,保持气道畅通,给予吸氧及应用肾上腺素、糖皮质激素等治疗措施。

(3)左氧氟沙星注射液静脉滴注时间为每 100mL 至少 60min。不宜与其他药物同瓶混合滴注或在同一根静脉输液管内进行滴注。

(4)使用上述滴眼液或眼膏时,如果出现药物反应或者过敏,应立即停用。

(5)使用抗菌药物滴眼液时,为了防止耐药菌的出现,原则上应确认敏感性,尽量将用药时间控制在治疗疾病所需的最短时间以内。

(6)氟喹诺酮类药对婴幼儿的安全性尚未确定,可能会对软骨发育有影响,因此对 18 岁以下患者不推荐使用,孕妇及哺乳期妇女慎用。

(7)由于滴用氯霉素滴眼液后存在不易被发现的再生障碍性贫血的风险,因此在临床中应当慎用。大剂量长期(超过 3 个月)使用氯霉素滴眼液可引起视神经炎或视神经乳头炎(特别是小儿)。长期应用本品的患者,应事先做眼部检查,并密切注意患者的视功能和视神经炎的症状,一旦出现即停药。同时服用维生素 C 和 B 族维生素。

(8)长期使用眼部激素可导致青光眼、损害视神经、视力下降、视野缺损、后囊下形成白内障。使用过程中应该常规监测眼压,甚至眼压测量困难的儿童和不合作的患者也不例外。长期使用激素可以抑制宿主的免疫反应,可能增加继发严重的眼部感染的机会。在一些导致角膜、巩膜变薄的病变中使用激素可能导致眼球穿孔。在眼部急性化脓性病变时,激素可掩盖感染并加重已经存在的感染。

(9)滴眼液或眼膏瓶口勿接触眼睛,使用后应将瓶盖拧紧,勿使瓶口接触皮肤以免污染,在首次开封后除非另有说明,使用时间不应当超过 4 周。

沙　　眼

【疾病概述】

沙眼是由沙眼衣原体感染所致的一种致盲性传染性结膜角膜炎。通过直接或间接接触污染物传播,节肢昆虫也是传播媒介。不良的卫生条件、缺水干旱等是沙眼的易感因素。

【用药原则】

在避免患者继续接触污染物的前提下,根据患者病情,轻度沙眼患者眼局部应用抗菌药物滴眼液和眼膏,急性或严重患者需全身应用抗菌药物来控制感染。

【治疗药物】

1. 阿奇霉素[※]　片剂/胶囊/肠溶片(胶囊)/颗粒剂,口服,一次 1g,一日 1 次,在饭前 1h 或饭后 2h 服。

2. 氯霉素[※]　滴眼剂,滴眼,一次 1~2 滴,一日 3~5 次。

3. 红霉素[※]　眼膏剂,涂于眼睑内,一次适量,一日 2~3 次,最后一次宜在睡前使用。

4. 利福平[※]　滴眼剂,将滴丸放入缓冲液中,振摇,使之完全溶解后滴眼,一次 1~2 滴,一日 4~6 次。

5. 金霉素[#]　眼膏剂,涂于眼睑内,一次适量,一日 1~2 次,最后一次宜在睡前使用。

6. 四环素醋酸可的松[#]　眼膏剂,涂于眼睑内,一次适量,一日 3~4 次。

7. 磺胺醋酰钠　滴眼剂,滴眼,一次1~2滴,一日3~5次。

【注意事项】

(1)使用上述滴眼液或眼膏时,如果出现药物反应或者过敏,应立即停用。

(2)由于滴用氯霉素滴眼液后存在不易被发现的再生障碍性贫血的风险,因此在临床中应当慎用。大剂量长期(超过3个月)使用氯霉素滴眼液可引起视神经炎或视神经乳头炎(特别是小儿)。长期应用本品的患者,应事先做眼部检查,并密切注意患者的视功能和视神经炎的症状,一旦出现即停药。同时服用维生素C和B族维生素。

(3)利福平可能引起白细胞和血小板减少,并导致牙龈出血和感染、伤口愈合延迟等。此时应避免拔牙手术,并注意口腔卫生,刷牙及剔牙均需慎重,直至血常规恢复正常。

(4)长期频繁滴用四环素醋酸可的松可致青光眼、白内障和眼部真菌感染;角膜、巩膜溃疡者滴用后可能会引起穿孔,因此单纯疱疹性角膜炎或溃疡性角膜炎患者禁用。

(5)对磺胺类药过敏者禁用磺胺醋酰钠滴眼剂。

(6)滴眼液或眼膏瓶口勿接触眼睛,使用后应将瓶盖拧紧,勿使瓶口接触皮肤以免污染,在首次开封后除非另有说明,使用时间不应当超过4周。

结 膜 炎

【疾病概述】

结膜炎是当外界环境及微生物与结膜接触,而眼表的特异性和非特异性防护机制减弱时引起的结膜组织炎症。结膜炎通常是由微生物感染引起的,常见的致病微生物有细菌、衣原体或病毒等。

【用药原则】

针对病因,局部应用敏感的抗菌药物滴眼液和眼膏为主,重者全身用药以控制炎症,阻止其蔓延扩散。

【治疗药物】

一、抗菌药

1. 氯霉素※　滴眼剂,滴眼,一次1~2滴,一日3~5次。

2. 左氧氟沙星※　滴眼剂,滴眼,一次1~2滴,一日3~5次,根据症状可适当增减。

3.红霉素[※]　眼膏剂,涂于眼睑内,一次适量,一日2～3次,最后一次宜在睡前使用。

4.利福平[※]　滴眼剂,将滴丸放入缓冲液中,振摇,使之完全溶解后滴眼,一次1～2滴,一日4～6次。

5.金霉素[#]　眼膏剂,涂于眼睑内,一次适量,一日1～2次,最后一次宜在睡前使用。

6.四环素醋酸可的松[#]　软膏剂,涂于眼睑内,一次适量,一日3～4次。

7.妥布霉素地塞米松[#]

(1)滴眼剂,滴眼,一次1～2滴,每4～6h用一次。在最初1～2日剂量可增加至每2h一次。根据临床症状的改善状况逐渐减少用药的频度,注意不要过早停止治疗。

(2)眼膏剂,涂于结膜囊内,一次适量(长1～1.5cm),一日3～5次。滴眼液可与眼膏联合使用,即白天滴用滴眼液,晚上使用眼膏。

8.复方妥布霉素[#]　滴眼剂,滴眼,一次1～2滴,一日3～5次。严重者可增至2h一次,用前摇匀。

9.环丙沙星[#]　滴眼剂,滴眼,一次1～2滴,一日3～6次。

10.诺氟沙星[#]　滴眼剂,滴眼,一次1～2滴,一日3～6次。

11.氧氟沙星[#]

(1)滴眼剂,滴眼,一次1～2滴,一日3次,根据症状可适当增减。

(2)眼膏剂,涂于眼睑内,一次适量,一日3次。

12.庆大霉素　滴眼剂,滴眼,一次1～2滴,一日3～5次。

二、抗衣原体药

1.阿奇霉素[※]　片剂/胶囊/肠溶片(胶囊)/颗粒剂,口服,一次1g,一日1次,在饭前1h或饭后2h服。

2.氯霉素[※]　滴眼剂,滴眼,一次1～2滴,一日3～5次。

3.红霉素[※]　眼膏剂,涂于眼睑内,一次适量,一日2～3次,最后一次宜在睡前使用。

4.利福平[※]　滴眼剂,将滴丸放入缓冲液中,振摇,使之完全溶解后滴眼,一次1～2滴,一日4～6次。

5.金霉素[#]　眼膏剂,涂于眼睑内,一次适量,一日1～2次,最后一次宜在睡前使用。

6.四环素醋酸可的松[#]　软膏剂,涂于眼睑内,一次适量,一日3～4次。

7.磺胺醋酰钠　滴眼剂,滴眼,一次1～2滴,一日3～5次。

三、抗病毒药

1. 阿昔洛韦※　滴眼剂，滴眼，一次 1～2 滴，每 2h 一次。

2. 利巴韦林#　滴眼剂，滴眼，一次 1～2 滴，每小时 1 次，病情好转后每 2h 一次。

3. 羟苄唑　滴眼液，滴眼，一次 1～2 滴，每小时 1～2 次。病情严重者每小时 3～4 次。

4. 碘苷　滴眼液，滴眼，一次 1～2 滴，每 1～2h 一次。

【注意事项】

（1）使用上述滴眼液或眼膏时，如果出现药物反应或者过敏，应立即停用。

（2）使用抗生素滴眼液时，为了防止耐药菌的出现，原则上应确认敏感性，尽量将用药时间控制在治疗疾病所需的最短时间以内。

（3）氟喹诺酮类药对婴幼儿的安全性尚未确定，可能会对软骨发育有影响，因此对 18 岁以下患者不推荐使用，妊娠及哺乳期妇女慎用。

（4）由于滴用氯霉素滴眼液后存在不易被发现的再生障碍性贫血的风险，因此在临床中应当慎用。大剂量长期（超过 3 个月）使用氯霉素滴眼液可引起视神经炎或视神经乳头炎（特别是小儿）。长期应用本品的患者，应事先做眼部检查，并密切注意患者的视功能和视神经炎的症状，一旦出现即停药。同时服用维生素 C 和 B 族维生素。

（5）利福平可能引起白细胞和血小板减少，并导致牙龈出血和感染、伤口愈合延迟等。此时应避免拔牙手术，并注意口腔卫生，刷牙及剔牙均需慎重，直至血常规恢复正常。

（6）长期使用眼部激素可导致青光眼、损害视神经、视力下降、视野缺损、后囊下形成白内障。使用过程中应该常规监测眼压，甚至眼压测量困难的儿童和不合作的患者也不例外。长期使用激素可以抑制宿主的免疫反应，可能增加继发严重的眼部感染的机会。在一些导致角膜、巩膜变薄的病变中使用激素可能导致眼球穿孔。在眼部急性化脓性病变时，激素可掩盖感染并加重已经存在的感染。

（7）长期使用含激素的复方妥布霉素或妥布霉素地塞米松后应该考虑到有角膜真菌感染的可能性。和其他抗生素一样。长期使用可能导致非敏感微生物的过度生长，包括真菌。一旦二重感染发生，就必须开始适当的治疗。

（8）阿昔洛韦滴眼液中如有结晶或粉末状物析出，应温热溶解后使用。

（9）长期大量使用利巴韦林滴眼液可能会产生与全身用药相似的不良反

应,如肝功能和血常规的异常。

（10）羟苄唑滴眼液需防止阳光直射。

（11）滴眼液或眼膏瓶口勿接触眼睛,使用后应将瓶盖拧紧,勿使瓶口接触皮肤以免污染,在首次开封后除非另有说明,使用时间不应当超过4周。

角 膜 炎

【疾病概述】

角膜炎是指外源性或内源性致病因素在角膜防御能力减弱时引起的角膜组织炎症反应。感染性角膜炎是最常见的角膜炎,按照病因可分为病毒性、细菌性、真菌性、阿米巴性、衣原体性等。

【用药原则】

积极控制感染,促进溃疡愈合,减少瘢痕形成,预防和减少并发症。病毒性角膜炎或真菌性角膜炎治疗时应同时注意防治细菌的合并感染,加用广谱抗菌药物滴眼液进行预防性治疗。

【治疗药物】

一、抗细菌药

1. 氯霉素※　滴眼剂,滴眼,一次1~2滴,一日3~5次。

2. 左氧氟沙星※　滴眼剂,滴眼,一次1~2滴,一日3~5次,根据症状可适当增减。

3. 红霉素※　眼膏剂,涂于眼睑内,一次适量,一日2~3次,最后一次宜在睡前使用。

4. 利福平※　滴眼剂,将滴丸放入缓冲液中,振摇,使之完全溶解后滴眼,一次1~2滴,一日4~6次。

5. 金霉素#　眼膏剂,涂于眼睑内,一次适量,一日1~2次,最后一次宜在睡前使用。

6. 四环素醋酸可的松#　眼膏剂,涂于眼睑内,一次适量,一日3~4次。

7. 妥布霉素地塞米松#

（1）滴眼剂,滴眼,一次1~2滴,每4~6h用一次。在最初1~2d剂量可增加至每2h一次。根据临床症状的改善状况逐渐减少用药的频度,注意不要过早停止治疗。

（2）眼膏剂,涂于结膜囊内,一次适量（长1~1.5cm）,一日3~5次。滴眼液可与眼膏联合使用,即白天滴用滴眼液,晚上使用眼膏。

8. 复方妥布霉素# 滴眼剂,滴眼,一次 1 ~ 2 滴,一日 3 ~ 5 次。严重者可增至 2h 一次,用前摇匀。

9. 环丙沙星# 滴眼剂,滴眼,一次 1 ~ 2 滴,一日 3 ~ 6 次。

10. 诺氟沙星# 滴眼剂,滴眼,一次 1 ~ 2 滴,一日 3 ~ 6 次。

11. 氧氟沙星#

(1)滴眼剂,滴眼,一次 1 ~ 2 滴,一日 3 次,根据症状可适当增减。

(2)眼膏剂,涂于眼睑内,一次适量,一日 3 次。

12. 庆大霉素 滴眼剂,滴眼,一次 1 ~ 2 滴,一日 3 ~ 5 次。

二、抗真菌药

氟康唑# 滴眼剂,滴眼,一次 1 ~ 2 滴,一日 4 ~ 6 次,重症者每 1 ~ 2h 一次。

三、抗病毒药

1. 阿昔洛韦※ 滴眼剂,滴眼,一次 1 ~ 2 滴,每 2h 一次。

2. 利巴韦林# 滴眼剂,滴眼,一次 1 ~ 2 滴,每小时 1 次,病情好转后每 2h 一次。

3. 羟苄唑 滴眼剂,滴眼,一次 1 ~ 2 滴,每小时 1 ~ 2 次。病情严重者每小时 3 ~ 4 次。

4. 碘苷 滴眼剂,滴眼,一次 1 ~ 2 滴,每 1 ~ 2h 一次。

【注意事项】

(1)对其他咪唑类药物过敏者,对氟康唑滴眼液也可能过敏;重度真菌性角膜炎应以全身抗真菌治疗为主,以氟康唑滴眼液局部治疗为辅;不推荐儿童使用氟康唑滴眼液。

(2)阿昔洛韦滴眼液中如有结晶或粉末状物析出,应温热溶解后使用。

(3)长期大量使用利巴韦林滴眼液可能会产生与全身用药相似的不良反应,如肝功能和血常规的异常。

(4)羟苄唑滴眼液需防止阳光直射。

(5)碘苷滴眼液对单纯疱疹病毒 Ⅱ 型感染无效。本品可以阻止角膜组织 DNA 的合成,故长期使用能损伤角膜上皮,影响溃疡的修复,使用时一般不宜超过 3 周,痊愈后继续使用一般不宜超过 5d。频繁滴眼可致角膜上皮点状剥脱,且不能避免复发。

青 光 眼

青光眼是一组以病理性眼压增高为主要危险因素,具有特征性视神经萎缩和视野损害的眼病。当眼压超过了眼球内组织,尤其是视网膜视神经所能承受的限度,将给眼球内各组织尤其是视神经功能带来损害,如不及时采取有效的治疗措施,视野将全部丧失,终致失明。青光眼可以分为原发性青光眼、继发性青光眼和发育性青光眼。

原发性青光眼

【疾病概述】

原发性青光眼是常见的青光眼类型,根据高眼压状态下房角开放与否,分为原发性闭角型青光眼和原发性开角型青光眼。原发性闭角型青光眼是在无眼部继发因素的情况下,前房角被周边虹膜组织机械性阻塞,导致房水外流受阻而引起眼压升高的一类青光眼。原发性开角型青光眼是经小梁网途径的房水外流排出系统病变和(或)房水外流阻力增加所致眼压升高的一类青光眼。

【用药原则】

综合药物治疗控制眼压,如拟胆碱药、β 受体阻断药、前列腺素类似药、肾上腺素受体激动药或碳酸酐酶抑制药等迅速降低眼压,防止或延缓视功能进一步损害。在眼压降低、炎性反应控制后应及时选择适当手术,防止再发。

【治疗药物】

一、拟胆碱药

毛果芸香碱[※]

(1)滴眼剂,滴眼。①慢性青光眼:0.5% ~4%溶液,一次 1 滴,一日 1 ~4次。②急性闭角型青光眼急性发作期:1% ~2%溶液,一次 1 滴,每 5 ~10min一次,3 ~6 次后每 1 ~3h 一次,直至眼压下降(注意:对侧眼每 6 ~8h 滴眼一次,以防对侧眼闭角型青光眼的发作)。③缩瞳:对抗散瞳作用,1%溶液滴眼1 滴,2 ~3 次。④先天性青光眼房角切开或外路小梁切开术前:1%溶液,一般滴眼 1 ~2 次。⑤虹膜切除术前:2%溶液,一次 1 滴。

(2)注射液,皮下注射,一次 2 ~10mg,术中稀释后注入前房,或遵医嘱。

二、β 受体阻断药

1. 噻吗洛尔[※]　滴眼剂,滴眼,一次 1 滴,一日 1 ~2 次,如眼压已控制,可改为一日 1 次。

2. 卡替洛尔　滴眼剂,滴眼,1%溶液,一次 1 滴,一日 2 次。滴于结膜囊内,滴后用手指压迫内眦泪囊部 3 ~5min。效果不明显时,改用2%制剂,一次1 滴,一日 2 次。

三、前列腺素类似药

1. 拉坦前列素　滴眼剂,滴眼,一次 1 滴,一日 1 次。晚间使用效果较好。

2. 曲伏前列素　滴眼剂,滴眼,一次 1 滴,每晚 1 次。剂量不能超过每日 1 次,因为频繁使用会降低药物的降眼压效应。

四、肾上腺素受体激动药

1. 溴莫尼定　滴眼剂,滴眼,一次 1 滴,一日 2 次。对眼内压在下午达高峰的患者或需要额外控制眼压者,下午可增加 1 滴。

2. 地匹福林　滴眼剂,滴眼,一次 1 滴,一日 1 ~ 2 次。

3. 可乐定　滴眼剂,滴眼,适量,一日 2 ~ 3 次。

五、碳酸酐酶抑制药

乙酰唑胺

(1)片剂※/胶囊#,口服,首剂量 250mg,一日 1 ~ 3 次,维持量应根据患者对药物的反应决定,尽量使用较小的剂量使眼压得到控制,一般一日 2 次、一次 250mg 就可使眼压控制在正常范围。急性病例,首次药量 500mg,以后用维持量,一次 125 ~ 250mg,一日 2 ~ 3 次。

(2)注射剂#,静脉注射或肌内注射,一次 500mg,或静脉注射 250mg 与肌内注射 250mg 交替使用,可在 2 ~ 4h 重复上述剂量,但继续治疗应根据患者的情况改为口服给药。

六、其他药

青光眼是一组以视神经萎缩和视野缺损为共同特征的疾病,治疗时可配合使用视神经保护药物。

【注意事项】

(1)使用缩瞳药后,瞳孔缩小常引起暗适应困难,应告知需在夜间开车或从事照明不好的危险职业的患者特别小心。

(2)定期检查眼压,如出现视力改变,需查视力、视野、眼压描记及房角等,根据病情变化改变用药及治疗方案。

(3)为避免吸收过多引起全身不良反应,毛果芸香碱滴眼后需用手指压迫泪囊部 1 ~ 2min。

(4)如意外服用毛果芸香碱滴眼液,需给予催吐或洗胃;如过多吸收出现全身中毒反应,应使用阿托品类抗胆碱药进行对抗治疗。

(5)哮喘、急性角膜炎患者慎用毛果芸香碱滴眼液。

(6)任何不应缩瞳的眼病患者,如虹膜睫状体炎和继发性青光眼患者等禁用毛果芸香碱滴眼液。

（7）如原用其他药物,在改用噻吗洛尔治疗时,原药物不宜突然停用,应自滴用噻吗洛尔的第二天起逐渐停用。

（8）由于肾上腺素受体激动药具有散瞳作用,因此在有发生原发性闭角型青光眼倾向的人群中应用时必须谨慎,除非这些人已经做过周边虹膜切除术。

继发性青光眼

【疾病概述】

继发性青光眼是继发于全身或眼部病变的一种青光眼,因某些眼部或全身疾病,或某些药物的不合理应用,干扰了正常的房水循环,或阻碍了房水外流,或增加了房水的生成而引起眼压升高。其病情复杂、严重,预后较差,诊断和治疗需要同时考虑原发病变与眼压。

【用药原则】

积极治疗原发病,配合降眼压药控制高眼压状况,同时根据原发病类型选择使用其他药物,如使用糖皮质激素减轻炎症反应等。如果药物治疗不能控制时,则实施手术治疗。

【治疗药物】

一、拟胆碱药

毛果芸香碱[※]

（1）滴眼剂,滴眼。①慢性青光眼:0.5%~4%溶液,一次1滴,一日1~4次。②急性闭角型青光眼急性发作期:1%~2%溶液,一次1滴,每5~10min一次,3~6次后每1~3h一次,直至眼压下降(注意:对侧眼每6~8h滴眼一次,以防对侧眼闭角型青光眼的发作)。

（2）注射液,皮下注射,一次2~10mg,术中稀释后注入前房,或遵医嘱。

二、β受体阻断药

1. 噻吗洛尔[※] 滴眼剂,滴眼,一次1滴,一日1~2次,如眼压已控制,可改为一日1次。

2. 卡替洛尔 滴眼剂,滴眼,1%溶液,一次1滴,一日2次。滴于结膜囊内,滴后用手指压迫内眦泪囊部3~5min。效果不明显时,改用2%制剂,一次1滴,一日2次。

三、碳酸酐酶抑制药

乙酰唑胺

（1）片剂[※]/胶囊[#],口服,首剂量250mg,一日1~3次,维持量应根据患者对药物的反应决定,尽量使用较小的剂量使眼压得到控制,一般一日2次、一次250mg就可使眼压控制在正常范围。急性病例,首次药量500mg,以后用维持量,一次125～250mg,一日2～3次。

(2)注射剂#,静脉注射或肌内注射,一次500mg,或静脉注射250mg与肌内注射250mg交替使用,可在2～4h重复上述剂量,但继续治疗应根据患者的情况改为口服给药。

四、前列腺素类似药

1. 拉坦前列素　滴眼液,一次1滴,一日1次。晚间使用效果较好。

2. 曲伏前列素　滴眼剂,滴眼,一次1滴,每晚1次。剂量不能超过每日1次,因为频繁使用会降低药物的降眼压效应。

五、肾上腺素受体激动药

1. 溴莫尼定　滴眼剂,滴眼,一次1滴,一日2次。对眼内压在下午达高峰的患者或需要额外控制眼压者,下午可增加1滴。

2. 地匹福林　滴眼剂,滴眼,一次1滴,一日1～2次。

3. 可乐定　滴眼剂,滴眼,适量,一日2～3次。

六、抗炎药

1. 可的松※

(1)滴眼剂,滴眼,一次1～2滴,一日3～4次,用前摇匀。

(2)眼膏剂,涂于结膜囊内,一次适量,一日1次,睡前用。

2. 也可使用非甾体抗炎药,如双氯芬酸钠滴眼液、普拉洛芬滴眼液等控制炎症。

七、其他药

青光眼是一组以视神经萎缩和视野缺损为共同特征的疾病,治疗时可配合使用保护视神经药物。

【注意事项】

(1)同"原发性青光眼"中【注意事项】(1)～(8)。

(2)给予局部滴用皮质类固醇类滴眼剂可有效控制炎症,但长期使用可升高眼压,应尽量缩短使用时间。

发育性青光眼

【疾病概述】

发育性青光眼是胚胎期和发育期内眼球房角组织发育异常所引起的青光眼,多在出生时已经存在异常,也可以在儿童期甚至青年期才出现症状、体征。

此类青光眼由于发育的遏制,阻止了虹膜睫状体后移,房角形态和功能异常并存。

【用药原则】

发育性青光眼一旦诊断应尽早手术治疗。儿童处在发育阶段,全身耐受性较差,抗青光眼药物仅用于短期的过渡治疗,或用于不能手术的患儿以及手术后眼压控制不理想患者的补充治疗,且需选择低浓度和对全身影响小的制剂。降眼压药物在儿童均无明确的临床应用有效性和安全性的研究资料,需要参照成人的资料谨慎使用并密切观察、随访。

【治疗药物】

一、拟胆碱药

毛果芸香碱※

(1)滴眼剂,滴眼,先天性青光眼房角切开或外路小梁切开术前,1%溶液,一般滴眼1~2次。

(2)注射液,皮下注射,一次2~10mg,术中稀释后注入前房,或遵医嘱。

二、β受体阻断药

1.噻吗洛尔※　滴眼剂,滴眼,一次1滴,一日1~2次,如眼压已控制,可改为一日1次。

2.卡替洛尔　滴眼剂,滴眼,1%溶液一次1滴,一日2次。滴于结膜囊内,滴后用手指压迫内眦角泪囊部3~5min。效果不明显时,改用2%制剂,一次1滴,一日2次。

三、碳酸酐酶抑制药

乙酰唑胺

(1)片剂※/胶囊#,口服,首剂量250mg,一日1~3次,维持量应根据患者对药物的反应决定,尽量使用较小的剂量使眼压得到控制,一般一日2次、一次250mg就可使眼压控制在正常范围。急性病例,首次药量500mg,以后用维持量,一次125~250mg,一日2~3次。

(2)注射剂#,静脉注射或肌内注射,一次500mg,或静脉注射250mg与肌内注射250mg交替使用,可在2~4h重复上述剂量,但继续治疗应根据患者的情况改为口服给药。

四、前列腺素类似药

1.拉坦前列素　滴眼剂,滴眼,一次1滴,一日1次。晚间使用效果较好。

2.曲伏前列素　滴眼剂,滴眼,一次1滴,每晚1次。剂量不能超过每日1次,因为频繁使用会降低药物的降眼压效应。

五、肾上腺素受体激动药

1. 溴莫尼定　滴眼剂,滴眼,一次 1 滴,一日 2 次。对眼内压在下午达高峰的患者或需要额外控制眼压者,下午可增加 1 滴。

2. 地匹福林　滴眼剂,滴眼,一次 1 滴,一日 1 ~ 2 次。

3. 可乐定　滴眼剂,滴眼,适量,一日 2 ~ 3 次。

六、其他药

青光眼是一组以视神经萎缩和视野缺损为共同特征的疾病,治疗时可配合使用视神经保护药物。

【注意事项】

同"原发性青光眼"中【注意事项】(1) ~ (8)。

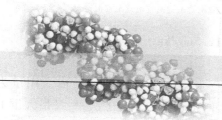

第十四章

耳鼻喉科疾病

咽 炎

急性咽炎

【疾病概述】

急性咽炎为病毒或者细菌引起的咽黏膜、黏膜下组织及淋巴组织的急性炎症。

【用药原则】

根据患者病情,在加强休息、饮水通便、淡盐水漱口等非药物治疗的基础上进行雾化治疗,合并细菌感染者,可选用抗菌药进行治疗。

【治疗药物】

一、雾化治疗用药

复方安息香酊　外用液体剂:①蒸气吸入,一次 2~4mL,一日 2~3 次,吸入带药蒸气 10~20min。②喷雾法,一次 2~4mL,一日 3~4 次,必要时每小时 1 次,通过蒸气吸入器吸入喷出的药雾 20~30min。

二、抗菌药

(一)青霉素类

阿莫西林[※]　片剂/胶囊/颗粒剂/干混悬剂,口服,成人 0.5g,每 6~8h 一次,一日剂量不超过 4g;3 个月及以上小儿按体重 25~50mg/kg,每 8h 一次;3个月以下婴儿一日剂量按体重 30mg/kg,每 12h 一次。

(二)头孢菌素类

1.头孢氨苄[※]　片剂/胶囊/颗粒,口服,成人一次 0.25~0.5g,一日 4 次,最大剂量为一日 4g;儿童一日 25~50mg/kg,分 4 次服用。

2.头孢拉定[※]　片剂/胶囊,口服,成人一次 0.25~0.5g,一日 4 次,最大剂量为一日 4g;小儿按体重一次 6.25~12.5mg/kg,一日 4 次。

(三)大环内酯类

1. 阿奇霉素[※] 片剂/胶囊/肠溶片(胶囊)/颗粒剂,口服,成人用量为 0.5g,一日 1 次,连用 5d;小儿用量按体重 10mg/kg,一日 1 次,一日最大量不超过 0.5g,连用 3d。

2. 克拉霉素[※] 片剂/胶囊/颗粒剂,口服,成人 0.25g,一日 2 次,严重患者剂量可增至 0.5g,一日 2 次,疗程 7~14d;12 岁及以上儿童按成人量,12 岁以下儿童不应用此药。

【注意事项】

(1)复方安息香酊在使用时应注意:避免接触眼睛和其他黏膜(如口、鼻黏膜等);用药部位如有烧灼感、红肿等情况应停药,并将局部药物洗净;不宜用于破损皮肤;不宜长期大面积使用;对本品过敏者禁用,过敏体质者慎用。

(2)对青霉素过敏者禁用青霉素类药物,应用前须按规定皮试。

(3)服用头孢菌素类药物常有恶心、呕吐、腹泻等胃肠道反应,有胃肠道疾病患者应慎用,对头孢菌素过敏者禁用。

(4)大环内酯类药物不良反应少,一般有胃肠道反应,严重肝硬化者宜减量服用。孕妇及哺乳期妇女均应慎用大环内酯类药物。对大环内酯类药物过敏者禁用。

慢性咽炎

【疾病概述】

慢性咽炎为咽部黏膜及黏膜下组织的弥散性、慢性感染,常为慢性上呼吸道炎症的一部分。

【用药原则】

根据患者病情,在消除致病因素、增强体质、清淡饮食、淡盐水漱口等非药物治疗的基础上,配合使用含片和咽部涂抹制剂进行治疗。

【治疗药物】

一、含片

1. 西地碘 含片,口含,一次 1.5mg,一日 3~5 次。

2. 溶菌酶 含片,口含,一次 20mg(12.5 万 U),一日 4~6 次。

3. 度米芬 含片,口含,一次 0.5~1mg,每 2~3h 一次。

4. 地喹氯铵 含片,口含,一次 0.25mg,一日 4~6 次。

二、咽部涂抹制剂

硼酸甘油液　外用液体剂,用棉签蘸取少量本品涂于患处,一日 3 次。

【注意事项】

(1)含片应逐渐含化,勿嚼碎口服。

(2)孕妇及哺乳期妇女应慎用西地碘含片,对该药物和含碘制剂过敏者禁用。

(3)地喹氯铵含片不良反应少见,偶可发生哮喘、荨麻疹和血管性水肿等变态反应。

喉　炎

急性喉炎

【疾病概述】

急性喉炎是指以声门区为主的喉黏膜的急性弥漫性卡他性炎症。

【用药原则】

根据患者病情,在加强声带休息的基础上,配合使用抗菌药物、雾化治疗药物等进行治疗,声带肿胀显著者可使用激素治疗。

【治疗药物】

一、抗菌药

(一)青霉素类

青霉素(钠盐、钾盐)※　注射用无菌粉末:①肌内注射,成人一日 80 万 ~ 160 万 U,一日 3 ~ 4 次;儿童一日 3 万 ~ 5 万 U/kg,分 2 ~ 4 次给药。②静脉滴注,成人一日 240 万 ~ 960 万 U;儿童一日 20 万 ~ 40 万 U/kg,分 4 ~ 6 次,一般 5 ~ 7d,若效果欠佳,可换用其他种类抗菌药物。

(二)头孢菌素类

头孢呋辛(酯)※

(1)片剂/胶囊/分散片,口服,成人一次 250 ~ 500mg,一日 2 次;儿童一次 125mg,一日 2 次。

(2)注射用无菌粉末,肌内注射/静脉滴注,成人一般剂量为一次 0.75g,一日 3 次,对于较严重的感染者剂量加倍;儿童和婴儿一日 30 ~ 100mg/kg,分 3 ~ 4 次给药;新生儿一日 30 ~ 50mg/kg,分 2 ~ 3 次给药。

（三）大环内酯类

1. 阿奇霉素

（1）片剂※/胶囊※/肠溶片（胶囊）※/颗粒剂※，成人一次 0.5g 顿服，一日 1 次；儿童按体重 10mg/kg，一日 1 次。

（2）注射剂#，静脉滴注，成人一次 0.5g，一日 1 次。

2. 克拉霉素※　片剂/胶囊/颗粒，口服，成人一次 0.25g，一日 2 次，严重患者剂量可增至 0.5g，一日 2 次，疗程 7~14d；12 岁及以上儿童按成人量，12 岁以下儿童不应用此药。

二、雾化治疗用药

1. 复方安息香酊　外用液体剂：①蒸气吸入，一次 2~4mL，一日 2~3 次，吸入带药蒸气 10~20min。②喷雾法，一次 2~4mL，一日 3~4 次，必要时每小时 1 次，通过蒸气吸入器吸入喷出的药雾 20~30min。

2. 庆大霉素※和地塞米松※　庆大霉素 8 万 U 加 5mg 地塞米松，一日雾化 1 次或 2 次，5d 为一个疗程。

三、糖皮质激素类药

1. 泼尼松※　片剂，口服，成人一次 20mg，一日 1 次，连服 3d；3d 后改为 10mg，一日 1 次，连服 4d。

2. 地塞米松※　注射剂，肌内注射/静脉滴注，成人一日 0.2~0.4mg/kg；儿童 2 岁以下每日 2mg，2 岁及以上每日 5mg。

【注意事项】

（1）对青霉素过敏者禁用青霉素类药物，应用前须按规定皮试。

（2）服用头孢菌素类药物常有恶心、呕吐、腹泻等胃肠道反应，有胃肠道疾病患者应慎用；对头孢菌素过敏者禁用。

（3）大环内酯类药物不良反应少，一般有胃肠道反应，严重肝硬化者宜减量服用。孕妇及哺乳期妇女均应慎用大环内酯类药物。对大环内酯类药物过敏者禁用。

（4）复方安息香酊在使用时应注意：避免接触眼睛和其他黏膜（如口、鼻黏膜等）；用药部位如有烧灼感、红肿等情况应停药，并将局部药物洗净；不宜用于破损皮肤；不宜长期大面积使用；对本品过敏者禁用，过敏体质者慎用。

（5）老人、儿童及青少年应慎用泼尼松。严重肝功能不良者不宜使用，与降糖药、抗癫痫药、噻嗪类利尿药、水杨酸盐、抗凝血药等合用时须考虑相互作用，调整剂量。对于合并糖尿病、高血压、结核、胃溃疡、青光眼等禁用激素的基础疾病患者慎用。

慢性喉炎

【疾病概述】

慢性喉炎是指喉部黏膜的非特异性病菌感染所引起的慢性炎症,可分为慢性单纯性喉炎、肥厚性喉炎、萎缩性喉炎。

【用药原则】

根据患者病情,在去除刺激因素、适当休息、控制喉咽反流等非药物治疗的基础上,根据症状可酌情进行雾化治疗。

【治疗药物】

1. 复方安息香酊　外用液体剂:①蒸气吸入,一次 2～4mL,一日 2～3 次,吸入带药蒸气 10～20min。②喷雾法,一次 2～4mL,一日 3～4 次,必要时每小时 1 次,通过蒸气吸入器吸入喷出的药雾 20～30min。

2. 庆大霉素※和地塞米松※　庆大霉素 8 万 U 加 5mg 地塞米松,一日雾化 1 次或 2 次,5d 为一个疗程。

【注意事项】

(1)复方安息香酊在使用时应注意:避免接触眼睛和其他黏膜(如口、鼻黏膜等);用药部位如有烧灼感、红肿等情况应停药,并将局部药物洗净;不宜用于破损皮肤;不宜长期大面积使用;对本品过敏者禁用,过敏体质者慎用。

(2)老人、儿童及青少年应慎用泼尼松。严重肝功能不良者不宜使用,与降糖药、抗癫痫药、噻嗪类利尿药、水杨酸盐、抗凝血药等合用时须考虑相互作用,调整剂量。对于合并糖尿病、高血压、结核、胃溃疡、青光眼等禁用激素的基础疾病患者慎用。

鼻　炎

急性鼻炎

【疾病概述】

急性鼻炎是由病毒感染引起的鼻黏膜急性炎症性疾病。

【用药原则】

根据患者病情,在大量饮水、清淡饮食、注意休息等非药物治疗的基础上,配合使用解热镇痛药、减充血剂等进行治疗,合并细菌感染者,选用抗菌药物进行治疗。

【治疗药物】

一、抗炎镇痛药

阿司匹林※　片剂,口服,14 岁以上儿童及成人,一次 0.3 ~ 0.6g。

二、减充血剂

1. 麻黄碱※　滴鼻剂,滴鼻,一次 2 ~ 4 滴,一日 3 ~ 4 次,连续使用不得超过 3d。

2. 羟甲唑啉

(1)滴鼻剂,滴鼻,一次 1 ~ 3 滴,早、晚各 1 次,一次间隔 4h 以上,连续使用不得超过 7d。

(2)鼻喷剂,鼻腔喷雾吸入,成人和 6 岁以上儿童一次一侧鼻孔 37 ~ 111μg(1 ~ 3 喷),早晨和睡前各 1 次,连续使用不得超过 7d。

3. 赛洛唑啉

(1)滴鼻剂,滴鼻,成人,0.1% 溶液,一次 2 ~ 3 滴,一日 2 次,连续使用不得超过 7d;6 ~ 12 岁儿童,0.05% 溶液,一次 2 ~ 3 滴,一日 2 次,连续使用不得超过 7d。

(2)鼻喷剂,鼻腔喷雾吸入,一次 125 ~ 187.5μg(2 ~ 3 喷),一日 2 次,连续使用不得超过 7d。

三、其他药

合并有细菌感染或疑有并发症可全身使用抗菌药。

【注意事项】

(1)萎缩性鼻炎及鼻腔干燥患者禁用鼻减充血剂。

(2)麻黄碱滴鼻液:冠心病、高血压、甲状腺功能亢进、糖尿病、闭角型青光眼患者,孕妇及儿童,运动员慎用;该滴鼻液连续使用不得超过 3d,否则可产生反跳现象,出现更严重的鼻塞。

(3)盐酸羟甲唑啉滴鼻液:滴药过频易致反跳性鼻充血,久用可致药物性鼻炎;有轻微烧灼感、针刺感、鼻黏膜干燥以及头痛、头晕、心率加快等反应。

(4)盐酸羟甲唑啉鼻喷剂:高血压、冠心病、甲状腺功能亢进、糖尿病患者慎用;孕妇、哺乳期妇女及 3 岁以下小儿禁用。

(5)盐酸赛洛唑啉滴鼻液:冠心病、高血压、甲状腺功能亢进、糖尿病、闭角型青光眼患者及孕妇慎用。

(6)盐酸赛洛唑啉鼻喷剂:冠心病、高血压、甲状腺功能亢进、糖尿病、狭角性青光眼患者及 6 岁以下儿童慎用;接受单胺氧化酶抑制药或三环类抗抑郁药治疗的患者及 2 岁以下小儿禁用。

慢性鼻炎

【疾病概述】

慢性鼻炎表现为鼻腔黏膜或黏膜下的炎症持续数月以上或炎症反复发作,间歇期内亦不恢复正常,且无明确的致病微生物感染。可分为慢性单纯性鼻炎、慢性肥厚性鼻炎、萎缩性鼻炎和药物性鼻炎。

【用药原则】

根据患者病情,针对慢性鼻炎的不同类型,在去除病因、手术、微波、激光、等离子消融等非药物治疗的基础上,选择相应的治疗药物进行治疗。

【治疗药物】

一、慢性单纯性鼻炎

使用减充血剂治疗。

麻黄碱※　滴鼻剂,滴鼻,一次每鼻孔 2～4 滴,一日 3～4 次,应用不超过 3d。

二、肥厚性鼻炎

局部进行甲硬化剂治疗。

鱼肝油酸钠※　注射液,鼻下甲注射,成人一次 1～2mL。如双侧均进行硬化及注射者,则每周 1 次,双侧交替进行;仅单侧注射者,7～10d 一次。每侧 3 次为一个疗程,间隔 2 周后可进行第 2 个疗程,可共进行 2～3 个疗程。

三、萎缩性鼻炎

口服维生素治疗。

1. 维生素 B_2※　片剂,口服,5～10mg,一日 3 次。

2. 维生素 C※　片剂,口服,0.05～0.1g,一日 3 次。

四、药物性鼻炎

停用麻黄碱类药物。

【注意事项】

冠心病、高血压、甲状腺功能亢进、糖尿病、闭角型青光眼患者,孕妇及儿童,运动员慎用麻黄碱滴鼻液。本品连续使用不得超过 3d,否则可产生反跳现象,出现更严重的鼻塞。

变应性鼻炎

【疾病概述】

变应性鼻炎为鼻部组胺性疾病,可分为常年性发作者和季节性发作者两种。

【用药原则】

根据患者病情,在避免接触变应原等非药物治疗的基础上,使用抗过敏药物进行治疗,鼻塞重者可配合使用减充血剂。

【治疗药物】

一、抗组胺药

1. 氮䓬斯汀 鼻喷剂,鼻腔喷雾吸入,成人一次每鼻孔各 140μg(2 喷),一日 2 次,连续使用不超过 6 个月。

2. 氯苯那敏[※] 片剂,口服,成人 4mg,一日 1~3 次。

3. 氯雷他定[※] 片剂,口服,成人 10mg,一日 1 次。

4. 孟鲁司特钠[#] 片剂,口服,15 岁及以上者一次 10mg,一日 1 次,睡前服用;6~14 岁儿童,一次 5mg,一日 1 次,睡前服用咀嚼片;2~5 岁儿童,一次 4mg,一日 1 次,睡前服用咀嚼片。

二、抗胆碱药

异丙托溴铵[※] 气雾剂,鼻腔喷雾吸入,成人一次 40~80ug,一日 2~4 次。

三、减充血剂

麻黄碱[※] 滴鼻液,滴鼻,一次每鼻孔 2~4 滴,一日 3~4 次,应用不超过 3d。

【注意事项】

(1)氮䓬斯汀鼻喷剂:妊娠初始 3 个月内慎用,哺乳期妇女及 6 岁以下儿童禁用。

(2)孟鲁司特钠:孕妇及哺乳期妇女慎用,对本品任何成分过敏者禁用。

(3)异丙托溴铵气雾剂:孕妇、哺乳期妇女及儿童慎用,使用时注意勿误入眼部;青光眼、前列腺肥大、尿潴留患者禁用。

(4)氯苯那敏:新生儿、孕妇、哺乳期妇女、膀胱颈梗阻、幽门十二指肠梗阻、甲状腺功能亢进、高血压和前列腺肥大者慎用;高空作业者、车辆驾驶员、机械操作员工作期间禁用。

(5)麻黄碱滴鼻液:仅在鼻塞时使用,连续不超过 3d,否则可产生反跳现象,出现更严重的鼻塞。

鼻　窦　炎

急性鼻窦炎

【疾病概述】

急性鼻窦炎系鼻窦黏膜的急性炎症,多继发于急性鼻炎。

【用药原则】

根据患者病情,在盐水洗鼻、注意饮水、休息等非药物治疗的基础上,选用黏液溶解剂、喷鼻激素、减充血剂进行治疗,伴有感染的患者,针对致病菌选择抗菌药物进行治疗。

【治疗药物】

一、黏液溶解药

标准桃金娘油　胶囊,口服,成人,一次300mg,一日3~4次;儿童(4~10岁)常用量,一次120mg,一日3~4次。

二、糖皮质激素类药

1. 丙酸倍氯米松[※]　喷雾剂,鼻腔喷雾吸入,成人及6岁以上儿童一次每鼻孔100μg,一日2次;或一次每鼻孔50μg,一日3~4次。一日用量不可超过400μg。

2. 氟替卡松[#]　喷雾剂,喷鼻,成人和12岁以上儿童一次每个鼻孔各100μg,一日1~2次,一日最大剂量每个鼻孔200μg;维持量一日1次,每个鼻孔各50μg。4~12岁儿童一次每个鼻孔各50μg,一日1~2次。

三、减充血剂

麻黄碱[※]　滴鼻液,滴鼻,一次每鼻孔2~4滴,一日3~4次,应用不超过3d。

四、抗菌药

1. 青霉素[※](钠盐、钾盐)　注射用无菌粉末:①肌内注射,成人一日80万~200万U,一日3~4次;小儿一日2.5万U/kg,每12h给药一次;新生儿(足月产)一次按体重5万U/kg,出生第一周每12h一次,1周以上者每8h一次,严重感染者每6h一次。②静脉滴注,适用重症感染,成人一日200万~2000万U,分2~4次静脉滴注;儿童一日5万~20万U/kg,分2~4次静脉滴注;新生儿(足月产)一次按体重5万U/kg,出生第一周每12h一次,1周以上者每8h一次,严重感染者每6h一次。

2. 阿莫西林[※]　片剂/胶囊/颗粒剂/干混悬剂,口服,成人0.5g,每6~8h

一次,一日剂量不超过 4g;3 个月及以上小儿按体重 25～50mg/kg,每 8h 一次;3 个月以下小儿一日剂量按体重 30mg/kg,每 12h 一次。

【注意事项】

(1)标准桃金娘油胶囊不宜用于对其有过敏反应者。

(2)丙酸倍氯米松鼻喷雾剂及丙酸氟替卡松鼻喷雾剂慎用于孕妇及哺乳期妇女,对本品所含成分过敏者禁用。

(3)麻黄碱滴鼻液连续使用不超过 3d,否则可产生反跳现象,出现更严重的鼻塞。

(4)对青霉素类和头孢菌类药物过敏者禁用这两类药物,青霉素类药物使用前须按照规定皮试。

慢性鼻窦炎

【疾病概述】

慢性鼻窦炎是鼻窦黏膜持续较长时间的慢性炎症,常继发于急性鼻窦炎。

【用药原则】

根据病情,可在超声雾化、透热疗法等物理疗法的辅助治疗下,应用鼻用糖皮质激素(促进鼻窦通气引流)、黏液促排剂(促进窦内分泌物的排出)及减充血剂治疗,有急性发作征象或有化脓性并发症时给予全身性抗菌药治疗,首选青霉素。保守治疗无效者考虑手术治疗,首选鼻内镜手术。

【治疗药物】

一、糖皮质激素类药

1. 丙酸倍氯米松　鼻喷雾剂,鼻腔喷雾吸入,成人及六岁以上儿童一次每鼻孔 100μg,一日 2 次;或一次每鼻孔 50μg,一日 3～4 次。一日用量不可超过400μg。

2. 氟替卡松　鼻喷剂,鼻喷,成人和 12 岁以上儿童一次每个鼻孔各100μg,一日 1～2 次,一日最大剂量每个鼻孔 200μg;维持量一日 1 次,每个鼻孔各 50μg。4～12 岁儿童一次每个鼻孔各 50μg,一日 1～2 次,一日最大剂量为每个鼻孔 100μg。

二、黏液促排剂

标准桃金娘油　肠溶胶囊,口服,宜在餐前 30min 用较多凉开水送服,成人一次 300mg,一日 2 次;儿童一次 120mg,一日 2 次。

三、减充血剂

麻黄碱※　滴鼻剂,滴鼻,一次每鼻孔 2～4 滴,一日 3～4 次,连续使用不得超过 3d。

四、抗菌药

1.青霉素[※]（钠盐、钾盐） 注射用无菌粉末：①肌内注射，成人一日 80 万 ~ 200 万 U，一日 3 ~ 4 次；小儿一日 2.5 万 U/kg，每 12h 给药一次；新生儿（足月产）一次按体重 5 万 U/kg，出生第一周每 12h 一次，一周以上者每 8h 一次，严重感染者每 6h 一次。②静脉滴注，适用重症感染，成人一日 200 万 ~ 2 000 万 U，分 2 ~ 4 次静脉滴注，给药速度不能超过每分钟 50 万 U；儿童一日 5 万 ~ 20 万 U/kg，分 2 ~ 4 次静脉滴注；新生儿（足月产）用量同肌内注射。

2.阿莫西林[※] 片剂/胶囊/颗粒剂/干混悬剂，口服，一次 0.5g，每 6 ~ 8h 一次，一日剂量不超过 4g；3 个月及以上小儿按体重 25 ~ 50mg/kg，每 8h 一次；3 个月以下小儿一日剂量按体重 30mg/kg，每 12h 一次。

【注意事项】

（1）鼻用糖皮质激素类具有收缩肿胀黏膜、抗炎、抗水肿的作用，利于鼻窦通气和引流，目前是治疗鼻窦炎的最主要的药物之一。

（2）丙酸倍氯米松鼻喷雾剂及丙酸氟替卡松鼻喷雾剂慎用于孕妇及哺乳期妇女，对本品所含成分过敏者禁用。

（3）麻黄碱滴鼻液连续不得使用超过 3d，否则可产生反跳现象，出现更严重的鼻塞。冠心病、高血压、甲状腺功能亢进、糖尿病、闭角型青光眼患者慎用本品。

（4）对青霉素过敏者禁用青霉素类抗生素，慎用头孢类抗生素；青霉素类抗生素应用前应按规定进行皮试。

外耳道炎

急性外耳道炎

【疾病概述】

急性外耳道炎系微生物进入外耳道皮肤或皮下组织引起的急性感染。

【用药原则】

保持外耳道局部清洁、干燥和引流通畅，根据患者病情，局部治疗选用抗菌药滴耳剂；外耳道红肿时，局部滴用酚甘油；严重的外耳道炎需全身应用抗菌药物治疗。

【治疗药物】

一、消毒防腐药

酚甘油　滴耳剂,滴耳,成人一次2~3滴,一日3次;对儿童滴数酌减。

二、抗菌药

(一)青霉素类

1. 青霉素※(钠盐、钾盐)　注射用无菌粉末:①肌内注射,成人一日80万~200万U,一日3~4次;小儿一日2.5万U/kg,每12h给药一次;新生儿(足月产)一次按体重5万U/kg,出生第一周每12h一次,一周以上者每8h一次,严重感染者每6h一次。②静脉滴注,适用重症感染,成人一日200万~2 000万U,分2~4次静脉滴注,给药速度不能超过每分钟50万U;儿童一日5万~20万U/kg,分2~4次静脉滴注;新生儿(足月产)用量同肌内注射。

2. 阿莫西林※　片剂/胶囊/颗粒剂/干混悬剂,口服,成人一次0.5g,每6~8h一次,一日剂量不超过4g;3个月及以上小儿按体重25~50mg/kg,每8h一次;3个月以下小儿一日剂量按体重30mg/kg,每12h一次。

(二)头孢菌素类

头孢氨苄※　片剂/胶囊/颗粒剂,口服,成人一次0.25~0.5g,一日4次,最大剂量一日4g,空腹服用;儿童一日25~50mg/kg,分4次服用。

(三)大环内酯类

1. 红霉素※　肠溶片(胶囊),口服,成人一日1~2g,分3~4次服用,整片(个)吞服;儿童一日30~50mg/kg,分3~4次服用。

2. 阿奇霉素※　片剂/胶囊/肠溶片(胶囊)/颗粒剂,口服,成人第1日0.5g顿服,第2~5日,一日0.25g顿服;或一日0.5g,连服3d。儿童一日按体重12mg/kg顿服(一日最大量不超过0.5g),连用5d。

(四)氟喹诺酮类

1. 左氧氟沙星※　(盐酸盐、乳酸盐)片剂/胶囊,口服,成人一次500mg,每24h一次。

2. 氧氟沙星※　滴耳剂,滴耳,成人一次6~10滴;儿童酌减,一日2~3次。滴耳后进行约10min耳浴。根据症状适当增减滴耳次数。

【注意事项】

(1)酚甘油对皮肤及黏膜有腐蚀性,浓度不宜超过2%,对本品所含成分过敏者、鼓膜穿孔且流脓患者及6个月以下婴儿禁用。

(2)全身应用广谱抗生素时,首选青霉素或头孢类抗生素,对青霉素过敏者可口服红霉素、阿奇霉素等大环内酯类,也可口服第一代或第二代头孢类、氟喹诺酮类抗菌药。对青霉素过敏者禁用青霉素类抗生素,慎用头孢类抗生素;青霉素类抗生素应用前应按规定进行皮试。

（3）大环内酯类药物不良反应少,一般有胃肠道反应,严重肝硬化者宜减量服用。阿奇霉素可使地高辛的血药浓度升高,因此不能与麦角类药物合用。孕妇及哺乳期妇女均应慎用大环内酯类药物。大环内酯类药物禁用于对其过敏者。

（4）氧氟沙星滴耳液禁用于对其过敏者,慎用于孕妇、哺乳期妇女,一般不用于婴幼儿。使用时温度应接近体温,若药温过低,可能会引起眩晕。

（5）18 岁以下未成年人忌用氟喹诺酮类药物。肾功能不全者应慎用左氧氟沙星。

（6）外耳道疖系外耳道软骨部皮肤或皮脂腺感染所形成的疖肿。除切开引流外,局部及全身的用药参照急性外耳道炎。

慢性外耳道炎

【疾病概述】

慢性外耳道炎是外耳道皮肤和皮下组织的慢性感染。

【用药原则】

改掉不良挖耳习惯,改善耳部卫生状况,清洁外耳道,保持外耳道的酸性环境,保证局部清洁、干燥和引流通畅,可使用抗菌药物治疗,具体同急性外耳道炎。

【治疗药物】

一、青霉素类抗菌药

1. 青霉素※（钠盐、钾盐）　注射用无菌粉末:①肌内注射,成人一日 80 万 ～200 万 U,一日 3 ～4 次;小儿一日 2.5 万 U/kg,每 12h 给药一次;新生儿（足月产）一次按体重 5 万 U/kg,出生第一周每 12h 一次,一周以上者每 8h 一次,严重感染者每 6h 一次。②静脉滴注,适用重症感染,成人一日 200 万 ～2 000 万 U,分 2 ～4 次静脉滴注,给药速度不能超过每分钟 50 万 U;儿童一日 5 万 ～20 万 U/kg,分 2 ～4 次静脉滴注。

2. 阿莫西林※　片剂/胶囊/颗粒剂/干混悬剂,口服,成人 0.5g,每 6 ～8h 一次,一日剂量不超过 4g;3 个月及以上小儿按体重 25 ～50mg/kg,每 8h 一次;3 个月以下小儿一日剂量按体重 30mg/kg,每 12h 一次。

二、头孢菌素类抗菌药

头孢氨苄※　片剂/胶囊/颗粒剂,口服,成人一次 0.25 ～0.5g,一日 4 次,最大剂量一日 4g,空腹服用。肾功能减退者,应根据肾功能减退的程度,减量服用;儿童一日 25～50mg/kg,分 4 次服用。

三、大环内酯类抗菌药

1. 红霉素※　肠溶片(胶囊),口服,成人一日 1～2g,分 3～4 次服用,整片吞服;儿童一日 30～50mg/kg,分 3～4 次服用。

2. 阿奇霉素※　片剂/胶囊/肠溶片(胶囊)/颗粒剂,口服,成人第 1 日 0.5g 顿服,第 2～5 日,一日 0.25g 顿服;或一日 0.5g,连服 3d。儿童一日按体重 12mg/kg 顿服(一日最大量不超过 0.5g),连用 5d。

四、氟喹诺酮类抗菌药

1. 左氧氟沙星※　(盐酸盐、乳酸盐)片剂/胶囊,口服,成人一次 500mg,24h 一次。

2. 氧氟沙星※　滴耳剂,滴耳,成人一次 6～10 滴;儿童酌减,一日 2～3 次。滴耳后进行约 10min 耳浴。根据症状适当增减滴耳次数。

【注意事项】

(1)对青霉素过敏者禁用青霉素类抗生素,慎用头孢类抗生素;青霉素类抗生素应用前应按规定进行皮试。

(2)大环内酯类药物不良反应少,一般有胃肠道反应,严重肝硬化者宜减量服用。阿奇霉素可使地高辛的血药浓度升高,因此不能与麦角类药物合用。孕妇及哺乳期妇女均应慎用大环内酯类药物。大环内酯类药物禁用于对其过敏者。

(3)氧氟沙星滴耳液使用时温度应接近体温,若药温过低,可能会引起眩晕。过敏者禁用,孕妇、哺乳期妇女慎用,一般不用于婴幼儿。

(4)18 岁以下未成年人忌用氟喹诺酮类药物。肾功能不全者慎用左氧氟沙星。

外耳道耵聍栓塞

【疾病概述】

在外耳道内耵聍聚积过多,形成较硬的团块,阻塞于外耳道内,称为耵聍栓塞。

【用药原则】

根据患者病情,对可活动、未完全阻塞外耳道的耵聍,可用枪状镊或耵聍钩取出。首次难以取出的耵聍,可先用滴入软化耵聍药物,待耵聍软化后用温水将耵聍冲出,或用吸引器慢慢将耵聍吸出。如继发感染,可使用抗菌药物治疗,具体同急性外耳道炎。

【治疗药物】

碳酸氢钠　滴耳剂,滴耳,成人一次 2～3 滴,儿童酌减,一日 3～5 次。

【注意事项】

(1)使用碳酸氢钠滴耳剂,耵聍栓塞膨胀后,可引起外耳道疼痛。对本品所含成分过敏者禁用。

(2)有外耳道炎者,先控制炎症再取出耵聍。

(3)有外耳道狭窄或急慢性化脓性中耳炎者,不能用冲洗法。

中　耳　炎

急性中耳炎

【疾病概述】

急性中耳炎是中耳发生的细菌性或病毒性感染,常继发于上呼吸道感染,小儿多发。

【用药原则】

在调节饮食、疏通大便等基础上,根据患者病情,及早应用足量抗菌药及减充血剂进行全身治疗;局部治疗时,鼓膜穿孔前可应用 2% 酚甘油滴耳;鼓膜穿孔后可先用 3% 过氧化氢溶液彻底清洗外耳道脓液,再以无耳毒性的抗生素滴耳剂滴耳。

【治疗药物】

一、消毒防腐药

1.酚甘油　滴耳剂,滴耳,成人一次 2～3 滴,一日 3 次。对儿童滴数酌减。

2.过氧化氢[#]　溶液剂,滴耳,成人一次 5～10 滴;儿童酌减,一日 3 次。滴药后数分钟用棉签擦净外耳道分泌物。

二、抗菌药

(一)青霉素类

阿莫西林[※]　片剂/胶囊/颗粒剂/干混悬剂,口服,成人 0.5g,每 6～8h 一次,一日剂量不超过 4g;3 个月及以上小儿按体重 20～40mg/kg,每 8h 一次;3 个月以下小儿一日剂量按体重 30mg/kg,每 12h 一次。

(二)头孢菌素类

1.头孢呋辛(酯)※

(1)片剂/胶囊/分散片,口服,成人一次250～500mg,一日2次;儿童一次30mg/kg,分2次服用,一日不超过1g。

(2)注射用无菌粉末,静脉滴注,成人一般剂量为一次1.5g,一日2次,较严重的感染,一次2.25g,一日2次;婴儿和儿童一日30～100mg/kg,分3～4次给药;新生儿一日30～50mg/kg,分2～3次给药。

2.头孢拉定※ 片剂/胶囊,口服,成人一次0.25～0.5g,一日4次,一日最大剂量4g;小儿按体重一次6.25～12.5mg/kg,一日4次。

(三)大环内酯类

阿奇霉素※ 片剂/胶囊/肠溶片(胶囊)/颗粒剂,口服,成人第1日0.5g顿服,第2～5日,一日0.25g顿服;或一日0.5g,连服3d。儿童第1日,按体重10mg/kg顿服(一日最大量不超过0.5g),第2～5日,一日按体重5mg/kg顿服(一日最大量不超过0.25g)。

(四)氟喹诺酮类

1.左氧氟沙星※ (盐酸盐、乳酸盐)片剂/胶囊,口服,成人一次500mg,每24h一次。

2.氧氟沙星※ 滴耳剂,滴耳,成人一次6～10滴;儿童酌减,一日2～3次。滴耳后进行约10min耳浴。根据症状适当增减滴耳次数。

三、减充血剂

麻黄碱※ 滴鼻剂,滴鼻,一次2～4滴,一日3～4次,连续使用不得超过3d。

【注意事项】

(1)酚甘油对皮肤及黏膜有腐蚀性,浓度不宜超过2%,对其所含成分过敏者、鼓膜穿孔且流脓患者及6个月以下婴儿禁用。

(2)过氧化氢溶液遇氧化物或还原物即迅速分解并产生泡沫,遇光易变质。避免皮肤及黏膜接触高浓度过氧化氢溶液。

(3)小儿以半合成青霉素类、头孢菌素类或大环内酯类抗菌药物为首选;成人以青霉素或半合成青霉素类抗菌药物为首选,也可以选用头孢菌素类、大环内酯类和喹诺酮类抗菌药物。对青霉素过敏者禁用青霉素类抗生素,慎用头孢类抗生素;青霉素类抗生素应用前应按规定进行皮试。

(4)氧氟沙星滴耳液禁用于对其过敏者,慎用于孕妇、哺乳期妇女,一般不用于婴幼儿。使用时温度应接近体温,若药温过低,可能会引起眩晕。

（5）18 岁以下未成年人忌用氟喹诺酮类药物。肾功能不全者慎用左氧氟沙星。

（6）麻黄碱滴鼻液连续长时间使用，可产生反跳现象，出现更严重的鼻塞。冠心病、高血压、甲状腺功能亢进、糖尿病、闭角型青光眼患者慎用本品。

慢性化脓性中耳炎

【疾病概述】

慢性化脓性中耳炎是中耳黏膜、骨膜或深达骨质的慢性化脓性炎症。按病理变化和临床表现可分为单纯型、骨疡型和胆脂瘤型三种。

【用药原则】

消除病因，控制感染，恢复听力，根据不同类型的病变，采取相应的治疗方法。单纯型，以局部药物治疗为主，急性发作期应全身应用抗菌药。骨疡型，引流通畅者可先予局部用药，定期复查；引流不畅及局部用药无效者应手术治疗。胆脂瘤型，应及早施行手术。

【治疗药物】

一、消毒防腐药

过氧化氢[#]　溶液剂，滴耳，成人一次 5～10 滴；儿童酌减，一日 3 次。滴药后数分钟用棉签擦净外耳道分泌物。

二、抗菌药

（一）青霉素类

阿莫西林[※]　片剂/胶囊/颗粒剂/干混悬剂，口服，成人一次 0.5g，每 6～8h 一次，一日剂量不超过 4g（肌酐清除率为 10～30mL/min 者，一次 0.25～0.5g，每 12h 一次；肌酐清除率＜10mL/min 者，一次 0.25～0.5g，每 24h 一次）。3 个月及以上小儿按体重 25～50mg/kg，每 8h 一次；3 个月及以下小儿一日剂量按体重 30mg/kg，每 12h 一次。

（二）头孢菌素类

1. 头孢呋辛（酯）[※]

（1）片剂/胶囊/分散片，口服，成人一次 250～500mg，一日 2 次；儿童一日 30mg/kg，分 2 次服用，一日不超过 1g。

（2）注射用无菌粉末，静脉滴注，成人一般剂量为一次 1.5g，一日 2 次，较严重的感染，一次 2.25g，一日 2 次；婴儿和儿童一日 30～100mg/kg，分 3～4 次给药；新生儿一日 30～50mg/kg，分 2～3 次给药。

2. 头孢拉定[※]　片剂/胶囊，口服，成人一次 0.25～0.5g，一日 4 次，一日最高 4g;小儿按体重一次 6.25~12.5mg/kg,一日 4 次。

（三）大环内酯类

阿奇霉素[※]　片剂/胶囊/肠溶片(胶囊)/颗粒剂,成人第一日 0.5g 顿服,第 2~5 日,一日 0.25g 顿服;或一日 0.5g,连服 3d。儿童第 1 日,按体重 10mg/kg 顿服(一日最大量不超过 0.5g),第 2~5 日,一日按体重 5mg/kg 顿服(一日最大量不超过 0.25g)。

（四）氟喹诺酮类

1. 左氧氟沙星[※]　(盐酸盐、乳酸盐)片剂/胶囊,口服,成人一次 500mg,每 24h 一次。

2. 氧氟沙星[※]　滴耳剂,滴耳,成人一次 6~10 滴;儿童酌减,一日 2~3 次。滴耳后进行约 10min 耳浴。根据症状适当增减滴耳次数。

【注意事项】

(1)对青霉素过敏者禁用青霉素类抗生素,慎用头孢类抗生素;青霉素类抗生素应用前应按规定进行皮试。

(2)大环内酯类药物不良反应少,一般有胃肠道反应,严重肝硬化者宜减量服用。阿奇霉素可使地高辛的血药浓度升高,因此不能与麦角类药物合用。孕妇及哺乳期妇女均应慎用大环内酯类药物。对大环内酯类药物过敏者禁用。

(3)过氧化氢溶液遇氧化物或还原物即迅速分解并产生泡沫,遇光易变质。避免皮肤及黏膜接触高浓度过氧化氢溶液。

(4)抗生素滴耳剂使用前用 3% 过氧化氢溶液彻底清洗外耳道及鼓室的脓液,并用棉签拭干,然后方可滴药。使用氧氟沙星滴耳液时温度应接近体温,若药温过低,可能会引起眩晕。

(5)18 岁以下未成年人忌用氟喹诺酮类药物。肾功能不全者慎用左氧氟沙星。

梅尼埃病

【疾病概述】

梅尼埃病是以膜迷路积液为基本病理基础,以反复发作的旋转性眩晕、波动性感音性听力损伤、耳鸣和耳胀满感为典型特征的特发性内耳疾病。

【用药原则】

在低盐饮食,静卧,尽量减少声音、强光等外界因素刺激以及心理治疗等非药物治疗措施的基础上,给予以调节自主神经功能、改善内耳循环及减轻膜迷路积液为主的药物治疗。

【治疗药物】

一、前庭神经抑制药

1. 地芬尼多※　片剂,口服,一次 25～30mg,一日 3 次。

2. 苯海拉明※

(1)片剂,口服,一次 25mg,一日 3～4 次。

(2)注射液,肌内注射,一次 20mg,一日 1～2 次。极量为一次 0.1g,一日 3 次。

3. 倍他司汀※　片剂,口服,一次 4mg,一日 2～4 次。

二、镇静催眠药

地西泮※　片剂,口服,一次 2.5～5mg,一日 3 次。

三、抗胆碱药

山莨菪碱※

(1)片剂,口服,一次 5～10mg,一日 1～2 次。

(2)注射剂,肌内注射,成人一次 5～10mg,小儿 0.1～0.2mg/kg,一日 1～2 次。

四、止吐药

甲氧氯普胺※

(1)片剂,口服,一次 5～10mg,一日 3 次。

(2)注射剂,肌内注射,一次 10～20mg,一日剂量不宜超过 0.5mg/kg,否则易引起锥体外系反应。

【注意事项】

1. 地芬尼多　过敏者及 6 个月以内婴儿禁用;青光眼、胃肠道或泌尿道梗阻性疾病以及心动过速患者慎用;孕妇及肾功能不全者慎用;儿童必须在成人监护下使用。

2. 地西泮　新生儿、哺乳期妇女、孕妇(尤其妊娠开始 3 个月及分娩前 3 个月)禁用;青光眼、重症肌无力、肝肾功能不良者慎用;老年人应调整剂量。

3. 苯海拉明　可引起头晕、头痛、嗜睡等不良反应,驾驶员及从事精细工作的人员等慎用。

4. 山莨菪碱　有口干、嗜睡、视力模糊等不良反应,青光眼、前列腺肥大患者禁用。

晕动病

【疾病概述】

晕动病是指乘坐交通工具时或由摇摆、颠簸、旋转、加速运动等各种因素致人头内耳前庭平衡感受器受到过度运动刺激而出现的出冷汗、恶心、呕吐、头晕等症状群。它是晕车、晕船、晕机等的总称。

【用药原则】

发病时患者宜闭目仰卧，坐位时头部紧靠在固定的椅背或物体上，避免较大幅度地摇摆，通风要良好。同时可选用前庭神经抑制药或抗胆碱药对症治疗。

【治疗药物】

一、前庭神经抑制药

1. 地芬尼多※　片剂，口服，一次 25～30mg，一日 3 次。

2. 倍他司汀※　片剂，口服，成人一次 4mg，一日 2～4 次。

二、镇静催眠药

地西泮※　片剂，口服，一次 2.5～5mg，一日 3 次。

三、抗胆碱药

山莨菪碱※

（1）片剂，口服，一次 5～10mg，一日 1～2 次。

（2）注射剂，肌内注射，成人一次 5～10mg，小儿 0.1～0.2mg/kg，一日 1～2 次。

【注意事项】

1. 地西泮　新生儿、哺乳期妇女、孕妇（尤其妊娠开始 3 个月及分娩前 3 个月）禁用，青光眼、重症肌无力、肝肾功能不良者慎用，老年人应调整剂量。

2. 山莨菪碱　有口干、嗜睡、视力模糊等不良反应，青光眼、前列腺肥大患者禁用。

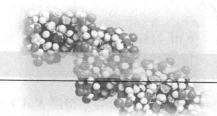

第十五章

口腔科疾病

疱疹性龈口炎

【疾病概述】

疱疹性龈口炎是口腔黏膜最常见的急性病毒感染,主要是由Ⅰ型单纯疱疹病毒引起的皮肤黏膜病。可分为原发性疱疹性龈口炎和复发性唇疱疹两类。患者表现为口腔黏膜充血水肿,特别是牙龈充血水肿明显,黏膜出现簇集性小水疱,小疱破裂后形成浅溃疡。原发性疱疹感染愈合以后,有30%～50%的病例可能复发,一般复发感染的部位在口唇或接近口唇处,称为唇疱疹。

【用药原则】

以抗病毒为其对因治疗,局部涂布抗病毒软膏以防止口唇部位的继发感染。有渗出结痂者用生理盐水或硫酸锌湿敷,或用金霉素甘油局部涂布等。为提高免疫功能可用胸腺素、转移因子、干扰素、免疫球蛋白等,禁用肾上腺皮质激素类药物。

【治疗药物】

一、口服抗病毒药

1. 阿昔洛韦

(1)片剂※/胶囊※,口服,成人一次200mg,每4h一次(一日5次),5～7d为一个疗程;复发性口腔单纯疱疹病毒感染疗程为3～5d。

(2)注射剂#,静脉注射/静脉滴注,250mg,每5～12h一次,5d为一个疗程,在发病3～4d使用效果较好。

2. 利巴韦林

(1)片剂※/胶囊※,口服,成人一日0.6～1g,分3～4次服用,7d为一个疗程;儿童一日10mg/kg,分4次服用,7d为一个疗程。

（2）注射剂[#]，肌内注射或静脉注射，一日 10～15mg/kg，分 2 次注射，静滴宜缓慢。

二、局部用药

1. 含漱剂　口腔局部选用氯己定、聚维酮碘、0.5% 金霉素溶液、0.1% 西吡氯铵含漱液或 2% 硼酸溶液[#]漱口。若溃疡疼痛，则可用 4% 利多卡因[#]或 0.5% 盐酸达克罗宁溶液口含数分钟，能减轻疼痛。

2. 外涂剂　唇疱疹局部用阿昔洛韦软膏[#]，一日 4 次或 5 次；喷阿昔洛韦软膏或酞丁安乳膏局部涂布。

三、全身支持治疗

1. 注意休息，加强营养，多饮水。

2. 补充维生素 $B_2^{※}$，成人口服 5mg，一日 3 次；维生素 $C^{#}$，口服 100mg，一日 3 次。

3. 可酌情选用匹多莫德（成人 800mg，一日 2 次）、干扰素[#]、转移因子（皮下注射，成人一次 1～2U，一般只需注射 1 次）、胸腺素、丙种球蛋白（0.05～0.15mg/kg，成人不超过 6mL）等生物制剂提高机体免疫力。

4. 为防止细菌感染，可用广谱抗生素。

【注意事项】

（1）阿昔洛韦多次使用后易引起单纯疱疹病毒的耐药。

（2）利巴韦林不宜长期大量使用，孕妇及对其过敏者禁用，哺乳期妇女应用时应暂停哺乳。

（3）肾上腺皮质激素类药物可减轻疼痛和消肿，但可抑制免疫功能，导致疱疹扩散，应酌情慎用。

口腔念珠菌病

口腔念珠菌病是真菌－念珠菌属感染所引起的口腔黏膜疾病，白色念珠菌是最主要的病原菌。近年来，由于抗生素和免疫抑制药在临床上的广泛应用，造成菌群失调或免疫力降低，口腔黏膜念珠菌病的发生率相应提高。口腔念珠菌病的分型一般采用 Lehner（1966）提出的分型标准，即将口腔念珠菌病分为假膜型、萎缩型、增殖型念珠菌病及与白色念珠菌感染有关的口腔疾病如正中菱形舌炎、念珠菌唇炎等。

急性假膜型念珠菌口炎

【疾病概述】

急性假膜型念珠菌口炎又称为鹅口疮或雪口病,是最常见的口腔念珠菌病,病程为急性或亚急性。可发生于任何年龄的人,但以新生婴儿最多见。新生儿鹅口疮多在出生后 2~8d 发病,好发部位为颊、舌、软腭及唇,损害区黏膜充血,有散在的色白如雪的柔软小斑点,并可互相融合为白色或蓝白色丝绒状斑片。

【用药原则】

可局部应用 2%~4% 碳酸氢钠溶液、氯己定及甲基紫溶液等防止继发感染。全身抗真菌治疗可口服氟康唑及制霉菌素等。用药应连续 2 周,应连续 3 次真菌检测阴性方可认为治愈。

【治疗药物】

一、局部用药

1. 2%~4% 碳酸氢钠溶液[#]　本药系治疗婴幼儿鹅口疮的常用药物。用于哺乳前后洗涤口腔,病变在 2~3d 即可消失,但仍需继续用药数日,以预防复发。也可用本药在哺乳前后洗净乳头,以免交叉感染或重复感染。

2. 氯己定　可选用 0.2% 溶液冲洗或含漱,或 1% 凝胶局部涂布,也可与制霉菌素配伍成软膏或霜剂,其中亦可加入适量曲安缩松。

3. 制霉菌素　局部可用 5 万~10 万 U/mL 的水混悬液涂布,每 2~3h 一次,涂布后可咽下。

4. 咪康唑[※]　乳膏剂,适用于唇部及口角部位的病损,局部涂布,一日 3 次。

二、口服抗真菌药

1. 制霉菌素　片剂,口服,儿童(1~2 岁),10 万 U/次,一日 3 次;成人 50 万~100 万 U/次,一日 3 次。疗程 7~10d。

2. 氟康唑

(1)片剂[※]/胶囊[※]/分散片[#],口服,成人首次 200mg,以后 100mg,一日 1 次,连服 7~14d;儿童一日最大剂量不超过 600mg;早产儿(26~29 周出生者)出生后首 2 周内氟康唑一日剂量同年长儿,但给药间隔为 72h,此后改为一日 1 次。

(2)注射剂[※],成人常用剂量为 50~100mg,一日 1 次,连续给药 7~14d。

必要时,对免疫功能严重缺陷患者可延长疗程。肝肾功能不全者慎用。

【注意事项】

(1)白色念珠菌病的实验室诊断方法,目前认为最可靠的是在玉米培养基上形成厚壁孢子。

(2)避免产房交叉感染,分娩时应注意会阴、产道、接生人员双手及所有接生用具的消毒。经常用温开水拭洗婴儿口腔,哺乳用具煮沸消毒,并应保持干燥。成人患者应尽量去除病因,停止使用抗菌药物。

(3)用药应连续 2 周,但应连续 3 次真菌检测阴性方可认为治愈。

急性萎缩型念珠菌口炎

【疾病概述】

急性萎缩型念珠菌性口炎多见于成年人,常由于广谱抗生素长期应用而致,且大多数患者原患有消耗性疾病,如白血病、营养不良、内分泌紊乱或肿瘤等。在大量应用青霉素、链霉素的过程中,也可发生念珠菌性口炎,因此本型又被称为抗生素口炎。其主要表现为黏膜充血糜烂及舌背乳头呈团块萎缩,周围舌苔增厚。患者首先有味觉异常或味觉丧失,口腔干燥,黏膜灼痛。

【用药原则】

局部治疗以控制真菌的生长环境为原则,可采用漱口液,如 2% ~4% 碳酸氢钠溶液、氯己定及甲基紫溶液等,也可将制霉菌素片溶于水后涂布口腔。全身抗真菌治疗可口服氟康唑及制霉菌素等。对于身体衰弱、有免疫缺陷或与之有关的全身疾病者,需辅以增强免疫力的治疗措施,如注射胸腺肽、转移因子等。

【治疗药物】

一、局部用药

1. 2% ~4% 碳酸氢钠溶液[#]　本药系治疗婴幼儿鹅口疮的常用药物。用于哺乳前后洗涤口腔,病变在 2 ~3d 即可消失,但仍需继续用药数日,以预防复发。也可用本药在哺乳前后洗净乳头,以免交叉感染或重复感染。

2. 氯己定　可选用 0.2% 溶液冲洗或含漱,或 1% 凝胶局部涂布,也可与制霉菌素配伍成软膏或霜剂,其中亦可加入适量曲安缩松。

3. 制霉菌素　局部用 5 万 ~10 万 U/mL 的水混悬液涂布,每 2 ~3h 一次,涂布后可咽下。

二、口服抗真菌药

1. 制霉菌素　片剂,口服,儿童(1 ~2 岁),10 万 U/次,一日 3 次;成人口服 50 万 ~ 100 万 U/次,一日 3 次,疗程 7 ~ 10d。

2. 氟康唑

(1)片剂※/胶囊※/分散片#,口服,成人首次 200mg,以后 100mg,一日 1 次,连服 7 ~ 14d。儿童一日最大剂量不超过 600mg;早产儿(26 ~ 29 周出生者)出生后首 2 周内氟康唑一日剂量同年长儿,但给药间隔为 72h,此后改为一日 1 次。

(2)注射剂※,成人常用剂量为 50 ~ 100mg,一日 1 次,连续给药 7 ~ 14d。必要时对免疫功能严重缺陷患者可延长疗程。肝肾功能不全者慎用。

【注意事项】

(1)停止使用诱发本病的药物。

(2)对身体衰弱、有免疫缺陷病或与之有关的全身疾病及慢性念珠菌感染的患者,常辅以增强机体免疫力的综合治疗措施,如匹多莫德(成人 800mg,一日 2 次)、干扰素#、转移因子(皮下注射,成人一次 1 ~ 2U,一般只需注射 1 次)、胸腺素、丙种球蛋白(0.05 ~ 0.15mg/kg,成人不超过 6mL)等,补充铁剂、维生素 A※以及多次少量输血等。

慢性萎缩型念珠菌口炎

【疾病概述】

慢性萎缩型念珠菌口炎又称义齿性口炎,多发生于戴义齿的患者。病损部位常在上颌义齿腭侧面接触的上腭及牙龈黏膜,黏膜呈亮红色水肿,或伴有黄白色的条索状或斑点状假膜,常伴有口角炎,有轻度口干和烧灼感。

【治疗原则】

以局部治疗为主,2% ~ 4% 碳酸氢钠浸泡、清洗义齿以抑制附着的真菌,保持义齿的清洁。

【治疗药物】

1. 以局部治疗为主,可用 5 万 ~ 10 万 U/mL 的制霉菌素水混悬液涂布,每2 ~ 3h一次,涂布后可咽下;也可以 2% ~ 4% 碳酸氢钠溶液#局部含漱,或以0.1% 西吡氯铵溶液含漱,一日 3 次。

2. 睡前将义齿取下浸泡在 2% ~ 4% 碳酸氢钠溶液#中。

【注意事项】

(1)长期佩戴义齿的患者应注意义齿的清洁,养成睡前将义齿摘下、进食后将义齿清洁干净的良好习惯。

(2)托牙上附着的真菌是主要的致病原因,可用 2% 碳酸氢钠或制霉菌素溶液浸泡清洗。

(3)去除义齿局部的创伤因素。

慢性增殖型念珠菌口炎

【疾病概述】

慢性增殖型念珠菌口炎常见于吸烟或口腔卫生差的患者,亦可作为慢性黏膜皮肤念珠菌疾病症状的一个组成部分,见于免疫不全症候群和内分泌功能低下的患者,如血清铁低下、内分泌失调患者等。常对称地位于口角内侧三角区,呈结节状或颗粒状增生,或为固着紧密的白色角质斑块,类似于一般黏膜白斑。腭部病损可由托牙性口炎发展而来,黏膜呈乳头状增生;舌背病损,可表现为丝状乳头增殖,色灰黑,称为毛舌。

【用药原则】

以局部治疗为主,如用2%～4%碳酸氢钠或0.1%西吡氯铵溶液含漱,用制霉菌素水混悬液涂布或含服。治疗效果不明显或者不能耐受药物治疗的患者应考虑手术切除。

【治疗药物】

以局部治疗为主,可用5万～10万 U/mL 的制霉菌素水混悬液涂布或含服,每2～3h 一次,涂布后可咽下;也可用2%～4%碳酸氢钠溶液[#]局部含漱,或用0.1%西吡氯铵含漱,一日3次。一般病损在抗真菌治疗后,充血及溃疡消失,黏膜恢复正常或留下白色斑块。

【注意事项】

(1)吸烟者应戒烟,改善口腔卫生状况。

(2)调整全身情况,如缺铁者应积极补铁,内科配合治疗全身疾病,增强机体免疫力。

(3)在考虑手术切除前,先进行抗真菌治疗,可以明显地减轻增生的程度,缩小手术的范围。

(4)慢性增殖型念珠菌病需要做组织病理学检查以明确诊断。

药物过敏性口炎

【疾病概述】

药物过敏性口炎是过敏体质者发生过敏反应而引起的黏膜及皮肤的炎症反应性疾病。常见的致敏药物主要有抗菌药、解热镇痛药、镇静催眠药、磺胺药等四大类。

【用药原则】

立即停用可疑致敏药物和与致敏药物结构相似的药物。应用抗组胺药对抗过敏症状。肾上腺皮质激素的应用应视病情轻重而定。为防止继发感染，必要时谨慎选用一种抗生素，但必须注意所选药物与可疑致敏药物在结构上不相似，以免引起交叉过敏反应。口腔局部以对症治疗及预防继发感染为主。

【治疗药物】

一、口服抗组胺药

1. 氯苯那敏

（1）片剂※，口服，成人一次 4～8mg，一日 3 次；小儿按体重算，一次 0.1mg/kg，一日 3 次；6 岁以上儿童可参照成人剂量。

（2）注射液，肌内注射，一次 5～20mg。

2. 西替利嗪# 胶囊，口服，成人一次 10mg，一日 1 次。

3. 赛庚啶※ 片剂，口服，一次 4mg，一日 3 次。

4. 苯海拉明※

（1）片剂，口服，成人一次 25～50mg，一日 2～3 次，饭后服；小儿按体重一日 5mg/kg，分次给药。

（2）注射剂，深部肌内注射，一次 20mg，一日 1～2 次。

5. 异丙嗪※

（1）片剂，口服，成人一次 12.5mg，一日 4 次，饭后及睡前服用，必要时睡前 25mg；儿童一次按体重 0.125mg/kg 或按体表面积 3.75mg/m²，每隔 4～6h 一次，或睡前按体重 0.25～0.5mg/kg 或按体表面积 7.5～15mg/m²。按年龄计算，一日量 1 岁以内 5～10mg，1～5 岁 5～15mg，5 岁以上 10～25mg，可 1 次或分 2 次给予。

（2）注射剂，肌内注射，成人用量为一次 25mg，必要时 2～4h 后重复；严重过敏时可肌内注射 25～50mg，最大量不得超过 100mg。儿童一次按体重 0.125mg/kg 或按体表面积 3.75mg/m²，每隔 4～6h 一次。

6. 氯雷他定※ 片剂/胶囊，口服，成人及 12 岁以上儿童，一次 10mg，一日 1 次。2～12 岁儿童，体重≤30kg，一次 5mg，一日 1 次；体重>30kg，一次 10mg，一日 1 次。

7. 肾上腺皮质激素 具有抗炎、抑制免疫反应作用，轻者可给泼尼松片※，一日 15～30mg，分 3 次口服，病情得到控制后逐渐减量。重症可用氢化可的松注射剂※，200～400mg 静脉滴注，一日 1 次。用药 2～5d 病情改善后停用滴注,以泼尼松片[※]一日 30～60mg 或用地塞米松片[※]一日 4.5～9mg 替代。

二、局部用药

应用消炎、止痛、抗感染的药物,可用 0.1% 依沙吖啶、0.05% 氯己定等唇部湿敷或含漱。皮肤病损可用 2% 硼酸钠或生理盐水洗涤后扑以消毒粉剂或炉甘石洗剂、氟氢可的松霜等。局部可贴敷各种抗生素药膜,或涂布莫匹罗星（一日 2～3 次,5d 为一个疗程）、金霉素软膏、红霉素软膏[※]等。疼痛严重者可用 1% 普鲁卡因注射液[※]含漱或涂布 0.5% 达克罗宁溶液以止痛。

【注意事项】

(1)尽量找出可疑的致敏药物,并立即停用。

(2)治疗前应询问患者有无药物或药膳过敏史,避免出现过敏反应。

(3)严格掌握用药适应证和禁忌证,以防滥用药物;用药宜简单,以减少过敏性疾病的发生,并注意药物交叉过敏反应;慎用或禁用与原致敏药物化学结构式近似的药物。

接触性口炎

【疾病概述】

接触性口炎是超敏体质者的口腔局部与药物、修复材料等接触后,发生过敏反应而引发的一种口腔黏膜炎症性疾病。

【用药原则】

以局部用药的对症治疗为主,消炎止痛,促进愈合。症状较重者可采用全身抗过敏药物如氯苯那敏[※]、苯海拉明[※]、异丙嗪[※]、氯雷他定[※]等治疗。

【治疗药物】

(1)口腔黏膜病损,可局部应用金霉素软膏、红霉素软膏[※]、利多卡因溶液[※]、氯己定溶液等。

(2)唇部以及口周皮肤病损有结痂时,应先用 0.1% 依沙吖啶溶液湿敷,去除痂皮后,再局部应用药物进行治疗。

(3)症状较重者可采用全身药物治疗,具体药物参见药物过敏性口炎。

【注意事项】

(1)采用药物治疗前,应首先去除引起过敏反应的因素。如更换义齿修复材料或牙体充填材料,停用可疑药物或化妆品等。

(2)避免再次使用可能引起过敏反应的药物、修复材料、化妆品等。

急性坏死性溃疡性龈炎

【疾病概述】

急性坏死性溃疡性龈炎是发生于龈缘和龈乳头的急性坏死和炎症,又称奋森龈炎或战壕口。病因为梭形杆菌和螺旋体感染。急性发作表现为牙龈明显疼痛,自发出血,腐败性口臭,龈乳头和边缘龈坏死,下前牙最多见。牙龈的急性坏死是本病的特点。

【用药原则】

以局部用药为主,先轻轻除去坏死组织并初步刮除大块牙石。局部用3%过氧化氢溶液擦洗,并给予氯己定溶液含漱。必要时可服用抗厌氧菌药物。采取支持疗法,加强营养,积极治疗全身疾病。急性期过后应及时治疗原有的牙周病,以防止本病复发。

【治疗药物】

一、局部用药

用3%过氧化氢#溶液擦洗病损部位,然后轻轻去除大块牙石,并给予氯己定溶液或0.1%西吡氯铵溶液反复含漱。

二、口服硝基咪唑类药

1. 甲硝唑※　片剂/胶囊,口服,一次200～400mg,一日3次,连续服用3～5d。

2. 替硝唑※　片剂/胶囊,口服,首日2g顿服,以后0.5g,一日2次,连续服用3d。宜于餐间或餐后服用。

【注意事项】

(1)对硝基咪唑类药物过敏者、孕妇、哺乳期妇女、活动性神经系统疾病患者、血液病患者禁用。

(2)甲硝唑和替硝唑的代谢产物可使尿液呈深红色。

(3)甲硝唑和替硝唑均可增强口服抗凝药的作用,增加出血的危险性。

(4)甲硝唑和替硝唑有抑制乙醛脱氢酶的作用,加强乙醇的效应,可出现双硫仑反应,如呕吐、面部潮红、腹部痉挛等。服用本品期间及停药后5d内应禁酒。

(5)孕妇、哺乳期妇女可应用青霉素※(肌内注射,80万～200万U,分3～4次给药;静脉注射,200万～1 000万U,分2～4次给药)替代治疗。对青霉素过敏的孕妇、哺乳期妇女可应用阿奇霉素※(口服,第1日500mg顿服,第

2~5日,一日250mg顿服)。

牙 周 炎

【疾病概述】

牙周炎是牙齿的支持组织(牙龈、牙周膜、牙骨质和牙槽骨)发生原发性损害的慢性炎症。主要由牙菌斑中的微生物所引起。

【用药原则】

去除病因,对于轻症患者,以洁治术、龈下刮治和根面平整术等非药物治疗措施清除局部致病因素,治疗后可用3%过氧化氢溶液或氯己定溶液局部冲洗。重度慢性牙周炎、侵袭性牙周炎、伴糖尿病等全身疾病的牙周炎患者需辅助全身用药和局部药物治疗。

【治疗药物】

一、口服抗菌药

(一)硝基咪唑类

1. 甲硝唑※ 片剂/胶囊,口服,一次200~400mg,一日3~4次,连续服用5~7d。

2. 替硝唑※ 片剂/胶囊,口服,首日2g顿服,以后0.5g,一日2次,连续服用3~4d。

(二)青霉素类

1. 阿莫西林※ 片剂/胶囊/颗粒剂/干混悬剂,口服,一次500mg,一日3次,连续服用7d。

2. 阿莫西林克拉维酸钾[200mg:28.5mg(7:1)]※ 片剂/颗粒剂/干混悬剂,口服,一次457~914mg,一日2次。

(三)大环内酯类

红霉素※ 肠溶片/肠溶胶囊,口服,一日1~2g,分3~4次服用。

(四)四环素类

多西环素※ 片剂,口服,首次剂量0.2g,以后一次0.1g,一日2次,10~14d为一个疗程;小剂量多西环素用作调节宿主反应时剂量为20mg,一日2次,3个月为一个疗程。长期应用需注意控制真菌感染,并定期随访检查血常规以及肝功能。

二、局部用药

1. 过氧化氢# 溶液剂,冲洗,用3%溶液冲洗龈袋或牙周袋。

2.0.1% 西吡氯铵　外用液体剂,含漱用,刷牙前后或需要使用时,一次15mL,强力漱口1min,一日至少使用2次。

【注意事项】

(1)要指导患者采用正确的方法刷牙,使用牙线、牙签或牙间隙刷,以长期控制菌斑,保持口腔卫生。

(2)侵袭性牙周炎的患者采用阿莫西林与甲硝唑联合用药。

(3)对青霉素与头孢菌素类药物过敏者可应用红霉素等大环内酯类药物替代。

(4)经洁治术、龈下刮治及药物治疗仍无明显好转的患者要注意排除牙龈癌或艾滋病。

(5)对硝基咪唑类药物过敏者、孕妇、哺乳期妇女、活动性神经系统疾病患者、血液病患者禁用硝基咪唑类药物。12 岁以下患者禁用替硝唑。

牙周脓肿

【疾病概述】

牙周脓肿是位于牙周袋壁或深部牙周组织中的局限性化脓性炎症,一般为急性过程,也可为慢性过程。

【用药原则】

以局部治疗为主,治疗原则是止痛、防止感染扩散以及使脓液引流。在脓肿初期脓液尚未形成时,可清除大块牙石,冲洗牙周袋,将碘甘油引入袋内,必要时全身给予抗菌药物或支持疗法。当脓液形成出现波动时,可根据脓肿的部位及表面黏膜的厚薄,选择从牙周袋内或牙龈表面引流。袋内引流可用尖探针从袋内壁刺入脓腔;切开引流可在表面麻醉下进行,用尖刀片切开脓肿达深部,切开后用氯化钠溶液彻底冲洗脓腔,然后局部使用碘甘油。切开引流后的数日内应让患者用氯己定溶液含漱。

【治疗药物】

一、口服抗菌药

(一)硝基咪唑类

1.甲硝唑※　片剂/胶囊,口服,一次 200～400mg,一日 3～4 次,连续服用 5～7d。

2.替硝唑※　片剂/胶囊,口服,首日 2g 顿服,以后 0.5g,一日 2 次,连续服用 3～4d。

（二）青霉素类

1.阿莫西林[※]　片剂/胶囊/颗粒剂/干混悬剂,口服,一次 500mg,一日 3 次,连续服用 7d。

2.阿莫西林克拉维酸钾［200mg∶28.5mg(7∶1)］[※]　片剂/颗粒剂/干混悬剂,口服,一次 457 ~ 914mg,一日 2 次。

（三）大环内酯类

红霉素[※]　肠溶片/肠溶胶囊,口服,一日 1 ~ 2g,分 3 ~ 4 次服用。

（四）四环素类

多西环素[※]　片剂,口服,首次剂量 0.2g,以后 0.1g,一日 2 次,10 ~ 14d 为一个疗程。

二、局部用药

1.过氧化氢[#]　溶液剂,冲洗,用 3% 溶液冲洗龈袋或牙周袋。

2.0.1% 西吡氯铵　外用液体剂,含漱用,刷牙前后或需要使用时,一次 15mL,强力漱口 1min,一日至少使用 2 次。

【注意事项】

（1）青霉素与头孢菌素类药物过敏者可应用红霉素等大环内酯类药物替代。

（2）重度牙周脓肿、多发性牙周脓肿,应使用全身药物治疗,可用硝基咪唑类、四环素类,也可硝基咪唑类与阿莫西林联合应用。

（3）对硝基咪唑类药物过敏者、孕妇、哺乳期妇女、活动性神经系统疾病患者、血液病患者禁用硝基咪唑类药物。12 岁以下患者禁用替硝唑。

急性根尖周炎

【疾病概述】

急性根尖周炎是因龋病、牙髓病等引起的急性根尖周围炎症。当根管内的感染物通过根尖孔作用于根尖周组织时,刺激物毒力较强,机体抵抗力弱,根尖周组织的反应表现为急性炎症。急性根尖周炎初期表现为浆液性炎症变化,炎症继续发展,则发生化脓性变化,化脓期根据脓液所在部位的不同可分为根尖脓肿、骨膜下脓肿、黏膜下脓肿三个阶段。

【用药原则】

根据患者病情,去除病因,治疗首先要开髓、拔髓、开放引流,迅速消除急性炎症。当移行沟变平有明显波动感时,将脓肿切开引流,同时全身给予硝基咪唑类、青霉素类、头孢菌素类抗菌药物。疼痛的患者可给予氨酚待因等镇痛药。

【治疗药物】

一、抗菌药

（一）硝基咪唑类

1.甲硝唑[※]　片剂/胶囊，口服，一次 200～400mg，一日 3～4 次，连续服用 5～7d。

2.替硝唑[※]　片剂/胶囊，口服，首日 2g 顿服，以后 0.5g，一日 2 次，连续服用 3～4d。

（二）青霉素类

1.阿莫西林[※]　片剂/胶囊/颗粒剂/干混悬剂，口服，一次 500mg，一日 3 次，连续服用 7d。

2.阿莫西林克拉维酸钾［200mg:28.5mg（7:1）］[※]　片剂/颗粒剂/干混悬剂，口服，一次 457～914mg，一日 2 次。

（三）头孢菌素类

1.头孢拉定[※]　片剂/胶囊，口服，一次 250～500mg，一日 4 次，一日最大剂量为 4g。

2.头孢氨苄[※]　片剂/胶囊/颗粒剂，口服，一次 250～500mg，一日 4 次。

（四）大环内酯类

红霉素[※]　肠溶片/肠溶胶囊，口服，一日 1～2g，分 3～4 次服用。

二、抗炎镇痛药

1.布洛芬[※]

（1）片剂/胶囊/颗粒剂/混悬液，口服，一次 200～400mg，一日 4 次。

（2）缓释片（胶囊），口服，一次 300～600mg，一日 2 次。成人最大剂量为一日 2.4g。

2.双氯芬酸钠[※]

（1）肠溶片，口服，首剂一日 100～150mg，以后一日 75～100mg，分 2～3 次服用。

（2）缓释片（胶囊），口服，一次 50mg，一日 2 次。

三、维生素类药

维生素 C[※]　片剂[#]，口服，一次 200mg，一日 3 次。

四、局部用药

1.过氧化氢[#]　溶液剂，冲洗，用 3% 溶液冲洗龈袋或牙周袋。

2.0.1%西吡氯铵　外用液体剂,含漱用,刷牙前后或需要使用时,一次15mL,强力漱口1min,一日3次。

【注意事项】

(1)急性根尖周围炎的治疗以治疗患牙为主。应急处理首先开放髓腔,引流根尖的脓液,局部有波动感的在利多卡因麻醉下切开脓肿,2~3d换一次药。炎症消除后进行根管治疗。

(2)14岁以下儿童、孕妇、哺乳期妇女及过敏体质者禁用双氯芬酸与布洛芬;胃与十二指肠溃疡活动期患者禁用布洛芬。

(3)对硝基咪唑类药物过敏者、孕妇、哺乳期妇女、活动性神经系统疾病患者、血液病患者禁用硝基咪唑类药物。12岁以下患者禁用替硝唑。

(4)对青霉素与头孢菌素类药物过敏者可应用红霉素等大环内酯类药物替代。

冠　周　炎

【疾病概述】

正常萌出或阻生的牙齿,在萌出的过程中牙冠周围软组织发生的炎症,称为冠周炎。其中以下颌第三磨牙的冠周炎最为常见,又称智齿冠周炎,好发于18~30岁的年轻人,常以急性炎症的形式出现,可分为局限型和扩散型。

【用药原则】

去除病因,在急性期应以消炎、镇痛、切开引流、增强全身抵抗力的治疗为主。根据局部炎症及全身反应程度和有无其他并发症,应选择抗菌药物及全身支持疗法。抗菌药物的选择,原则上应根据抗菌谱选择针对性的抗菌药物,防止遇到感染即用广谱抗菌药的倾向。智齿冠周炎病菌多为需氧菌、厌氧菌或兼性菌的混合感染,常采用青霉素类、大环内酯类或头孢菌素类与甲硝唑、替硝唑等联合应用。

【治疗药物】

一、口服抗菌药

(一)青霉素类

阿莫西林※　片剂/胶囊/颗粒剂/干混悬剂,口服,一次500mg,一日3~4次,一日剂量不超过4g,连续服用3~5d。

(二)头孢菌素类

1.头孢拉定※　片剂/胶囊,口服,一次250~500mg,每6h一次,一日最大剂量为4g。

2.头孢氨苄※　片剂/胶囊/颗粒剂,口服,一次250~500mg,一日4次,3~5d为一个疗程。

（三）大环内酯类

红霉素※　肠溶片/肠溶胶囊,口服,一日1~2g,分3~4次服用,3~5d为一个疗程。

（四）磺胺类

复方磺胺甲噁唑※　片剂,口服,一次960mg(磺胺甲噁唑800mg、甲氧苄啶160mg),一日2次,3~5d为一个疗程。

以上药物均可与硝基咪唑类药物甲硝唑和替硝唑配合使用。

（五）硝基咪唑类

1.甲硝唑※　片剂/胶囊,口服,一次200~400mg,一日3~4次,连续服用3~5d。

2.替硝唑※　片剂/胶囊,首剂2g,以后一日1g;或一次500mg,一日2次,疗程5~6d。

二、肌内注射或静脉用抗菌药

（一）青霉素类（首选）

青霉素※（钾盐、钠盐）　注射用无菌粉末,肌内注射,一日80万~200万U,分3~4次给药;重症患者可增至一次320万U,每6h一次。静脉滴注,一日200万~1 000万U,分2~4次给药;严重感染者可一日800万~2 000万U,但仅可静脉滴注,且速度不可过快,否则可引起"青霉素脑病"等毒性反应。

（二）硝基咪唑类

甲硝唑※　氯化钠注射液,联合青霉素一起使用。静脉给药首次按体重15mg/kg(70kg成人为1g),维持量按体重7.5mg/kg,每6~8h静脉滴注一次。静脉或肌内用药3~5d为一个疗程。

（三）头孢菌素类

1.头孢唑林※　注射用无菌粉末,肌内注射,一日2~4g,分3~4次用。静脉滴注,一次0.5g,一日2~3次;极重感染,一次1~1.5g,一日4次。

2.头孢呋辛※　注射用无菌粉末,肌内注射或静脉滴注,每8h给予750~1 500mg,疗程5~10d。

3.头孢曲松※　注射用无菌粉末,肌内或静脉注射,一次1~2g,一日1次,或每12h给予500~1 000mg。

【注意事项】

(1)智齿冠周炎的治疗应以局部处理为重点,局部又以清除龈袋内食物碎屑、坏死组织、脓液为主。常用1:5 000高锰酸钾溶液、氯己定溶液或1%过氧化氢溶液,以钝细针头伸入盲袋冲洗脓液、细菌及食物残渣,然后将浓碘甘油、冰硼散或樟脑酚细棉捻置入盲袋,一日1次,有消炎止痛的作用。同时,用硼砂溶液含漱,一日3次,有促进血液循环和清洁杀菌的作用。

(2)龈瓣附近形成脓肿时应及时切开引流,放置引流条。

(3)急性炎症缓解后,应及时处理病灶牙,如手术消除盲袋、牙齿导萌、拔出阻生牙、切除瘘管、刮尽肉芽等。

(4)对硝基咪唑类药物过敏者、孕妇、哺乳期妇女、活动性神经系统疾病患者、血液病患者禁用硝基咪唑类药物。12岁以下患者禁用替硝唑。

腮 腺 炎

流行性腮腺炎

【疾病概述】

流行性腮腺炎是由腮腺炎病毒引起的急性呼吸道传染病,为全身性感染,多见于儿童和青少年。通过直接接触、飞沫、唾液污染的食具和玩具等途径传播。发病率很高,以年长儿和青少年发病者为多,两岁以内婴幼儿少见。通常潜伏期为12~22d,感染本病后可获终身免疫。疾病良性且呈自限性,但有时可合并睾丸炎、附睾炎、脑膜炎、胰腺炎等并发症而使病情加重。

【用药原则】

本病是一种自限性疾病,现有抗病毒药物无效,对合并症须对症治疗。严重头痛和并发睾丸炎者,可服用解热镇痛药,睾丸局部冰敷并用睾丸托支持;严重呕吐者应补充水分及电解质。

【治疗方法】

一、一般护理

卧床休息直至腮腺肿胀完全消退。注意口腔清洁,饮食以流质或软食为宜,避免酸性食物,保证液体摄入量。

二、对症治疗

(一)抗炎镇痛药

对乙酰氨基酚※　片剂/颗粒剂/口服溶液剂/干混悬剂/混悬液,疼痛发热者口服用药,成人一次 300~600mg,每 4h 一次,或一日 4 次;一日量不宜超过 2g,退热一般不超过 3d,镇痛不宜超过 10d。小儿常用量按体重一次 10~15mg/kg,分次服,每 4~6h 一次;12 岁以下小儿每 24h 不超过 5 次量,疗程不超过 5d。

（二）激素及影响内分泌药

1. 己烯雌酚[※]　片剂,口服,成人患者合并睾丸炎早期应用,一次 1mg,一日 3 次。

2. 泼尼松[※]　片剂,口服,合并睾丸炎患者应用,一日 20~40mg,疗程 3~5d。

（三）脑血管病用药及降颅内压药

甘露醇[※]　注射液,用于脑膜脑炎治疗,一次 1~2g/kg,快速静脉滴注,30min 内滴完,每 6~8h 一次,至头痛基本消失停用。

【注意事项】

（1）使用肾上腺皮质激素时应同时加用抑酸药物。

（2）重症患者出现严重并发症时建议转送有条件的上级医院治疗。

（3）可采取以下预防措施:

1）被动免疫:给予腮腺炎免疫球蛋白。

2）主动免疫:儿童可在出生后 14 个月常规给予腮腺炎减毒活疫苗或麻疹、风疹、腮腺炎三联疫苗,99% 可产生抗体,少数在接种后 7~10d 发生腮腺炎。除皮下接种外还可采用气雾喷鼻法。

3）隔离:患儿隔离至腮腺肿胀完全消退,有接触史的易感儿应检疫 3 周。

急性化脓性腮腺炎

【疾病概述】

病原菌主要是金黄色葡萄球菌,少数是链球菌及肺炎双球菌。本病常发生于腹部较大手术后。感染的炎性渗出可引起腮腺的小脓灶,因腺叶间存在纤维间隔,所以脓肿常为多发性。

【用药原则】

根据患者病情,炎症早期可用热敷、理疗等非药物治疗措施,有助于炎症的消散,之后选择有效抗菌药物。

【治疗药物】

一、抗菌药

选择青霉素或第一代头孢菌素如头孢唑林、头孢氨苄等,并联合应用抗厌氧菌的甲硝唑或替硝唑。

(一)头孢菌素类

1.头孢唑林※   注射用无菌粉末,肌内注射、静脉注射或静脉滴注,成人每6～12h 给予0.5～1g,病情严重者可酌增剂量至一日6g。小儿一日按体重40～80mg/kg,分3～4 次给药。

2.头孢氨苄※   片剂/胶囊/颗粒剂,口服,成人常用量,一次250～500mg,每6h 一次,一般最大剂量为一日4g。小儿常用量,一日按体重25～50mg/kg,每6h 一次。

(二)硝基咪唑类

甲硝唑※   氯化钠注射液,静脉给药,首次按体重15mg/kg(70kg 成人为1g)。维持量按体重7.5mg/kg,每6～8h 静脉滴注一次。

二、其他

1.饮用酸性饮料或口含维生素 C# 片。

2.过氧化氢#   溶液剂,冲洗,用3%溶液冲洗口腔。

3.0.1% 西吡氯铵   外用液体剂,含漱用,刷牙前后或需要使用时,一次15mL,强力漱口 1min,一日 3 次。

【注意事项】

(1)如经药物保守治疗后症状不能明显改善,局部肿胀迅速发展,出现凹陷性水肿、高热、全身症状加重等表明深部有脓,应及时进行脓肿切开引流。

(2)一些体质虚弱、长期卧床、高热或禁食的患者常可发生脱水,更应加强口腔护理(如认真刷牙、常用氯己定溶液含漱等),保持体液平衡,加强营养及抗感染治疗。

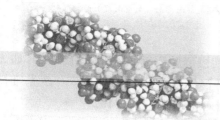

中毒及急危重症

猝死与心肺复苏

【疾病概述】

猝死系外表健康或非预期死亡的人在外因或无外因的作用下突然或意外地发生非暴力死亡。常见诱因包括心血管疾病、呼吸系统疾病等。

心肺复苏术(cardiopulmonary resuscitation,CPR)是针对心搏骤停患者采取的抢救措施,即用心脏按压或其他方法形成暂时的人工循环并恢复心脏自主搏动和血液循环,用人工呼吸代替自主呼吸并恢复自主呼吸,达到挽救生命的目的。

【治疗原则】

采取及时有效的急救措施与技术,在事发现场对猝死患者进行心肺复苏,要求 CPR 操作方法正确,并连续抢救不停顿、不中断。

【治疗药物】

心肺复苏术包括基础生命支持和高级生命支持。基础生命支持主要通过胸外按压、人工呼吸及电除颤等方法,人工保持脑功能,直到自然呼吸和血液循环恢复。高级生命支持除了持续进行呼吸循环支持和高级气道的呼吸支持外,还需药物治疗。

1. 肾上腺素[※]　注射液,静脉注射,1mg。如无效,可每 3~5min 重复一次。

2. 阿托品[※]　注射液,静脉注射,0.5~1mg。如无效,可每 3~5min 重复一次,总量最多 3mg。

3. 利多卡因[※]　注射液,静脉注射,1~1.5mg/kg。如无效,可每 3~5min 重复一次,但 1h 之内不得超过 100mg,总量为 3mg/kg。静脉滴注一般以 5% 的葡萄糖注射液配成 1~4mg/mL 药液滴注。在用负荷量后,维持静脉滴注,

1 ~ 4mg/min。

4. 胺碘酮[※] 注射液,首次使用时,缓慢静脉注射(＞10min)150mg。如无效,可重复给药至总量450mg,随后维持静脉滴注,一日10mg/kg;或先维持1mg/min,6h后减至0.5~1mg/min,总量不得超过2.2g/24h。

5. 多巴胺[※] 注射液,静脉滴注,起始剂量为每分钟1~5μg/kg;在10min内,以每分钟1~4μg/kg速度递增,以达到最大疗效。多巴胺的推荐剂量为每分钟5~20μg/kg。

6. 去甲肾上腺素[※] 注射液,静脉滴注,起始剂量为每分钟0.04~0.2μg/kg;逐渐调节至有效剂量,可达每分钟0.2~0.5μg/kg。

【注意事项】

(1)利多卡因用于老年人及心力衰竭、心源性休克、肝血流量减少、肝或肾功能障碍者应减少用量。此情况下应采用静脉滴注,每分钟0.5~1mg,每小时不超过100mg。

(2)如存在严重酸中毒,可静脉滴注5%碳酸氢钠溶液,视严重程度决定用量。

(3)对于呼吸停止或呼吸微弱者,可使用呼吸兴奋剂。

高血压危象

【疾病概述】

高血压危象是指患者血压在短时间内(数小时或数天内)急剧升高,舒张压＞130mmHg和(或)收缩压＞200mmHg,伴有重要器官组织如心、脑、肾、眼底及大动脉的严重功能障碍或不可逆性损害。高血压危象包括高血压急症和高血压亚急症。

【用药原则】

快速降低血压,保护靶器官,治疗并发症。

【治疗药物】

为达到快速降压的目的,高血压急症一般选择静脉用降压药物。

1. 硝普钠[※] 注射用无菌粉末,静脉注射,以50mg/500mL的起始剂量、0.5μg/(kg·min)的起始滴速静脉滴注,根据治疗反应以每分钟0.5μg/kg递增,逐渐调整剂量,常用剂量为每分钟3μg/kg,极量为每分钟10μg/kg。

2. 硝酸甘油[※] 注射液,静脉注射,以5~10μg/min为起始滴速滴注,每10min调整一次,一次增加5~10μg/min,增至20~50μg/min。起效后,逐渐减量及延长给药间隔。

【注意事项】

（1）待血压恢复到原来水平后,继续口服药物治疗。

（2）硝普钠使用注意事项:

1）对光敏感,溶液应新鲜配制,并在输注过程中严格避光。新配溶液为淡棕色,如变为暗棕色、橙色或蓝色,应弃去。

2）溶液内不宜加入其他药品。须慢速静脉滴注,并精确控制给药速度。

3）使用过程中应监测血压变化。

4）肾功能不全并且使用本品超过48h者,须一日测定一次血浆中氰化物或硫氰酸盐含量,不得使硫氰酸盐 > 100μg/mL,或氰化物 > 3μmol/mL。

5）不良反应:①使用本品一段时间后突然停药,可能发生反跳性血压升高。②血压降低过快过剧,出现眩晕、大汗、头痛、肌肉颤搐、神经紧张或焦虑、烦躁、胃痛、反射性心动过速或心律不齐,症状的发生与静脉给药速度有关,与总量关系不大。减量给药或停止给药可好转。③硫氰酸盐中毒或超量时,可出现运动失调、视力模糊、谵妄、眩晕、头痛、意识丧失、恶心、呕吐、耳鸣、气短,停止给药可好转。

（3）硝酸甘油使用注意事项:

1）患者对本药品的耐受量个体差异很大。

2）不良反应包括头痛、心动过速、恶心、呕吐、面红、高铁血红蛋白血症等。

急性左心衰竭

【疾病概述】

急性左心衰竭是指各种心脏病因导致左心室排血量突然显著降低而造成的组织器官灌注不足和急性肺淤血综合征。最为常见的临床表现是急性左心衰竭,严重者可导致心源性休克或心搏骤停。

【用药原则】

去除诱因,治疗原发病,降低左心充盈压,增加左心室搏出量,减少循环血量。

【治疗药物】

一、镇静药

吗啡※　注射液,静脉注射,3～5mg。

二、利尿药

呋塞米※　注射液,静脉注射,20～40mg,2min 内注射完毕,4h 后可重复一次。

三、血管扩张药

1. 硝普钠※　注射用无菌粉末,静脉注射,以 50mg/500mL 的起始剂量、0.5μg/(min·kg)的起始滴速静脉滴注,根据治疗反应以每分钟 0.5μg/kg 递增,逐渐调整剂量,常用剂量为每分钟 3μg/kg,极量为每分钟 10μg/kg。

2. 硝酸甘油※　注射液,静脉注射,以 5～10μg/min 为起始速度滴注,每 10min 调整一次,一次增加 5～10μg/min,增至 20～50μg/min。起效后,逐渐减量及延长给药间隔。

四、正性肌力药

1. 多巴胺※　注射液,静脉注射,剂量为每分钟 >2μg/kg。

2. 多巴酚丁胺※　注射液,静脉注射,起始剂量为每分钟 2～3μg/kg,极量为每分钟 20μg/kg。

3. 磷酸二酯酶抑制剂(PDEI)#　注射液,以 25μg/kg 为起始剂量于 10～20min 静脉注射,继以 0.375～0.75μg/(kg·min)速度滴注。

五、强心药

去乙酰毛花苷※　注射液,静脉注射,首剂可给 0.4～0.8mg,2h 后可酌情再给予 0.2～0.4mg。

六、平喘药

氨茶碱※　注射液,静脉滴注,0.25g,以 5%～10% 葡萄糖注射液稀释后缓慢滴注。

【注意事项】

(1)硝普钠使用注意事项:

1)对光敏感,溶液应新鲜配制,并在输注过程中严格避光。新配溶液为淡棕色,如变为暗棕色、橙色或蓝色,应弃去。

2)溶液内不宜加入其他药品。须慢速静脉滴注,并精确控制给药速度。

3)使用过程中应监测血压变化。

4)肾功能不全并且使用本品超过 48h 者,须一日测定一次血浆中氰化物或硫氰酸盐含量,不得使硫氰酸盐 >100μg/mL,或氰化物 >3μmol/mL。

5)不良反应:①使用本品一段时间后突然停药,可能发生反跳性血压升高。②血压降低过快过剧,出现眩晕、大汗、头痛、肌肉颤搐、神经紧张或焦虑、烦躁、胃痛、反射性心动过速或心律不齐,症状的发生与静脉给药速度有关,与总量关系不大。减量给药或停止给药可好转。③硫氰酸盐中毒或超量时,可出现运动失调、视力模糊、谵妄、眩晕、头痛、意识丧失、恶心、呕吐、耳鸣、气短。停止给药可好转。

（2）硝酸甘油使用注意事项:

1）患者对本药品的耐受量个体差异很大。

2）不良反应包括头痛、心动过速、恶心、呕吐、面红、高铁血红蛋白血症等。

（3）应用利尿药时不要过量,尤其注意不要导致低血钾。

（4）洋地黄类药物对急性心肌梗死患者,在急性期20h内不宜使用。禁用于重度二尖瓣狭窄伴窦性心律者。

休　克

休克是指各种致病因素引起有效循环血容量急剧减少,导致器官和组织微循环灌注不足,致使组织缺氧、细胞代谢紊乱和器官功能受损的综合征。

低血容量性休克

【疾病概述】

低血容量性休克是指各种原因引起的全血、血浆或体液和电解质丢失导致循环衰竭,不能维持正常的机体组织血供,以及氧和其他营养物质的供给。

【用药原则】

积极纠正休克,治疗原发病。

【治疗药物】

一、血容量扩充药

1. 生理盐水※　注射液,快速静脉滴注,20～40mL/min,第1日最大剂量可用至20mL/kg。

2. 右旋糖酐※　注射液,快速静脉滴注,20～40mL/min,第1日最大剂量可用至20mL/kg。

3. 羟乙基淀粉130/0.4※　注射液,静脉滴注,一般用量为500～1 500mL,一日最大剂量＜33mL/kg。

二、血液制品

失血量大时,应备血,积极进行输血,并注意补充凝血因子。

三、血管活性药

1. 多巴胺※　注射液,静脉滴注,起始剂量为每分钟 2 ~ 5μg/kg;10min 内以每分钟 1 ~ 4μg/kg 的速度递增,以达到最大疗效。多巴胺的推荐剂量为每分钟 5 ~ 20μg/kg。

2. 去甲肾上腺素※　注射液,静脉滴注,起始剂量为每分钟 0.04 ~ 0.2μg/kg;逐渐调节至有效剂量,可达每分钟 0.2 ~ 0.5μg/kg。

四、酸碱平衡调节药

碳酸氢钠注射液※　注射液,静脉注射,用于严重酸中毒(pH < 7.1),视酸中毒程度决定用量。

【注意事项】

(1)如存在电解质紊乱情况,适量补充电解质。

(2)使用羟乙基淀粉 130/0.4 时,初始的 10 ~ 20mL 应缓慢输入,并密切观察患者,防止可能发生的过敏样反应。

感染性休克

【疾病概述】

感染性休克,又称为脓毒性休克,是指由微生物及其毒素等所引起的全身炎症反应综合征伴休克。

【用药原则】

积极纠正休克,注意病灶的清除,抗菌药物可先用,不必等细菌培养结果。

【治疗药物】

一、血容量扩充药

（一）平衡盐溶液

乳酸钠林格液※　注射液,快速静脉滴注,20mL/kg;合并低血容量休克时,可最快按每分钟 30mL/kg 滴入。

（二）胶体液

右旋糖酐※　注射液,快速静脉滴注,20mL/kg。

二、血管活性药

1. 去甲肾上腺素※　注射液,静脉滴注,为首选药物,起始剂量为每分钟 0.04 ~ 0.2μg/kg;逐渐调节至有效剂量,可达每分钟 0.2 ~ 0.5μg/kg。

2. 多巴胺※　注射液,静脉滴注,起始剂量为每分钟 1 ~ 5μg/kg;10min 内以每分钟 1 ~ 4μg/kg 的速度递增,以达到最大疗效。多巴胺的推荐剂量为每分钟 5 ~ 20μg/kg。

三、抗菌药

1. **苯唑西林**※　注射用无菌粉末,静脉滴注,一次 2g,每 6h 一次。

2. **头孢唑林**※　注射用无菌粉末,静脉滴注,一次 2g,每 8h 一次。

3. **头孢曲松**※　注射用无菌粉末,静脉滴注,一次 2g,一日 1 次。

4. **头孢他啶**※　注射用无菌粉末,静脉滴注,一日 3～6g,每 8h 一次;对于危及生命的感染、严重铜绿假单胞菌感染可静脉注射,一日 6g,每 8h 一次,或并入其他药物联合给药。

5. **左氧氟沙星**※　注射液,静脉滴注,一次 0.5～0.75g,一日 1 次。

6. **环丙沙星**※　注射液,静脉滴注,一次 0.5～0.75g,一日 1 次。

7. **克林霉素**※　注射液或注射用无菌粉末,静脉滴注,一次 0.6g,每 8h 一次。

8. **甲硝唑**※　注射液,静脉滴注,一次 0.5g,每 6～8h 一次。

四、酸碱平衡调节药

5% 碳酸氢钠注射液※　注射液,静脉注射,pH < 7.1 者可少量补充。

【注意事项】

(1)如经补液及血管活性药物治疗仍不能纠正低血压,可选用氢化可的松静脉滴注,一日 200～300mg,分 4 次给药,疗程 < 7d。

(2)休克合并心功能不全时,可选用去乙酰毛花苷,0.2～0.4mg,后视病情可继续增加用量。

(3)左氧氟沙星的推荐用量仅适用肾功能正常的成年人,如患者肾功能不全,则建议不要使用本品。

过敏性休克

【疾病概述】

过敏性休克是指外界某些抗原物质进入已致敏的机体后,通过免疫机制在短时间内发生的一种强烈的多脏器累及综合征。

【用药原则】

立即纠正休克,脱离过敏原,抗过敏治疗。

【治疗药物】

一、抗休克药

1. **肾上腺素**※　注射液,皮下注射,0.1% 肾上腺素,0.3～0.5mL,病情需要时,可以间隔 15～20min 再注射 2～3 次;缓慢静脉注射,0.1～0.5mg(以生理盐水※稀释至 10mL);如疗效不好,可静脉滴注,4～8mg(溶于 500～1 000

mL 的 5% 葡萄糖注射液[※])。

二、糖皮质激素类药

1. 氢化可的松[※]　注射液或注射用无菌粉末,静脉滴注,200～400mg/d。

2. 地塞米松[※]　注射液,静脉注射,10～20mg。

三、血容量扩充药

1. 生理盐水[※]　注射液,快速静脉滴注,500mL;随后可选用 5% 葡萄糖注射液[※]或右旋糖酐[※]。总入液量 3 000～4 000mL/d。

2. 羟乙基淀粉 130/0.4[※]　注射液,静脉滴注,一般用量为 500～1 500mL,一日最大剂量 <33mL/kg。

四、血管活性药

1. 多巴胺[※]　注射液,静脉滴注,起始剂量为每分钟 1～5μg/kg,10min 内以每分钟 1～4μg/kg 的速度递增,以达到最大疗效。多巴胺的推荐剂量为每分钟 5～20μg/kg。

2. 去甲肾上腺素[※]　注射液,静脉滴注,起始剂量为每分钟 0.04～0.2μg/kg;逐渐调节至有效剂量,可达每分钟 0.2～0.5μg/kg。

五、抗变态反应药

1. 氯苯那敏　注射液,肌内注射,10mg。

2. 异丙嗪[※]　注射液,肌内注射,25～50mg。

六、平喘药

氨茶碱[※]　注射液,静脉注射,本品 0.25g 溶于 40mL 5% 葡萄糖注射液中,注射时间不得少于 10min。

【注意事项】

(1)肾上腺素的不良反应:①心悸、头痛、血压升高、震颤、无力、眩晕、呕吐、四肢发凉。②有时可有心律失常,严重者可由于心室颤动而致死。③用药局部可有水肿、充血、炎症。

(2)使用羟乙基淀粉 130/0.4 时,初始的 10～20mL 应缓慢输入,并密切观察患者,防止可能发生的过敏样反应。

创伤性休克

【疾病概述】

创伤性休克多见于一些遭受严重创伤如骨折、挤压伤、大手术等的患者。

【用药原则】

尽早完成外科止血,积极进行容量复苏;如外科止血未实施或不完全,则应进行容量控制性复苏,使收缩压达到 90mmHg。

【治疗药物】

一、血容量扩充药

(1)原则上在第一个 30min 内快速静脉输注乳酸钠林格液[※]或生理盐水[※],或 5% 葡萄糖氯化钠注射液[※]1 000 ~ 1 500mL;如休克未缓解,再快速注入 1 000mL 乳酸钠林格液[※]或生理盐水[※],或 5% 葡萄糖氯化钠[※]注射液。

(2)7.5% 氯化钠注射液,50mL,于 3 ~ 4min 静脉注入;15min 后重复一次,之后每 30min 重复一次。4h 内注入总量 400mL,随后用乳酸钠林格液[※]或生理盐水[※],或 5% 葡萄糖氯化钠[※]注射液维持血压。

二、血管活性药

1. 去甲肾上腺素[※]　注射液,静脉滴注,起始剂量为每分钟 0.04 ~ 0.2μg/kg;逐渐调节至有效剂量,可达每分钟 0.2 ~ 0.5μg/kg。

2. 多巴胺[※]　注射液,静脉滴注,起始剂量为每分钟 1 ~ 5μg/kg;10min 内以每分钟 1 ~ 4μg/kg 的速度递增,以达到最大疗效。多巴胺的推荐剂量为每分钟 5 ~ 20μg/kg。

糖尿病急性并发症

糖尿病酮症酸中毒

【疾病概述】

糖尿病酮症酸中毒是由于体内胰岛素水平不足或升糖激素水平显著增高引起糖、脂肪和蛋白质代谢严重紊乱,所致的以血糖或血酮体水平明显增高及水、电解质紊乱和代谢性酸中毒为主要表现的临床综合征。严重者常致昏迷及死亡,是糖尿病常见的急性并发症。

【用药原则】

及早诊断,积极治疗,并以补液为首要的、极关键的措施。

【治疗药物】

一、液体

生理盐水[※]　注射液,静脉滴注补液总量可按原体重的 10% 估计。一般在最初 2h 可补液 1 000 ~ 2 000mL,前 4 ~ 6h 输入补液总量的 1/3,以后逐渐减慢补液量,不宜太快太多。

二、胰岛素

1. 小剂量(短效)胰岛素※　静脉滴注,每小时 0.1U/kg,持续静脉滴注。

2. 5% 葡萄糖注射液※ + 胰岛素※　注射液,静脉滴注,血糖 < 250mg/dL 时,每 2 ~ 4g 葡萄糖加入 1U 短效胰岛素※。

3. 胰岛素※　休克、严重酸中毒和(或)昏迷的重症患者应酌情静脉注射,首次负荷剂量 10 ~ 20U。

三、酸碱平衡调节药及电解质补充剂

1. 5% 碳酸氢钠※　注射液,静脉滴注,配制为 1.4% 的等渗溶液,一般仅给药 1 ~ 2 次。

2. 10% 氯化钾※　注射液,静脉滴注,治疗前血钾低于正常时,在最初 2 ~ 4h 静脉注射,每小时 13 ~ 20mmol/L。

【注意事项】

(1)补液速度:如治疗前已有低血压或休克,快速输液不能有效升高血压,应输入胶体溶液并采取其他抗休克措施。对老年人或伴有心脏病、心力衰竭的患者,应监测中心静脉压并调节输液速度及输液量。

(2)补钾时应注意:血钾正常,尿量大于 40mL/h,也应立即开始补钾;血钾正常,尿量小于 30mL/h,暂缓补钾,待尿量增加后开始补钾;血钾高于正常,暂缓补钾。病情恢复后,仍应继续口服补钾数天。

糖尿病高渗性昏迷

【疾病概述】

糖尿病高渗性昏迷是以严重高血糖而无明显酮症酸中毒、血浆渗透压升高、出现严重脱水和神经意识障碍为特征的糖尿病严重急性并发症。

【用药原则】

从补液、胰岛素治疗以及纠正电解质紊乱和酸碱平衡失调三方面对患者进行治疗。

【治疗药物】

一、补液

生理盐水※　注射液,静脉滴注。血浆渗透压大于 350mmol/L 或血钠高于 155mmol/L,无休克者,可给予 0.45% ~ 0.6% 的低渗盐水,直至血浆渗透压下降到 320mmol/L 以下,改用生理盐水。补液量按体重的 10% ~ 15% 计算,一般在最初 2h 可补液 1 000 ~ 2 000mL,前 4 ~ 6h 输入补液总量的 1/3,其余在 24h 内输入。

二、胰岛素治疗

胰岛素[※] 注射液,治疗前期,采用短效胰岛素,加入生理盐水静脉滴注,速度约为 0.1IU/(kg·h)或 0.5IU/(kg·h)。病情严重者可先静脉滴注 10～20U 速效胰岛素。当血糖降至 14.0mmol/L(250mg/dL)以下时,改用 5% 的葡萄糖注射液滴注。病情稳定后,胰岛素改为皮下给予。

三、纠正电解质紊乱和酸碱平衡失调

1. 10% 氯化钾[※] 注射液,静脉滴注。

2. 5% 碳酸氢钠[※] 注射液,静脉滴注,当血 pH 值低于 7.0 时使用。

【注意事项】

(1)治疗过程中应实时监测血糖,以免发生低血糖。

(2)当渗透压 > 380mmol/L 时可考虑加小剂量肝素治疗,以防出现血栓并发症。

(3)需补钾患者视低血钾程度决定补钾量及速度。病情稳定后可改为口服钾盐。

糖尿病乳酸性酸中毒

【疾病概述】

糖尿病乳酸性酸中毒是由于糖尿病患者的葡萄糖氧化过程受阻,葡萄糖酵解增强,产生大量乳酸,使乳酸的合成大于降解和排泄而在体内聚集的一种糖尿病急性代谢并发症。多见于老年糖尿病患者,多发生于服用双胍类降糖药物后。

【用药原则】

及时纠正休克,对患者进行补液、补碱、降糖等治疗,同时控制感染,防治并发症。最好进行吸氧,以利于纠正乳酸酸中毒。危重患者可进行血液透析。

【治疗药物】

一、补液

患者无明显心肾功能不全时进行补液,尽快纠正脱水。

1. 生理盐水[※] 注射液,静脉滴注。

2. 葡萄糖注射液[※] 注射液,静脉滴注。

二、补碱

5% 碳酸氢钠溶液[※] 注射液,静脉注射,当血 pH 值低于 7.1 时使用。

三、降糖

胰岛素[※] 注射液,静脉滴注,0.1IU/(kg·h)。

【注意事项】

(1)治疗过程中应实时监测血糖,以免发生低血糖。

(2)随时监测血液 pH,以免发生碱中毒。

(3)及时去除诱因,若为服用双胍类药物引起,应及时停用。

动物咬蜇伤

蜂 蜇 伤

【疾病概述】

蜂蜇伤是指被黄蜂、蜜蜂蜇后在被蜇伤部位出现的红肿、疼痛,一般数小时后可自行消除,如果被成群的蜂蜇伤,可出现头晕、恶心、呕吐,严重时可出现休克、昏迷甚至死亡。

【用药原则】

首先对伤口进行局部处理,将折断的蜂刺挑出,然后对伤口进行冷敷止痛。黄蜂蜇伤的伤口可用酸性物质如食醋、3% 硼酸#、1% 醋酸等冲洗。蜜蜂蜇伤的伤口可用碳酸氢钠溶液(苏打水)、氨水、肥皂水及碱水冲洗。必要时可给予抗过敏、透析治疗。

【治疗药物】

1. 氯苯那敏※ 片剂※,口服,一次 4mg,一日 3 次。

2. 异丙嗪※

(1)片剂,口服,一次 12.5mg,一日 2~3 次,饭后及睡前服用,必要时睡前 25mg。

(2)注射液,肌内注射,一次 25mg,必要时 2h 后重复。

【注意事项】

(1)有蜂蜇伤史者可伴或不伴全身症状,全身症状严重者有休克或急性肾衰竭的风险。

(2)重症伴有休克者的处理见过敏性休克的处理。

(3)重症患者出现肾衰竭时,可给予透析治疗。

犬(猫)咬伤

【疾病概述】

犬(猫)咬伤后可引起局部软组织受伤,还可以传播狂犬病毒以及继发细菌感染。

【用药原则】

首先对伤口进行处理,立即用肥皂水或清水彻底冲洗伤口至少 15min,也可以用大量过氧化氢溶液冲洗,然后用碘伏或 75% 乙醇涂擦伤口做消毒处理。伤口较深、污染严重者要酌情使用破伤风抗毒素。同时应使用抗菌药物预防感染,尽早注射狂犬病疫苗。猫咬伤的处理方法同犬咬伤。

【治疗药物】

1. 抗狂犬病血清※　注射液※,40IU/kg,于受伤部位用总剂量的 1/2 做皮下浸润注射,其余进行肌内注射。

2. 狂犬病疫苗　伤后 24h 内、第 3 天、第 7 天、第 14 天、第 28 天各注射狂犬病疫苗 1 个剂量。

【注意事项】

(1)注射抗狂犬病血清后即可进行狂犬病疫苗注射,但两种药物的注射部位和器具要严格分开。

(2)患者注射抗狂犬病血清后可发生过敏反应,严重者可发生过敏性休克,因此使用前须做皮试,使用中应特别注意防止过敏。

蛇　咬　伤

【疾病概述】

蛇咬伤是指被通过蛇牙或蛇牙附近分泌毒液的蛇咬入后所造成的伤口。毒蛇咬伤可在伤处留一对较深的齿痕,蛇毒进入组织、淋巴和血液,可引起严重的中毒,必须急救治疗。

【用药原则】

若为毒蛇咬伤,在现场应立即用条带绷紧伤口近侧肢体,用 0.05% 高锰酸钾溶液或 3% 过氧化氢溶液#冲洗伤口,拔出残留蛇牙,必要时切开真皮层,抽吸毒液,然后进行解毒处理。

【治疗药物】

抗蛇毒血清　常用剂量:抗金环蛇血清 5 000IU;抗银环蛇血清※ 10 000IU;抗蝰蛇血清 5 000IU;抗蝮蛇血清※ 8 000IU;抗五步蛇血清※ 10 000IU;抗眼镜蛇血清※10 000IU。缓慢静脉滴注。在毒蛇咬伤 3～4h 使用最佳。

【注意事项】

(1)在蛇种明确诊断的情况下,使用单价抗蛇毒血清进行治疗。不能明确诊断时,应立即使用当地蛇种的多价抗蛇毒血清。

(2)抗蛇毒血清使用前必须做皮试,结果阳性的患者应用脱敏注射法。

(3)治疗过程中严禁使用中枢神经抑制药、肌肉松弛药、肾上腺素和抗凝药。

破 伤 风

【疾病概述】

破伤风是由破伤风杆菌侵入人体伤口,生长繁殖、产生毒素所引起的一种特异性感染。一切开放性损伤甚至小伤口均有可能发生破伤风。

【用药原则】

及时使用破伤风抗毒素与破伤风类毒素可有效预防破伤风。已出现破伤风症状或其可疑症状时,应在进行外科处理及其他疗法的同时,及时使用抗毒素治疗。

【治疗药物】

1.破伤风抗毒素※　注射液/注射用无菌粉末,预防用时皮下或肌内注射1 500～3 000IU,伤势严重可增加剂量1～2倍;治疗用时首次肌内或静脉注射50 000～200 000IU,后续给药视病情而定。

2.青霉素※　注射用无菌粉末※,肌内注射,一次80万～100万U,一日4次。

【注意事项】

(1)凡已接受过破伤风类毒素免疫注射者,应在受伤后再注射1针类毒素加强免疫,不必注射抗毒素。

(2)破伤风抗毒素皮下注射应在上臂三角肌附着处,肌内注射应在上臂三角肌中部或臀大肌外上部。只有经过皮下或肌内注射未发生反应者方可做静脉注射,静脉注射时应缓慢,开始每分钟不超过1mL,以后每分钟不超过4mL。一次静脉注射不应超过40mL,儿童每千克体重不应超过0.8mL,亦可将抗毒素加入葡萄糖注射液、生理盐水等输液中静脉滴注。静脉注射前将安瓿在温水中加热接近体温,注射中如发生异常反应,应立即停止。

(3)注射破伤风抗毒素需特别注意防止过敏反应。阳性患者可使用脱敏注射法。

(4)注射破伤风抗毒素同时注射类毒素时,注射器应分开。

中　暑

【疾病概述】

中暑是指在高温、高湿环境下,人体体温调节中枢功能障碍,汗腺功能衰竭,以及水、电解质丢失过多所致的疾病。

【用药原则】

应立即将患者转移到通风、阴凉、干燥处,给予口服补水、电解质,必要时静脉注射盐水。尽快通过冷水浴、冰水灌肠等物理降温方法使患者体温降到38℃以下,必要时使用药物降温和镇静,对症治疗。

【治疗药物】

一、降温药

氯丙嗪※　注射液,静脉滴注,25~50mg,加入500mL葡萄糖氯化钠注射液中缓慢静脉滴注。

二、镇静药

地西泮※　注射液,肌内注射,开始10mg,以后按需每隔3~4h给药5~10mg。

三、降颅内压药

1.甘露醇※　注射液,静脉滴注,0.25~2g/kg,于30~60min输入。

2.地塞米松※　注射液,静脉注射或静脉滴注,10~20mg。

四、纠正水、电解质紊乱及酸碱平衡失调用药

1.生理盐水※　注射液,静脉滴注。

2.乳酸钠林格液※　注射液,静脉滴注。

3.碳酸氢钠※　注射液,患者存在酸中毒时静脉滴注。

【注意事项】

(1)使用氯丙嗪时应密切观察患者的血压、神志和呼吸,出现低血压、呼吸抑制以及深昏迷时应停用。

(2)患者出现低血压时应用血管活性药物升高血压。

淹　溺

【疾病概述】

淹溺是指人淹没于水或其他液体后,液体充塞呼吸道及肺泡或反射性引起喉痉挛而发生窒息和缺氧处于的临床死亡状态。

【用药原则】

尽快使患者保持气道畅通,对于昏迷和呼吸停止者进行心肺复苏。有条件时进行高浓度氧或高压氧治疗,颅内压升高者应用呼吸机增加通气,并使用药物进行脑复苏,纠正水、电解质紊乱,补液以及抗感染治疗。

【治疗药物】

1.甘露醇※　注射液,静脉滴注,0.25～2g/kg。

2.5%碳酸氢钠※　注射液,静脉滴注,患者存在酸中毒时使用。

3.3%氯化钠　注射液,静脉滴注,淡水淹溺时补液。

【注意事项】

(1)海水淹溺补液不能用盐水。

(2)根据化验结果及时补充电解质,严防心律失常的发生。

电　击　伤

【疾病概述】

电击伤是指超过一定极量的电流通过人体所致的机体损伤或功能障碍。

【用药原则】

首先关闭电源开关,确保安全;对患者行心肺复苏和液体复苏;纠正电解质紊乱及酸碱平衡失调;然后进行抗感染治疗。

【治疗药物】

1.破伤风抗毒素※　注射液,肌内注射,常用剂量1 500～3 000IU。

2.甘露醇※　注射液,静脉滴注,0.25～2g/kg。

【注意事项】

(1)破伤风抗毒素应用前必须进行皮试,如有过敏,可考虑脱敏疗法;有条件的单位可考虑为过敏者注射人破伤风免疫球蛋白。

(2)除局部电击伤口的处理以外,应注意多发伤问题,尤其闪电击伤患者,可造成鼓膜破裂。极少数患者可出现精神障碍、失明、耳聋。

亚硝酸盐中毒

【疾病概述】

亚硝酸盐中毒是指误食亚硝酸盐后,亚硝酸盐与人体血红蛋白结合产生高铁血红蛋白(体内高铁血红蛋白大于10%称为高铁血红蛋白血症),从而失去携带氧的能力,造成机体缺氧,并对周围血管有直接麻痹作用而引起的中毒。

【用药原则】

口服者应洗胃清除毒物,给予吸氧对症支持治疗,同时尽快使用解毒剂亚甲蓝。严重中毒或经综合治疗后发绀仍明显者,可输新鲜血,或采取换血疗法、血液净化疗法。

【治疗药物】

亚甲蓝(美蓝)※　注射液,静脉注射,1~2mg/kg给药,先用5%葡萄糖注射液稀释为1%溶液,缓慢静脉注射10~15min,必要时1h后重复一次,24h剂量一般不超过600mg。

【注意事项】

(1)葡萄糖-6-磷酸脱氢酶缺乏患者和小儿应用亚甲蓝可引起溶血,应禁止使用。

(2)亚甲蓝完全排出需要3~5d,所以大量反复使用可导致体内蓄积而产生不良反应。

(3)亚甲蓝不可做皮下、肌内或鞘内注射;皮下注射、肌内注射可引起局部组织坏死,鞘内注射可引起瘫痪。

鼠药氟乙酰胺中毒

【疾病概述】

氟乙酰胺为有机氟类药物,进入人体后脱胺形成氟乙酸,干扰正常的三羧酸循环,导致柠檬酸在体内积蓄和能量合成障碍;氟离子可与体内钙离子相结合,使体内血钙下降,引起心脏损害,且氟乙酰胺还可直接刺激中枢神经系统。

【用药原则】

迅速清除毒物,给予控制抽搐、防止脑水肿、保护心脏等对症支持治疗,尽快使用解毒剂。

【治疗药物】

乙酰胺(解氟灵)※　注射液,肌内注射,成人一次2.5~5g,一日2~4次,或者按体重一日0.1~0.3g/kg,分2~4次注射,一般连续注射5~7d;儿童按体重一日0.1~0.3g/kg,分2~4次注射,连用5~7d。

【注意事项】

(1)乙酰胺剂量过大时可出现血尿,酌情减量,必要时可加用糖皮质激素。

(2)乙酰胺的pH值较低,注射可引起局部疼痛,加用普鲁卡因20~40mg可减轻局部疼痛。

(3)乙酰胺与半胱氨酸合用效果更好。

有机磷杀虫剂中毒

【疾病概述】

有机磷杀虫剂中毒是指有机磷农药通过皮肤、黏膜、胃肠道及呼吸道等进入机体后通过抑制体内胆碱酯酶活性,从而使其失去分解乙酰胆碱的功能,致使乙酰胆碱在其生理作用部位积聚,发生胆碱能神经过度兴奋所产生的一系列临床表现所致。

【用药原则】

迅速通过洗胃和导泻等清除毒物,给予呼吸支持、稳定血压、防治脑水肿、纠正酸碱失衡和电解质紊乱等对症支持治疗,尽快使用解毒剂,重度中毒患者血液灌流加血液透析。

【治疗药物】

1.阿托品※　注射液,轻度中毒,1~2mg,皮下或肌内注射,必要时1~2h重复,一日3~4次;中度中毒,2~4mg,肌内注射或静脉注射,每30分钟重复一次;重度中毒,5~10mg,静脉注射,每15~30min重复,至阿托品化后减量维持。

2.氯解磷定※　注射液,轻度中毒,肌内注射0.25~0.5g,必要时2h重复一次;中度中毒,肌内注射或静脉注射0.5~0.75g,根据病情1~2h重复一次,以后每2h重复一次;重度中毒,0.75~1.0g,缓慢静脉滴注,半小时重复一次,以后每2h重复一次。

3.碘解磷定※　注射液,轻度中毒,肌内静脉注射0.5g,必要时2h重复一次;中度中毒,静脉注射0.5~1.0g,根据病情1~2h重复一次,也可静脉滴注;重度中毒,1.0~2.0g,缓慢静脉滴注,以后每半小时重复一次。

【注意事项】

(1)氯解磷定或碘解磷定与阿托品联合应用临床效果显著,且可以使阿托品的生物效应增强,故在联用的时候要减少阿托品的用量。

(2)氯解磷定和碘解磷定在碱性溶液中容易水解,故均不能与碱性药物配伍使用。

(3)老年中毒患者应适当减少药物用量或减慢静脉注射速度。

(4)对碘过敏的患者禁用碘解磷定,应选用氯解磷定。

氰化物中毒

【疾病概述】

氰化物为窒息性剧毒物质,选择性作用于呼吸链中细胞色素氧化酶,抑制细胞呼吸;也可直接抑制中枢神经系统,导致呼吸中枢麻痹,心搏迅速停止而发生"闪电型"死亡。

【用药原则】

清除毒物,给予心肺复苏等对症支持治疗,尽快进行解毒治疗。

【治疗药物】

1.亚甲蓝[※] 注射液,静脉注射,5~10mg/kg 或 1% 注射液 50~100mL,加入葡萄糖注射液中静脉注射,总量可达 20mg/kg。儿童一次 10mg/kg,缓慢静脉注射,至口周发绀消失再给予硫代硫酸钠。

2.硫代硫酸钠[※] 注射液/注射用无菌粉末,静脉注射,12.5~25g(25%~50% 溶液 50mL)或 200mg/kg,缓慢静脉注射,每分钟 2.5~5mL,1h 后可重复给药,小儿剂量 0.25~0.5g/kg。

3.亚硝酸钠[#] 注射液,静脉注射,本品 3% 溶液 10~15mL 加入 25% 葡萄糖注射液 20mL,缓慢静脉注射,1~2mL/min。再从同一针头立即缓慢注射 50% 硫代硫酸钠 20~40mL(10mL/min)。

【注意事项】

(1)硫代硫酸钠应该在注射亚硝酸钠或亚甲蓝后从同一针头缓慢注射,交替使用,不能混合注射。

(2)使用亚甲蓝及亚硝酸钠解毒中均应控制总量,且应控制注射速度,防止发生解毒剂中毒。

阿片类药物中毒

【疾病概述】

阿片类药物中毒为一次误用大量或频繁应用吗啡类麻醉药物导致的中毒。大剂量吗啡类麻醉药可抑制延髓血管运动中枢和释放组胺,使周围血管扩张而导致低血压和心动过缓,可引起昏迷、呼吸抑制。

【用药原则】

通过催吐、导泻等清除毒物,给予呼吸支持,抗休克,维持水、电解质以及酸碱平衡,抗惊厥等对症支持治疗,尽快应用解毒剂,重度中毒患者可采取血液或腹膜透析治疗。

【治疗药物】

纳洛酮※　注射液/注射用无菌粉末,肌内或静脉注射,一次0.4～0.8mg,每5～10min重复给药一次,直至呼吸恢复或总量达10mg,有效后每小时重复0.4～0.8mg,亦可持续静脉或肌内注射,直至病情稳定24h。

【注意事项】

(1)由于某些阿片类药物的作用时间长于纳洛酮,因此应该对使用纳洛酮效果很好的患者进行持续的监护,必要时重复给药。

(2)纳洛酮作用持续时间短,起作用后一旦作用消失,可使患者再度陷于昏睡和呼吸抑制,用药时应注意维持药效。

(3)纳洛酮不宜与碳酸氢钠、亚硫酸氢钠、长链高分子阴离子或任何碱性的药物制剂混用。

急性酒精中毒

【疾病概述】

急性酒精中毒是指饮入过量的酒精或含酒精饮料后所引起的中枢神经系统兴奋及随后的抑制状态。成人一次口服最小致死剂量为纯酒精250～500mL。

【用药原则】

催吐,必要时洗胃,给予呼吸支持,维持水、电解质及酸碱平衡等对症支持治疗,给予葡糖糖及B族维生素加速酒精氧化,尽快应用解毒剂,重度中毒患者考虑血液透析。

【治疗药物】

纳洛酮[※]　注射液/注射用无菌粉末,静脉注射或静脉滴注,0.4～0.8mg,必要时每小时重复给药0.4～0.8mg,直至病情稳定。

【注意事项】

(1)因中毒者易出现低血糖,注意补充糖及检测血糖。

(2)高血压和心血管病患者慎用纳洛酮。

瘦肉精中毒

【疾病概述】

瘦肉精正式药名为克伦特罗,是一种强效β受体激动剂,临床上主要用于治疗支气管哮喘。20世纪80年代有人发现在饲料中加入克伦特罗,可促进动物生长,提高畜禽瘦肉比,因此克伦特罗又被称为瘦肉精。饲料添加剂用量约为治疗剂量的5～10倍,若屠宰前没有停药,则在动物肝、肺、眼球和肌肉组织中有较高的药物残留,通过食用含瘦肉精残留的动物内脏或肉类,可导致中毒。病情轻重与进食量有关,进食后潜伏期为15min至6h不等。

【用药原则】

瘦肉精中毒无特效解毒药,以对症支持治疗为主。早期可给予洗胃、导泻;对已进入血中的药物采取输液和强化利尿的方法加速药物清除。症状轻者给予一般镇静药可控制症状。症状严重或为纯克伦特罗中毒时,需根据相关脏器损伤的处理原则进行治疗;惊厥者可给予地西泮静脉注射。

【治疗药物】

快速心律失常者可应用β受体阻断药。

1.普萘洛尔[※]　片剂,口服,一次10～30mg,一日3～4次,酌情调整。

2.美托洛尔[#]　片剂,口服,一次25mg,一日2～3次,酌情加至治疗量,最大剂量不超过一日300mg。

3.阿替洛尔　片剂,口服,一次12.5～25mg,一日1次,酌情加至一日50～100mg。

【注意事项】

(1)血压过高时适当给予降压治疗,快速心律失常时应用β受体激动药等。

(2)治疗上,血钾水平检测和补钾尤为重要。

(3)心功能不全者慎用β受体阻断药,支气管哮喘和慢性肺疾病患者慎

用 β 受体阻断药。β 受体阻断药宜从小剂量开始,逐增逐减。

苯二氮䓬类中毒

【疾病概述】

苯二氮䓬类药物中毒是指一次性或短时间内服用大剂量此类药物引起的以中枢神经系统抑制为主要症状的急性疾病,严重者可导致死亡。

【用药原则】

昏迷患者,首先静脉注射葡萄糖溶液和纳洛酮进行治疗性诊断。呼吸衰竭者,行气管插管,保持呼吸道通畅,吸氧,机械通气。低血压或休克者静脉输注生理盐水 1 ~ 2L,无效时,加用多巴胺或去甲肾上腺素,维持收缩压在 90mmHg 以上。

【治疗药物】

氟马西尼※ 注射剂,静脉注射,首次 0.1 ~ 0.2mg,必要时每半小时重复给药;也可以每小时 0.1 ~ 1mg 静脉滴注。总量小于 2mg。

【注意事项】

(1)经口服中毒清醒者,可首先使用催吐、洗胃,并询问药名、剂量及服用时间和是否经常服用该药等。昏迷者宜插管洗胃,洗胃液宜选用温清水。服药时间超过 4 ~ 6h 者,洗胃效果不佳,但服药剂量大者仍应洗胃,洗胃后经胃管注入药用炭 50 ~ 100g 加 100mL 水制成的混悬液,并用硫酸钠 10 ~ 15g 导泻,以减少药物的吸收。忌用硫酸镁溶液,因镁可加重中枢抑制。

(2)低体温者,应注意保暖;心律失常者,予以心电监护,在纠正水、电解质紊乱的基础上,给予抗心律失常药物治疗,可适当选择性应用呼吸兴奋药,但不建议常规使用。